K. Everts (Hrsg.)

EKG-Basics für Pflegeberufe

Katharina Everts (Hrsg.)

EKG-Basics für Pflegeberufe

Unter Mitarbeit von: Katharina Everts, Lohmar; Frank Flake, Oldenburg; Michael Helms, Goslar; Matthias Jahn, Delmenhorst; Frank Löwe, Delmenhorst; Dr. Mareike Soltau, Hamburg

Mit Texten von: Michael Praetz, Niebüll

ELSEVIER

Elsevier GmbH, Bernhard-Wicki-Str. 5, 80636 München, Deutschland
Wir freuen uns über Ihr Feedback und Ihre Anregungen an kundendienst@elsevier.com

ISBN 978-3-437-25205-1 eISBN 978-3-437-06400-5

Aus Gründen der Barrierefreiheit sind die Bilder in elektronischen Ausgaben dieses Buches mit Alt-Text-Beschreibungen (Alternativ-Text) versehen, die von Elsevier bereitgestellt werden. Mehr Informationen erhalten Sie unter https://www.elsevier.com/about/accessibility.

Bücher und Zeitschriften, die von Elsevier veröffentlicht werden, entsprechen den geltenden Produktsicherheitsanforderungen. Für etwaige Bedenken oder Fragen zur Produktsicherheit wenden Sie sich bitte an unseren autorisierten Vertreter, Elsevier B.V., productsafety@elsevier.com.

Elsevier nimmt eine neutrale Position in Bezug auf territoriale Meinungsverschiedenheiten oder Zuständigkeitsansprüche in seinen veröffentlichten Inhalten ein, einschließlich Landkarten und institutionellen Zugehörigkeiten.

Wichtiger Hinweis
Die medizinischen Wissenschaften unterliegen einem sehr schnellen Wissenszuwachs. Der stetige Wandel von Methoden, Wirkstoffen und Erkenntnissen ist allen an diesem Werk Beteiligten bewusst. Sowohl der Verlag als auch die Autorinnen und Autoren und alle, die an der Entstehung dieses Werkes beteiligt waren, haben große Sorgfalt darauf verwandt, dass die Angaben zu Methoden, Anweisungen, Produkten, Anwendungen oder Konzepten dem aktuellen Wissensstand zum Zeitpunkt der Fertigstellung des Werkes entsprechen.
Der Verlag kann jedoch keine Gewähr für Angaben zu Dosierung und Applikationsformen übernehmen. Es sollte stets eine unabhängige und sorgfältige Überprüfung von Diagnosen und Arzneimitteldosierungen sowie möglicher Kontraindikationen erfolgen. Jede Dosierung oder Applikation liegt in der Verantwortung der Anwenderin oder des Anwenders. Die Elsevier GmbH, die Autorinnen und Autoren und alle, die an der Entstehung des Werkes mitgewirkt haben, können keinerlei Haftung in Bezug auf jegliche Verletzung und/oder Schäden an Personen oder Eigentum, im Rahmen von Produkthaftung, Fahrlässigkeit oder anderweitig übernehmen.

Für die Vollständigkeit und Auswahl der aufgeführten Medikamente übernimmt der Verlag keine Gewähr.
Geschützte Warennamen (Warenzeichen) werden in der Regel besonders kenntlich gemacht (®). Aus dem Fehlen eines solchen Hinweises kann jedoch nicht automatisch geschlossen werden, dass es sich um einen freien Warennamen handelt.

Bibliografische Information der Deutschen Nationalbibliothek
Die Deutsche Nationalbibliothek verzeichnet diese Publikation in der Deutschen Nationalbibliografie; detaillierte bibliografische Daten sind im Internet über https://www.dnb.de abrufbar.

25 26 27 28 29 5 4 3 2 1

In ihren Veröffentlichungen verfolgt die Elsevier GmbH das Ziel, genderneutrale Formulierungen für Personengruppen zu verwenden. Um jedoch den Textfluss nicht zu stören sowie die gestalterische Freiheit nicht einzuschränken, wurden bisweilen Kompromisse eingegangen. Selbstverständlich sind **immer alle Geschlechter** gemeint.

Planung: Regina Pappers, Projektmanagement: Karin Kühnel, München
Redaktion: Doris Tiu, Bonn
Rechteklärung: David Seeliger, Brannenburg
Herstellung: Dietmar Radünz, Leipzig
Satz: Thomson Digital, Noida/Indien
Druck und Bindung: Drukarnia Dimograf Sp. z o. o., Bielsko-Biała/Polen
Umschlaggestaltung: SpieszDesign, Neu-Ulm
Titelfbilder: © Marina Zlochin - stock.adobe.com

Aktuelle Informationen finden Sie im Internet unter **www.elsevier.de**

Vorwort

Die schnelle und sichere Interpretation eines Notfall-Elektrokardiogramms gehört unweigerlich zu den größten Herausforderungen in der Notfallmedizin. In der Pflegeausbildung wird dieses Thema lediglich in den Grundzügen behandelt, da die Interpretation nicht in den direkten Aufgabenbereich der Pflegefachpersonen fällt. Da jedoch in Zeiten des Personalmangels und der Triagierung häufig gerade in Funktionsbereichen die Pflegefachperson das EKG anfertigt und als erste einen Blick darauf wirft, sind entsprechende Fachkenntnisse und die Einordnungs- und Interpretationsfähigkeit auch für die Pflege von hoher Wichtigkeit. Aus diesem Grund wird immer wieder attestiert, dass das Interesse beim pflegerischen Personal an dieser komplexen Thematik recht groß ist.

Die hohen Anforderungen an die möglichst lückenlose Kenntnis der umfänglichen Pathophysiologie von Erkrankungen sowie deren Therapie und die Umsetzung der regelmäßig aktualisierten Leitlinien führen dazu, dass die Wissensvermittlung zur Interpretation von EKG-Befunden auf der Strecke bleibt. Dieser Umstand kann zur Folge haben, dass eine vitale Bedrohung des zu pflegenden Menschen nicht sofort erkannt wird, wodurch sich eine ggf. lebensrettende Akutbehandlung verzögern kann.

Mit diesem Buch möchten wir allen Interessierten und Motivierten helfen, bestehendes Basiswissen zu festigen und außerdem den Durst nach einer tiefgreifenden Einführung in die Welt der Kardiografie stillen. Dabei ist uns bewusst, dass die Vorkenntnisse und individuellen Ansprüche der Leserschaft durchaus unterschiedlicher Natur sind. Zur Selbstkontrolle des Erlernten finden Sie am Schluss eines jeden Kapitels Wiederholungsfragen, die es zu beantworten gilt. Innerhalb der Kapitel finden Sie Kästen, die wichtige Informationen hervorheben („Merke"), auf potenzielle Gefahrensituationen bzw. Fallstricke hinweisen („Achtung") und hilfreiche Tipps für den Praxisalltag liefern („Praxistipp").

Bei der Konzeption dieses Buchs lag uns die umfängliche Wissensvermittlung für unsere Leserschaft besonders am Herzen. Wir möchten Ihnen die Möglichkeit bieten, ein weitgefächertes Interesse mit nur einem Buch abdecken zu können. So finden sich neben den obligaten Themen wie kardiologische Anatomie, Grundlagen der Elektrophysiologie, Monitoring, rechtliche Grundlagen, Herzrhythmusstörungen, akutes Koronarsyndrom und Schrittmachersysteme zudem ausführliche Kapitel zu relevanten Erkrankungen mit EKG-Veränderungen und deren Ursachen, zu Auswirkungen von Elektrolyten und Drogen auf das EKG sowie ein Kapitel zu Medikamenten mit Einbezug von Dauermedikationen.

Mein herzlicher Dank gilt meinen Co-Autorinnen und -Autoren, die durch ihre Mitarbeit zum bestmöglichen Gelingen dieses Buches beigetragen haben, sowie Frau Regina Pappers und dem Elsevier-Verlag für die Chance, dieses Projekt zu verwirklichen. Des Weiteren möchte ich mich bei Frau Doris Tiu für die eindrucksvolle und gründliche Redaktionsarbeit und die gute Zusammenarbeit sowie bei Frau Karin Kühnel für die organisatorische Gesamtumsetzung bedanken.

Ich widme dieses Buch Jan und Maren und danke ihnen an dieser Stelle für die umfangreiche Unterstützung.

Liebe Leserinnen und Leser, ich hoffe, dass Sie mit diesem Buch viel Freude haben werden und dass es Ihnen ein guter Begleiter für den Themenbereich der Elektrokardiografie sein wird. Ein Fachbuch lebt bekanntlich von Entwicklungen. Helfen Sie gerne dabei, eingeschlichene Fehler aufzudecken und Hinweise für mögliche Verbesserungen zu erhalten. Wir freuen uns sehr über Ihre Rückmeldung.

Lohmar, im Februar 2025
Katharina Everts

Benutzerhinweise

MERKE
Wichtige Infos auf einen Blick.

Praxistipps
Hilfreiches für den klinischen Alltag.

ACHTUNG
Hinweise auf Notfälle, Risiken und Stolperfallen.

Wiederholungsfragen
Fragen am Kapitelende zur Überprüfung des Wissenserwerbs.

Fehler gefunden?

An unsere Inhalte haben wir sehr hohe Ansprüche. Trotz aller Sorgfalt kann es jedoch passieren, dass sich ein Fehler einschleicht oder fachlich-inhaltliche Aktualisierungen notwendig geworden sind.
Sobald ein relevanter Fehler entdeckt wird, stellen wir eine Korrektur zur Verfügung. Mit diesem QR-Code gelingt der schnelle Zugriff.

https://else4.de/9783437252051

Wir sind dankbar für jeden Hinweis, der uns hilft, dieses Werk zu verbessern. Bitte richten Sie Ihre Anregungen, Lob und Kritik an folgende E-Mail-Adresse: kundendienst@elsevier.com

Autorinnen und Autoren

Katharina Everts (Hrsg.) ist Gesundheits- und Krankenpflegerin mit Fachweiterbildung für Intensivpflege und Anästhesie sowie Praxisanleiterin. Sie hat Abschlüsse als Pflegewissenschaftlerin B. Sc. und Lehrerin für Pflege und Gesundheit (M. A.). Sie arbeitet als Lehrgangsleiterin der Weiterbildung Praxisanleitung an der Caritas-Akademie Köln-Hohenlind.

Frank Flake, geboren 1966, ist Notfallsanitäter, 1. Vorsitzender des Deutschen Berufsverbandes Rettungsdienst und Leiter Rettungsdienst beim Landkreis Oldenburg. Er ist als Instruktor und Kursdirektor verschiedener internationaler Kurssysteme tätig. Neben seinem Engagement als Mitarbeiter verschiedener Fachzeitschriften ist er seit Jahren Autor und Herausgeber zahlreicher einschlägiger Buchveröffentlichungen.

Michael Helms, geboren1978, ist Physiotherapeut, Notfallsanitäter und seit vielen Jahren in verschiedenen Funktionen im Rettungsdienst tätig. Seit 2016 arbeitet er als stellvertretender Schulleiter am notfallmedizinischen Ausbildungszentrum der Kreiswirtschaftsbetriebe in Goslar. Er hat in seiner Freizeit an zahlreichen Fachbüchern der präklinischen Notfallversorgung mitgearbeitet und ist fachlicher und pädagogischer Begleiter und Berater innovativer Pilotprojekte im Rettungsdienst.

Matthias Jahn, Jahrgang 1978, ist Gesundheits- und Krankenpfleger, Advanced Care Paramedic (CAN) und (Gemeinde-)Notfallsanitäter. Seit 30 Jahren arbeitet er in der Notfallrettung und war nebenberuflich zehn Jahre lang in einem Herzkatheterlabor einer Schwerpunktklinik tätig. Als Instruktor ist er langjährig u. a. für die Kurssysteme AHA ACLS/PALS®, ITLS®, AMLS®, EPC® und 12-Leads-The Art of Interpretation® tätig gewesen. Seit 2015 ist er als (Gemeinde-)Notfallsanitäter bei der Malteser Hilfsdienst gGmbH des Bezirks Oldenburg beschäftigt.

Frank Löwe, Jahrgang 1974, ist Notfallsanitäter und seit 2014 Berufspädagoge. Nach langjähriger Tätigkeit im Rettungsdienst absolviert er aktuell ein Studium zum Physician Assistant B. Sc. an der Carl Remigius Medical School, Hamburg. In seiner Freizeit ist er als Instruktor für den ERC® tätig.

Dr. med. Mareike Soltau, geboren 1987, ist Fachärztin für Anästhesiologie und arbeitet als Oberärztin in der Klinik für Anästhesie, Rettungs-, Intensiv- und Schmerzmedizin am BG Klinikum Hamburg. Nach dem Studium der Mathematik an der Fernuniversität Hagen und der Humanmedizin an der Universität Hamburg arbeitete sie in der Klinik für Anästhesiologie des städtischen Klinikums Lüneburg, des BG Klinikums Hamburg und des Universitätsklinikums Hamburg-Eppendorf. Seit 2016 besitzt sie die Zusatzweiterbildung Notfallmedizin und seit 2021 die Zusatzweiterbildung Intensivmedizin. Sie ist seit mehreren Jahren in der präklinischen Notfallmedizin und im Intensivtransport am Boden und in der Luft tätig

Abkürzungen

A	Atrium
A.	Arteria
AA	absolute Arrhythmie
AAI	Vorhof-Demand-Schrittmacher
ACC	American College of Cardiology
ACE	Angiotensin Converting Enzyme
ACS	akutes Koronarsyndrom
ADHS	Aufmerksamkeitsdefizit-Hyperaktivitätsstörung
AF	Auswurffraktion
AHA	American Heart Association
ALS	Advaned Life Support
AMI	akuter Myokardinfarkt
Amp.	Ampulle
AP	Angina pectoris
ARC	Austrian Resuscitation Council
ARDS	Acute Respiratory Distress Syndrome (akutes Lungenversagen)
ARVCM	arrhythmogene rechtsventrikuläre Kardiomyopathie
ASD	atrialer Septumdefekt (Vorhofseptumdefekt)
ASS	Acetylsalicylsäure
ATP	antitachykardes Pacing
AV	atrioventrikulär
AV-Knoten	Atrioventrikularknoten
aV	augmented Voltage
AVNRT	Atrioventricular Nodal Reentrant Tachycardia (AV-Knoten-Reentry-Tachykardie)
AVPU	alert/verbal/pain/unresponsive
AVRT	Atrioventricular Reentrant Tachycardia (atrioventrikuläre Reentry-Tachykardie)
BMI	Body-Mass-Index
BPEG	British Pacing and Electrophysiology Group
BZ	Blutzucker
Ca^{2+}	Kalzium
CAST-Studie	Cardiac Arrhythmia Suppression Trial
CB	Cannabinoid-Rezeptor (CB1- und CB2-Rezeptor)
CCS	Canadian Cardiovascular Society
CE	Cholesterinsyntheseenzym
CEB®	Cardiac Electrical Biomarker
CFI	kardialer Funktionsindex
Cl^-	Chlorid
CK	Kreatinkinase
CK-MB	Kreatinkinase Muscle Brain
CO_2	Kohlenstoffdioxid
COPD	Chronic Obstructive Pulmonary Disease (chronisch obstructive Lungenerkrankung)
CPR	kardiopulmonale Reanimation
CPVT	katecholaminerge polymorphe ventrikuläre Tachykardie
CRT	kardiale Resynchronisationstherapie
CRT-D	kardiale Resynchronisationstherapie mit Defibrillator
CRT-P	kardiale Resynchronisationstherapie mit Pacer
CSE	Cholesterinsyntheseenzymhemmer
d	Tag(e)
DCM	dilatative Kardiomyopathie
DDD	atrioventrikuläre Stimulation
DGK	Deutsche Gesellschaft für Kardiologie
EDV	enddiastolisches Volumen
EF	Ejektionsfraktion
EKG	Elektrokardiogramm
ELWI	extravaskulärer Lungenwasserindex
ERC	European Resuscitation Council
ERD	erosive Refluxkrankheit
ERP	frühe Repolarisation (Early Repolarization)
ESC	European Society of Cardiology
ESV	endsystolisches Volumen
$etCO_2$	endtidales Kohlenstoffdioxid
FBI	fast, broad, irregular
GABA	Gammahydroxybuttersäure
GCS	Glasgow Coma Scale
GEDI	globaler enddiastolischer Volumenindex
GEF	globale Ejektionsfraktion
GERD	gastroösophagealer Reflux
GKV	gesetzliche Krankenversicherung
GRC	German Resuscitation Council
h	Stunde(n)
HCM	hypertrophe Kardiomyopathie
HCO_3^-	Bikarbonat
HF	Herzfrequenz
h-FABP	Heart Fatty Acid Binding Protein
HFrEF	Heart Failure with Reduced Ejection Fraction
HIV	Humanes Immundefizienz-Virus
HNCM	hypertrophe nichtobstruktive Kardiomyopathie
HOCM	hypertrophe obstruktive Kardiomyopathie

HRST	Herzrhythmusstörung
hs-cTn	hochsensitives kardiales Troponin
Hz	Hertz
HZV	Herzzeitvolumen
iAP	instabile Angina pectoris
ICD	implantierbarer Kardioverter/Defibrillator
ICR	Interkostalraum
i. m.	intramuskulär
ITBI	intrathorakaler Blutvolumenindex
i. v.	intravenös
JET	junktionale ektope Tachykardie
K^+	Kalium
kg KG	Kilogramm Körpergewicht
KHK	koronare Herzkrankheit
KI	Kontraindikation(en)
LAB	linksanteriores Bündel
LAD	Left Arteria Descending (linke Koronararterie)
LAFB	linksanteriorer Faszikelblock
LCA	linke Koronararterie
LMWH	Low Molecular Weight Heparin (niedermolekulares Heparin)
LPB	linksposteriores Bündel
LPFB	linksposteriorer Faszikelblock
LSB	Linksschenkelblock
LSD	Lysergsäurediethylamid
LTB	linkes Tawara-Bündel
LV	linker Ventrikel
LVEF	linksventrikuläre Ejektionsfraktion
LVH	linksventrikuläre Hypertrophie
mA	Milliampere
MACE	Major Adverse Cardiac Events
MAL	mittlere Axillarlinie
MAO	Monoaminooxidase
MAP	mittlerer arterieller Druck
MCL	mittlere Klavikularlinie
MDMA	3,4-Methylendioxy-N-Methylamphetamin (Ecstasy)
mg	Milligramm
Mg^{2+}	Magnesium
Min.	Minute(n)
ml	Milliliter
mmol	Millimol
MRT	Magnetresonanztomografie
ms	Millisekunden
mV	Millivolt
N.	Nervus
Na^+	Natrium
NaCl	Natriumchlorid
NASPE	North American Society of Pacing and Electrophysiology
NASPE/BPEG	(NASPE = North American Society of Pacing and Electrophysiology, BPAG= British Pacing and Electrophysiology Group)
NBG-Code	Generic Pacemaker Code
NERD	nichterosive Refluxkrankheit
NIV	nichtinvasive Beatmung
NMDA	N-Methyl-D-Aspartat
NOMI	nichtokklusiver Myokardinfarkt
NRI	Noradrenalin-Wiederaufnahmehemmer
NSAR	nichtsteroidale Antirheumatika
NSTEMI	Non ST-Elevation Myocardial Infarction (Nicht-ST-Hebungsinfarkt)
NSVT	Non-Sustained Ventricular Tachycardia (nichtanhaltende ventrikuläre Tachykardie)
NYHA	New York Heart Association
OMI	okklusiver Myokardinfarkt
OP	Operation
OUP	oberer Umschlagunkt
PAP	Pulmonary Artery Pressure (pulmonalarterieller Druck)
PCHZV	Pulskontur-Herzzeitvolumen
PCI	perkutane Koronarintervention
PDE	Phosphodiesterase-Hemmer
PflBG	Pflegeberufegesetz
PHT	plötzlicher Herztod
PJRT	permanente junktionale Reentry-Tachykardie
p. o.	peroral
PO_4^{3-}	Phosphat
POCT	Point-of-Care-Testing
PPCI	primäre perkutane Koronarintervention
PPV	Pulsdruckvariation
PTCA	perkutane transluminale Koronarangioplastie
PVF	primäres Kammerflimmern
PVPI	pulmonalvaskulärer Permeabilitätsindex
pVT	pulslose ventrikuläre Tachykardie
QTc	frequenzkorrigierte (corrected) QT-Zeit
RCA	rechte Koronararterie
RCX	Ramus circumflexus
RIVA	Ramus interventricularis anterior
ROSC	Return of Spontaneous Circulation
RR	Blutdruck
RSB	Rechtsschenkelblock
RTB	rechtes Tawara-Bündel
RVH	rechtsventrikuläre Hypertrophie
RVI	rechtsventrikulärer Infarkt
SA	sinuatrial
SARS-CoV-2	Severe Acute Respiratory Syndrome Coronavirus Type 2
Sek.	Sekunde(n)

S-ICD	subkutan implantierter Kardioverter/Defibrillator
SIDS	Sudden Infant Death Syndrome (plötzlicher Kindstod)
SNDRI	selektive Noradrenalin-Dopamin-Wiederaufnahmehemmer
SNRI	selektive Noradrenalin- Wiederaufnahmehemmer
SM	Schrittmacher
SpO_2	pulsoxymetrisch gemessene Sauerstoffsättigung
SSRI	selektive Serotonin-Wiederaufnahmehemmer
SSS	Sick-Sinus-Syndrom
STEMI	ST-Elevation Myocardial Infarction (ST-Hebungsinfarkt)
StGB	Strafgesetzbuch
SV	Schlagvolumen
SVI	Schlagvolumenindex
SVR	systemischer vaskulärer Widerstand
SVT	supraventrikuläre Tachykardie
SVV	Schlagvolumenvariation
SWORD-Studie	Survival with Oral d-Sotalol
TAA	Tachyarrhythmia absoluta
TdP	Torsade de pointes
THC	Tetrahydrocannbinol
TIA	transitorische ischämische Attacke
TTE	transthorakale Echokardiografie
TW	trianguläre QRS-ST-T-Wellenform
UFH	unfraktioniertes Heparin
V	Volt
V., Vv.	Vena, Venae
VAL	vordere Axillarlinie
VES	ventrikuläre Extrasystole
VF	ventrikuläres Flimmern, Kammerflimmern
VHF	Vorhofflimmern
VT	ventrikuläre Tachykardie, Kammertachykardie
VVI	Ventrikel-Demand-Schrittmacher
WASB	wach/ansprechbar/Schmerzreiz/bewusstlos
WCD	Defibrillatorweste (Wearable Cardioverter Defibrillator)
WPW	Wolff-Parkinson-White(-Syndrom)
Z. n.	Zustand nach
ZNS	zentrales Nervensystem
ZVD	zentraler Venendruck
ZVK	zentraler Venenkatheter

Abbildungsnachweis

Der Verweis auf die jeweilige Abbildungsquelle befindet sich bei allen Abbildungen im Werk am Ende des Legendentextes in eckigen Klammern.

E1424	Josephson ME. Clinical Cardiac Electrophysiology. 3rd ed. Lippincott, Williams & Wilkins, 2002.
F358-001	Backus BE et al. A prospective validation of the HEART score for chest pain patients at the emergency department. International Journal of Cardiology. 2013;168(3), 2153–2158.
F781-015	Gotthardt P, Fessele K, Pauschinger M. STEMI-Äquivalente und High-risk-NSTEMIs. Notfall Rettungsmed 2018:21:143–145.
F781-035	Soar J. et al. Erweiterte lebensrettende Maßnahmen für Erwachsene: Leitlinien des European Resuscitation Council 2021 [Adult advanced life support]. Notfall Rettungsmed. 2021;24(4):406–446.
F795-002	Glaser F, Rohla M. EKG-Differetialdiagnostik der Breit-QRS-Komplex-Tachykardien, J Kardiol 2008;15(7–8):218–235.
F1016-001	AlGhatrif M, Lindsay J. A brief review: history to understand fundamentals of electrocardiography. J Community Hosp Intern Med Perspect. 2012,2(1). DOI: 10.3402/jchimp.v2i1.14383.
G779	Phalen T, Aehlert B. The 12-lead ECG in acute coronary syndromes. 3rd ed. Elsevier/Mosby, 2012.
G781	Sole MJ, Klein D, Moseley M. Introduction to Critical Care Nursing, 5th ed. Saunders, 2008.
H225-003	Di Marco A. et al. New Electrocardiographic Algorithm for the Diagnosis of Acute Myocardial Infarction in Patients with Left Bundle Branch Block [published correction appears in J Am Heart Assoc. 2020;9(22):e014618]. J Am Heart Assoc. 2020;9(14):e015573.
L106	Henriette Rintelen, Velbert
L115	Rainer Dunkel, Berlin
L143	Heike Hübner, Berlin
L157	Susanne Adler, Lübeck
L190	Gerda Raichle
L231	Stefan Dangl, München
M1001	Matthias Jahn, Oldenburg
O900	Fredrik v. Hintzenstern, Spardorf
O1090	Hans-Martin Grusnick, Lübeck
O1097	Volker Berding, Wildeshausen
P100	Stefan Dreesen, Essen
P106	Prof. Dr. med. Boris Hoffmann, Mainz
P426	Sven Heiligers, Fritzlar
V672	ZOLL CMS GmbH, Köln
V1070	MDCalc
W854-034	Deutsche Gesellschaft für Kardiologie – Herz-und Kreislaufforschung e.V. (2022) ESC Pocket Guidelines. Schrittmacher- und kardiale Resynchronisationstherapie, Version 2021. Börm Bruckmeier Verlag GmbH, Grünwald. Kurzfassung der „2021 ESC Guidelines on cardiac pacing and cardiac resynchronization therapy“ (European Heart Journal; 2021: doi/10.1093/eurheartj/ehab364)
W1099-002	Bosner S, Haasenritter J, Becker A, et al. Ruling out coronary artery disease in primary care: development and validation of a simple prediction rule. Canadian Medical Association Journal. 2010;182(12):1295-1300. doi:10.1503/cmaj.100212

Inhaltsverzeichnis

KAPITEL

1 Das Erregungsbildungs- und Reizleitungssystem

Katharina Everts (basierend auf Texten von Michael Praetz)

Wie jeder Muskel benötigt auch die Herzmuskulatur einen elektrischen Impuls, um eine Kontraktion der Muskelzellen auslösen zu können. Anders als bei der Skelettmuskulatur ist dafür beim Herzen nicht das zentrale Nervensystem zuständig, sondern spezialisierte Zellen des Herzens, eine Art **„herzeigenes Nervensystem"**.

Die organisierte Weiterleitung der elektrischen Impulse ist für die effektive Pumpfunktion des Herzens von Bedeutung. Nur wenn sich Vorhöfe und Ventrikel in abgestimmter Form kontrahieren und wieder erschlaffen, kann auch bei Höchstleistungen des Körpers ein ausreichendes Herzminutenvolumen zur Verfügung gestellt werden. Die Erregungsbildung und -ausbreitung werden mithilfe der EKG-Kurve beurteilbar. Von daher ist die Kenntnis der anatomischen Strukturen der erste wichtige Schritt, um Rückschlüsse aus Veränderungen im EKG ziehen zu können.

1.1 Anatomie

Das Erregungsbildungs- und Reizleitungssystem setzt sich aus **spezialisierten Herzmuskelzellen** zusammen. Einige dieser Zellen sind darauf spezialisiert, elektrische Impulse zu generieren, andere darauf, die generierten Impulse innerhalb des Herzmuskels gezielt weiterzuleiten. ➤ Abb. 1.1 gibt einen Überblick über das spezialisierte Erregungsbildungs- und Reizleitungssystem, das die organisierte Herzarbeit sicherstellt. Die Erregung beginnt im Sinusknoten, folgt den internodalen Leitungsbahnen zum AV-Knoten, von wo aus sie über das His-Bündel in die beiden Tawara-Schenkel und die sich anschließenden Purkinje-Fasern weitergeleitet wird.

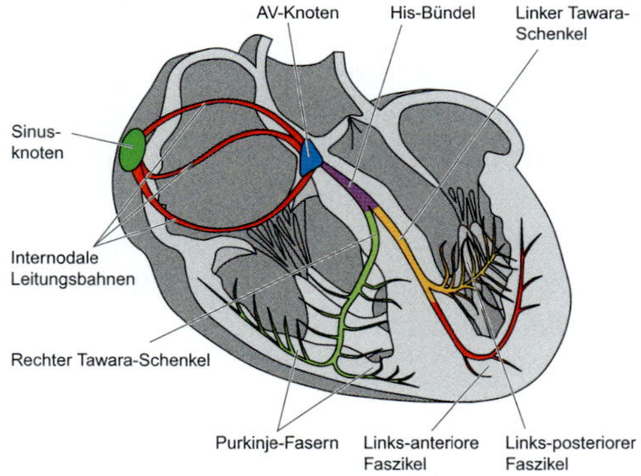

Abb. 1.1 Das Erregungsbildungs- und Reizleitungssystem des Herzens [L143]

Rein anatomisch betrachtet, kann man beim Erregungsbildungs- und Reizleitungssystem zwei knotenförmige Strukturen von unterschiedlichen bündel- oder faserartigen Strukturen unterscheiden.

Sinusknoten

Die erste knotenförmige Struktur (Sinusknoten) ist der Ursprung der elektrischen Erregung. Der Sinusknoten ist ca. 10–20 mm lang und 2–3 mm breit. Er findet sich im Dach des rechten Vorhofs im Übergang zur Einmündung der oberen Vena cava, 1 mm unterhalb des Epikards.

Die Blutversorgung des Sinusknotens erfolgt bei ca. 60 % der Menschen durch die rechte Koronararterie, bei den übrigen 40 % durch einen Ast der linken Koronararterie.

AV-Knoten

Die zweite knotenförmige Struktur (AV-Knoten) liegt am Boden des rechten Vorhofs im **Koch-Dreieck,** zwischen dem medialen Segel der Trikuspidalklappe, der Einflussöffnung der Sammelvene der Herzkranzgefäße und der unteren Vena cava. Der AV-Knoten ist anatomisch nicht so sicher von den umliegenden Zellen abgrenzbar wie der Sinusknoten. Sogenannte Übergangszellen stellen eine Verbindung zwischen den Herzmuskelzellen des Vorhofs und dem kompakteren Teil des AV-Knotens her. Diese Strukturen liegen direkt unter dem Endokard.

Die Blutversorgung des AV-Knotens erfolgt bei 90 % der Menschen ebenfalls durch die rechte Koronararterie, bei 10 % durch die linke.

ACHTUNG

Bei Herzinfarkten, die mit Verschlüssen der rechten Koronararterie einhergehen, können daher häufiger höhergradige AV-Blockierungen auftreten.

His-Bündel

An den kompakten Teil des AV-Knotens schließt sich sein penetrierender Teil an, auch His-Bündel genannt. Die Fasern durchdringen das elektrisch nicht leitfähige, bindegewebige Skelett des Herzens und stellen somit die einzige elektrische Verbindung zwischen Vorhöfen und Kammern dar. Die einzelnen Faserstränge vereinen sich wieder zu einem kompakten Bündel.

Das ca. 15 mm lange His-Bündel läuft entlang des oberen Anteils des Septums und verzweigt sich dann in den linken und rechten **Tawara-Schenkel.**

Die Blutversorgung in diesem Bereich wird durch Äste der vorderen und hinteren absteigenden Koronararterie sichergestellt.

Tawara-Schenkel

Die Tawara-Schenkel ziehen dicht unter dem Endokard Richtung Herzspitze und verzweigen sich dabei in immer feinere Fasern. Diese **Purkinje-Fasern** durchdringen die Herzmuskulatur vom Endokard in Richtung des Epikards. Nach ca. $^{1}/_{3}$ der Strecke gehen sie in feinen Verzweigungen ins Myokard über.

Der **rechte Tawara-Schenkel** ist wesentlich zarter und feiner aufgebaut als der linke. Er verläuft entlang der rechten Seite des Septums, dicht unter dem Endokard Richtung Herzspitze, ohne sich stark zu verzweigen. Die Purkinje-Fasern strahlen vom rechten Schenkel erst spät in die Muskulatur ein. Diese strukturellen Besonderheiten machen den rechten Tawara-Schenkel anfällig und leicht verletzlich und erklären damit das relativ häufigere Auftreten von Rechtsschenkelblockierungen (➤ Kap. 6).

Die mikroskopischen Strukturen des **linken Tawara-Schenkels** sind wesentlich kräftiger ausgeprägt. Der linke Tawara-Schenkel gibt schon kurz nach Übergang aus dem His-Bündel feine Äste in die Muskulatur des Kammerseptums ab. Im weiteren Verlauf verzweigt er sich in einen vorderen und einen hinteren Ast (links-anteriorer und links-posteriorer Faszikel). Ihre Aufgabe ist es, die Erregung schnell über die Wand des wesentlich stärkeren linken Ventrikels zu verteilen.

Praxistipp

Die frühe Abgabe von Fasern des linken Tawara-Schenkels in die Kammerscheidewand erklärt den Beginn der Depolarisation im Bereich des linken Septums. Die Aufteilung in einen vorderen und einen hinteren linken Faszikel ist die Erklärung dafür, dass es neben dem kompletten Linksschenkelblock (➤ Kap. 6) auch links-anteriore und links-posteriore Hemiblöcke im EKG zu sehen gibt.

1.2 Physiologie

Im Gegensatz zu anderen Muskelzellen haben die spezialisierten Herzmuskelzellen des Erregungsbildungs- und Reizleitungssystems die Fähigkeit, eigenständig elektrische Erregungen zu erzeugen. Diese speziellen **Schrittmacherzellen** depolarisieren selbstständig in regelmäßigen, rhythmischen Abständen. Diese regelmäßigen Aktivitäten werden durch die nicht stabilen Ruhemembranpotenziale der Schrittmacherzellen erklärt.

Neben der Erzeugung von rhythmischen Eigenkontraktionen kommt der organisierten Weiterleitung der Impulse durch die Herzmuskulatur eine wesentliche Bedeutung zu. Nur durch das organisierte Zusammenspiel kann gewährleistet werden, dass sich die Herzvorhöfe ungefähr 0,2 Sek. vor den Ventrikeln kontrahieren und so die Füllung der Kammern mit Blut unterstützt werden kann.

Da das Herz aus Muskulatur besteht und kaum feste, nicht komprimierbare Strukturen besitzt, kommt auch der synchronen Kontraktion der beiden Ventrikel eine wesentliche Bedeutung für die Menge des pro Herzschlag ausgeworfenen Blutes zu.

Schrittmacherfunktion

Am gesunden Herzen ist unter normalen Bedingungen der Sinusknoten der taktgebende Schrittmacher, dem die Erregung des gesamten Herzens folgt. Dies liegt daran, dass die Schrittmacherzellen des Sinusknotens mit 60–100 Erregungen/Min. die **höchste Eigenfrequenz** haben. Die Eigenfrequenzen der anderen Strukturen sind deutlich niedriger: Zellen der Vorhöfe 55–60/Min., AV-Knoten 45–50/Min., His-Bündel 40–45/Min., Tawara-Schenkel 40–45/Min., Purkinje-Fasern 20–40/Min.

Innervation des Herzens

Herzfrequenz und Herzkraft können vom autonomen Nervensystem beeinflusst werden. Dies dient der Anpassung der Herzleistung an den aktuell notwendigen Bedarf des Körpers. Hierzu ziehen sowohl Fasern des **Sympathikus** als auch des **Parasympathikus** zu verschiedenen Bereichen des Herzens. Während die Fasern des Parasympathikus die Vorhöfe und hier v. a. den Sinusknoten und den AV-Knoten innervieren, hat der Sympathikus Einfluss auf das gesamte Herz, vom Sinusknoten bis hin zu den Herzmuskelzellen.

In Ruhe hat der Parasympathikus einen ausgeprägteren Einfluss auf die Herzfrequenz und die Leitungsgeschwindigkeit des Herzens. Dies ist daran erkennbar, dass die Herzfrequenz in Ruhe meist unterhalb der Eigenfrequenz der Schrittmacherzellen des Sinusknotens liegt. Eine Wirkung auf die Muskelzellen der Herzkammer hat der Parasympathikus kaum.

Anders ist die Wirkung des Sympathikus auf die Herzleistung. Die Steigerung der Aktivität des Sympathikus führt zu einer Steigerung der Herzleistung durch **positive Inotropie, Chronotropie, Dromotropie und Lusitropie.** Zudem wird Adrenalin eine **positive bathmotrope** Wirkung zugeschrieben. Diese Wirkung kann einen negativen Einfluss auf die Herzleistung haben, da durch diese Eigenschaft das Risiko von Herzrhythmusstörungen (HRST) steigt.

Leitungsgeschwindigkeiten

Die einzelnen Bereiche des Reizleitungssystems unterscheiden sich v. a. durch ihre Leitungsgeschwindigkeit.

Praxistipp

Die unterschiedlichen Leitungsgeschwindigkeiten erkennt man im EKG an unterschiedlichen Breiten der Kurven und Zacken. So ist die P-Welle normalerweise breiter als der QRS-Komplex, da die Leitungsgeschwindigkeit in den Vorhöfen bei ca. 0,5 m/Sek., in den Kammern bei ca. 2 m/Sek. liegt.

Der im **Sinusknoten** erzeugte elektrische Impuls wird über die Vorhöfe in Richtung AV-Knoten geleitet.

Aufgrund der isolierenden Eigenschaften der Ventilebene des Herzens kann der elektrische Impuls nicht ohne Weiteres von den Vorhöfen auf die Kammern übertragen werden. Nur über den AV-Knoten und das His-Bündel ist eine elektrische Übertragung auf die Kammern möglich.

Funktionell können im **AV-Knoten** zwei verschiedene Leitungsbahnen unterschieden werden. Diese unterscheiden sich in ihrer Leitungsgeschwindigkeit und der **Refraktärzeit** und werden daher als Slow- und Fast-Pathway bezeichnet.

Der elektrische Impuls aus dem Sinusknoten kann den AV-Knoten unter normalen Bedingungen mit einer Geschwindigkeit von ca. 0,05 m/Sek. passieren. Dieser **Bremseffekt des AV-Knotens** ist physiologisch von großer Bedeutung. Zum einen ermöglicht diese Verzögerung die komplette Depolarisation aller Herzmuskelzellen der Vorhöfe, die anschließende Kontraktion der Herzmuskelzellen und somit die Entleerung des Blutes der Vorhöfe in die Herzkammern. Zum anderen führt die geringere Erregungsgeschwindigkeit dazu, dass die Anzahl der Impulse, die über den AV-Knoten weitergeleitet werden können, reduziert wird. Diese Eigenschaft des AV-Knotens trägt dazu bei, Arrhythmien zu vermeiden.

Nach dem AV-Knoten tritt die elektrische Erregung in das **His-Bündel** und die beiden **Tawara-Schenkel** über. In diesen Fasern wird der elektrische Impuls mit einer Geschwindigkeit von 2 m/Sek. weitergeleitet. Diese hohe Leitungsgeschwindigkeit trägt dazu bei, dass der elektrische Impuls schnell auf die große Anzahl von Herzmuskelzellen der Ventrikel übertragen werden kann. Zudem führt die Erregungsausbreitung vom Septum über die Herzspitze hin zur Ventilebene des Herzens dazu, dass das Blut aus dem unteren Bereich der Herzkammern Richtung Herzklappen „ausgewrungen“ wird. Dieses „Auswringen“ der Herzkammern ermöglicht eine effiziente Pumpfunktion und wird durch die in einer doppelten Spirale angeordneten Muskelschichten des Herzens unterstützt.

Die **Purkinje-Fasern,** die für die Weiterleitung des elektrischen Impulses vom Endokard ins Myokard verantwortlich sind, leiten mit einer Geschwindigkeit von 4 m/Sek. Die Weiterleitung der elektrischen Erregung auf Ebene der Herzmuskelzellen der Kammern erfolgt mit einer Leitungsgeschwindigkeit von ca. 0,3–0,5 m/Sek.

Beeinflussung der Leitungsgeschwindigkeit

Verschiedene Faktoren können die Leitungsgeschwindigkeit beeinflussen. Hierzu zählen das autonome Nervensystem, im Blut zirkulierende **Katecholamine** und eine Reihe von Medikamenten. Das autonome Nervensystem hat einen wesentlichen Einfluss auf die Leitungsgeschwindigkeit der elektrischen Impulse im Reizleitungssystem des Herzens. Eine Steigerung der Aktivität von sympathischen Nervenfasern steigert die Leitungsgeschwindigkeit über die Bindung von Noradrenalin an **β_1-Adrenozeptoren.** Eine Steigerung der parasympathischen Aktivität (Vagus) senkt die Leitungsgeschwindigkeit über die Wirkung von Acetylcholin an **M2-Rezeptoren.** Einen Überblick über beschleunigende oder verlangsamende Faktoren findet sich in ➤ Tab. 1.1.

Tab. 1.1 Faktoren, die die Leitungsgeschwindigkeit beeinflussen

Beschleunigung	Verlangsamung
• Aktivierung des Sympathikus • M-Rezeptoren hemmende (Antagonisten) Substanzen • β-Rezeptoren-Agonisten • Katecholamine • Schilddrüsenüberfunktion	• Aktivierung des Parasympathikus • M-Rezeptoren stimulierende (Agonisten) Substanzen • β-Rezeptoren-Blocker • Ischämie/Hypoxie • Natrium- oder Kalziumkanalblocker

Dauer der elektrischen Herzerregung

Eine Vorstellung des zeitlichen Ablaufs der elektrischen Herzerregung ist notwendig, um Veränderungen im EKG zu erkennen und ihre Ursachen zu verstehen (➤ Abb. 1.2).

1.3 Hämodynamik: der Herzzyklus

Das EKG wird angefertigt, um Rückschlüsse auf die Herzfunktion und eventuelle Schädigungen des Herzens ziehen zu können. Dabei ist wichtig zu beachten, dass mit dem EKG die elektrische Aktivität des Herzens untersucht wird, über die indirekt Rückschlüsse auf die mechanische Leistungsfähigkeit der Herzfunktion gezogen werden können. Besser lässt sich die mechanische Leistungsfähigkeit durch **Tasten des Pulses, Messen des Blutdrucks** oder **Bestimmung der Rekapillarisierungszeit** beurteilen.

Da elektrische Erregung und mechanische Auswurfleistung des Herzens eng zusammenhängen, soll hier noch einmal gezielt auf die **Hämodynamik des Herzens** eingegangen und die Beziehungen zum EKG herausgestellt werden.

Jeder Herzschlag lässt sich in zwei Phasen unterteilen, die zusammen als **Herzzyklus** bezeichnet werden. Im Folgenden werden die einzelnen Schritte des Herzzyklus genauer besprochen. In ➤ Abb. 1.3 wird deutlich, dass Druck und Volumenänderungen immer mit einer gewissen Verzögerung zur EKG-Kurve stattfinden.

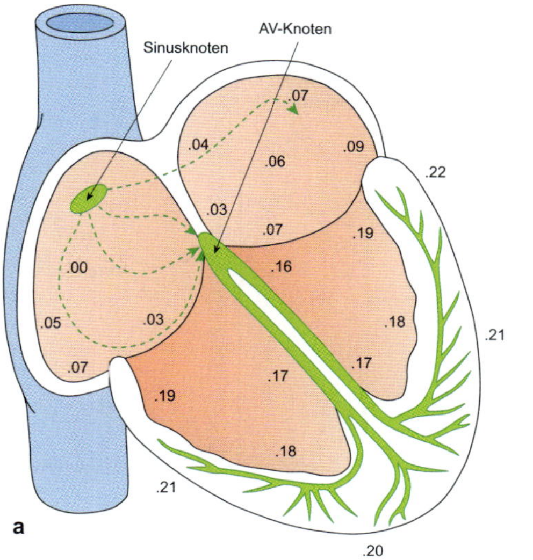

a

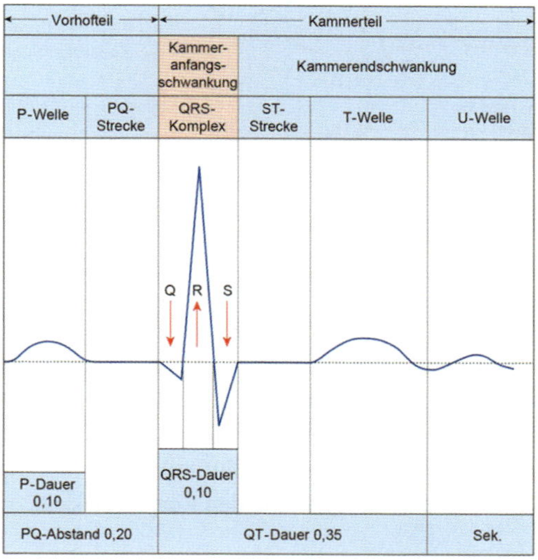

EKG-Merkmal	Physiologischer Vorgang
P-Welle	Vorhoferregung
PQ-Strecke	Vollständige Erregung der Vorhöfe
PQ-Zeit	Zeit zwischen dem Erregungsbeginn der Vorhöfe und der Kammern
Q-Zacke	Erregung des Kammerseptums
QRS-Komplex	Erregungsausbreitung in den Kammern
ST-Strecke	Vollständige Erregung der Kammern
T-Welle	Erregungsrückbildung der Kammern
QT-Zeit	Gesamte elektrische Kammeraktion
U-Welle	Erregungsrückbildung in den Kammermuskeln durch Kalium-Aufnahme; bei Hypokaliämie ausgeprägt

b

Abb. 1.2 Darstellung des zeitlichen Verlaufs der Herzerregung (a) und deren Darstellung in der EKG-Kurve (b) [L143]

Vorhofsystole

Die **P-Welle** im EKG repräsentiert die Depolarisation der Vorhöfe. Wenn sich die Muskulatur der Vorhöfe zusammenzieht, steigt der Druck in den Vorhöfen und das Blut wird durch die geöffneten Segelklappen in die Herzkammern gepumpt. Die Kontraktion der Vorhöfe steigert die Füllung der Herzkammern beim ruhenden Menschen um ungefähr 10 %. Bei hohen Herzfrequenzen verkürzt sich die Zeit, die zur diastolischen Füllung der Herzkammern zur Verfügung steht. In dieser Situation ist die unterstützende Funktion der Vorhöfe zur Kammerfüllung wesentlich wichtiger. Hier kann das Volumen, das zusätzlich in die Kammern gepresst wird, bis zu 40 % des gesamten Kammervolumens betragen.

Vorhofdiastole

Nachdem die Kontraktion der Vorhofmuskulatur abgeschlossen ist, beginnt der Druck in den Vorhöfen

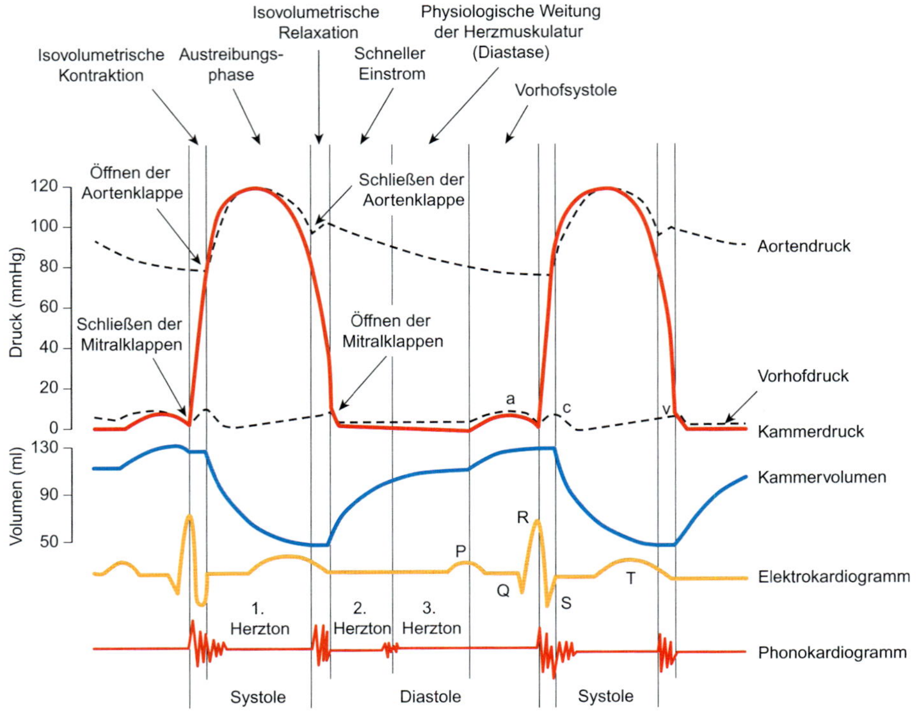

Abb. 1.3 Herzzyklus [L143]

zu fallen. Dieser Zeitpunkt repräsentiert auch das Ende der Diastole. Die Herzkammer ist jetzt mit Blut gefüllt. Die Menge des zu diesem Zeitpunkt in den Herzkammern befindlichen Blutes wird als **enddiastolisches Volumen** (EDV, engl. *enddiastolic volume*) bezeichnet. Beim ruhenden Erwachsenen beträgt es um die 120 ml.

Kammersystole

Die nächste Phase des Herzzyklus ist die **isovolumetrische Kontraktion** der Herzkammern. Im EKG ist diese Phase durch den **QRS-Komplex** abgebildet. Die Erregung breitet sich über die Herzkammern aus, was nachfolgend zur Kontraktion der Kammermuskulatur führt. Die Kontraktion der Herzmuskulatur findet dabei zunächst bei konstantem Binnenvolumen **(isovolumetrisch)** der Herzkammern statt. Das Schließen der Herzklappen ist bei der Auskultation mit dem Stethoskop hörbar. Der entstehende Ton wird als **erster Herzton** bezeichnet. Er ist etwas länger und dumpfer als der zweite Herzton.

Wenn der Druck in den Herzkammern den Druck in den Lungenarterien und der Aorta übersteigt, öffnen sich schlagartig die Aorten- und die Pulmonalklappe. Es folgt die Phase des schnellen Auswurfs, dabei strömt das Blut mit hoher Geschwindigkeit in den Lungen- und den Körperkreislauf.

Kammerdiastole

Etwa 150–200 ms nach dem QRS-Komplex erfolgt die **ventrikuläre Repolarisation.** Sie ist im EKG anhand der **T-Welle** zu erkennen. Die Muskulatur der Herzkammer erschlafft. Der Druck in den Herzkammern fällt, während der Druck in den Vorhöfen langsam wieder ansteigt.

Wenn der Druck in den Herzkammern unter den Druck in der Aorta und der Pulmonalarterie abfällt, schließen sich abrupt die Aorten- und die Pulmonalklappe. Dies verursacht den **zweiten Herzton.** Dieser ist kurz und scharf/höher klingend als der erste.

Die Ventrikel werden während der Systole nicht vollständig entleert, es bleibt immer ein Restvolumen im Herzen. Dies wird als **endsystolisches Volumen (ESV, 50–60 ml)** bezeichnet. Die Differenz zwischen enddiastolischem Volumen (≈ 120 ml) und endsystolischem Volumen (≈ 50 ml) bildet das **Schlagvolumen der Herzkammer.** Es beträgt ca. 70 ml. Teilt man das Schlagvolumen durch das enddiastolische Volumen, so erhält man die **Ejektionsfraktion (EF)** des Herzens:

$$\text{Ejektionsfraktion (EF)} = \text{Schlagvolumen} \div \text{enddiastolisches Volumen}$$

Diese ist normalerweise > 0,55 (oder 55 %). Bei einem gesunden Herzen werden mehr als 60 % des enddiastolischen Volumens ausgeworfen. Die Ejektionsfraktion (EF) oder auch Austreibungsfraktion ist ein Maß zur Beurteilung der Herzfunktion und Einschätzung der Schwere einer Herzinsuffizienz. Je niedriger die Ejektionsfraktion, desto geringer die Leistungsfähigkeit des Herzens, gerade unter Belastung.

Im nächsten Schritt beginnt die Phase der **isovolumetrischen Relaxation.** Das bedeutet, dass die Herzkammern bei zunächst gleichbleibenden Volumen wieder erschlaffen. Zu diesem Zeitpunkt sind alle Herzklappen geschlossen. Die Systole ist abgeschlossen.

Wiederholungsfragen

1. Welche anatomischen Strukturen umfasst das Erregungs- und Reizleitungssystem?
2. Erklären Sie die Begriffe „Systole“ und „Diastole“.
3. Welchen wesentlichen Effekt hat der Sympathikus auf die Herzleistung?
4. Welcher Anteil des Reizleitungssystems besitzt die schnellste Leitungsgeschwindigkeit?
5. Was bedeutet der Begriff Ejektionsfraktion bzw. aus was wird diese ermittelt?
6. Erläutern Sie den Begriff „Koch-Dreieck“.
7. Welche Gefahren gehen von einem Verschluss der rechten Koronararterie (RCA) aus?
8. Erläutern Sie den anatomischen Aufbau des Tawara-Schenkels.
9. In welche Leitungsbündel wird der AV-Knoten unterteilt? Inwiefern unterscheiden sie sich?
10. Welche Vorgänge am Herzen ergeben den 1. und 2. Herzton?

LITERATUR

Huch R, Jürgens KD. Mensch Körper Krankheit. 9. A. München: Elsevier, 2022.

Kiening M, Ohly A. EKG endlich verständlich. Kurzlehrbuch. 4. A. München: Elsevier, 2022.

Noble A, Johnson R, Thomas A, Bass P. Organsysteme verstehen – Herz-Kreislauf-System. Integrative Grundlagen und Fälle. München: Elsevier, 2017.

KAPITEL

2

Katharina Everts

Rechtliche Grundlagen

2.1 Anordnung/Delegation

Definitionen

Anordnungsverantwortung

Hiermit wird die Verantwortung für die richtige Anordnung von diagnostischen und therapeutischen Maßnahmen bezeichnet. Diese Verantwortung obliegt dem ärztlichen Personal (Ausnahme s. Kasten). Sie beinhaltet zusätzlich die Auswahl des richtigen Adressaten für die Durchführung der Maßnahme. Delegiert eine Pflegeperson an Dritte, übernimmt sie die Verantwortung für die Auswahl der Person.

MERKE

Mit dem Pflegeberufegesetz gibt es erstmalig vorbehaltene Tätigkeiten der Pflege (§ 4 PflBG):

- *„Erhebung und Feststellung des individuellen Pflegebedarfs (§ 4 Abs. 2 Nr. 1 PflBG)*
- *Organisation, Gestaltung und Steuerung des Pflegeprozesses (§ 4 Abs. 2 Nr. 2 PflBG)*
- *Analyse, Evaluation, Sicherung und Entwicklung der Qualität der Pflege (§ 4 Abs. 2 Nr. 3 PflBG)"*

Diese Aufgaben dürfen damit nicht mehr an andere Berufsgruppen übertragen werden. Hieraus ergibt sich, dass die Bedarfsermittlung, die Planung und die Evaluation der Pflege komplett in pflegerische Hände gegeben werden. Die Pflegefachperson übernimmt hier die Anordnungsverantwortung. Die Durchführung einzelner Pflegemaßnahmen kann an entsprechend qualifiziertes und geschultes Personal anderer Berufsgruppen oder Auszubildende delegiert werden.

Durchführungsverantwortung

Hiermit wird die Verantwortung für die sach- und fachgerechte Durchführung einer Maßnahme bezeichnet. Dabei wird nicht die Frage nach der Richtigkeit der Anordnung gestellt. Wird die richtige Maßnahme angeordnet, aber diese nicht korrekt durchgeführt, haftet lediglich der Durchführende.

ACHTUNG

Handelt eine Person ohne (ärztliche) Anordnung, trägt sie die Gesamtverantwortung für diese Maßnahme.

Übernahmeverschulden

Wird eine Aufgabe übernommen, die man nicht leisten kann, sei es wegen mangelnder Kenntnis, aber auch Überforderung/Überarbeitung oder Übermüdung, macht man sich der Übernahme schuldig und somit haftbar. Daher sollte man in solchen Situationen von seinem Remonstrationsrecht bzw. der Remonstrationspflicht Gebrauch machen.

Remonstrationsrecht/-pflicht

Hiermit werden das Recht bzw. die Pflicht beschrieben, Maßnahmen abzulehnen, zu denen man (aus unterschiedlichen Gründen) nicht in der Lage ist oder die man als falsch empfindet. Gerade bei Personen mit einer (Fach-)Weiterbildung ist dies von hoher Bedeutung, da hier ein höherer Wissensstand vorausgesetzt werden kann.

MERKE

Da auch eine Pflegefachperson die Richtigkeit einer Maßnahme (in bestimmten Fällen) beurteilen können muss, kann sie (in Grenzen) in Notfallsituationen entsprechend bereits Maßnahmen einleiten, bevor das ärztliche Personal eintrifft. Hierbei empfiehlt sich eine vorherige telefonische Rücksprache, wenn die Zeit hierfür reicht. Durch § 34 des Strafgesetzbuchs (StGB), in dem der rechtfertigende Notstand verankert ist, wird dies gerechtfertigt. Auch die Deutsche Krankenhausgesellschaft empfiehlt, dass (weitergebildete) Pflegefachpersonen, die Tätigkeiten wie Defibrillation, Intubation und Venenpunktionen erlernt haben, diese im Notfall durchführen sollen.

Nicht delegierbare Tätigkeiten

Ob eine Aufgabe delegiert werden darf, hängt neben den Fähigkeiten des Adressaten von der Gefährlichkeit der Maßnahme und der Frage ab, ob medizinisches Wissen benötigt wird. Es gibt jedoch auch Aufgaben aus dem **Kernbereich des ärztlichen Handelns,** die nie delegiert werden dürfen:

- Aufklärung des zu pflegenden Menschen
- Ärztliche Untersuchungen und Beratungen
- Invasive Diagnostik, Endoskopie, Sonografie, Punktionen zur Materialentnahme
- Therapieentscheidungen
- Psychotherapie
- Transfusionen (Anlegen und Wechseln von Blutprodukten, hierzu zählen auch das Drehen des Drei-Wege-Hahns bei der Gabe mehrerer Konserven, die Durchführung der Kreuzprobe und des Bedside-Tests)
- Transplantationen
- Operationen
- Verabreichung von besonders gefährlichen Wirkstoffen, z. B. Röntgenkontrastmittel, Zytostatika, Antiarrhythmika, Medikamente, bei denen häufig Zwischenfälle auftreten. Hier wird jedoch bei Stationen/Bereichen mit erhöhter Arztanwesenheit wie Intensivstation, Anästhesie oder Radiologie eine Ausnahme gemacht und eine Delegation ist rechtens. Der Gebrauch des Remonstrationsrechts (s. o.) ist aber auch hier möglich/nötig.

2.2 Einwilligung

Arten

- Ausdrücklich (mündlich/schriftlich)
- Mutmaßlich (Durchführung einer Notfallmaßnahme bei einer Person die (zurzeit) nicht einwilligungsfähig ist)
- Konkludent (Das Verhalten lässt auf die Einwilligung schließen → der zu pflegende Mensch krempelt seinen Ärmel hoch, wenn eine Blutabnahme angekündigt wird.)

Tatbestand

- Eine nachträgliche Einwilligung ist niemals gültig.
- Eine Maßnahme ohne Einwilligung durchzuführen erfüllt den Tatbestand der Körperverletzung.
- Bei mangelnder/unzureichender Aufklärung über eine Maßnahme ist die Einwilligung ungültig bzw. die Durchführung der Maßnahme unrechtmäßig.
- In eine sicher schadende (sittenwidrige) Maßnahme kann nicht eingewilligt werden; eine Einwilligung gilt auch bei Aufklärung als ungültig (z. B. Doping).
- Wird eine Maßnahme von unzureichend qualifiziertem Personal durchgeführt, ist die Einwilligung aufgehoben und die Maßnahme somit unrechtmäßig.
- Eine Einwilligung kann jederzeit zurückgezogen werden (auch mündlich).
- Minderjährige unter 14 Jahren sind generell einwilligungsunfähig. Bei Personen zwischen 14 und 18 Jahren muss die Einwilligungsfähigkeit individuell geprüft werden.

2.3 Dokumentation

Zweck

Die Dokumentation dient hauptsächlich der Gewährleistung einer fachgerechten Behandlung, da sie ersichtlich macht, was getan wurde/werden soll, und beschreibt den Zustand des zu pflegenden Menschen. Weitere Aspekte sind die Qualitätssicherung und die Beweissicherung über die Richtigkeit der Maßnahmen und deren Durchführung.

Durchführung

- Zeitlich unmittelbar
- Lesbar und verständlich
- Mit eindeutiger Identifikation der dokumentierenden Person (Handzeichen oder Passwort bei digitaler Dokumentation)
- Dokumentenechter Stift bei handschriftlicher Dokumentation
- Keine Freiräume oder Leerzeichen lassen, um eine nachträgliche Dokumentation zu verhindern und auch nicht diesen Anschein zu provozieren
- Falsche Einträge sichtbar streichen, sodass ursprünglicher Text lesbar bleibt, um nicht den Verdacht einer Fälschung zu provozieren

Tatbestand

Fehlende, lückenhafte oder nachträgliche Dokumentationen können zur Beweiserleichterung oder Beweislastumkehr (dies bedeutet, dass im Falle einer Klage die Institution und nicht die klagende Person beweisen muss, dass nichts falsch gemacht wurde) führen

ACHTUNG

Was nicht dokumentiert ist, gilt als nicht gemacht!

2.4 Schweigepflicht

Bei der Schweigepflicht handelt es sich um ein wichtiges Instrument zur Bildung eines Vertrauensverhältnisses zwischen der zu behandelnden Person und dem Behandlungsteam. Nur wenn ein Vertrauensverhältnis vorliegt, kann die betroffene Person sich öffnen und alle wichtigen Informationen zur Verfügung stellen. Die Wichtigkeit dieser Pflicht wird in der Rechtsprechung dadurch verdeutlich, dass ein Verstoß gegen die Schweigepflicht sowohl straf- als auch zivilrechtliche Folgen hat.

Umfang der Schweigepflicht

- Informationen, die unter die Schweigepflicht fallen: Krankheitsbild, Diagnose, Therapie, Prognose, aber auch Name, Aufenthalt/Behandlung in der stationären Akutpflege.
- Gilt für alle Informationen über die zu behandelnde Person – egal wie diese Informationen gewonnen wurden, z. B. Erzählung des Bettnachbarn etc.
- Gilt auch für Dokumente und Fotos. Bereits das Erstellen eines Bildes ohne das Einverständnis der betroffenen Person ist strafbar.
- Sie gilt über den Tod hinaus.

ACHTUNG

Bereits das Liegenlassen von Dokumenten (Fallakte, ungeschützter Laptop u. Ä.) mit Gefahr der Einsicht durch Dritte ist ein Verstoß gegen die Schweigepflicht.

Adressierte Personengruppen

Die Schweigepflicht gilt für alle, die Teil des Behandlungsteams sind. Von der Schweigepflicht betroffene Informationen dürfen nicht an andere Angestellte und nicht an Bezugspersonen weitergereicht werden. Eine Information der Bezugspersonen ist nur mit Einwilligung der betroffenen Person möglich.

Bei minderjährigen zu pflegenden Menschen muss das ärztliche Personal zwischen den Grundrechten der Wahrung der Menschenwürde und des Rechts auf Selbstbestimmung der minderjährigen Person einerseits und der Fürsorgepflicht und dem Vertretungsrecht mit Recht auf Information der Erziehungsberechtigten andererseits abwägen. Dabei sollten Alter, Reife und Einsichtsfähigkeit der minderjährigen Person sowie die Schwere des Eingriffs in die Privatsphäre durch die Informationsweitergabe berücksichtigt werden. Zusätzlich spielt die Schwere der Erkrankung bzw. die Art der geplanten Therapie (Invasivität, Risiken, Nebenwirkungen) bei der Entscheidung eine Rolle.

Die Weitergabe von Informationen an eine Betreuungsperson oder bevollmächtigte Person ist nur dann zulässig und geboten, wenn deren vereinbartes Aufgabengebiet sich auch auf die Gesundheitsfürsorge erstreckt und die Patientin oder der Patient entweder der Weitergabe zustimmt oder nicht mehr einwilligungsfähig ist.

Wiederholungsfragen

1. Was ist der Unterschied zwischen der Anordnungs- und der Durchführungsverantwortung?
2. Was besagt das Remonstrationsrecht?
3. Beschreiben Sie die drei Arten der Einwilligung.
4. Welche Informationen sind von der Schweigepflicht betroffen?
5. Was kann die Folge einer rechtswidrigen Dokumentation sein?

LITERATUR

Bundesministerium der Justiz und für Verbraucherschutz. Bürgerliches Gesetzbuch. Letzte Aktualisierung. 2024; http://www.gesetze-im-internet.de/bgb/BJNR001950896.html (letzter Zugriff: 2.7.2024).

Bundesministerium der Justiz und für Verbraucherschutz. Strafgesetzbuch. Letzte Aktualisierung. 2024; http://www.gesetze-im-internet.de/stgb/StGB.pdf (letzter Zugriff: 2.7.2024).

Everts, K; Höpfner, M. Intensiv- und Anästhesiepflege. 1000 Fragen, 1000 Antworten. 1. Aufl. 2021. Elsevier Verlag: München.

KAPITEL

3 Das Elektrokardiogramm

Katharina Everts, Frank Löwe

3.1 Elektrophysiologie

Katharina Everts (basierend auf Texten von Michael Praetz)

Die Auseinandersetzung mit der Elektrophysiologie ist meist nicht sehr beliebt, da das Thema kompliziert und unattraktiv erscheint. Dabei stellt das Verständnis der elektrophysiologischen Vorgänge am Herzen die Grundlage für deren Diagnostik und Therapie dar. EKG-Veränderungen entstehen aufgrund von elektrophysiologischen Veränderungen am Herzen. Antiarrhythmika wirken durch Beeinflussung des Ruhemembranpotenzials und der Aktionspotenziale am Herzen. Je besser diese Vorgänge verstanden werden, desto leichter lassen sich in der klinischen Praxis Rückschlüsse ziehen.

Das Herz besteht aus spezialisierten Zellen. Einige der Zellen sind für die Erregungsbildung und Reizleitung verantwortlich, andere für die Kontraktion des Herzens. Die Zellen des Erregungsbildungs- und Reizleitungssystems sind über feine Kanäle (**Gap Junctions**) mit den für die Kontraktion verantwortlichen Herzmuskelzellen verbunden. Durch die Gap Junctions können Erregungen von einer Zelle zur anderen übertragen werden.

3.1.1 Ruhemembran- und Aktionspotenzial

Es werden zwei unterschiedliche Zellzustände unterschieden, zum einen der Ruhezustand (aus), zum anderen der Erregungszustand (an). Im Ruhezustand kann an der Zellmembran das Ruhemembranpotenzial gemessen werden, im Erregungszustand kann ein Aktionspotenzial gemessen werden. Die Erregung dient dazu, Informationen auszutauschen oder bestimmte Stoffwechselprozesse oder Vorgänge anzustoßen.

Zellmembran

Die Zellmembran trennt den Intrazellulär- vom Extrazellulärraum und grenzt damit die Zelle zu ihrer Umgebung ab. Die Zellmembran besteht aus einer doppelten Lage von fettähnlichen Molekülen. Jedes einzelne Molekül besitzt dabei einen langen, **hydrophoben** (wasserabstoßenden) Schwanz sowie einen kleinen **hydrophilen** (wasseranziehenden) Kopf. In der Zellmembran stehen sich zwei dieser Moleküle so gegenüber, dass die hydrophoben Anteile in die Mitte zeigen und die hydrophilen Köpfe nach außen. Die Zellmembran ist kein starres Konstrukt wie eine Hausmauer, sondern ist eine **fluide** (fließende, bewegliche) und veränderbare Struktur, ähnlich einem Fettfilm auf einer Flüssigkeit. Ionenkanäle, Transporter oder Rezeptoren können in die Zellmembran eingebaut werden und bei Bedarf in ihrer Anzahl vermehrt oder vermindert werden. Die Zellmembran besitzt eine gute elektrische Isolationsfähigkeit. In ➤ Abb. 3.1 ist der Aufbau der Zellmembran dargestellt.

Eine Eigenschaft der Zellmembran ist ihre Halbdurchlässigkeit **(Semipermeabilität).** Diese Eigenschaft führt dazu, dass die Zellmembran für kleine Teilchen wie z. B. Wasser durchlässig ist, für große Teilchen wie z. B. Eiweiße nicht.

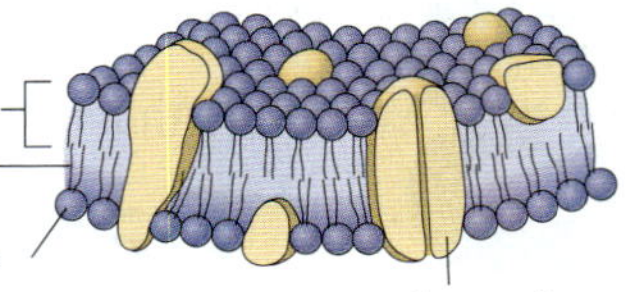

Abb. 3.1 Aufbau der Zellmembran mit eingelagerten Eiweißen [L190]

Elektrolyte

Da alle Zellen des Körpers von der Zwischenzellflüssigkeit **(interzelluläre Flüssigkeit)** umspült werden, können über die Zellmembran die verschiedensten Austauschvorgänge erfolgen. Sowohl in der interzellulären als auch in der **intrazellulären Flüssigkeit** selbst sind kleine elektrisch geladene Teilchen gelöst.

Als Obergriff für die elektrisch geladenen Teilchen wird die Bezeichnung **Elektrolyte** verwendet. Unter Elektrolyten versteht man gelöste Teilchen, die sich in einem elektrischen Feld trennen. Je nachdem, ob sie ein auf ihrer Atomhülle sitzendes Elektron abgeben oder aufnehmen können, werden sie als **positiv** oder **negativ geladenes Ion** bezeichnet.

Zu den wichtigsten Elektrolyten im Körper zählen:

- Positiv geladene **Kationen,** die ein Elektron ihrer Hülle abgeben können (Elektronenspender, Elektronendonator):
  - Na^+ (Natrium)
  - K^+ (Kalium)
  - Ca^{2+} (Kalzium)
  - Mg^{2+} (Magnesium)
- Negativ geladene **Anionen,** die ein Elektron auf ihrer Hülle aufnehmen können (Elektronenempfänger, Elektronenakzeptor):
  - Cl^- (Chlorid)
  - HCO_3^- (Bikarbonat)
  - PO_4^{3-} (Phosphat)

Löst man Elektrolyte in einem Behälter mit Wasser, so verteilen sie sich gleichmäßig über den gesamten Raum. Dieser Vorgang wird als **Diffusion** bezeichnet. Grund für die Diffusion ist die **Brown-Molekularbewegung.**

Innerhalb des Körpers kann kein Gleichgewicht für die Elektrolyte hergestellt werden, da die Räume außerhalb der Zelle **(extrazellulär Raum)** und innerhalb der Zelle **(intrazellulärer Raum)** durch die Zellmembran getrennt sind. Die Zellmembran schränkt den Austausch von Elektrolyten ein, da sie nicht für alle Elektrolyte gleichmäßig durchgängig ist. Weiteren Einfluss auf die unterschiedliche intra- und extrazelluläre Verteilung haben aktive Transportvorgänge an der Zellmembran.

Wie in ➤ Tab. 3.1 zu erkennen, verteilen sich die elektrisch geladenen Teilchen aufgrund der Trennung durch die semipermeable Zellmembran in unterschiedlichen Konzentrationen innerhalb und außerhalb der Zelle.

Tab. 3.1 Intra- und extrazelluläre Ionenkonzentration beim Menschen

Ion	Intrazellulär [mmol/l]	Extrazellulär [mmol/l]
Na^+	10	142
K^+	150	5
Ca^{2+}	0,0001	5
Cl^-	4	103
Mg^{2+}	15	1
HCO_3^-	8	27

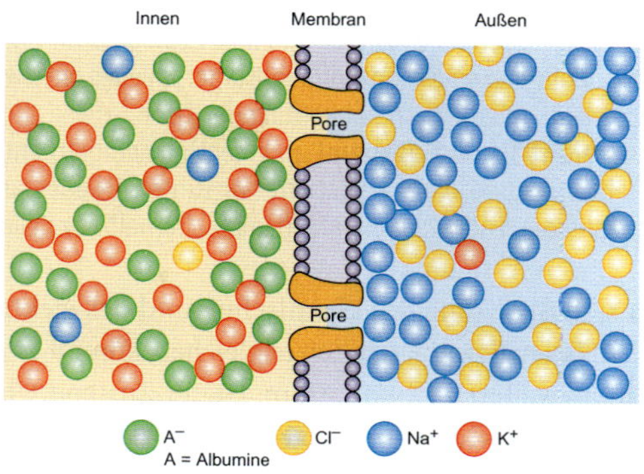

Abb. 3.2 Verteilung der unterschiedlichen Elektrolyte in und außerhalb der Zelle [L143]

Ruhemembranpotenzial

An der nicht erregten Zelle des Herzens bestehen unterschiedliche Konzentrationen von elektrisch geladenen Teilchen an der Innenseite der Zellmembran und ihrer Außenseite. Dabei ist die Innenseite der Membran elektrisch negativ, die Außenseite elektrisch positiv. Diesen Spannungsunterschied zwischen der Innen- und der Außenseite der Zellmembran nennt man **Ruhemembranpotenzial.** Die an der Zellmembran anliegende Spannung kann mithilfe kleinster Elektroden gemessen werden.

Wie in ➤ Tab. 3.1 dargestellt, gibt es außerhalb der Zelle eine hohe Konzentration an Na^+-, Cl^-- und Ca^{2+}-Ionen. Innerhalb der Zelle besteht eine höhere Konzentration an K^+-Ionen und negativ geladenen Anionen, zu denen die Eiweiße oder Phosphate (PO_4^{3-}) zählen. Die Zellmembran ist im Normalzustand für die negativ geladenen Chloridionen außerhalb der Zelle und die Anionen innerhalb der Zelle undurchlässig. Insgesamt sind innerhalb und außerhalb der Zelle aber ungefähr gleich viel negativ geladene Teilchen. Diese Verhältnisse sind in ➤ Abb. 3.2 dargestellt.

Erster wichtiger Baustein für die Entstehung und Aufrechterhaltung des Ruhemembranpotenzials ist die **Natrium-Kalium-Pumpe.** Sie transportiert unter Verbrauch von Energie in jedem Arbeitsschritt 3 Na^+-Ionen aus der Zelle hinaus und im Gegenzug dazu 2 K^+-Ionen in die Zelle hinein. Dieser Vorgang führt dazu, dass die Konzentration von Natrium außerhalb der Zelle steigt und innerhalb der Zelle sinkt. **Im Ergebnis sinkt die Anzahl an positiven Teilchen innerhalb der Zelle.** Durch die Arbeit der Natrium-Kalium-Pumpe steigt die Konzentration für Kalium innerhalb der Zelle an, außerhalb der Zelle fällt sie ab. Schaut man sich die Konzentration für Kalium an, so liegt sie innerhalb der Zelle bei 150 mmol/l und außerhalb der Zelle bei 5 mmol/l. Für alle Ionen stellt der Konzentrationsunterschied ein chemisches Potenzial dar, da die K^+-Ionen das Bestreben haben, den vorhandenen Konzentrationsunterschied auszugleichen.

Zweiter wichtiger Baustein zur Aufrechterhaltung des Ruhemembranpotenzials und bei der Entstehung des Aktionspotenzials ist eine Reihe von **speziellen Kanälen in der Zellmembran.** Hier sind v. a. Kalium-, Natrium- und Kalziumkanäle von Bedeutung. Die Kanäle können aufgrund einer Spannungsveränderung der Zellmembran, durch Hormone oder Medikamente geöffnet oder geschlossen werden. Sie unterscheiden sich zudem durch die Dauer ihrer Öffnung.

Bei den spannungsabhängigen Kanälen gibt es einige, die kontinuierlich geöffnet sind, sodass es zu einem ständigen „Leckstrom" von Teilchen kommen kann. Ein solcher Kanal findet sich in den Zellmembranen des Erregungsbildungs- und Reizleitungssystems für K^+-Ionen. Aufgrund ihres chemischen Potenzials kommt es zu einem kontinuierlichen auswärts gerichteten Verlust von K^+-Ionen mit dem Ziel, den Konzentrationsunterschied auszugleichen. Dieser Verlust an positiv geladenen K^+-Ionen führt zu einem Anstieg der negativ geladenen Anionen innerhalb der Zelle, da diese die Zellmembran nicht passieren können. So entsteht an der Zellmembran nicht nur ein chemisches, sondern auch ein elektrisches Ungleichgewicht, das elektrische Potenzial.

MERKE

Das **chemische Potenzial** an einer Zellmembran entsteht aufgrund eines Konzentrationsunterschiedes gleicher Moleküle innerhalb und außerhalb der Zelle.
Das **elektrische Potenzial** an einer Zellmembran entsteht aufgrund eines Konzentrationsunterschiedes an elektrischen Ladungen innerhalb und außerhalb der Zelle.

Da sich die Kräfte des chemischen und des elektrischen Potenzials mit der Zeit angleichen, kommt es zu keinem weiteren K^+-Ausstrom. Dieser Zustand wird als **Gleichgewichtspotenzial** oder nach seinem Entdecker auch als **Nernst-Potenzial** bezeichnet.

Mithilfe der **Nernst-Gleichung** kann das Gleichgewichtspotenzial für jedes Ion berechnet werden. Für K^+ beträgt es –92 mV. Die Höhe des Potenzials ist dabei abhängig vom Konzentrationsunterschied und der Durchlässigkeit der Zellmembran für das Ion.

Berechnet man für die einzelnen Ionen und den Anteil ihrer jeweiligen Bewegung in die Zelle hinein oder aus ihr heraus ihren jeweiligen Anteil am Spannungsunterschied und addiert man die Werte, entspricht das Ergebnis dem Ruhemembranpotenzial:

- $K^+ \approx -92$ mV × 0,9 ≈ –83 mV
- $Na^+ \approx 67$ mV × 0,01 ≈ 0,67 mV
- $Ca^{2+} \approx 123$ mV × 0,01 ≈ 1,23 mV
- $Cl^- \approx -86$ mV × 0,08 ≈ –6,86 mV

–83 mV + 0,67 mV + 1,23 mV + –6,86 mV = – 87,96 mV

Anhand dieser Rechnung ist zu erkennen, dass das Ruhemembranpotenzial dem Gleichgewichtspotenzial von Kalium am nächsten kommt. Daraus lässt sich schließen, dass die Bedeutung von Kalium für das Ruhemembranpotenzial am größten ist.

Aktionspotenzial

Die Zellen des Erregungsbildungs- und Reizleitungssystems unterscheiden sich von den Herzmuskelzellen nicht nur durch ihre Aufgabe, sondern auch in der Form und Entstehung ihrer Aktionspotenziale. Diese Unterschiede zeigt ➤ Abb. 3.3. Beim Aktionspotenzial unterscheidet man **fünf Phasen,** die in unterschiedlicher Ausprägung an den verschiedenen Herzmuskelzellen zu beobachten sind:

- Phase 0 = schnelle Depolarisation
- Phase 1 = frühe Repolarisation
- Phase 2 = Plateauphase
- Phase 3 = Repolarisation
- Phase 4 = Ruhemembranpotenzial

Schwellenpotenzial

Unter dem Schwellenpotenzial versteht man den Spannungsunterschied an der Zellmembran, der erreicht werden muss, damit überhaupt ein Aktionspotenzial ausgelöst werden kann. Wird das Schwellenpotenzial erreicht, erfolgt die Auslösung des Aktionspotenzials nach dem Alles-oder-Nichts-Gesetz und ist nicht mehr zu stoppen. Die Höhe des Schwellenpotenzials ist dabei zellspezifisch. Sie liegt bei den Schrittmacherzellen des Herzens bei ca. –40 mV, bei den Zellen des Arbeitsmyokards bei ca. –70 mV. Wird das Schwellenpotenzial nicht erreicht, wird kein Aktionspotenzial generiert.

Aktionspotenzial der Schrittmacherzellen

Eine Besonderheit der Schrittmacherzellen des Herzens ist das Vorhandensein eines kontinuierlichen Leckstroms. Er wird auch durch eine besondere Art von Ionenkanälen verursacht, die nur hier zu finden sind. Diese werden im englischen als **Funny-Kanäle** (I_f) bezeichnet. Über diese Kanäle kommt es in der Phase 4 (Ruhemembranpotenzial) zu einem langsamen, aber ständigen Einstrom von Na^+- und Ca^{2+}-Ionen in die Schrittmacherzelle. Die einströmenden Ionen tragen durch ihre positive Ladung zu einem Anstieg des Ruhemembranpotenzials bei.

Wird das Schwellenpotenzial erreicht, entsteht ein Aktionspotenzial (➤ Abb. 3.4). Dies geschieht bei den Schrittmacherzellen durch den Einstrom von Ca^{2+}-Ionen in die Zelle. Dadurch wird die Außenseite der Zelle elektronegativ und die Innenseite elektropositiv.

Die Frequenz, mit der die Schrittmacherzellen depolarisieren, ist von verschiedenen zellspezifischen Faktoren abhängig. Die Schrittmacherzellen unterscheiden sich durch Anzahl und Umfang der vorhandenen Ionenkanäle und daraus folgend auch durch ihr Ruhemembranpotenzial. Diese Unterschiede führen dazu, dass der Sinusknoten die höchste Selbstentladungsfrequenz besitzt und somit taktgebend für den Herzschlag ist.

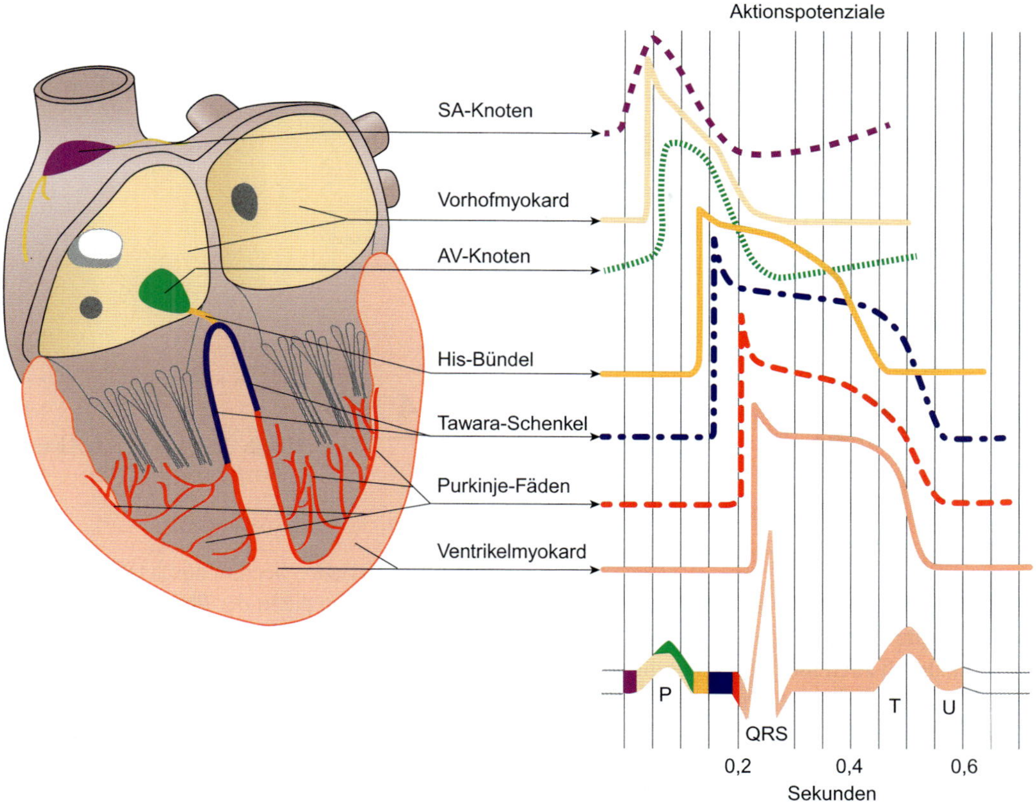

Abb. 3.3 Die unterschiedlichen Zellen des Herzens generieren unterschiedliche Formen von Aktionspotenzialen. Diese sind hier im Zusammenhang mit der EKG-Kurve dargestellt. [L143]

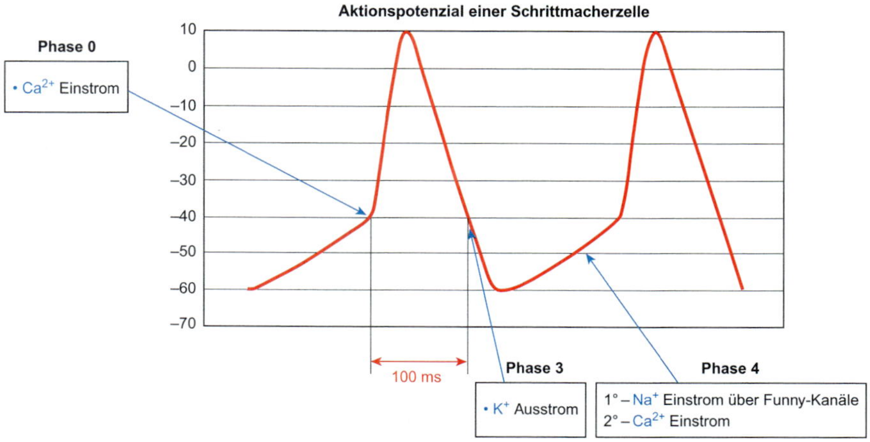

Abb. 3.4 Aktionspotenzial einer Schrittmacherzelle des Herzens [L143]

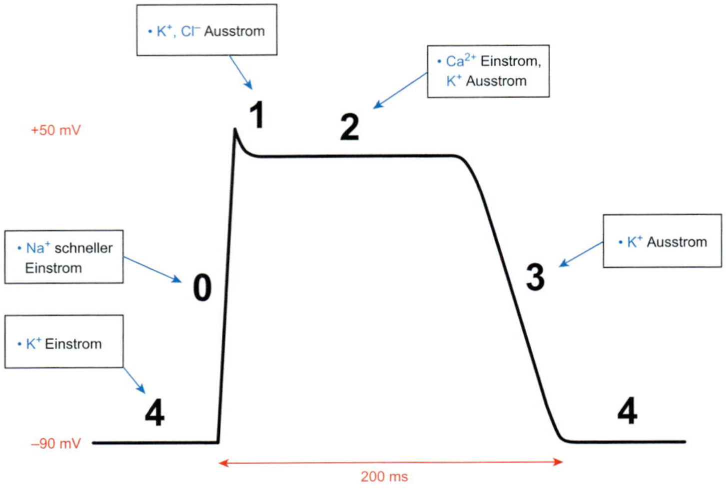

Abb. 3.5 Aktionspotenzial einer Herzmuskelzelle [L143]

Aktionspotenzial des Arbeitsmyokards

Die Zellen des Arbeitsmyokards sind nicht in der Lage, selbstständig ihr Schwellenpotenzial zu erreichen, und können dadurch auch nicht eigenständig Aktionspotenziale generieren. Es ist immer der Anstoß durch eine Schrittmacherzelle erforderlich. Dieser Anstoß wird durch den Austausch von Ionen über die Gap Junctions (s. o.) ermöglicht.

Wird das Schwellenpotenzial der Herzmuskelzelle erreicht, öffnen sich schlagartig spannungsabhängige Natriumkanäle und die **Phase 0** beginnt (➤ Abb. 3.5).

Die **Phase 1 (frühe Repolarisation)** ist beim Aktionspotenzial der Zellen der Herzmuskulatur ausgeprägt und gut zu erkennen. In dieser Phase öffnen sich spannungsabhängige Kalium- und Chloridkanäle, sodass es zu einem Ausstrom dieser Ionen kommen kann. Im weiteren Verlauf öffnen sich auch Kalziumkanäle. Auch diese Kanäle öffnen sich spannungsabhängig und bleiben für einen längeren Zeitraum geöffnet. Die Öffnung der Kalziumkanäle führt zu einem langsamen und langanhaltenden Einstrom von Ca^{2+}-Ionen. Dieser Einstrom ist für die Entstehung der langen **Plateauphase (Phase 2)** verantwortlich (➤ Tab. 3.2). Zudem ist der Einstrom der Ca^{2+}-Ionen Anstoß für die **elektromechanische Kopplung.** Hierunter versteht man die Übertragung der elektrischen Erregung in die mechanische Kontraktion der Muskelzellen, die für das Pumpen des Blutes die entscheidende Rolle spielt.

Die Repolarisation beginnt durch Öffnung spezieller Kaliumkanäle, die in der **Phase 3** den Ausstrom von Kalium aus der Zelle ermöglichen und so zur Wiederherstellung des Ruhemembranpotenzials führen.

Refraktärzeit

Vergleicht man die Aktionspotenziale des Herzens mit denen anderer Zellen, so fällt auf, dass sie wesentlich länger dauern. Das Aktionspotenzial eines Neurons dauert nur ca. 1 ms, das einer Muskelzelle ca. 10 ms und das der Herzmuskelzellen ungefähr 200 ms.

Dieser Tatsache kommt für die Regelmäßigkeit des Herzschlags eine wesentliche Bedeutung zu, denn nach einer Depolarisation kann die Zelle für einen bestimmten Zeitraum nicht wieder erregt werden. Diese Zeit wird **Refraktärzeit** genannt und noch einmal unterteilt in:

- **Absolute Refraktärzeit:** Eine erneute Erregung ist nicht möglich.
- **Relative Refraktärzeit:** Die Entstehung eines Aktionspotenzials ist möglich, erfordert aber einen wesentlich stärkeren Reiz.

Die Refraktärzeit führt dazu, dass sich die Erregung am Herzen nur wellenartig in eine Richtung ausbreiten kann, und verhindert somit Herzrhythmusstörungen (HRST). Normalerweise trifft die Welle der Depolarisation nur auf Zellen, die sich in ihrer absoluten Refraktärzeit befinden. Trifft die Welle der

Tab. 3.2 Bewegung unterschiedlicher Ionen durch die Zellmembran während eines Aktionspotenzials

Phase		Schrittmacherzelle	Herzmuskelzelle
0	Depolarisation	Kalziumeinstrom	Schneller Natriumeinstrom
1	Frühe Repolarisation	–	Langsamer Kalium- und Chloridausstrom
2	Plateauphase	–	Langsamer Kalziumeinstrom
3	Repolarisation	Kaliumausstrom	Kaliumausstrom

Depolarisation auf Zellen, die sich in ihrer relativen Refraktärzeit befinden, so können diese erneut erregt werden. Auf diese Weise können **kreisende Erregungen** entstehen und tachykarde HRST verursachen (➢ Kap. 5.2).

3.1.2 Ausbreitung der Erregungswelle über das Herz

Wird die Ausbreitung der Depolarisationswelle über mehrere Zellen hinweg betrachtet, sollte man sich mit dem Wechsel der Spannungszustände an der Außenseite der Zellmembran befassen.

Aktionsstrom

Im Ruhezustand sind die Zellmembranen an der Außenseite elektropositiv. Findet eine Depolarisation statt, so ändert sich dieser Zustand und die Außenseite der Zellmembran wird für kurze Zeit elektronegativ. In einem Zellverbund wie dem Herzen führt dies zu einem Nebeneinander an nicht erregten, also elektropositiven Zelloberflächen und erregten Zelloberflächen, die elektronegativ sind. An der Grenze zwischen elektropositiven und den elektronegativen Zelloberflächen entsteht eine **Potenzialdifferenz.** Eine solche Differenz bewirkt einen Elektronenfluss. Wenn Elektronen fließen, nennt man dies Stromfluss. Da die Elektronen und damit der Strom nur fließen, wenn die Zellen in Aktion sind, spricht man am Herzen auch vom **Aktionsstrom.**

MERKE

Der Aktionsstrom am Herzen fließt von erregten (elektronegativen) Bereichen in Richtung nicht erregter (elektropositiver) Bereiche.

Eigenschaften des Aktionsstroms

Untersucht man den Aktionsstrom, so kann man nicht nur die Richtung, in die der Strom fließt, sondern auch die Größe oder die Stärke des Stromflusses mithilfe eines Messgeräts messen. Zur grafischen Darstellung wird eine Pfeilform verwendet. Ein solcher Pfeil wird auch als **Vektor** bezeichnet. Der Pfeil zeigt immer von elektronegativen zu elektropositiven Bereichen.

Die Größe oder Stärke des Aktionsstroms ist abhängig von der Potenzialdifferenz. Diese ergibt sich aus dem Verhältnis von erregten zu nicht erregten Zellbereichen. Da sich während der Erregung des Herzens das Verhältnis von erregten zu nicht erregten Bereichen verändert, ändert sich auch die Größe des Aktionsstroms während der Herzerregung.

Wie in ➢ Abb. 3.6 zu erkennen, ist die Potenzialdifferenz null, wenn es zwischen den beiden Messpunkten lediglich nicht erregte Zellbereiche gibt. Beginnt sich eine Erregung über die Zelle auszubreiten, so ist zunächst nur ein kleiner Anteil der Zelloberfläche erregt und ein größerer Anteil noch nicht erregt. Die Potenzialdifferenz beginnt zu steigen. Die Potenzialdifferenz ist am größten, wenn genau gleich viele Bereiche der Zelloberfläche erregt und nicht erregt sind. Sie nimmt wieder ab, wenn der Anteil an erregter Zelloberfläche weiter zunimmt und der Anteil an nicht erregter dadurch abnimmt. Die Potenzialdifferenz ist wieder null, wenn die gesamte Zelloberfläche erregt ist.

Praxistipp

Bei einer Hypertrophie nimmt die Größe der Herzmuskelzellen und damit auch der Zelloberfläche zu, Auf einer solchen vergrößerten Zelloberfläche kann die Fläche von erregten und nicht erregten Bereichen größer sein als auf einer normalen Zelle. Dies führt zu einer Vergrößerung des Aktionsstroms und somit zu den für eine Hypertrophie klassischen, größeren Ausschlägen im EKG.

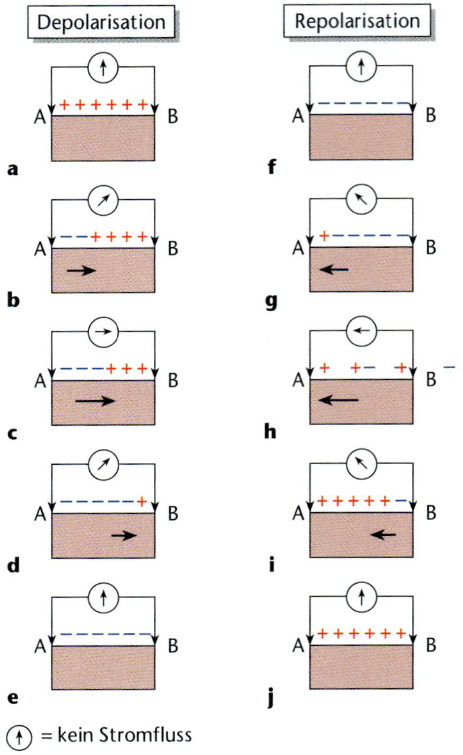

Abb. 3.6 Messung der Potenzialdifferenz während der Depolarisation und Repolarisation [L106]

MERKE

Die Größe des Aktionsstroms spiegelt sich in der Höhe der EKG-Kurven und -Zacken wider. Ein kleiner Aktionsstrom führt zu kleinen Abweichungen von der Nulllinie. Ein großer Aktionsstrom führt zu großen Abweichungen.

Ausbreitung des Aktionsstroms

Die elektrische Erregung des Herzens breitet sich entlang des Erregungsbildungs- und Reizleitungssystems aus. Da das Herz ein dreidimensionales Organ ist, breitet sich die Erregungswelle nicht nur von oben nach unten, sondern auch von links nach rechts und von hinten nach vorn aus.

Vektoren

Mithilfe eines Vektors lässt sich die Ausbreitung des Aktionsstroms über das Herz darstellen (> Abb. 3.7). Der Vektor kann dabei nicht nur die Größe der Potenzialdifferenz, sondern auch ihre Richtung und ihre Orientierung darstellen.

Um den Vektor und somit die grobe Richtung der Erregungsausbreitung zu bestimmen, müssen die Vektoren aller einzelnen Herzmuskelzellen, die an einer Erregungsphase beteiligt sind, addiert bzw. subtrahiert werden. Als Ergebnis erhält man den **elektrischen Summenvektor** der jeweiligen Erregungsphase (> Abb. 3.8). Zeigen die Vektoren in die gleiche Richtung, so addieren sie sich. Zeigen sie in entgegengesetzte Richtung, so können sie sich gegenseitig aufheben oder werden voneinander abgezogen.

MERKE

Das EKG ist die grafische Darstellung der elektrischen Bewegung des Summenvektors der Erregungsausbreitung zwischen den Elektroden.

Die Summenvektoren zeigen im Verlauf der verschiedenen Phasen der Herzerregung durchaus in verschiedene Richtungen. Das Verständnis dieser

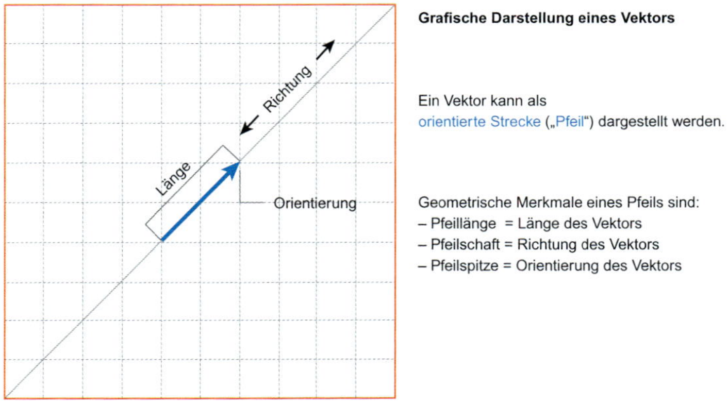

Abb. 3.7 Die Darstellung der Potenzialdifferenz mithilfe eines Vektors enthält vielfältige Informationen: Länge des Pfeils = Größe der Potenzialdifferenz; Lage des Pfeils = stellt die Längsachse zwischen negativ und positiv geladenen Bereichen dar. Orientierung des Pfeils = Flussrichtung der Elektronen. Die Pfeilspitze zeigt vom negativen Bereich zum positiven Bereich. [L143]

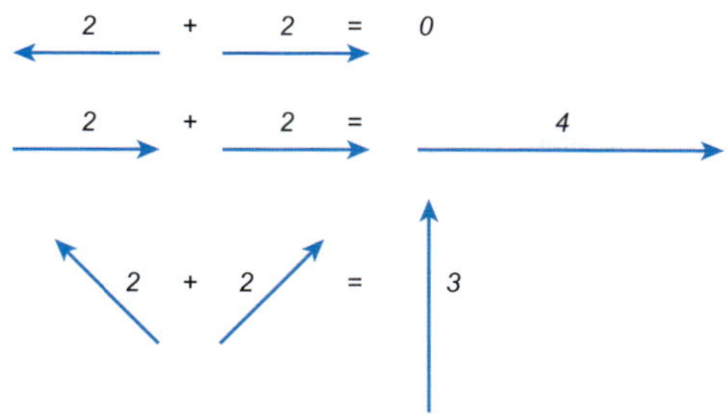

Abb. 3.8 Beispiel für das Rechnen mit Vektoren [L143]

Ausbreitungsrichtungen ist für die Interpretation des EKGs von entscheidender Bedeutung. Nur so können krankhafte Veränderungen beurteilt und die Entstehung der unterschiedlichen positiven und negativen Ausschläge der EKG-Kurve erklärt werden.

Aktionsstrom während der Depolarisation des Herzens

Die Erregung des Herzens nimmt ihren Ursprung im Sinusknoten. Die Front der Elektronegativität breitet sich wie eine Welle über die Vorhöfe in Richtung AV-Knoten aus. Dabei wird zunächst der rechte und etwas nachfolgend der linke Vorhof erregt. Die Erregung der Vorhöfe sollte beim Gesunden nicht länger als 120 ms dauern. Nach ungefähr 40 ms ist die Hälfte des Vorhofes erregt und die andere Hälfte nicht. Dies wäre der Zeitpunkt der größten Potenzialdifferenz und damit des größten Aktionsstroms. Zeichnet man zu diesem Zeitpunkt den Summenvektor ein, so würde dieser von hinten, oben, rechts nach vorne, unten, links weisen (➤ Abb. 3.9).

Aufgrund der Größe der Herzkammern ist es sinnvoll, die Ausbreitung der elektrischen Erregung in verschiedene **Zeitabschnitte** bzw. Phasen zu unterteilen, um sie differenziert betrachten zu können:

- Erregung des Septums
- Ausbreitung der Erregung entlang der Tawara-Schenkel
- Zeitpunkt des größten Aktionsstroms
- Endphase der Depolarisation der Ventrikel

Diese Einteilung ist für das Verständnis von EKG-Veränderungen von immenser Bedeutung.

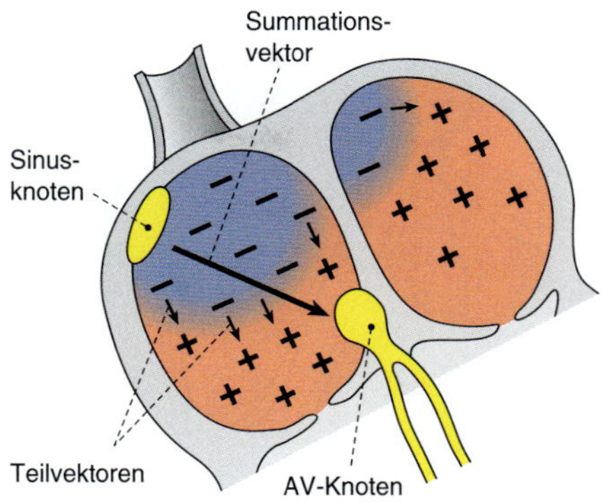

Abb. 3.9 Summenvektor der Vorhoferregung zum Zeitpunkt der größten Potenzialdifferenz. Er zeigt von hinten, oben, rechts nach vorne, unten, links. [L106]

Erregung des Septums

Nach Passage des AV-Knotens startet die Erregung der Herzkammern. Sie beginnt zunächst mit der Erregung der Zellen im Bereich des His-Bündels. Von dort breitet sie sich auf das Ventrikelseptum aus. Aufgrund der anatomischen Struktur des His-Bündels und der Tawara-Schenkel beginnt die Erregung auf der linken Seite des Septums und breitet sich von dort zunächst in Richtung rechter Herzkammer aus. Weil hier anfangs nur wenige Zellen depolarisieren, fließt lediglich ein kleiner Aktionsstrom, der von links oben nach rechts unten gerichtet ist (➤ Abb. 3.10).

Praxistipp

Dieser kleine Aktionsstrom, der von der linken Seite des Septums zur rechten fließt, ist die Erklärung für die kleinen R-Zacken in den Ableitungen III und V_1 sowie für die eventuell in den Ableitungen aVL und I auftretenden kleinen Q-Zacken.

Ausbreitung der Erregung entlang der Tawara-Schenkel

Im weiteren Verlauf breitet sich die Erregungswelle den Tawara-Schenkeln folgend schnell Richtung Herzspitze aus. Dadurch wird auch die umliegende Herzmuskulatur depolarisiert und der Aktionsstrom nimmt zu. Aufgrund der unterschiedlichen Muskelmassen des rechten und linken Ventrikels zeigt der

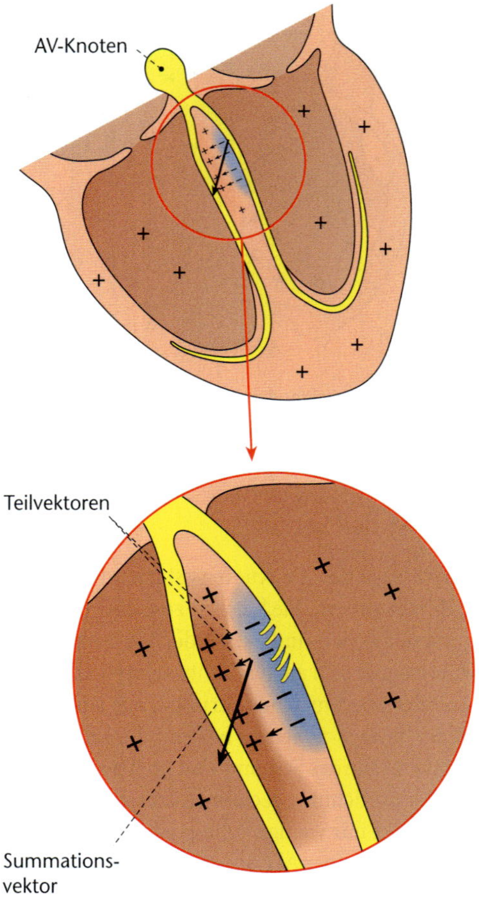

Abb. 3.10 Beginn der Erregungsausbreitung im Bereich des Kammerseptums [L106]

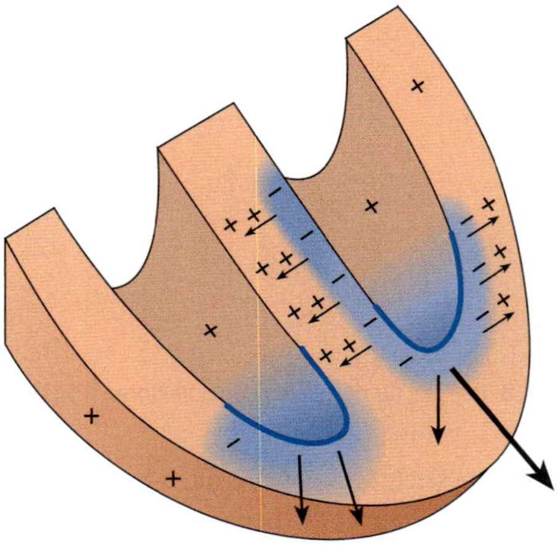

Abb. 3.11 Summenvektor zu Beginn der Kammererregung [L106]

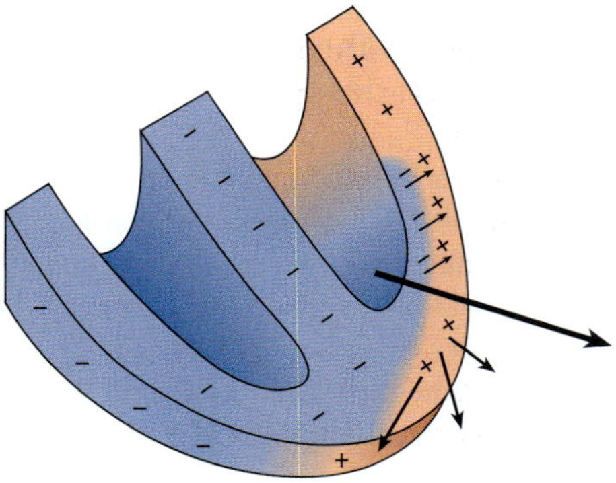

Abb. 3.12 Summenvektor zum Zeitpunkt des größten Aktionsstroms der Kammererregung [L106]

Summenvektor in dieser Phase von rechts oben nach links unten (➤ Abb. 3.11).

Zeitpunkt des größten Aktionsstroms

Die unterschiedlich stark ausgeprägten Muskelmassen zwischen rechtem und linkem Ventrikel sind auch der Grund dafür, dass der Summenvektor zum Zeitpunkt des größten Aktionsstroms weiter nach links dreht und damit in Richtung der anatomischen Herzspitze weist. Wie in ➤ Abb. 3.12 dargestellt, ist die geringere Muskelmasse des rechten Ventrikels zu diesem Zeitpunkt fast vollständig erregt, die größere Muskelmasse des linken noch nicht.

❚❚ Praxistipp

Der Summenvektor des größten Aktionsstroms während der Kammererregung wird im Rahmen der EKG-Interpretation zur Bestimmung des Lagetyps (➤ Kap. 3.4.4) verwendet. ❚❚

Endphase der Depolarisation der Ventrikel

Während sich die Erregungswelle weiter über die Kammern ausdehnt, verändert sich das Verhältnis von erregten zu nicht erregten Bereichen. Die Größe des Aktionsstroms sinkt daher zum Ende der Kammererregung, der Summenvektor wird kleiner. Zudem verändert er weiter seine Richtung und weist jetzt von rechts unten nach links oben (➤ Abb. 3.13).

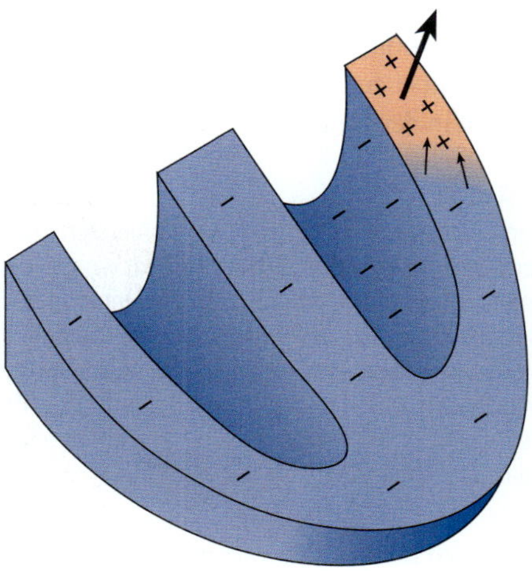

Abb. 3.13 Summenvektor zum Ende der Kammererregung [L106]

Am Ende der Depolarisation ist die gesamte Kammermuskulatur elektronegativ. Es besteht keine Potenzialdifferenz, damit fließt zu diesem Zeitpunkt auch kein Aktionsstrom mehr. Im EKG ist dies an einer kurzen isoelektrischen Linie nach dem QRS-Komplex zu erkennen.

Aktionsstrom während der Repolarisation des Herzens

Auch bei der Repolarisation des Herzens kommt es zur Ausbildung eines Aktionsstroms. Genau wie bei der Erregung fließt dieser Aktionsstrom von elektrisch negativen zu elektrisch positiven Bereichen.

Depolarisiert eine Zelle, so entsteht ein elektrisches Feld. Dies führt dazu, dass die Depolarisation der Nachbarzelle ebenfalls eingeleitet wird. So kommt es zu einer **wellenartigen Ausbreitung.** Anders als bei der Depolarisation findet die Repolarisation nicht durch eine Übertragung von Zelle zu Zelle statt. Der Beginn der Repolarisation der Herzmuskelzellen ist rein abhängig von den zeitgesteuerten Kaliumkanälen.

Das bedeutet, dass die Repolarisation in einem bestimmten Zeitraum nach der Depolarisation beginnt. Dies führt dazu, dass die Repolarisation nicht entlang des Erregungsbildungs- und Reizleitungssystems wandert, sondern zum Teil gegensätzlich abläuft. Zudem dauert sie länger als die Depolarisation. Dies ist auch an den Abbildungen der Aktionspotenziale zu erkennen. Zudem ist die Repolarisation kein rein passiver Prozess, sondern erfordert, durch die Beteiligung aktiver Transportprozesse, auch Energie.

Die **Depolarisation** der Herzmuskulatur beginnt am **Endokard** (Innenseite der Herzkammer) und breitet sich von dort durch die Muskulatur zum **Epikard** (Außenseite) aus. Das bedeutet, die inneren Herzmuskelzellen sind zuerst elektronegativ, während die äußeren Herzmuskelzellen noch elektropositiv sind. Der Summenvektor für den Aktionsstrom zeigt demnach von der Innenseite zur Außenseite der Herzkammer.

Die **Repolarisation** der Kammermuskulatur verläuft vom Epikard zum Endokard, also genau gegensätzlich zur Depolarisation. Der Summenvektor für den Aktionsstrom der Repolarisation muss daher von der Innen- (elektronegativ) zur Außenseite (elektropositiv) der Herzkammerwand zeigen. Das führt dazu, dass die T-Welle im EKG positiv registriert wird, wenn der vorangegangene QRS-Komplex ebenfalls positiv registriert wurde.

3.1.3 Aufzeichnung der Erregungsausbreitung mit dem EKG

Das EKG stellt eine grafische Darstellung der Aktionsströme am Herzen dar. Willem Einthoven baute 1901 das erste Saitengalvanometer zum Ableiten von drei unterschiedlichen EKG-Kurven. Er ging bei seiner Entwicklung von einigen Grundannahmen aus, die noch heute ihre Gültigkeit haben.

Einthoven nahm an, dass die am Herzen ablaufenden Potenzialänderungen auf eine elektrisch leitende Umgebung übertragen werden müssten. Demnach müssten die Aktionsströme des Herzens, nach entsprechender Verstärkung, auch an der Körperoberfläche zu messen sein.

Er experimentierte hierzu mit drei Elektroden, die er an den rechten Arm, den linken Arm und das linke Bein anschloss. Die drei Elektroden bestanden damals aus großen Behältern, die mit Elektrolytlösung gefüllt waren und in die die Extremitäten des Probanden eingetaucht wurden (➤ Abb. 3.14). Jeweils zwei Elektroden wurden über ein Saitengalvanometer verbunden, das in der Lage war, die elektrischen Spannungsunterschiede in mechanische Drehbewegungen

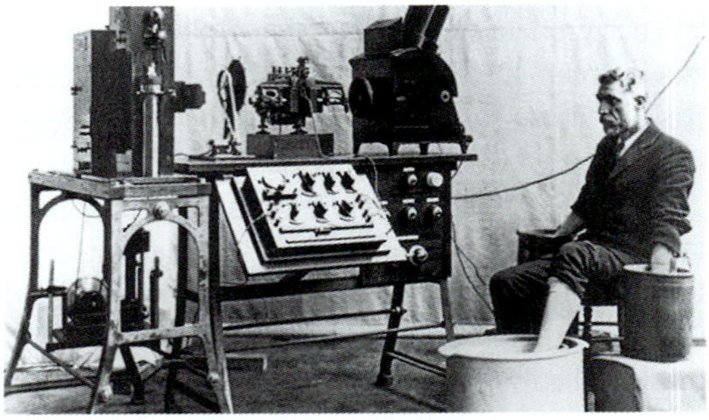

Abb. 3.14 Das Saitengalvanometer von Willem Einthoven aus dem Jahre 1901 [F1016-001]

umzuwandeln und so eine grafische Aufzeichnung zu erzeugen.

Die positiven Elektroden legte Einthoven dabei bewusst an den linken Arm und das linke Bein. Er ging nämlich davon aus, dass die elektrische Erregung des Herzens vom rechten oberen Quadranten des Körpers in Richtung des linken unteren Quadranten verlaufen musste und er somit positive elektrische Ausschläge in seinen Aufzeichnungen erzeugen konnte. Weiterhin stellte er fest, dass die drei Ableitungen in der Frontalebene des Menschen ein gleichschenkliges Dreieck bilden und der Aktionsstrom der Herzerregung als **Projektion** auf der jeweiligen **Ableitungsstrecke** dargestellt wird.

Die Projektion kann man sich wie einen Schattenwurf des Summenvektors auf die Verbindungslinie zwischen der negativen und der positiven Elektrode einer Ableitung vorstellen. Zeigt die Pfeilspitze des Summenvektors zur positiven Elektrode, so wird ein positiver Ausschlag registriert.

Die Annahmen kann man sich anhand von ➤ Abb. 3.15 verdeutlichen. Der Summenvektor ist als roter Pfeil eingezeichnet. Die drei Seiten des gleichschenkligen Dreiecks stellen jeweils eine Ableitung dar. Hält man eine Taschenlampe senkrecht unter die Verbindungslinie der Ableitung I (Punkt A), so wird ein entsprechender Schatten projiziert. Da der Summenvektor nicht genau parallel zur Verbindungslinie verläuft, wird der Schatten ein klein wenig kürzer dargestellt. Genauso kann man bei den Ableitungen II und III vorgehen. Dabei wird die Taschenlampe jeweils senkrecht zur Ableitungslinie gehalten. In der Ableitung III kann man am deutlichsten erkennen, wie sich die Projektion im Gegensatz zum originalen Summenvektor verändert. Der Umstand der Projektion führt zu dem Phänomen, dass ein direkt senkrecht zur Ableitungsebene verlaufender Summenvektor in seiner Projektion nicht darstellbar ist, also auf dem EKG auch nicht aufgezeichnet wird. Er verschwindet sozusagen in der Nulllinie der EKG-Aufzeichnung.

MERKE

Wenn ein Ereignis der Vorhof- oder Kammererregung in einer Ableitung des EKGs nicht dargestellt wird, bedeutet es nicht, dass es nicht da ist. Aus der fehlenden Darstellung sollte zunächst nur geschlossen werden, dass das Ereignis in der betrachteten Ableitung nicht projiziert werden kann. Im nächsten Schritt sollten die anderen Ableitungen des EKGs betrachtet werden, um zu schauen, ob das Phänomen dort projiziert wurde.

Dies ist auch der Grund, warum es sinnvoll ist, über mehrere, unterschiedliche Ableitungen die Herzerregungen aufzuzeichnen (➤ Abb. 3.16).

3.2 Das normale EKG

Katharina Everts (basierend auf Texten von Michael Praetz)

Zeichnet man mithilfe des EKGs über die Ableitung II die ungestörte Erregungsleitung im EKG auf, so erhält man die klassische EKG-Kurve, die auf Millimeterpapier dargestellt wird. Die Kurve stellt die Spannungsveränderungen der elektrischen Herzerregung im zeitlichen Verlauf dar.

Um sich mit der EKG-Kurve näher zu beschäftigen, eventuelle Veränderungen dokumentieren und sich mit Kollegen darüber austauschen zu können, braucht es einige „Vokabeln", mit deren Hilfe sich die Aufzeichnungen des EKGs beschreiben lassen.

3.2.1 Nomenklatur der EKG-Aufzeichnung

Als erstes gibt es die **isoelektrische Linie.** Sie entspricht der Nulllinie in der EKG-Aufzeichnung ohne jegliche Aktivitäten. Von dieser isoelektrischen Linie kann es Abweichungen nach oben **(positive Ausschläge)** oder unten **(negative Ausschläge)** geben. Wenn die Abweichung nur nach unten oder oben erfolgt, spricht man von einem **monophasischen Verlauf.**

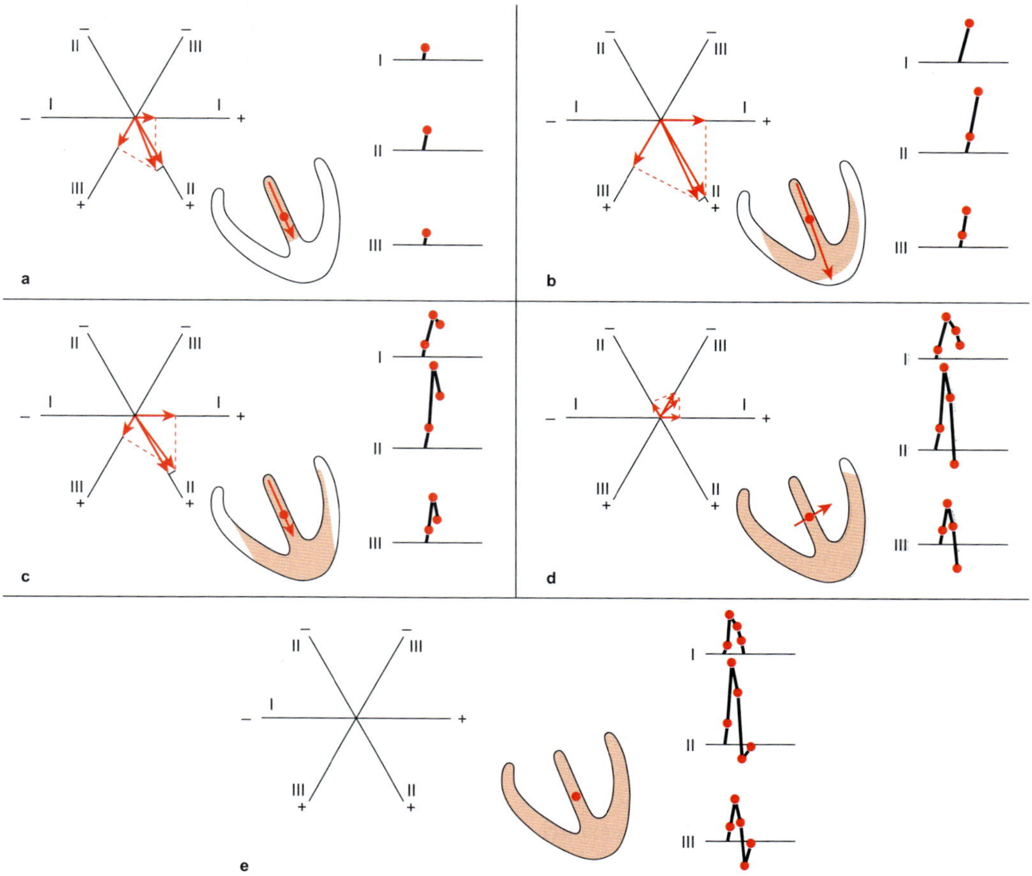

Abb. 3.15 Projektion des Summenvektors im Einthoven-Dreieck [L143]

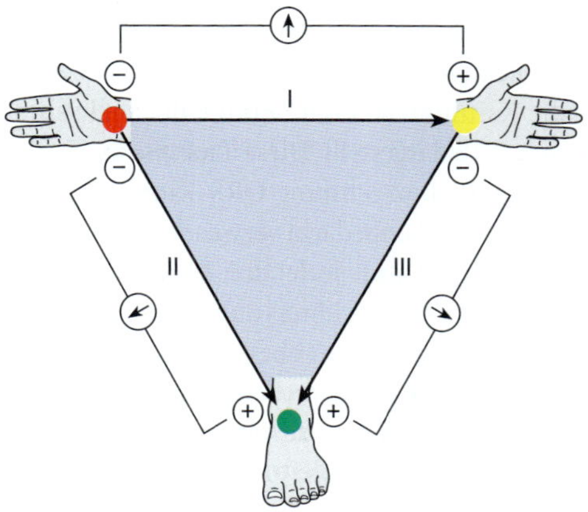

Abb. 3.16 Das Einthoven-Dreieck mit seinen drei Ableitungen I, II und III [L106]

Wenn eine Welle oder Zacke positive und negative Anteile hat, spricht man von einem **biphasischen Verlauf.** Je nachdem, ob der positive oder der negative Ausschlag an Größe überwiegt, nennt man ihn einen biphasischen positiven oder einen biphasischen negativen Ausschlag.

Praxistipp

Manchmal ist es nicht ganz einfach, die isoelektrische Linie zu identifizieren. Hier hilft es, über mehrere Herzschläge hinweg die PQ-Strecken mit einem Lineal zu verbinden und einen Strich einzuzeichnen.

Die Abweichungen der EKG-Aufzeichnung können einen rundlichen Charakter haben, diese Veränderungen heißen **„Wellen"** (➤ Abb. 3.17). Die Ver-

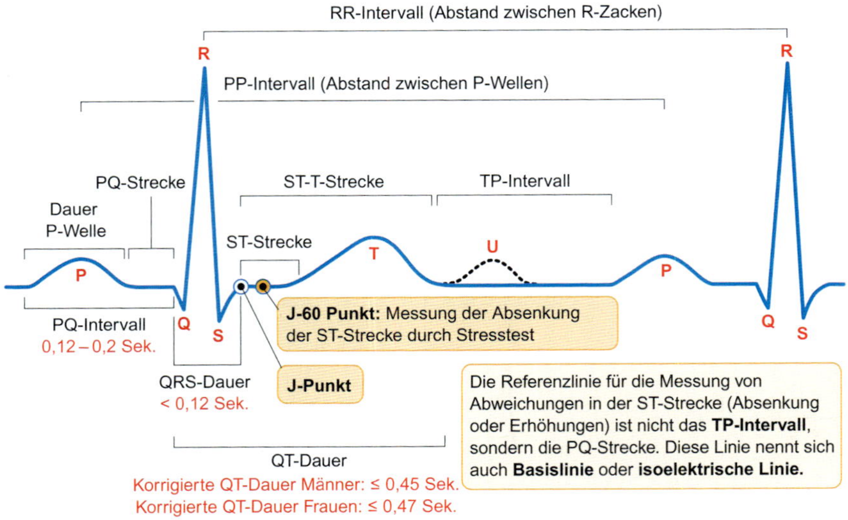

Abb. 3.17 Morphologie des normalen EKGs [L143]

änderungen können aber auch einen eher spitzen, eckigen Charakter haben, dann werden sie **„Zacken"** genannt.

Die unterschiedlichen Wellen oder Zacken haben entsprechende Namen. Die ursprüngliche von Willem Einthoven aufgezeichnete EKG-Kurve wurde mit den ersten Buchstaben aus dem Alphabet versehen. Da die aufgezeichneten Kurven aber noch mathematisch korrigiert wurden, bediente er sich für die dargestellte EKG-Kurve anderer Buchstaben, die weiter hinten im Alphabet lagen. Willkürlich begann er dabei mit dem Buchstaben P. Die erste Welle, die im EKG zu sehen ist, wird seitdem mit dem Buchstaben P gekennzeichnet. Die **P-Welle** stellt die Erregung des rechten und des linken Vorhofs dar. Nach der P-Welle folgt ein kurzes Stück isoelektrische Linie. Diese Linie wird durch die Verzögerung der Überleitung im AV-Knoten erzeugt. In dieser Zeit gibt es keinen Summenvektor, der auf die Ableitung projiziert werden kann, und von daher auch keinen Ausschlag im EKG.

Der **Kammerkomplex** spiegelt die Erregung der beiden Herzkammern im EKG wider. Er setzt sich meist aus mehreren Zacken zusammen und wird deshalb als Komplex bezeichnet. Jede Zacke erhält dabei einen der vorgesehenen Buchstaben Q, R oder S. Die Vergabe der Buchstaben geschieht aber nicht einfach der Reihe nach, sondern ist auch abhängig davon, ob es sich um einen positiven oder einen negativen Ausschlag handelt. Man hat sich darauf geeinigt, dass der erste negative Ausschlag nach einer P-Welle, oder falls diese nicht vorhanden ist, vor einer R-Zacke, als **Q-Zacke** bezeichnet wird. Definitionsgemäß muss die Q-Zacke also immer negativ sein. Ein positiver Ausschlag innerhalb des Kammerkomplexes wird immer als **R-Zacke** bezeichnet. Folgt auf die positive R-Zacke eine weitere, negative Zacke, so wird sie mit dem Buchstaben S gekennzeichnet. Definitionsgemäß sind **S-Zacken** also ebenfalls grundsätzlich negativ und folgen einem positiven Ausschlag.

Je nach Ableitung sind nicht immer alle Zacken des Kammerkomplexes zu erkennen. Ist dies der Fall, werden nur die Buchstaben vergeben, die auch als Ausschlag zu erkennen sind. So findet man RS-Komplexe, QR-Komplexe oder auch nur einfach R-Zacken für die Kammererregung. Einige Beispiele sind in ➤ Abb. 3.18 dargestellt. Diese Tatsache macht deutlich, dass die Bezeichnung **QRS-Komplex,** die im Alltag gerne und unbedacht verwendet wird, gar nicht immer richtig ist, da jede der drei Zacken fehlen kann. Da sich im Kopf des Zuhörers anhand der Buchstaben ein Bild entwickelt, wäre es besser, schlicht von einem **Kammerkomplex** zu sprechen oder die vorhandene Buchstabenkombination zu verwenden.

In manchen EKG-Ableitungen ist nicht nur eine R-Zacke zu erkennen, sondern manchmal auch zwei. Um diese Tatsache bei einer schriftlichen Befundung dokumentieren zu können, erhalten die nachfolgenden Zacken nicht nur den entsprechenden Buchsta-

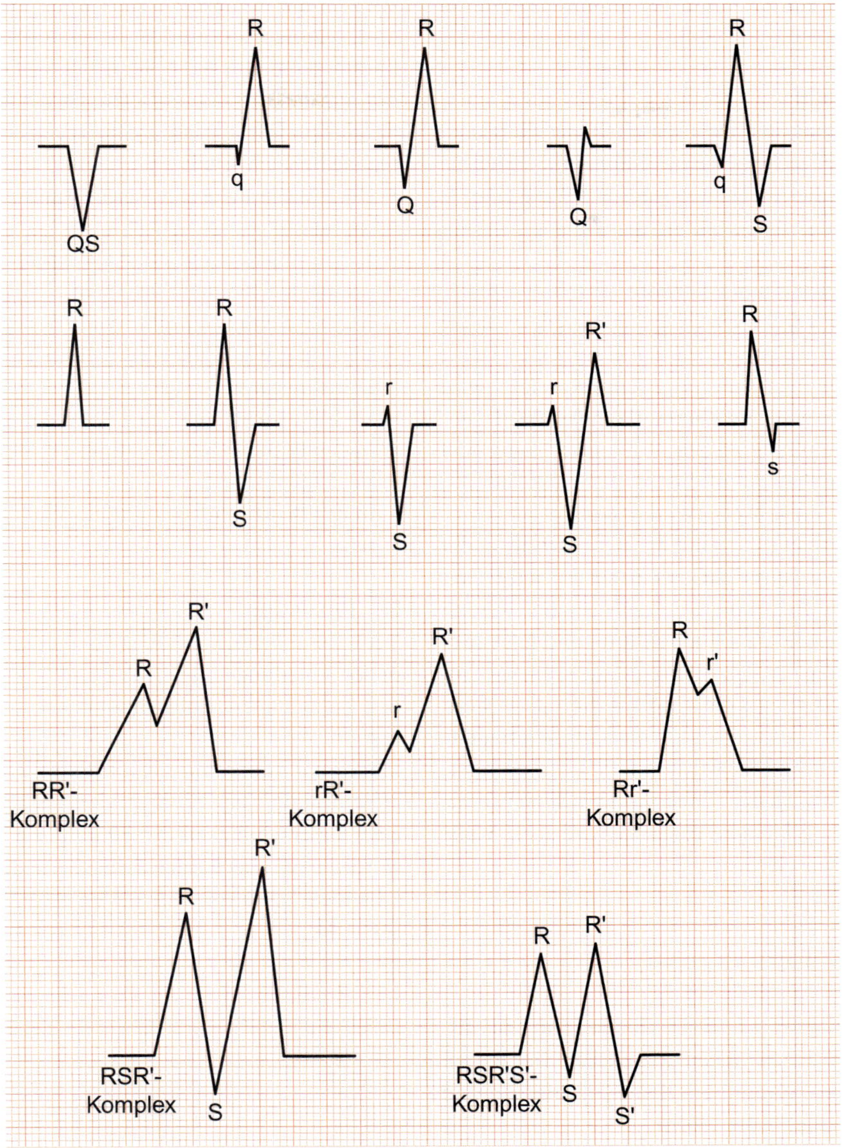

Abb. 3.18 Unterschiedliche Morphologie von Kammerkomplexen und deren Bezeichnungen [L143]

ben, sondern werden auch mit einem **hochgestellten Strich** versehen. So würde die zweite R-Zacke in der schriftlichen Befundung als R'-Zacke bezeichnet.

Des Weiteren hat sich in der schriftlichen Dokumentation auch eingebürgert, die **Größe der Zacken** mithilfe der Groß- oder Kleinschreibung zu dokumentieren. So werden nicht so hohe R-Zacken als r-Zacken beschrieben, dabei gibt es keine absoluten Maße, sondern das Verhältnis der Zacken zueinander entscheidet über die Vergabe von Groß- oder Kleinbuchstaben. Das gleiche Prinzip findet sich auch bei den S-Zacken. Weisen sie nur eine geringe Negativität auf, so werden sie als s-Zacken gekennzeichnet.

Zusammengesetzt für den Kammerkomplex können sich so verschiedene **Buchstabenkombinationen** wie qRs-Komplex, qRS-Komplex oder auch QrS-Komplex finden. Die Unterscheidung mit Groß- und Kleinbuchstaben findet dabei nur beim Kammerkomplex

Anwendung. Für die P- und die T-Welle werden nur Großbuchstaben verwendet.

Praxistipp

Die Darstellung der Depolarisation der Herzkammern im EKG sollte besser als Kammerkomplex bezeichnet werden, da nicht in jeder Ableitung eine Q-, R- oder S-Zacke dargestellt wird.

Die **Repolarisation der Vorhöfe** kann im normalen EKG in aller Regel nicht dargestellt werden. Da die Repolarisation der Vorhöfe im Herzzyklus in die Phase der Depolarisation der Kammern fällt, wird sie normalerweise vom Kammerkomplex überlagert. Lediglich bei höhergradigen AV-Blockierungen oder ausgeprägten Bradykardien ist sie manchmal im EKG als kleine, negative Welle zu erkennen.

Anders verhält es sich mit der **Repolarisation der Kammern,** sie ist im EKG gut zu sehen. Wie weiter oben besprochen, benötigt die Repolarisation wesentlich mehr Zeit als die Depolarisation und folgt auch nicht dem Weg des Reizleitungssystems. Dieser Umstand führt dazu, dass die Repolarisation als größere, positive Welle im Anschluss an die Kammererregung aufgezeichnet wird. Sie wird als **T-Welle** bezeichnet.

Im Anschluss an die T-Welle findet sich manchmal noch eine etwas kleinere Welle. Sie wird als **U-Welle** bezeichnet.

3.2.2 Das normale EKG

Die **Morphologie** des EKGs beschreibt Form und Aussehen der einzelnen Wellen und Zacken. Der Begriff „Morphologie" stammt aus dem Griechischen und bedeutet „Gestalt" oder „Form".

MERKE

Der Begriff „polymorphe (poly = viel) Extrasystolen" würde somit „vielförmige" und damit „unterschiedlich aussehende Extrasystolen" bedeuten.

P-Welle

Die Erregung des Vorhofs nimmt ihren Ursprung im Sinusknoten und breitet sich etwas zeitversetzt zunächst über den rechten und dann über den linken Vorhof aus. Diese beiden Erregungswellen setzen sich zur P-Welle zusammen. Sie spiegelt damit die Vorhoferregung wider und ist die erste Welle vor dem Kammerkomplex. Das erste Drittel zeigt die Erregung des rechten Vorhofs, das letzte Drittel die Erregung des linken. Das mittlere Drittel repräsentiert die Erregung beider Vorhöfe.

- Die P-Welle sollte eine weiche Rundung aufweisen.
- In den Ableitungen II und aVF sollte die P-Welle positiv und monophasisch sein.
- In der Ableitung V_1 sollte die P-Welle biphasisch sein, im ersten Drittel positiv und im letzten Drittel negativ.
- Sie sollte nicht länger als 120 ms dauern.
- In den Extremitätenableitungen sollte sie < 2,5 mm sein.
- In den Brustwandableitungen sollte sie < 1,5 mm sein.

Praxistipp

Veränderungen der P-Welle können am leichtesten in den Ableitungen II, III, aVF und V_1 beurteilt werden, da die P-Welle hier meist am besten zu erkennen ist.

Manchmal ist es schwierig, die P-Wellen im EKG zu identifizieren. Dies gilt besonders bei EKGs, die mit einer Geschwindigkeit von 50 mm/Sek. geschrieben worden sind. Hier kann es helfen, erneut ein EKG zu schreiben, dann mit einem Vorschub von 25 mm/Sek.

MERKE

Die Interpretation der P-Welle ist wichtig bei der Beurteilung von:

- HRST
- Vergrößerung (Hypertrophie) der Vorhöfe

Kammerkomplex

Die Entstehung des Kammerkomplexes lässt sich nicht so einfach beschreiben wie die Entstehung der P-Welle im EKG. Dies hängt damit zusammen, dass die Entstehung des Kammerkomplexes im EKG wesentlich komplexere Abläufe in einer 3D-Struktur mit viel größerer Muskelmasse abbildet. Die Morphologie des Kammerkomplexes ist daher stark von der aufzeichnenden Ableitung abhängig. Die normale **Dauer eines Kammerkomplexes** liegt zwischen 80 und 100 ms und wird vom Beginn der Q- oder R-Zacke bis zum J-Punkt gemessen.

Unter der **Amplitude des Kammerkomplexes** versteht man die Entfernung vom niedrigsten Punkt zum höchsten Punkt des Kammerkomplexes. Sie ist stark abhängig vom Lagetyp des Herzens und der jeweiligen Ableitung. Auch die Entfernung zur Brustwand sowie deren Dicke haben Einfluss auf die Höhe der Amplitude. Es gibt daher kaum starre Normalwerte für die Amplitude.

In den Extremitätenableitungen schwankt die Amplitude zwischen 0,6 und 1,6 mV und liegt im Durchschnitt bei 1 mV. Ist die Amplitude in den Extremitätenableitungen < 0,5 mV, spricht man von einer **Niedervoltage.** In den Brustwandableitungen sollte die Amplitude größer als 0,65 mV, aber kleiner als 3,5 mV sein.

Q-Zacke

Die Q-Zacke ist die **erste negative Zacke des Kammerkomplexes.** Sie muss nicht in jeder Ableitung des EKGs vorhanden sein. Im normalen EKG ist sie nach der P-Welle und vor der R-Zacke zu finden. Sie spiegelt den Beginn der Kammererregung wider und dauert nur wenige Millisekunden.

Die Kammererregung beginnt auf der linken Seite des Kammerseptums und breitet sich in Richtung rechter Herzkammer aus. Der Summenvektor zeigt also für kurze Zeit von links nach rechts. Aufgrund des oben aufgeführten Zustandekommens der Q-Zacke wird diese manchmal auch als **septales Q** bezeichnet. Sie sollte folgende Bedingungen erfüllen:

- Normal in den linksgerichteten Ableitungen I, aVL, V_5 und V_6
- Dauer < 30 ms
- Die Tiefe der Zacke sollte weniger als 2 mm oder ein Drittel der Höhe der folgenden R-Zacke betragen.

Neben den physiologischen Q-Zacken gibt es auch **pathologische Formen.** Diese sind v. a. bei Personen mit Myokardinfarkt oder Kardiomyopathien zu finden. Um von einem pathologischen Q zu sprechen, müssen folgende Bedingungen erfüllt sein:

- > 40 ms
- > 2 mm Tiefe
- Tiefer als ein Drittel der Höhe der folgenden R-Zacke
- Vorkommen in den Ableitungen V_1 bis V_3

Praxistipp

Die Interpretation der Q-Zacke ist wichtig bei der Beurteilung

- von Zeichen der Rechtsherzbelastung,
- von Hinweisen auf alte Infarkte,
- des Lagetyps.

R-Zacke

Die R-Zacke ist in der Regel am einfachsten zu erkennen und per Definition **immer positiv.** Sie repräsentiert die gleichzeitige Erregungsweiterleitung über die Tawara-Schenkel des rechten und linken Ventrikels. Da die Muskelmasse des linken Ventrikels wesentlich größer ist als die des rechten, dominiert die Erregung des linken Ventrikels das Aussehen der R-Zacke.

In den Brustwandableitungen sollte die Höhe der R-Zacke von V_1 bis V_4 an Höhe zunehmen, um dann von V_5 nach V_6 wieder etwas an Höhe abzunehmen. Bei Erwachsenen sollte die R-Zacke in den Extremitätenableitungen < 2,0 mV, in den Brustwandableitungen < 3,0 mV sein. Bei Kindern und schlanken Personen können diese Werte ohne krankhaften Befund überschritten werden.

Praxistipp

Die Interpretation der R-Zacke ist wichtig bei der Beurteilung

- des Lagetyps,
- von Schenkelblöcken oder anderen Verzögerungen der Erregungsausbreitung in den Ventrikeln,
- von Hinweisen auf eine Hypertrophie und alte Myokardinfarkte.

S-Zacke

Die S-Zacke ist ein **negativer Ausschlag des Kammerkomplexes,** der **nach einer positiven R-Zacke** folgt. Sie muss nicht in jeder Ableitung vorhanden sein. Die negative S-Zacke stellt die letzte Phase der Depolarisation der Herzkammern da, die von der Herzspitze in Richtung Herzbasis (Klappenebene) verläuft. Der Summenvektor des Aktionsstroms weist zu diesem Zeitpunkt nach oben links und hinten. Die Dauer der S-Zacke liegt unter 60 ms. Während die Höhe der R-Zacken in den Brustwandableitungen von V_1 bis V_6 zu- und dann wieder abnimmt, nimmt die Tiefe der S-Zacke von V_1 bis V_5 kontinuierlich ab und verschwindet dann in Ableitung V_6.

Praxistipp
Die Interpretation der S-Zacke ist wichtig bei der Beurteilung
- des Lagetyps,
- der Unterscheidung von Schenkelblöcken,
- von Zeichen der Rechtsherzbelastung.

J-Punkt

Der J-Punkt ist definiert als der **Übergangspunkt vom Ende des Kammerkomplexes zum Beginn der ST-Strecke.** Er muss nicht auf der isoelektrischen Linie der EKG-Aufzeichnung liegen.

Physiologisch stellt er den Übergang von der Kammerdepolarisation zur -repolarisation dar. Er ist daher ein wichtiger Punkt, um die Dauer des Kammerkomplexes zu messen oder ST-Strecken-Hebungen oder -Senkungen auszumessen. Der J-Punkt ist leicht zu erkennen, wenn es einen scharfen Winkel zwischen dem Ende des Kammerkomplexes und dem Beginn der ST-Strecke gibt. Dies ist leider nicht immer der Fall. So kann es durch Verbreiterung des Kammerkomplexes oder Hebungen und Senkungen der ST-Strecke zu bogenförmigen Übergängen kommen. Um hier den Übergang der EKG-Kurve von der vertikalen zur horizontalen Richtung zu identifizieren, kann es helfen, die absteigende R-Zacke oder die aufsteigende S-Zacke mithilfe eines Lineals zu verlängern und eine Tangente einzuzeichnen. Die Strecke zur Anlage des Lineals sollte dazu mindestens 2 mm lang sein.

Praxistipp
Die Kennzeichnung des J-Punkts ist wichtig beim Ausmessen von ST-Streckenhebungen oder -senkungen.

T-Welle

Die T-Welle stellt die **Repolarisation der Kammern** im EKG dar und kann große Variationen aufweisen. Für die Ausbreitung der Repolarisationswelle sind zwei große Richtungen vorgegeben. Zum einen beginnt die Repolarisation an den äußeren Zellen der Herzwand und pflanzt sich nach innen fort, zum anderen beginnt die Repolarisation an der Herzspitze und ist dann Richtung Herzbasis (Klappenebene) gerichtet. Dieser Verlauf der Repolarisation führt im EKG dazu, dass die T-Welle die gleiche Ausrichtung wie der vorangehende Kammerkomplex hat. Ist der QRS-Komplex überwiegend positiv, sollte auch die T-Welle positiv ausgerichtet sein. Dieses Verhalten wird in der Fachsprache auch als **Konkordanz** (lat. *concordare* = übereinstimmen) bezeichnet. Die T-Welle ist daher in den meisten Ableitungen positiv. Lediglich in der Ableitung aVR ist sie im Normalbefund negativ. In den Ableitungen III und V_1 kann sie ebenfalls im Normalbefund negativ sein.

Eine normale T-Welle ist asymmetrisch, mit einem etwas flacheren Anstieg und einem steileren Abfall. Der höchste Punkt der T-Welle liegt damit eher in Richtung des Endes der T-Welle. Die Höhe der T-Welle ist dabei abhängig von der Höhe der vorangehenden R-Zacke.

Die T-Welle kann nicht nur **monophasisch** sein, sondern auch **biphasisch.** Ist der erste Anteil nach dem Kammerkomplex negativ und das Ende der T-Welle positiv, ist die T-Welle definitionsgemäß noch als **positive T-Welle** zu bezeichnen. Eine genauere Bezeichnung wäre die Beschreibung als biphasische T-Welle mit präterminaler T-Negativierung. Ist das Ende der T-Welle negativ, so wird sie definitionsgemäß als **negative T-Welle** bezeichnet.

Die Begriffe **terminale** (lat. *terminare* = beenden, begrenzen) oder **präterminale T-Negativierung** finden auch bei monophasisch negativen T-Wellen ihre Anwendung (➤ Abb. 3.19).

Um besser entscheiden zu können, ob es sich bei monophasisch negativen T-Wellen um eine terminale oder präterminale T-Negativierung handelt, werden die beiden Schenkel der T-Welle mithilfe eines Lineals verlängert und dann die winkelhalbierende Linie eingezeichnet. Weist diese in Richtung des voranstehenden Kammerkomplexes, spricht man von einer präterminalen T-Negativierung. Steht sie senkrecht oder weist sie sogar vom vorangehenden Kammerkomplex weg, spricht man von einer terminalen T-Negativierung.

Praxistipp
Die Interpretation der T-Welle ist wichtig für die Erkennung von:
- Schädigung der Kammermuskulatur,
- Elektrolytstörungen.

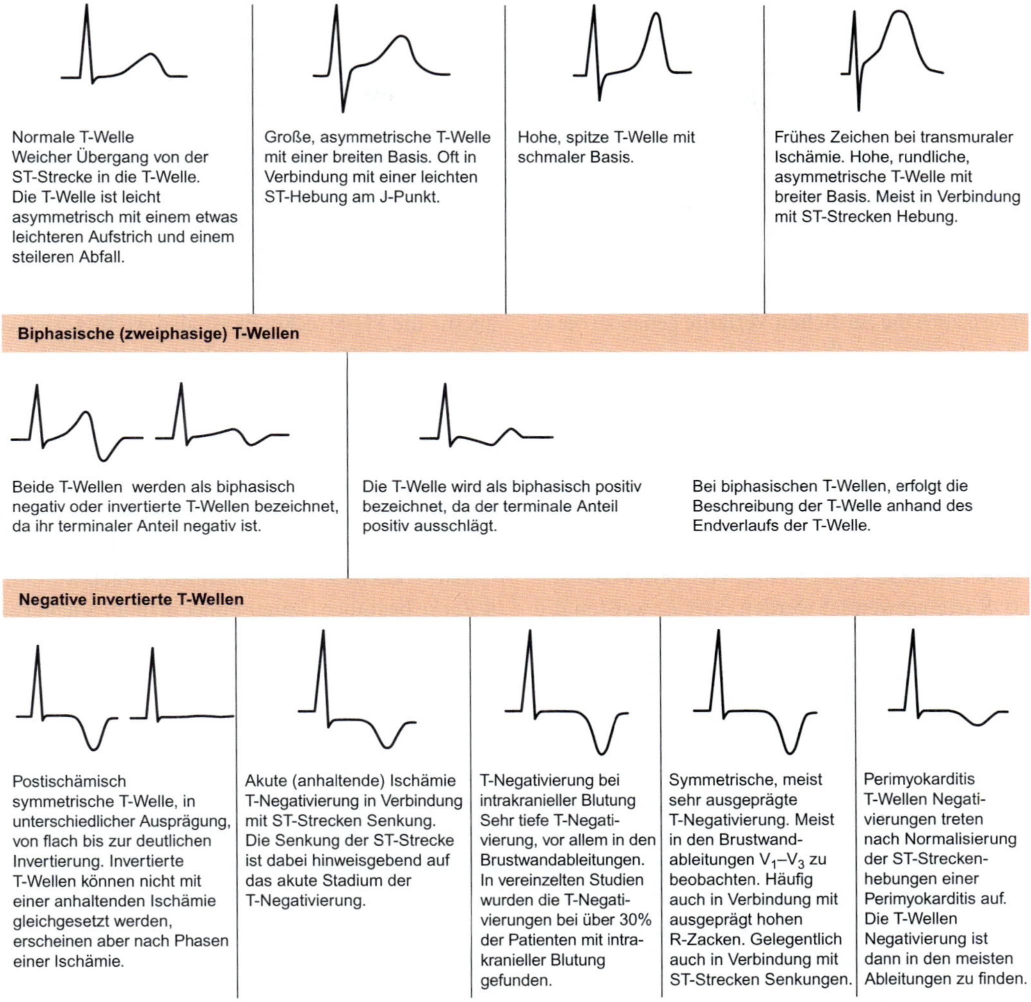

Abb. 3.19 Verschiedene Formen von T-Wellen [L143]

MERKE

Die **normale T-Welle** sollte folgende Bedingungen erfüllen:

- Positiv in den Ableitungen I, II und (III), Höhe ein Viertel bis ein Drittel der R-Zacke
- Positiv in den Ableitungen V_2 bis V_6, Höhe mindestens ein Achtel der R-Zacke
- Asymmetrisch = langsamer Anstieg, schnellerer Abfall

U-Welle

Die U-Welle ist eine **kleine monophasische Welle,** die auf die T-Welle folgt. Sie kann positiv oder negativ sein. Sie ist normalerweise asymmetrisch, wobei der Anstieg steiler, der Abfall flacher erfolgt. Am ehesten ist die U-Welle in den Ableitungen V_2 und V_3 zu finden, da sie dort meist die größte Amplitude aufweist.

Der Ursprung der U-Welle ist noch nicht vollständig erforscht und verstanden. Es werden drei Theorien diskutiert, die für die Entstehung der Welle verantwortlich sein könnten:

- Repolarisation der Purkinje-Fasern
- Verspätete Repolarisation der sog. M-Zellen des Myokards
- Nachpotenziale durch mechanische Kräfte in der Herzwand

Sie wird häufiger beobachtet bei Herzfrequenzen (HF) unter 65 Schlägen/Min. und bei Hypokaliämien. Bei HF über 95 Schlägen/Min. ist sie kaum zu finden.

Strecken und Zeiten

Bei der EKG-Auswertung geht es nicht nur darum, die verschiedenen Wellen und Zacken zu identifizieren und ihre Veränderungen zu beschreiben, sondern auch die **zeitlichen Verläufe** genau zu beurteilen. Hierdurch soll festgestellt werden, ob es zu **Veränderungen im Zeitablauf der Herzerregung** kommt. Ausgehend vom jeweiligen Normwert der Erregungszeit kann man sowohl verzögerte als auch beschleunigte Erregungsausbreitungen finden, die unterschiedliche Ursachen und Auswirkungen haben können.

Zum Ausmessen der Zeiten kann entweder die EKG-Karte verwendet werden oder es werden die Millimeterkästchen des EKG-Papiers ausgezählt und die entsprechende Zeit dann berechnet.

Die ausgemessenen Zeiten können in unterschiedlichen Ableitungen unterschiedlich lang erscheinen. Dies hängt mit der Darstellungsart des EKGs zusammen. Noch einmal zur Wiederholung: Das aufgezeichnete EKG entspricht der Projektion des Summenvektors einer bestimmten Erregungsphase aus einem bestimmten Blickwinkel. Genau wie sich die Größe eines Schattens, der auf den Boden projiziert wird, je nach Winkel ändert, gilt dies auch für das aufgezeichnete EKG. Für den Schatten gilt, dass das schattenspende Objekt eine bestimmte und damit feste Größe hat, die sich nicht ändert. Gleiches gilt für das EKG. Die Überleitung der Erregung vom Sinusknoten auf die Herzkammern benötigt eine bestimmte, immer gleichbleibende Zeit. Ihre Projektion auf verschiedene Ableitungen kann dazu führen, dass sie dort unterschiedlich lang erscheint. Deshalb gilt zur Befundung die Regel: **Zeiten werden in allen Ableitungen ausgemessen.** Die längste gemessene Zeit wird zur Befundung herangezogen. Wird die PQ-Zeit in der Ableitung II mit 0,2 Sek., in Ableitung aVL mit 0,18 Sek. gemessen, so wird zur Befundung die Zeit aus Ableitung II herangezogen.

Unter **Strecke** versteht man die **Entfernung** zwischen zwei Punkten. Ein **Intervall** bezeichnet die **Dauer** einer bestimmten Phase im EKG. Deshalb spricht man bei Intervallen auch von **Zeiten.** Bei der Beurteilung des EKGs sind die Begriffe „Strecke“ und „Zeit“ nicht gleichzusetzen. Die Definitionen für Beginn und Ende der jeweiligen Entfernung sind häufig unterschiedlich. Die **PQ-Strecke** beginnt am Ende der P-Welle und endet am Beginn der Q-Zacke. Die **PQ-Zeit** beginnt am Anfang der P-Welle und endet am Beginn der Q-Zacke. Dies bedeutet, dass die ausgemessene Entfernung für die PQ-Zeit größer ist als für die PQ-Strecke. Es ist also wichtig, sich die genauen Definitionen zu merken.

PQ-Strecke/PR-Strecke

Die erste Herausforderung bei der ersten Strecke im EKG ist ihre Bezeichnung. Wie bereits dargestellt, muss ein Kammerkomplex nicht zwangsläufig eine Q-Zacke aufweisen, sondern kann auch mit einer R-Zacke beginnen. Daher findet man im alltäglichen Sprachgebrauch sowohl die Bezeichnung „PQ-Strecke“ als auch „PR-Strecke“. Im deutschsprachigen Raum wird überwiegend die Bezeichnung **PQ-Strecke** verwendet, während im englischsprachigen eher der Ausdruck „PR-Strecke“ gebräuchlich ist. Egal welche Bezeichnung gewählt wird, es geht definitionsgemäß um die **Entfernung vom Ende der P-Welle bis zum Beginn des Kammerkomplexes,** egal ob dieser mit einer Q-Zacke oder einer R-Zacke beginnt. Die PQ-Strecke spiegelt die Überleitung der elektrischen Erregung vom AV-Knoten über das His-Bündel auf die Tawara-Schenkel wider. Sie ist deshalb für die Beurteilung von Überleitungsstörungen von den Vorhöfen auf die Kammern von großer Bedeutung.

Die PQ-Strecke liegt physiologisch auf der **isoelektrischen Linie.** Sie wird deshalb auch als Referenzlinie zur Festlegung der isoelektrischen Linie verwendet. Krankhafte Veränderungen können zu positiven (Hebung) oder negativen (Senkung) Abweichungen der PQ-Strecke führen, was aber sehr selten ist. Diese Abweichungen können dann durch Vergleich mit der TP-Strecke aufgedeckt werden.

II Praxistipp

Durch Verbindung von zwei PQ-Strecken wird im EKG die isoelektrische Linie ermittelt, falls das EKG „verwackelt“ ist. **II**

PQ-Zeit/PR-Zeit

Genau wie bei der PQ-/PR-Strecke gibt es hier ähnliche Herausforderungen mit der genauen Bezeichnung der Zeitspanne. Beide Begrifflichkeiten finden im Alltag Verwendung und sind gegeneinander austauschbar. Im deutschen Sprachraum ist die Bezeichnung PQ-Zeit gebräuchlicher.

Die **PQ-Zeit** repräsentiert die Zeit vom Beginn der Vorhoferregung bis zum Beginn der Depolarisation der Kammern. Sie umfasst damit die Überleitung im AV-Knoten und im His-Bündel.

Die PQ-Zeit kann ausgemessen werden, indem man die Zeit vom Beginn der P-Welle bis zum Beginn des Kammerkomplexes bestimmt. Ihre normale Dauer liegt im Bereich von 0,12–0,2 Sek. (120–200 ms).

Die PQ-Zeit ist auch in geringem Maße abhängig von der HF. Steigert sich die HF um 20 Schläge/Min., verkürzt sich die PQ-Zeit um ungefähr 0,01 Sek.

Will man zur schnellen Bestimmung der PQ-Zeit nur eine Ableitung verwenden, sollte die Ableitung gewählt werden, in der die P-Welle und der Kammerkomplex am breitesten erscheinen. Ansonsten gilt auch für die PQ-Zeit die Regel, dass sie in allen Ableitungen bestimmt und die längste gemessene Zeit zur Befundung herangezogen wird.

‖ Praxistipp

Die Bestimmung der PQ-Zeit ist wichtig bei der Beurteilung von AV-Überleitungsstörungen. ‖

QRS-Zeit

Mit der Dauer der QRS-Zeit wird die Zeit gemessen, die die **Herzkammer zur Depolarisation** benötigt. Die genaue Bestimmung der QRS-Zeit sollte immer in den Brustwandableitungen erfolgen. Auch hier gilt der Grundsatz, dass die längste QRS-Zeit zur Befundung herangezogen wird.

Der Normalwert für die QRS-Zeit liegt bei 0,06–0,1 Sek. Verläuft die Erregung der Herzkammern innerhalb dieser Zeitspanne, bezeichnet man die Kammerkomplexe als **schmal.** Die Kammerkomplexe werden als **breit** bezeichnet, wenn die Dauer über 0,12 Sek. liegt. Die **verlängerte QRS-Zeit** ist Hinweis auf eine Störung der Erregungsausbreitung in den Herzkammern. Liegt die Dauer der QRS-Zeit zwischen 0,1 und 0,12 Sek., spricht man von einem grenzwertigen Befund.

‖ Praxistipp

Die Bestimmung der QRS-Zeit ist wichtig bei der Beurteilung von:

- Erregungsleitungsstörungen in der Herzkammer,
- Unterscheidung von Schenkelblöcken. ‖

QR-Zeit

Als **oberen Umschlagpunkt** bezeichnet man die Stelle der R-Zacke, von wo aus es nur noch eine absteigende Bewegung in Richtung der isoelektrischen Linie gibt. Die Zeit vom Beginn des Kammerkomplexes bis zu diesem Punkt wird auch als QR-Zeit bezeichnet.

Zur Messung wird der obere Umschlagspunkt mithilfe der EKG-Karte senkrecht auf die isoelektrische Linie übertragen. Dann wird die Dauer vom Beginn des Kammerkomplexes bis zu der Hilfslinie gemessen. In der Ableitung V_1 sollte die QR-Zeit unter 0,03 Sek. liegen, in der Ableitung V_6 unter 0,055 Sek. Sind die Zeiten länger, spricht dies für eine ungleichmäßige Erregungsausbreitung innerhalb der Kammern.

ST-Strecke

Die ST-Strecke ist die **Entfernung vom Ende des Kammerkomplexes am J-Punkt bis zum Beginn der T-Welle.** Sie liegt physiologisch auf der **isoelektrischen Linie.**

Zu diesem Zeitpunkt sind alle Herzmuskelzellen depolarisiert und befinden sich in der Plateauphase des Aktionspotenzials, sodass es zu keinen Spannungsänderungen im EKG kommt. Sauerstoffmangel oder Entzündung einzelner Herzmuskelbereiche können dazu führen, dass diese Phase nicht von allen Zellen zum gleichen Zeitpunkt erreicht wird. Ist dies der Fall, liegen nicht depolarisierte und depolarisierte Bereiche nebeneinander, was zu unterschiedlichen Spannungszuständen und damit zum Stromfluss führt. Da dieser Zustand nicht physiologisch ist, nennt man den entstehenden Strom auch **Verletzungsstrom.** Die entstehenden Spannungsunterschiede sind sehr gering, sodass das Auftreten dieses Verletzungsstroms am ehesten während der ST-Strecke beobachtet werden kann.

Je nach Richtung des Verletzungsstroms führt dies zu einer Absenkung der ST-Strecke (**ST-Strecken-Senkung**) unter oder einer Anhebung (**ST-Strecken-Hebung**) über die isoelektrische Linie.

Neben dem nur bei krankhaften Veränderungen auftretenden Verletzungsstrom können viele andere Ursachen zu einer Veränderung der ST-Strecke führen. So verursacht auch die Störung der Erregungsausbreitung durch die Blockierung eines Tawara-Schenkels Spannungsdifferenzen der unterschiedlichen Herzmuskelbereiche und damit Veränderungen der ST-Strecke.

▌▌ Praxistipp

Die Beurteilung der ST-Strecke ist wichtig beim Erkennen von

- Myokardinfarkten,
- Durchblutungsstörungen des Herzmuskels,
- Entzündungen des Herzens. ▌▌

RR-Intervall

Unter RR-Intervall versteht man die Zeit, die von einer R-Zacke zur nächsten R-Zacke vergeht. Sie entspricht somit der **Dauer einer elektrischen Herzaktion.** Das RR-Intervall wird genutzt, um die Herzschlagfrequenz zu bestimmen und die Regelmäßigkeit des Herzrhythmus zu beurteilen. Die Dauer des RR-Intervalls ist dabei stark von der HF abhängig. Eine Steigerung der HF ist nur möglich, wenn sich die Dauer jeder einzelnen Herzaktion etwas verkürzt, wodurch die RR-Intervalle kürzer werden.

Mit **Herzfrequenz** wird dabei die Anzahl der Herzaktion während 1 Min. bezeichnet. Davon zu unterscheiden ist die **Pulsfrequenz,** die als Anzahl der Pulswellen pro Minute definiert ist und durch Tasten des Pulses erfasst wird.

Bei der Messung des RR-Intervalls geht es weniger um die absolute Dauer als um die **Gleichheit der Zeiten zwischen unterschiedlichen R-Zacken.** Zur Bestimmung misst man den Abstand von einer R-Zacke zur folgenden R-Zacke und vergleicht diesen dann mit dem Abstand zur nächsten, nachfolgenden R-Zacke.

Ist der Herzschlag regelmäßig, so sind die RR-Intervalle von gleicher Länge bzw. gleicher Dauer. Teilt man die 60 Sek. einer Minute durch die Dauer des RR-Intervalls, so erhält man die HF pro Minute.

QT-Zeit

Die QT-Zeit repräsentiert die **Dauer vom Beginn der Kammerdepolarisation bis zum Ende der Kammerrepolarisation** und umfasst damit die gesamte Kammersystole vom Zeitpunkt der isovolumetrischen Kontraktion der Kammern bis zur isovolumetrischen Relaxation. Sie wird gemessen vom Beginn des Kammerkomplexes bis zum Ende der T-Welle. In einigen Ableitungen ist es schwer, das genaue Ende der T-Welle zu bestimmen, v. a. wenn in ihnen auch noch U-Wellen zu finden sind. Auch Zustände, die zu starken Veränderungen des Aussehens der T-Welle führen, können die Bestimmung des Endpunkts der T-Welle erschweren. In solchen Fällen kann man mithilfe der EKG-Karte eine Hilfslinie vom maximalen Abstieg der T-Welle zur isoelektrischen Linie einzeichnen. Die QT-Zeit wird dann vom Beginn des Kammerkomplexes bis zu diesem Punkt gemessen.

Am ehesten eignen sich die Ableitungen II, V_5 oder V_6 zur Ausmessung des QT-Intervalls. Dabei sollten 5–6 Schläge ausgemessen werden und der maximale Wert zur Beurteilung genutzt werden.

Die QT-Zeit ist stark abhängig von der HF und gegensätzlich proportional zu dieser. Steigt die HF, sinkt die QT-Zeit bzw. sinkt die HF, steigt die QT-Zeit.

Um diese Tatsache in der Praxis zu berücksichtigen, wird mit der frequenzkorrigierten QT-Zeit (QTc) gearbeitet. Sie kann rechnerisch mithilfe unterschiedlicher Formeln ermittelt werden. Moderne EKG-Geräte führen diese Berechnungen automatisch durch.

Sowohl die Verkürzung der QTc als auch die Verlängerung haben krankhaften Charakter. Eine Verlängerung der QTc über 0,5 Sek. gilt als pathologisch und steigert das Risiko für das Auftreten von bestimmten tachykarden HRST (z. B. Torsade-de-pointes-Tachykardie). Auch eine QTc unter 0,35 Sek. wird als krankhaft angesehen. Sie erhöht ebenfalls das Risiko von anfallsweise auftretendem Vorhof- oder Kammerflimmern.

▌▌ Praxistipp

Als grobe Faustformel gilt: Die QTc sollte kleiner als die Hälfte des RR-Intervalls sein. Die Beurteilung der QTc ist wichtig bei der Erkennung von

- angeborenen Störungen des Reizleitungssystems,
- unerwünschten Arzneimittelwirkungen,
- Elektrolytstörungen,
- Durchblutungsstörungen des Herzmuskels. ▌▌

3.3 Ableitung und Technik

Frank Löwe

Das EKG ist häufig eine der ersten diagnostischen Maßnahmen, gerade bei internistisch erkrankten Personen. Um die Interpretation zu erleichtern und eine möglichst gute Aussagekraft der Untersuchungsergebnisse zu bekommen, ist ein sorgfältiges und standardisiertes Vorgehen von entscheidender Bedeutung.

Unterschiedliche technische und elektrische Störfaktoren können die EKG-Aufzeichnung negativ beeinträchtigen. Dies führt dann häufig zu mehr oder minder stark ausgeprägten **Störungen (Artefakten) im EKG-Ausdruck.** Diese behindern die Auswertung des EKGs und können auch zu einer Fehlinterpretation führen, die dann wiederum zu einer falschen Behandlung der betroffenen Person führen kann. Zu möglichen Störquellen zählen unter anderem Muskelzittern, Agitiertheit, schlechter Hautkontakt der EKG-Elektroden oder Interferenzen durch elektrische Geräte in der Nähe des zu pflegenden Menschen.

Aber nicht nur der technischen Qualität der EKG-Aufzeichnung kommt eine hohe Bedeutung zu, sondern auch der **Positionierung der EKG-Elektroden.** In einer Untersuchung von Medani waren bei 600 abgeleiteten EKGs nur bei 206 (34 %) die Elektroden richtig platziert.

Um die Bedeutung der genauen Positionierung der EKG-Elektroden zu begreifen, ist es wichtig, sich noch einmal vor Augen zu führen, was die EKG-Kurve genau darstellt. Die EKG-Kurve ist die Projektion des Summenvektors der Herzerregung auf eine bestimmte Ableitung.

Zur Verdeutlichung soll an dieser Stelle noch einmal der Vergleich des Schattenwurfs eines Objekts auf eine Wand herangezogen werden. Je nach Richtung und Abstand des Objekts zur Wand und zur Lichtquelle verändert sich der Schatten. Er kann größer oder kleiner werden, bestimmte Details können sichtbar werden oder nicht.

Genauso verhält es sich mit dem EKG. Durch Veränderung der Elektrodenposition verändert sich zwangsläufig das Bild des EKGs. Nur wenn **definierte Punkte zu Positionierung der Elektroden** verwendet werden, lassen sich EKG-Aufzeichnungen miteinander und im Verlauf vergleichen.

3.3.1 Die unterschiedlichen Ableitungen des EKGs

Um die Spannungsunterschiede des Aktionsstroms messen und aufzeichnen zu können, werden **zwei Messpunkte** benötigt. Diese Messpunkte werden mithilfe von Elektroden geschaffen, die auf der Körperoberfläche befestigt werden. Mithilfe eines Elektrodenpaars, entsprechend einer Ableitung, kann die Ausbreitung des Aktionsstroms aus einem bestimmten „Blickwinkel" betrachtet werden. Der Vergleich mit der optischen Betrachtung von Gegenständen kann dabei helfen, die Bedeutung unterschiedlicher EKG-Ableitungen zu verstehen.

Grundsätzlich gilt für die Betrachtung von Objekten: Je näher ich einem Objekt bin, desto größer erscheint es und desto eher kann ich Details erkennen. Im Umkehrschluss: Je weiter ich von einem Objekt entfernt bin, desto kleiner wird es und desto weniger Details kann ich erkennen. Zudem gibt es einen zweiten Grundsatz, wenn man Objekte betrachtet: Je genauer ich ein Objekt beschreiben möchte, desto mehr muss ich es mir von allen Seiten anschauen. Je mehr Blickrichtungen, desto genauer ist die Beschreibung möglich.

Die gleichen Grundlagen gelten für die Betrachtung der Erregungsausbreitung am Herzen. Je mehr Ableitungen man im EKG nutzt, desto mehr Blickwinkel stehen für die Beschreibung und Beurteilung der Geschehnisse zur Verfügung. Bei der EKG-Aufzeichnung unterscheidet man Extremitäten- und Brustwandableitungen. Wie der Name schon vermuten lässt, sind die **Extremitätenableitungen** weiter vom Herzen entfernt als die Brustwandableitungen. Dies führt dazu, dass die Ausschläge in den Extremitätenableitungen kleiner dargestellt werden als in den Brustwandableitungen. Detailveränderungen lassen sich daher in den **Brustwandableitungen** meist besser erkennen als in den Extremitätenableitungen, weil sie rein anatomisch dichter am Geschehen sind.

Damit EKG-Aufzeichnungen untereinander vergleichbar sind, müssen die verwendeten Messpunkte definiert und immer wieder reproduzierbar sein. 1903 hat Einthoven das erste Ableitungssystem festgelegt. 1934 wurden die Brustwandableitungen nach Wilson und 1942 die Extremitätenableitungen nach Goldberger eingeführt. Die jeweiligen Besonderheiten sollen im Folgenden besprochen werden.

Extremitätenableitungen nach Einthoven

Diese Ableitungen werden unverändert verwendet und gehören zum Standard der EKG-Aufzeichnung. Heute klebt man vier EKG-Klebeelektroden auf die Extremitäten und verbindet sie mit den entsprechenden Kabeln zum EKG-Gerät.

Ableitung I: negative Elektrode rechter Arm (rotes Kabel), positive Elektrode linker Arm (gelbes Kabel). Die Ableitungsstrecke verläuft zwischen rechtem und linkem Arm.

Ableitung II: negative Elektrode rechter Arm (rotes Kabel), positive Elektrode linkes Bein (grünes Kabel). Die Ableitungsstrecke verläuft zwischen rechtem Arm und linkem Bein.

Ableitung III: negative Elektrode linker Arm (gelbes Kabel), positive Elektrode linkes Bein (grünes Kabel). Die Ableitungsstrecke verläuft zwischen linkem Arm und linkem Bein.

Zusätzlich findet sich noch eine **vierte Elektrode** mit einem schwarzen Kabel am rechten Bein. Dieses Kabel wird nicht für die eigentlichen Ableitungen benötigt, sondern dient der Erdung und dem Potenzialausgleich zwischen der Person und dem Gerät, um eine möglichst artefaktfreie Aufzeichnung der EKG-Kurve zu ermöglichen. Die Aufgabe der Elektrode macht deutlich, dass sie eigentlich frei am Körper positioniert werden kann.

Die Messung der Ableitungen nach Einthoven erfolgt **bipolar.** Das bedeutet, dass beide Elektroden „untersuchend", also aktiv an der Messung beteiligt sind. Die EKG-Kurve ist das Ergebnis der Messung beider Elektroden. Die Spannungsänderungen des Aktionsstroms übertragen sich in Form von **Isopotenziallinien** auf die Körperoberfläche des Menschen (➤ Abb. 3.20). Bei der bipolaren Messung der Ableitung I misst die negative Elektrode das Potenzial (Ø) am rechten Arm und die positive Elektrode das Potenzial am linken Arm. Die Spannung (V) wird

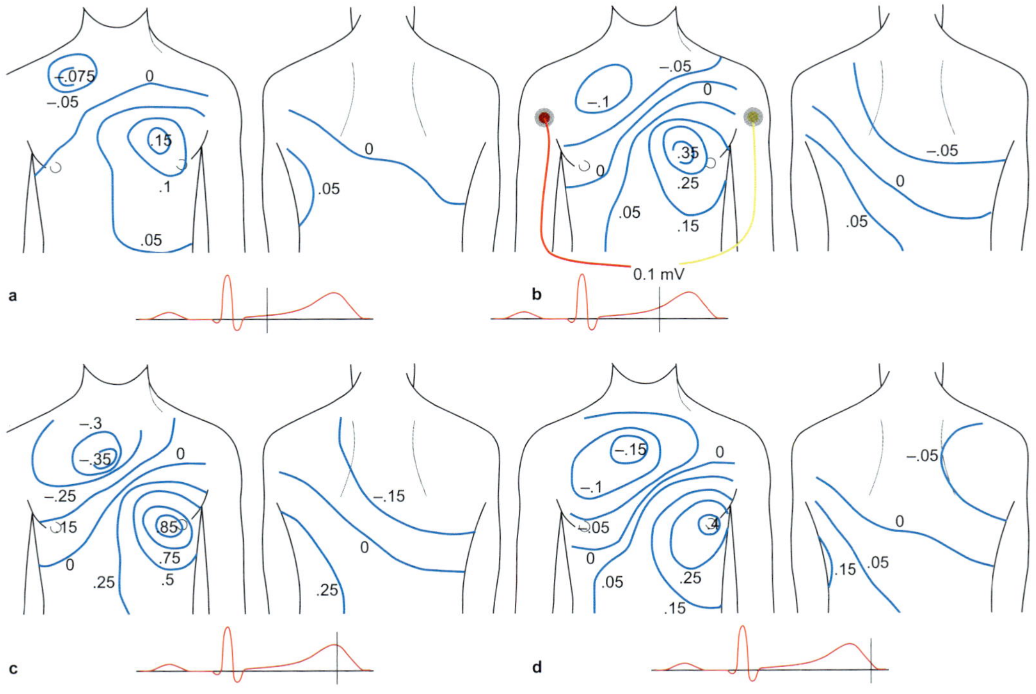

Abb. 3.20 Isopotenziallinien und bipolare EKG-Ableitung [L143]

dann durch Subtraktion der beiden Werte berechnet. Die Formel für die Ableitung I von Einthoven lautet demnach:

$$V_I = \phi_L - \phi_R$$

Überträgt man als Beispiel die Werte der Isopotenziallinien aus ➤ Abb. 3.20, so ergibt sich für den Ausschlag folgender Wert: 0,25 mV – (–0,5 mV) = 0,75 mV.

Auf dieser Grundlage lassen sich die Charakteristika der Extremitätenableitungen nach Einthoven wie folgt zusammenfassen:

- Die drei Ableitungsstrecken zwischen den Extremitäten bilden ein gleichschenkliges Dreieck.
- Das gleichschenklige Dreieck liegt in der Frontalebene des Körpers.
- Die Messung erfolgt herzfern und bipolar.
- Die Ableitungen zeichnen so die Projektion des Aktionsstroms in der Frontalebene auf.

Brustwandableitung nach Wilson

Frank Wilson hat 1930 die drei Extremitätenableitungen von Willem Einthoven durch sechs Brustwandableitungen ergänzt. Ziel war es, die Projektion des Aktionsstroms in der Frontalebene um **Aufzeichnungen in der Horizontalebene** zu ergänzen, um so die Ausbreitung im dreidimensionalen Herzen besser beurteilen zu können. Eine Herausforderung war dabei die reproduzierbare Darstellung der Ableitungsstrecken, die bei Einthoven eine gerade Linie zwischen negativer und positiver Elektrode bilden. Dies würde bei den Brustwandableitungen voraussetzen, dass die Elektroden zur Ableitung an der Brustwand genau gegenüberliegend platziert werden, was in der Praxis aufgrund fehlender anatomischer Landmarken fast unmöglich erscheint. Wilson löste das Problem, indem er die **Wilson-Sammelelektrode** bildete, auch Central Terminal genannt.

Hierzu verband er die drei Extremitätenableitungen und schaltete zwischen jede Elektrode und den Sammelpunkt noch einen hohen Widerstand. So entstand eine „virtuelle", **indifferente** (nicht aktiv „untersuchende") Elektrode, die aufgrund des hohen Widerstands nicht aktiv an der Messung beteiligt war, sondern einen Referenzpunkt mit dem Wert 0 darstellte.

Da bei dieser Form der Aufzeichnung nur eine Elektrode „untersuchend" ist, spricht man auch von **unipolarer Messung.** Das Potenzial wird zwischen der konstanten, indifferenten Elektrode und der differenten Elektrode gemessen. Die „untersuchende" oder differente Elektrode wird durch die positiven Elektroden auf der Brustwandoberfläche gebildet. Die Wilson-Sammelelektrode befindet sich „virtuell" in der Mitte des Brustkorbs ungefähr in Höhe des AV-Knotens. Die Projektion des Aktionsstroms erfolgt so auf die Ableitungsstrecke zwischen AV-Knoten und der jeweiligen Brustwandelektrode.

Die sechs Brustwandableitungen werden damit durch die Extremitätenableitungen und sechs Elektroden auf der Brustwand gebildet. Aufgrund der großen Nähe zum Herzen **kommt der exakten Positionierung der Elektroden eine große Bedeutung zu.**

Die ersten beiden Elektroden **(V_1 und V_2)** werden in den 4. Interkostalraum, direkt links und rechts neben dem Sternum platziert (➤ Abb. 3.21). Gerade beim Erwachsenen, eventuell auch noch mit erhöhtem Body-Mass-Index, ist es oft sehr schwer, den 1. Interkostalraum zu ertasten. Hier liegt die erste Möglichkeit für eine **Fehlplatzierung der Elektroden.** Die britische Society for Cardiological Science and Technology fordert daher, dass der **4. Interkostalraum** mithilfe einer Verdickung auf dem Sternum, dem Sternalwinkel oder Angulus Ludovici aufgesucht werden soll.

Diese Verdickung entsteht durch das Zusammenwachsen von Handgriff (Manubrium sterni) und Körper des Brustbeins (Corpus sterni) und stellt eine querverlaufende Erhebung da. Sie ist gut zu ertasten, wenn man mit dem Finger vom Jugulum, also dem oberen Rand des Sternums, langsam in der Mitte des Brustbeins fußwärts streift. Ertastet man die Erhebung, lässt man den Finger noch etwas seitlich nach unten direkt neben das Brustbein gleiten. In der dort zu ertastenden Vertiefung befindet sich dann der 2. Interkostalraum. Rutscht man weiter mit dem Finger fußwärts, folgt zunächst die dritte Rippe, danach der 3. Interkostalraum und schließlich die vierte Rippe und darunter der 4. Interkostalraum. Dort soll direkt rechts neben dem Brustbein die Mitte der aktiven Fläche der EKG-Elektrode V_1 platziert werden. Gegenüber auf gleicher Höhe wird die Elektrode V_2 geklebt.

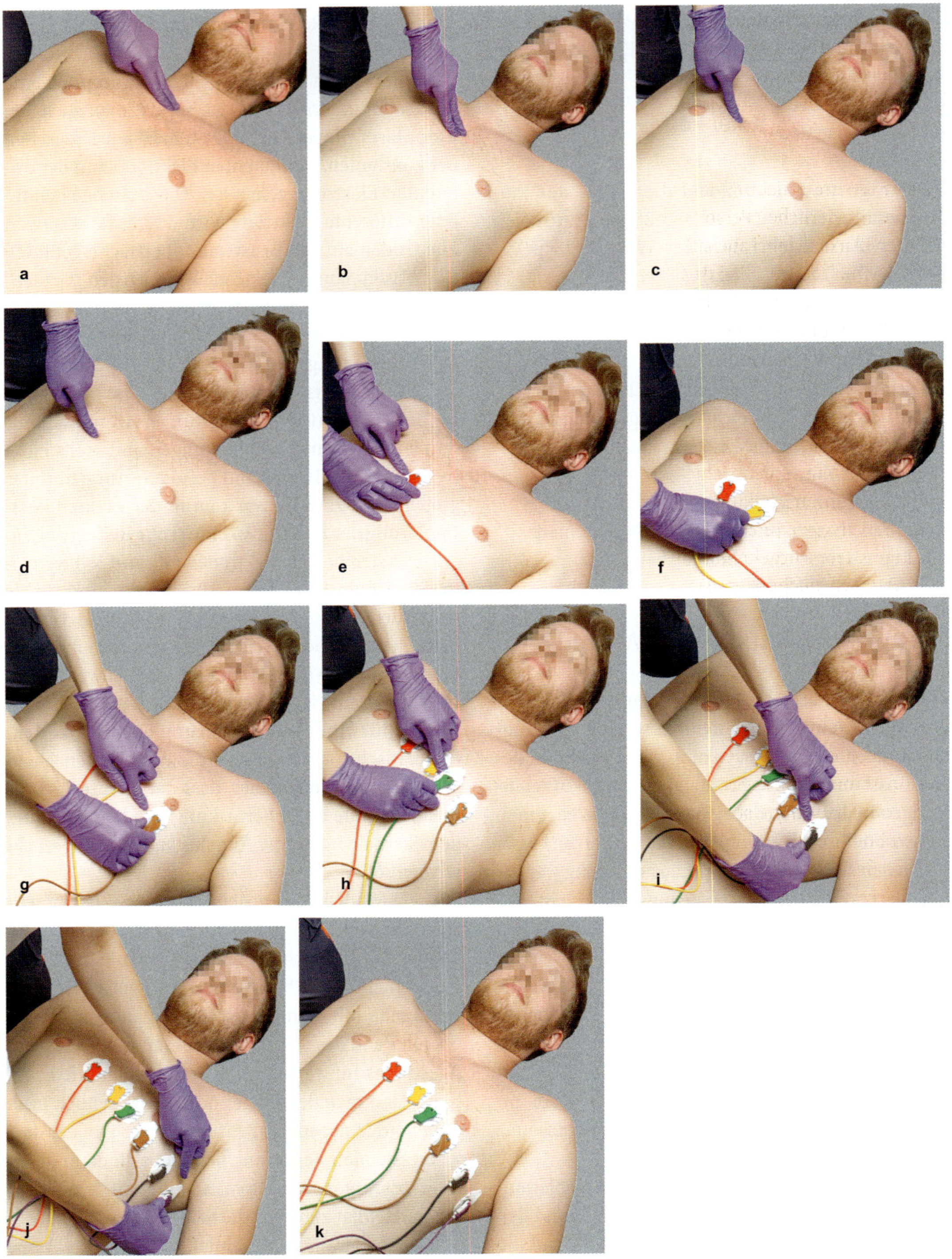

Abb. 3.21 Kleben der Brustwandelektroden [G779]

Als nächstes wird der **5. Interkostalraum** ertastet. Am Schnittpunkt zwischen einer senkrechten Verbindungslinie, die aus der Mitte des linken Schlüsselbeins fußwärts verläuft (Medioklavikularlinie), und dem 5. Interkostalraum wird die Elektrode $\mathbf{V_4}$ geklebt. Denkt man sich jetzt eine direkte Linie zwischen V_2 und V_4, so wird genau auf der Hälfte die Elektrode $\mathbf{V_3}$ geklebt. Bei zierlichen Personen oder Kindern dürfen die Klebeflächen dabei auch überlappen. Im nächsten Schritt denkt man sich bei der liegenden Person eine senkrechte Linie von V_4 Richtung Rücken der Person. Am Schnittpunkt mit der vorderen Axillarlinie wird die Elektrode $\mathbf{V_5}$ positioniert.

Am Schnittpunkt mit der mittleren Axillarlinie wird schließlich die Elektrode $\mathbf{V_6}$ geklebt. Beide Elektroden bilden dann mit V_4 eine gerade Linie. In der Praxis ist häufig zu beobachten, dass die Elektroden V_5 und V_6, in einem kopfwärts gezogenen Bogen, dem Verlauf des 5. Interkostalraums folgend, geklebt werden. Diese Vorgehensweise findet sich auch in manchen Lehrbüchern, entspricht aber nicht den internationalen Empfehlungen.

Bei Frauen mit großen Brüsten stellt sich in der Praxis häufig die Frage, wohin mit den Elektroden – auf oder unter die Brust? Hier gibt es keine einheitlichen Aussagen, wobei in der Literatur vermehrt „auf die Brust" zu lesen ist. Werden die Elektroden unterhalb der Brust an den Brustansatz geklebt, so verschiebt sich ihre Position meist etwas fußwärts zur eigentlichen Position. Dies bedeutet, dass entsprechend andere Bereiche des Herzens von den Elektroden „beobachtet" werden. Werden die Elektroden auf die Brust geklebt, ist es etwas schwerer, den richtigen Interkostalraum zu ertasten. Des Weiteren vergrößert sich die Entfernung zwischen Herz und Elektrode, sodass auch dies ein verändertes Bild der EKG-Kurve ergeben kann. In der Praxis bewährt es sich, die Elektroden einfach kleben zu lassen, um sie im weiteren Verlauf zu nutzen und so einheitliche und damit vergleichbare EKGs zu erhalten.

Die Charakteristika der **Brustwandableitungen nach Wilson** lassen sich wie folgt zusammenfassen:

- Die Messung erfolgt herznah und unipolar.
- Die Messung registriert die Projektion des Aktionsstroms in der Horizontalebene.

Extremitätenableitungen nach Goldberger

1940 kam Emanuel Goldberger auf die Idee, die von Wilson eingeführte Sammelelektrode auch für die Extremitätenableitungen zu nutzen. Er verband dazu jeweils eine Elektrode der Extremitäten mit der indifferenten Sammelelektrode als Bezugspunkt. Da die Spannungsdifferenz von der Extremität zur Sammelelektrode sehr gering ist, konnte in den ersten Versuchen kaum ein Ausschlag aufgezeichnet werden. Dadurch, dass Goldberger nur zwei Elektroden zur Sammelelektrode zusammenschloss und die dritte als aktive Messelektrode verwendete, konnte das Signal verstärkt werden, sodass es in etwa denen der anderen Extremitätenableitungen entsprach. Diese Tatsache der Signalverstärkung wird auch in der Kennzeichnung der jeweiligen Ableitung deutlich. Die Bezeichnung **aVL** bedeutet *augmented voltage left arm*. Bei dieser Ableitung bilden die Elektroden am rechten Arm und am linken Fuß zusammen die indifferente Bezugselektrode. Die Elektrode am linken Arm ist die aktive Messelektrode. Bei der Ableitung **aVF** werden die Elektroden des rechten und des linken Arms zur indifferenten Sammelelektrode zusammengeschaltet, die Elektrode am linken Bein wird zur aktiven Messelektrode. Die dritte Ableitung nach Goldberger, **aVR,** wird mithilfe der zusammengeschalteten Elektroden am linken Arm und am linken Fuß als Bezugspunkt und der aktiven Messelektrode am rechten Arm abgeleitet.

Durch die Verwendung der virtuellen Sammelelektrode verändert sich die Ableitungsstrecke der Extremitätenableitungen. Sie bilden jetzt kein gleichschenkliges Dreieck mehr wie bei den Einthoven-Ableitungen, sondern stellen die winkelhalbierenden Linien in dem Einthoven-Dreieck dar. Dadurch ergeben sich drei neue Blickwinkel auf die Ausbreitung des Aktionsstroms.

Die Charakteristika der **Extremitätenableitungen nach Goldberger** sind zusammengefasst:

- Die Messung erfolgt herzfern und unipolar.
- Die Messung wird verstärkt.
- Die Projektion des Aktionsstroms erfolgt in der Frontalebene.

Cabrera-Kreis

1948 schlug Enrique Cabrera Cossio eine Hilfestellung zur Beurteilung des Aktionsstromes und dessen Projektion auf die Ableitungsebenen vor. Er konstruierte dazu einen Kreis um die Schenkel des gleichseitigen Dreiecks von Einthoven. Durch Parallelverschiebung der Ableitungsstrecken in den Mittelpunkt des Kreises konstruierte er Schnittpunkte auf dem äußeren Kreis. Gleiches machte er mit den Ableitungen von Goldberger.

Die Schnittpunkte definieren jeweils einen „Beobachtungspunkt" für eine bestimmte Region des Herzens. Der Cabrera-Kreis kann dabei helfen, sich die Beziehungen der sechs Extremitätenableitungen zu bestimmten topografischen Bereichen des Herzens zu verdeutlichen. Außerdem hilft er bei der Bestimmung des Lagetyps und vieler Veränderungen der Erregungsausbreitung.

Die einzelnen Schnittpunkte der Beobachter sind in der Abbildung ➤ Abb. 3.22 zu entnehmen. Der Schnittpunkt der Ableitung I markiert die Position des „Beobachters" I auf die Ausbreitung des Aktionsstroms. Seine Position wurde von Cabrera auf dem Kreis mit 0° festgelegt, wobei er den Kreis nicht in 360°, sondern in zwei Hälften teilte. Der unteren Hälfte wies er, vom „Beobachter" I im Uhrzeigersinn ausgehend, die Gradzahlen 0° bis 180° zu. Der oberen Hälfte wies er vom „Beobachter" I gegen den Uhrzeigersinn ebenfalls die Gradzahlen 0° bis 180° zu, allerdings mit negativem Vorzeichen.

Von allen so festgelegten „Beobachtern" wird die Ausbreitung des Aktionsstroms in der Frontalebene beobachtet. Mithilfe der Gradzahlen können die genauen „Standpunkte" der „Beobachter" auf dem Kreis definiert werden:

- Beobachter I = 0°
- Beobachter II = +60°
- Beobachter III = +120°
- Beobachter aVR = - 150°
- Beobachter aVL = - 30°
- Beobachter aVF = 90°

Um mit dem System arbeiten zu können, legte Cabrera vier Regeln fest:

1. Wenn der Vektor des Aktionsstroms auf einen „Beobachter" zeigt, gibt es in der dazugehörigen Ableitung des EKGs einen positiven Ausschlag.
2. Wenn der Vektor des Aktionsstroms vom Standort des „Beobachters" wegweist, wird im EKG ein negativer Ausschlag aufgezeichnet.

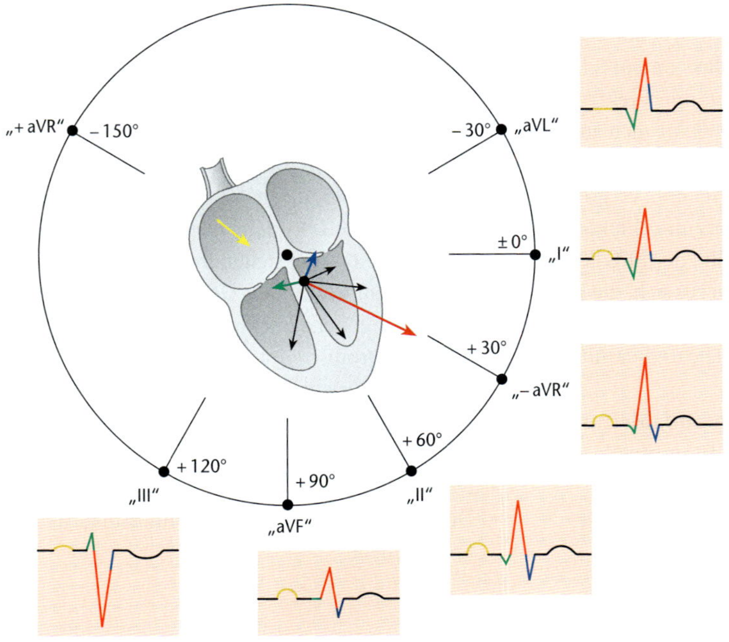

Abb. 3.22 Cabrera-Kreis und die „Beobachter" der einzelnen Extremitätenableitungen [L106]

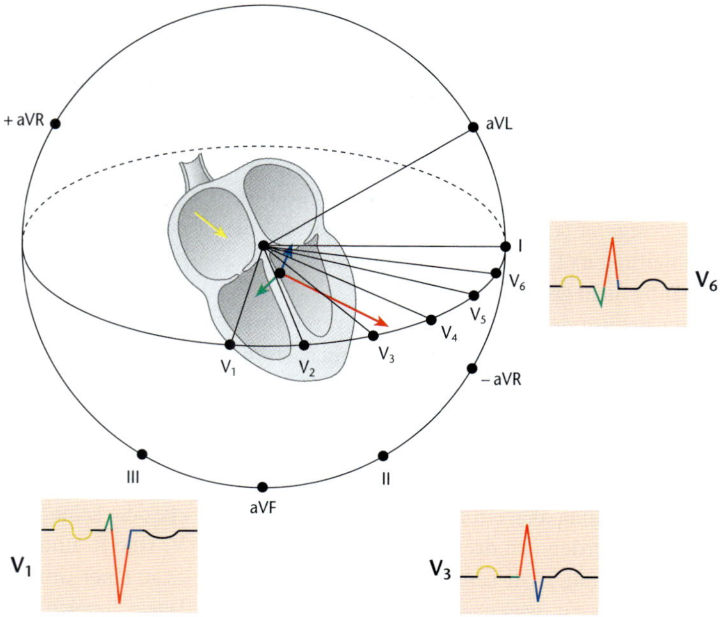

Abb. 3.23 Die Anwendung der Cabrera-Regeln in der Horizontalebene [L106]

3. Wenn der Vektor des Aktionsstroms direkt auf den Beobachter zu- oder von ihm wegläuft, gibt es im EKG den höchsten positiven oder tiefsten negativen Ausschlag. Dies kann durch die Projektion des Aktionsstroms auf die Ableitungsstrecke erklärt werden. Im Vergleich mit dem Schattenwurf bedeutet das: Steht ein Objekt zwischen Lichtquelle und Projektionsfläche genau parallel zu diesen, so muss der größte Schatten entstehen.
4. Wenn der Vektor des Aktionsstroms genau senkrecht zur Ableitungsstrecke verläuft, wird im EKG ein ± 0-Ausschlag dargestellt. Auch hier kann der Vergleich mit dem Schattenwurf wieder bei der Erklärung helfen: Steht das Objekt genau senkrecht zur Lichtquelle und Projektionslinie, so gibt es nur einen kleinen punktförmigen Schatten auf der Projektionsfläche.

Das Prinzip des Cabrera-Kreises kann auch auf die Brustwandableitungen übertragen werden. Hierzu wird der Kreis einfach in die horizontale Ebene gedreht (➤ Abb. 3.23).

Die Ableitungsstrecken der Brustwandableitung liegen dabei zwischen der virtuellen Wilson-Sammelelektrode, die sich im Mittelpunkt des Brustkorbs auf Höhe des 4. Interkostalraums befindet, und den jeweiligen Brustwandableitungen. Das bedeutet, dass die Ableitungsstrecken für V_1 und V_2 horizontal aus dem Körpermittelpunkt zu den Elektroden verlaufen. Da sich die Elektroden V_4 bis V_6 im 5. Interkostalraum befinden, verläuft die Ableitungsstrecke nicht genau horizontal, sondern leicht nach kaudal abgesenkt.

Darstellung der Hauptvektoren mithilfe der Cabrera-Regeln

Der **Hauptvektor der Vorhoferregung** weist vom Sinusknoten nach vorne, links und unten. In der Abbildung ist er als gelber Vektor dargestellt. Das bedeutet, dass die Beobachter II, aVF und III den Aktionsstrom auf sich zukommen sehen. Nach der **1. Cabrera-Regel** bedeutet dies, dass der Ausschlag im EKG positiv sein muss. Aufgrund dieser Regel muss bei ungestörter Erregungsbildung und -leitung in den Ableitungen (Beobachtern) II und aVF immer eine positive P-Welle vorhanden sein. Gleiches gilt für den Beobachter V_1 in der Horizontalebene. Der Aktionsstrom der Erregung des rechten Vorhofs läuft auf den Beobachter V_1 zu, was nach der 1. Cabrera-Regel zu einem positiven Ausschlag in der EKG-Aufzeichnung führen muss. Dem Aktionsstrom der Erregung des linken Vorhofs schaut der Beobachter in V_1 nach, da sie von ihm weggerichtet verläuft. Dies ergibt einen negativen Ausschlag in der EKG-Aufzeichnung. Dieser ist bei einer Hypertrophie der Vorhöfe besonders deutlich zu erkennen. So entsteht in der Ableitung V_1 das Bild einer biphasischen Vorhoferregung. Nach der **4. Cabrera-Regel** schaut auch die Ableitung aVR der Erregung nach, sodass hier ebenfalls ein negativer Ausschlag zu erwarten ist. Da der Hauptvektor der Vorhoferregung fast senkrecht zur Projektionslinie der Ableitung aVL verläuft, ist die Vorhoferregung hier häufig nicht gut sichtbar.

3

Beim Beginn der Kammererregung verläuft der **kleine Hauptvektor der Septumerregung** nach vorne, rechts und unten. Er weist also in Richtung des Beobachters III und vom Beobachter aVL weg. Nach der 1. Cabrera-Regel muss es in III einen kleinen positiven Ausschlag geben. Gemäß der **2. Cabrera-Regel** muss in Ableitung aVL ein negativer Ausschlag aufgezeichnet werden. Im dreidimensionalen Herzen läuft die Erregung zu diesem Zeitpunkt auch auf den Beobachter V_1 zu, was nach der 1. Cabrera-Regel ebenfalls zu einem positiven Ausschlag führen muss. Der Beobachter V_6 schaut dieser Anfangserregung der Kammer nach, sodass es nach der 2. Cabrera-Regel einen kleinen negativen Ausschlag geben muss.

Wenn sich die Erregung auf die beiden Kammern ausbreitet, ist schnell der Punkt der **maximalen Erregung** erreicht. Zu diesem Zeitpunkt weist der Hauptvektor nach vorne, links und unten. Das heißt, die Erregung läuft auf die Beobachter II, aVF und III zu. Der 1. Cabrera-Regel folgend, führt dies zu einem positiven Ausschlag in den entsprechenden Ableitungen. Da die Richtung des Summenvektors zu diesem Zeitpunkt am ehesten auf die Ableitung II gerichtet ist, ist hier der höchste Ausschlag zu finden, während die Amplitude in den Ableitungen aVF und III kleiner ist. Nach der 2. Cabrera-Regel muss der Ausschlag in der Ableitung aVR negativ sein. In der horizontalen Ebene führt der nach vorne, links und unten gerichtete Aktionsstrom bei Beobachter V_1 zum negativen Ausschlag, da der Vektor von ihm wegweist. Es wird im EKG eine S-Zacke dargestellt. Auf die Beobachter V_4, V_5 und V_6 läuft der Vektor zu, sodass es hier zu einem positiven Ausschlag, also einer R-Zacke kommt. Während der Endphase der Kammererregung ist der Vektor des Aktionsstroms nach hinten, links und oben gerichtet. Da die Erregung vom Beobachter V_1 wegläuft, ist nach der 2. Cabrera-Regel ein negativer Ausschlag zu erwarten, der im ohnehin schon negativen Ausschlag der Haupterregung aufgeht. Im Beobachter V_6, auf den der Vektor zuläuft, sollte ein positiver Ausschlag zu sehen sein, der aber ebenfalls in dem ohnehin schon positiven Ausschlag der Kammererregung aufgeht. Im Beobachter V_3/V_4 ist der wegweisende Vektor in Form einer S-Zacke zu erkennen.

Auf Grundlage der Cabrera-Regeln gibt es in den **Kammerkomplexen der Brustwandableitungen** einen klassischen Verlauf. In Ableitung V_1 findet sich keine Q-Zacke, der Kammerkomplex beginnt mit einer kleinen R-Zacke, welche in Richtung V_3 bis V_4 ständig an Höhe zunimmt. Dieser Zuwachs wird als **R-Progression** bezeichnet. Die S-Zacke ist in V_1 deutlich ausgeprägt und nimmt an Tiefe in Richtung V_3 bis V_4 noch zu, um dann im weiteren Verlauf der Brustwandableitungen wieder kleiner zu werden. In V_6 findet sich dann klassischerweise nur noch eine sehr kleine S-Zacke oder keine S-Zacke mehr im EKG. In Ableitung V_3/V_4 sind R- und S-Zacke gleich groß. Ab hier kommt es zu einer Umkehr der Größe der R- und S-Zacken. Dieser Bereich wird deshalb auch als **Übergangszone** (oder R-S-Umschlag) bezeichnet. Wenn die R-Zacke in den vorderen Brustwandableitungen nicht an Größe zunimmt, so wird dies als **gestörte R-Progression** bezeichnet. Dabei kann die Größenzunahme verspätet erfolgen oder völlig fehlen. Die fehlende Größenzunahme wird als **R-Verlust** bezeichnet. Ursachen für eine gestörte R-Progression können ein Vorderwandinfarkt, die Vergrößerung der linken Herzkammer oder eine Blockierung des linken, vorderen Faszikels des Tawara-Schenkels sein. Ein Fortbestehen der S-Zacke in den Ableitungen V_5 bis V_6, die **S-Persistenz,** wird meist durch eine Rechtsherzbelastung verursacht.

Das Standard-EKG

Das Standard-EKG besteht aus zwölf unterschiedlichen Ableitungen, die mithilfe von zehn Elektroden, die auf der Körperoberfläche positioniert werden, registriert werden.

Es besteht aus den sechs Extremitätenableitungen (I, II, III, aVL, aVF, aVR), die den Aktionsstrom in der Frontalebene aufzeichnen, und den sechs Brustwandableitungen (V_1 bis V_6), die den Aktionsstrom in der Horizontalebene aufzeichnen. Um sich ein möglichst objektives Bild von der Ausbreitung des Aktionsstroms am Herzen zu machen, werden alle zwölf Ableitungen benötigt.

Die **Extremitätenableitungen** registrieren das EKG **herzfern.** Die relativ große Entfernung der Elektroden zum Herzen hat den Vorteil, dass das Aufzeichnungsergebnis relativ unabhängig von der Position der Elektroden ist. Solange die Elektroden auf die Extremitäten geklebt werden, verändert sich an der Darstellung des EKGs nichts. Werden die Elektroden aber auf die Schultern, den unteren Rippenbogen oder den Unterleib geklebt, verändert sich die Aufzeichnung des EKG-Bilds. Diese Veränderung kann so weit gehen, dass bestimmte EKG-Veränderungen nicht mehr erkannt werden.

Am Beispiel der grünen Elektrode soll hier kurz verdeutlicht werden, warum eine **korrekte Positionierung** so wichtig ist. Bleibt die grüne Elektrode auf dem Körperstamm, verändert sich der „Blickwinkel" der EKG-Ableitungen II, III und aVF, die alle mithilfe dieser Elektrode abgeleitet werden. Bildlich gesprochen blicken diese Ableitungen von unten auf das Herz, also die Unterwand. Wird die grüne Elektrode am unteren Rippenbogen belassen, wie es beim Monitor-EKG üblich ist, können Veränderungen im unteren Bereich der Herzwand nicht mehr richtig erkannt werden. Dies kann dazu führen, dass ein Infarkt der Unterwand, der klassisch mit ST-Hebungen der Ableitungen II, III, und aVF einhergeht, nicht erkannt wird.

Laut Statistischem Bundesamt haben 14 % der Infarktpatientinnen und -patienten eine Schädigung in diesem Bereich. In der Praxis bedeutet dies, dass bei falscher Positionierung der Extremitätenableitungen bei jeder siebten Person die potenzielle Gefahr besteht, den Infarkt zu übersehen.

Weitere Nachteile der großen Entfernung sind die höhere Störanfälligkeit für herzfremde Muskelpotenziale und die niedrigeren Ausschläge.

Die Brustwandableitungen registrieren das EKG herznah. Dies hat den Vorteil, dass die Ausschläge der Aufzeichnung groß sind und daher Veränderungen besser erkannt und ausgemessen werden können. Zudem führt die kurze Wegstrecke zu einer geringeren Störanfälligkeit des Signals.

Großer Nachteil der herznahen EKG-Aufzeichnung ist die Positionierung der Elektroden. Um EKGs vergleichbar zu machen, müssen die Elektroden immer gleich platziert werden. Bei **Anlage der Brustwandelektroden** ist es notwendig, sehr sorgfältig zu arbeiten. Nur so kann die Vergleichbarkeit gewährleistet werden. Die Klebeflächen von Standardelektroden haben einen Durchmesser von 3–5 cm. Achtet man beim Kleben der Elektroden nicht darauf, dass das Signal nur über das Zentrum der Elektrode aufgenommen wird, so kann dies schon zu einer Fehlplatzierung von 2 cm führen (➤ Abb. 3.24).

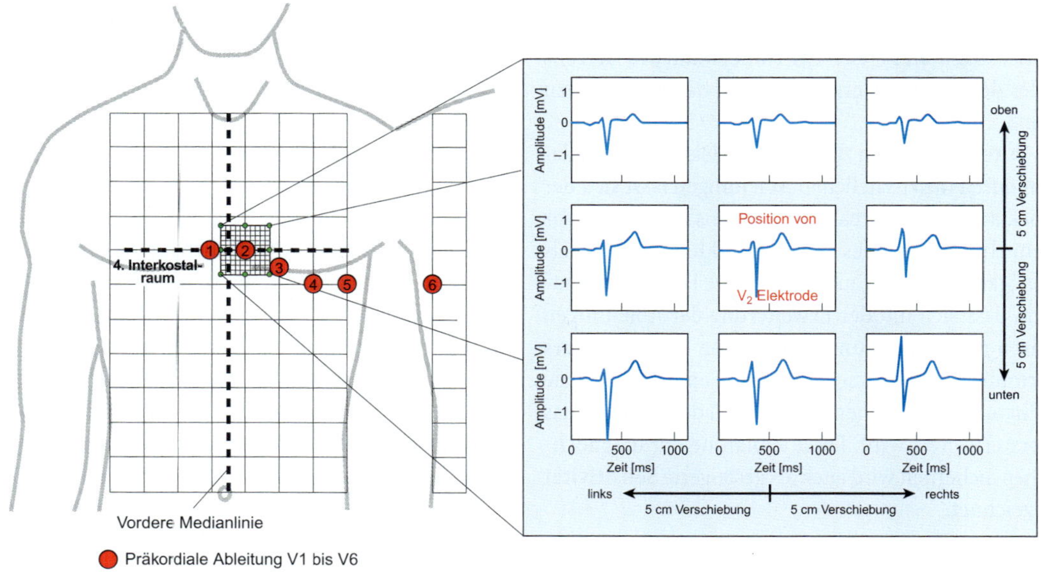

Abb. 3.24 Veränderung der Morphologie der EKG-Aufzeichnung durch Fehlplatzierung der Elektroden [L143]

Untersuchungen haben gezeigt, dass eine Verschiebung der Elektrodenposition um 2 cm kopf- oder fußwärts zu einer veränderten EKG-Darstellung führen kann. In diesen Untersuchungen kam es bei jeder fünften Person zu signifikanten Veränderungen von Q-Zacken und/oder der ST-Strecke, sodass fälschlicherweise ein Infarkt bzw. kein Infarkt diagnostiziert wurde.

Um solche Abweichungen zu vermeiden, müssen die Landmarken zur Positionierung der Elektroden gewissenhaft identifiziert und die Elektroden mit ihrem Zentrum genau platziert werden.

Erweiterte Ableitungen

Je mehr Ableitungen zur Verfügung stehen, desto genauer ist das Bild, das man von der Erregungsausbreitung und etwaigen Störungen bekommen kann.

Schaut man sich die Beobachtungsbereiche des 12-Kanal-EKGs an, so wird in der Frontalebene mit den Ableitungen II, III und aVF die Unterwand des Herzens, die überwiegend von der linken Herzkammer gebildet wird, beobachtet. Mit den Ableitungen aVL und I wird die Seitenwand der linken Herzkammer beobachtet. In der Horizontalebene werden mit den Brustwandableitungen die Vorder- und die Seitenwand der linken Herzkammer beobachtet. Die linke Herzkammer wird also hervorragend im EKG abgebildet, andere Bereiche hingegen nicht. Für Veränderungen im Bereich der Hinterwand des Herzens oder der rechten Herzkammer ist das EKG nahezu blind.

Durch das Kleben zusätzlicher Elektroden und damit durch die zusätzlichen Ableitungen lässt sich der Blick auf weitere Areale des Herzens ausweiten. Vor dem Hintergrund des eingeschränkten Blickwinkels des Standard-EKGs auf das gesamte Herz wird deutlich, dass sich mit der Erweiterung der Ableitungen falsch negative Befunde reduzieren lassen. Anders formuliert, die Wahrscheinlichkeit, eine myokardiale Ischämie zu übersehen, sinkt, wenn der Blick auf das Herz erweitert wird. Diese Zunahme der diagnostischen Sicherheit wird auch als gesteigerte **Sensitivität** bezeichnet.

Das 18-Kanal-EKG

Die sog. **rechtsventrikulären Ableitungen** V_4R bis V_6R blicken direkt auf das rechte Herz. Sie haben die gleichen Referenzpunkte wie die bekannten linksventrikulären Brustwandableitungen V_4 bis V_6, spiegelbildlich auf die rechte Thoraxseite übertragen:

- V_4R = 5. Interkostalraum, rechts in der Medioklavikularlinie (MCL)
- V_5R = zwischen V_4R und V_6R auf der vorderen Axillarlinie (VAL)
- V_6R = 5. Interkostalraum, rechts auf der mittleren Axillarlinie (MAL)

Für den Blick auf die Hinterwand des Herzens werden dann die Ableitungen V_7 bis V_9 geklebt. Deren Ableitungspunkte sind wie folgt definiert:

- V_7 = Höhe V_4, hintere Axillarlinie
- V_8 = Höhe V_4, mittlere Scapularlinie
- V_9 = Höhe V_4, paravertebral

In der Durchführung werden die Kabel V_1, V_2 und V_3 auf die zusätzlichen Ableitungspunkte nach rechts gewechselt. Die Kabel der Elektroden V_4, V_5 und V_6 werden auf die neuen Positionen V_7, V_8 und V_9 geklemmt. Es wird jetzt ein neuer Ausdruck gestartet.

Da das EKG-Gerät nicht erkennen kann, dass die Elektroden ihre Position verändert haben, muss die Beschriftung der Ableitungen manuell erfolgen. An den Extremitätenableitungen hat sich nichts geändert. Deshalb müssen nur die Brustwandableitungen eine neue Beschriftung erhalten. Da das rote Kabel der Elektrode V_1 jetzt an der Elektrode V_4R klemmt, wird diese Ableitung mit V_4R beschriftet. Das gelbe Kabel von V_2 klemmt bei den erweiterten Ableitungen an der Elektrode V_5R, also wird auf dem Ausdruck die Aufzeichnung der zweiten Brustwandableitung mit V_5R beschriftet. Zu guter Letzt wird aus V_3 V_6R. Die gleiche Vorgehensweise wird auch für die Ableitungen der Hinterwand gewählt. Aus V_4 wird V_7, aus V_5 wird V_8 und aus V_6 wird V_9. Die manuelle Kennzeichnung der erweiterten Ableitungen ist sehr wichtig, um Verwechslungen zu vermeiden, und soll deshalb unmittelbar nach dem Ausdruck des EKG-Streifens erfolgen.

Eine weitere übliche Variante, nur rechtsventrikulär abzuleiten, ist es, die Elektroden V_3R, V_4R, V_5R und V_6R spiegelbildlich zu den Standardpositionen nach rechts umzukleben und die Elektroden V_1–V_2 an den Standardableitungspunkten zu belassen. Falls nur strikt posterior abgeleitet werden soll, reicht es aus,

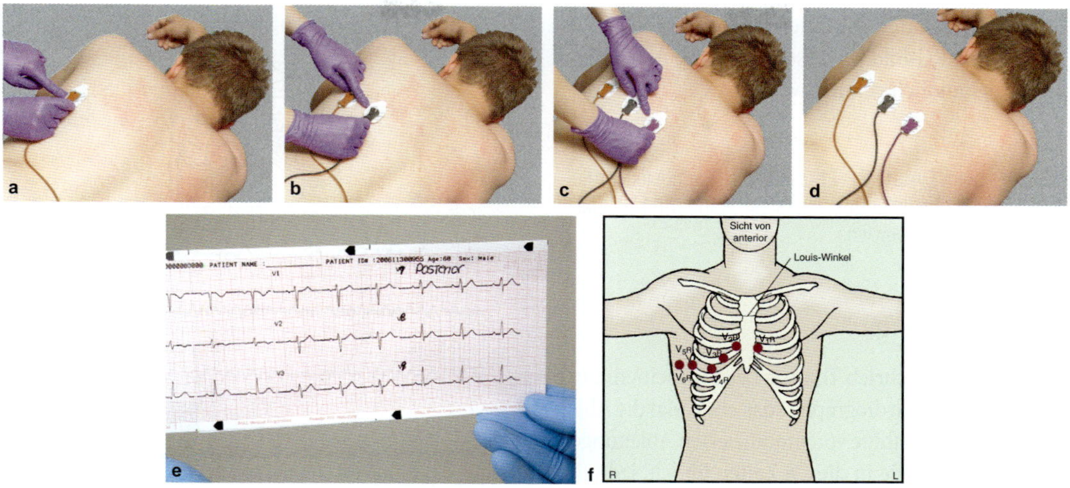

Abb. 3.25 Kleben der erweiterten Ableitungen – posteriore Ableitung [G779]

die Elektroden V_4 –V_6 auf die Positionen V_7–V_9 zu platzieren. Die Elektroden V_1–V_3 können an den Standardpositionen belassen werden (➤ Abb. 3.25).

Mason-Likar-Ableitung

1966 führten Mason und Likar eine modifizierte Ableitung zur Überwachung von Personen während des Belastungs-EKGs ein (➤ Abb. 3.26). Sie verlegten dazu die Extremitätenelektroden auf den Brustkorb der Person. Die rechte und linke Armelektrode werden dabei ca. 2 cm unterhalb des Schlüsselbeins in der Medioklavikularlinie geklebt. Die linke Beinelektrode wurde ursprünglich in der Mitte zwischen Rippenbogen und Beckenkamm in die vordere Axillarlinie geklebt. Häufig findet sich aber auch die Variante, dass die linke Beinelektrode auf den Beckenkamm geklebt wird. Beim **Belastungs-EKG** werden die modifizierten Extremitätenableitungen häufig mit den Standard-Brustwandableitungen kombiniert.

Im Alltag ist die Ableitung nach Mason-Likar überall zu finden. Gerade im Rettungsdienst, auf Intensivstationen und in der Anästhesie werden die **modifizierten Extremitätenableitungen** nach Mason-Likar zur Überwachung verwendet. Der Vorteil liegt in der geringeren Bewegungseinschränkung und der Ableitung eines stabileren, störungsfreieren Signals.

Untersuchungen haben gezeigt, dass das aufgezeichnete EKG nicht ohne Weiteres mit einem Standard-EKG verglichen werden kann. So kommt es zu einer Rechtsverschiebung der elektrischen Herzachse um ca. 25°. Die Amplitude der R-Zacke wird in den Ableitungen II, III und aVF signifikant größer dargestellt. Die Amplitude der R-Zacke in den Brustwandableitungen wird ebenfalls verändert. In den Ableitungen I und aVF kann es bei jeder zehnten Person zu falsch positiven oder falsch negativen Q-Zacken kommen. Auch Veränderungen der ST-Strecke im Bereich der Ableitungen II, III und aVF wurden bei jeder vierten Person nicht richtig dargestellt.

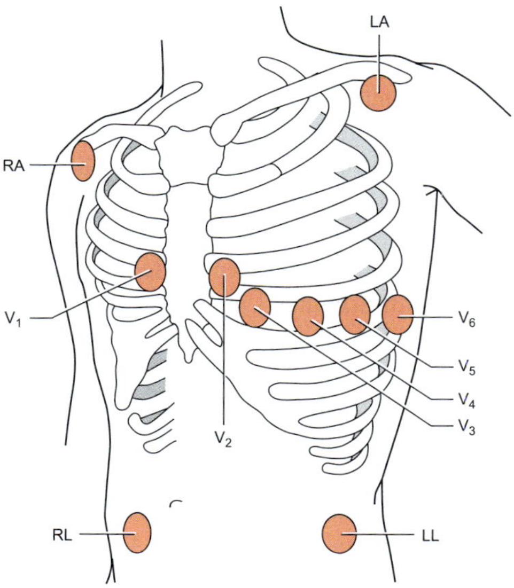

Abb. 3.26 Ableitung nach Mason-Likar [L143]

Ist man sich der Veränderungen und Einschränkungen im EKG-Bild bewusst, können die Ableitungen selbstverständlich genutzt werden.

MERKE

Geht es beim Einsatz des EKGs um die Diagnostik kardiologischer Fragestellungen, muss ein Standard-12-Kanal-EKG angefertigt werden.

Lewis-Ableitung

Im Jahr 1913 beschrieb Thomas Lewis in seinem Buch „Clincal Electrocardiography" das erste Mal die Ableitung des EKGs mithilfe von modifizierten Ableitungen. Bisher hatte er, wie in diesen Zeiten üblich, lediglich die Ableitungen I, II und III mithilfe des Saitengalvanometers aufgezeichnet. Der Grund für die Anwendung einer modifizierten Ableitung war der Umstand, dass das Saitengalvanometer, im Gegensatz zu modernen EKG-Geräten, über keine Hochpass- und Tiefpassfilter verfügte. So zeigte sich auf den EKG-Aufzeichnungen ein kontinuierliches „Rauschen" auf der isoelektrischen Grundlinie. Diese Störungen behinderten die Diagnostik von Vorhofflimmern, da die feinen Flimmerwellen „in dem Rauschen untergingen". Des Weiteren bereitete auch ein eventuell vorhandener Muskeltremor Schwierigkeiten bei der Interpretation der EKG-Aufzeichnung. Um die Vorhoferregungen isoliert und ohne Störungen aufzeichnen zu können, platzierte Lewis mit einer Elektrodenpaste bestrichene Metallplättchen auf der menschlichen Brust und leitete darüber das EKG ab. In dem Originalartikel findet sich eine Grafik mit sechs Elektroden an verschiedenen Positionen und den damit aufgezeichneten fünf unterschiedlichen Ableitungen (➤ Abb. 3.27). Zur exakten Positionierung der Elektroden werden von Lewis keine genaueren Angaben im Text aufgeführt, er verweist lediglich auf seine Abbildung. Dort sind Elektroden auf dem Manubrium sterni, dem 3. und 5. Interkostalraum rechts parasternal, unterhalb des rechten Rippenbogens neben dem Xiphoid, sowie im 2. und 5. Interkostalraum in der linken Medioklavikularlinie dargestellt. Zudem formuliert er im Text: „Liegt ein Flimmern vor und befinden sich die Elektroden in der Nähe des rechten Vorhofs (Ableitungen 1 und 2 des Diagramms), so sind die Schwingungen maximal, und die ventrikulären Ausschläge sind nur andeutungsweise zu erkennen."

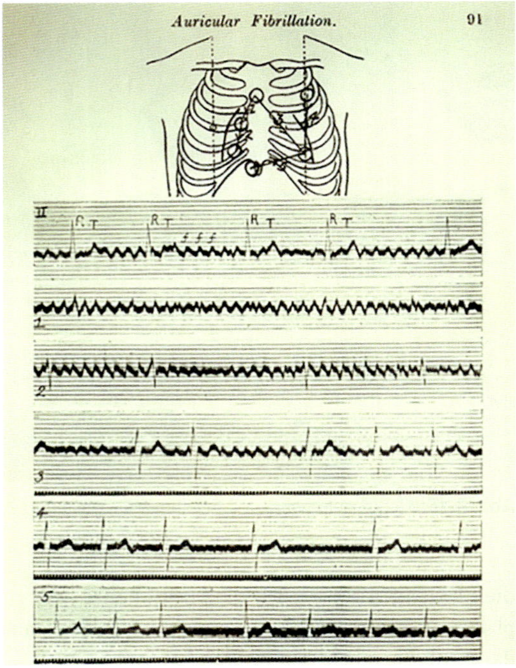

Abb. 3.27 Lewis-Ableitung [E1442]

In der aktuelleren Literatur finden sich unterschiedliche Darstellungen der Lewis-Ableitungen, die zum Teil auch als modifizierte Lewis-Ableitung bezeichnet werden.

Wird die rechte Armelektrode (rot) rechts parasternal im 2. Interkostalraum und die linke Armelektrode (gelb) rechts parasternal im 4. Interkostalraum positioniert und ein EKG aufgezeichnet, so entspricht die aufgezeichnete Ableitung I ungefähr der Lewis-Ableitung 2.

Zum Teil wird auch von einer modifizierten Lewis-Ableitung gesprochen, wenn die Elektrode des rechten Arms (rot) an das Manubrium sterni am Ansatz zum Corpus sterni, die linke Armelektrode (gelb) in den 5. Interkostalraum rechts parasternal und die linke Beinelektrode (grün) am rechten unteren Rippenbogenrand platziert wird (➤ Abb. 3.28).

Erfolgt nach neuer Positionierung der Elektroden erneut ein 12-Kanal-Ausdruck, so ist zu beachten, dass die anderen mit aufgezeichneten Ableitungen nicht mehr dem Standard-EKG entsprechen und dies gekennzeichnet werden muss. Bei den Extremitätenableitungen nach Goldberger ist dies aufgrund der Umpositionierung gut nachvollziehbar. Aber auch bei den Brustwandableitungen nach Wilson kommt

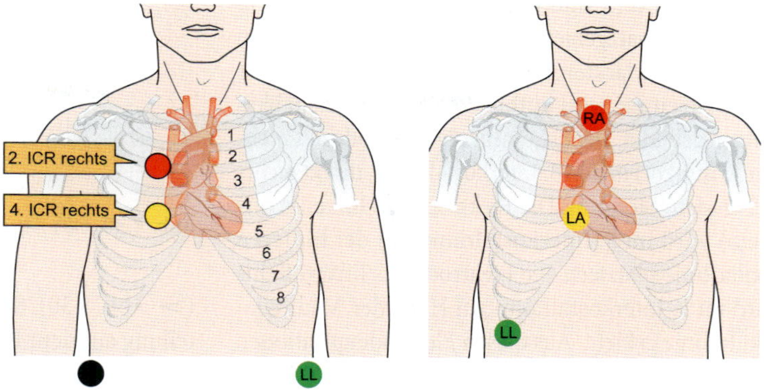

Abb. 3.28 Varianten für die Positionierung der EKG-Elektroden bei der Lewis-Ableitung [L143]

es zu einer Veränderung der Ableitungsstrecke. Die indifferente Elektrode wird durch Zusammenschluss der drei Extremitätenelektroden gebildet und bildet die sogenannte Wilson-Sammelelektrode, die normalerweise „virtuell" in der Mitte des Brustkorbs auf Höhe des AV-Knotens liegt. Da sich die Extremitätenelektroden nicht mehr auf der definierten Position befinden, verschiebt sich auch die „virtuelle" Position der indifferenten Elektrode, was zu einer veränderten Ableitungsstrecke führt.

MERKE

Das gesamte 12-Kanal-EKG muss als Lewis-EKG gekennzeichnet werden, da alle Ableitungen, auch V_1 bis V_6, nicht mehr dem Standard entsprechen.

Wenn der zu pflegende Mensch hämodynamisch stabil ist, kann ein modifiziertes Lewis-12-Kanal-EKG zur Differenzierung von Breitkomplextachykardien eingesetzt werden. Ziel der Nutzung der Lewis-Ableitung ist die Identifizierung von im Standard-EKG nicht erkennbaren Vorhoferregungen. Es sollte daher eine Positionierung der Elektroden gewählt werden, bei denen dies bestmöglich gelingt. Für die Differenzierung von Breitkomplextachykardien gibt es zwei Arbeiten aus dem Jahr 2016, in denen die Überlegenheit der Positionierung der Elektroden im 2. und 4. Interkostalraum rechts parasternal gegenüber dem Standard-EKG nachgewiesen werden konnte.

Zur Beurteilung hinsichtlich einer AV-Dissoziation eignen sich dann besonders die Ableitungen I und V_1 des Lewis-EKGs. In einer Untersuchung von Huemer et al. wurde die AV-Dissoziation durch die modifizierte Lewis-Ableitung in 71 % der Fälle erkannt, im

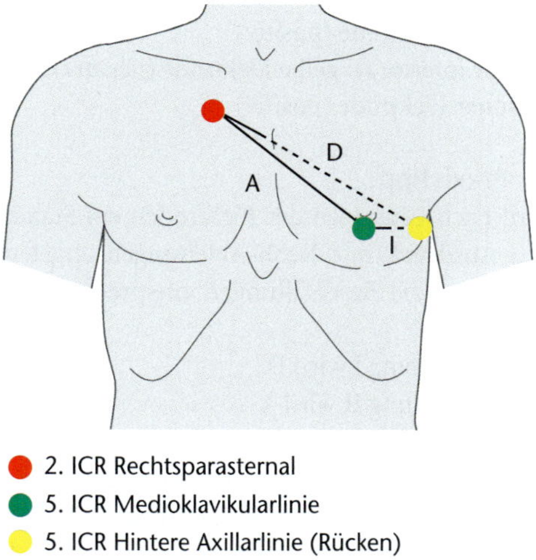

Abb. 3.29 Ableitungen nach Nehb [L106]

Standard-EKG in 49 % der Fälle. In der Arbeit von Aksu et al. lagen die Werte für die Identifizierung von P-Wellen in den Lewis-Ableitung bei 66,7 % gegenüber 33,3 % in den Standardableitungen.

Nehb-Ableitungen

1938 wurden die herznahen Ableitungen von Nehb eingeführt (➤ Abb. 3.29). Dies geschah zu einem Zeitpunkt, als die Brustwandableitungen nach Wilson noch nicht in den Kliniken eingesetzt wurden. Die Nehb-Ableitungen stellen eine bipolare Ableitung des EKGs in der Horizontalebene dar und werden auch als **kleines Herzdreieck** bezeichnet. Die Nehb-Ableitungen wurden fast ausschließlich in Deutschland angewendet und sind heute kaum noch zu finden. Ihr Haupteinsatzgebiet war dabei die Erkennung von Hinterwandinfarkten.

Die Ableitung wird mithilfe der Extremitätenableitungen gebildet. Dabei kommt die Elektrode des rechten Arms (rot) in den 2. Interkostalraum, direkt rechts neben dem Sternum. Die Elektrode des linken Arms (gelb) wird im 5. Interkostalraum auf der hinteren Axillarlinie platziert. Die Elektrode des linken Beins wird im 5. Interkostalraum auf Höhe der Medioklavikularlinie geklebt. Aus diesen Elektrodenpositionen entstehen dann die Ableitungsstrecken nach Nehb:

- D (für dorsal) = rote Elektrode (negativ) zu gelber Elektrode (positiv)
- A (für anterior) = rote Elektrode (negativ) zu grüner Elektrode (positiv)
- I (für inferior) = gelbe Elektrode (negativ) zu grüner Elektrode (positiv)

Praxistipp

Wird nach Umsetzen der Elektroden ein Standard-EKG-Ausdruck mit Nehb-Ableitungen angefertigt, so müssen die Beschriftungen entsprechend geändert werden:

- Aus Ableitung I wird D.
- Aus Ableitung II wird A.
- Aus Ableitung III wird I.

Die anderen Ableitungen des Ausdrucks müssen durchgestrichen werden, da sie nicht mit den ursprünglichen Ableitungen verglichen werden können.

3.3.2 Technische Aspekte der EKG-Anfertigung

Im Folgenden sollen einige grundlegende technische Aspekte besprochen werden, die bei der Anfertigung des EKGs und deren Auswertung von Bedeutung sind.

Das EKG-Papier

Das EKG ist die Aufzeichnung der Spannungsveränderungen des Aktionsstroms aus verschiedenen Blickwinkeln, übertragen auf den Zeitverlauf. Die Verwendung von Millimeterpapier für den EKG-Ausdruck bietet für die Auswertung viele Vorteile

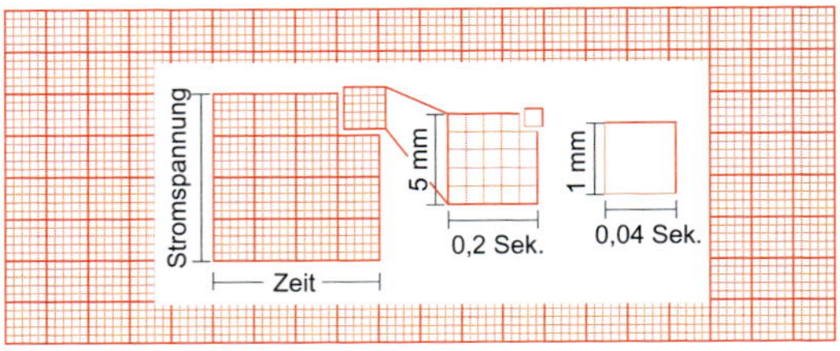

Abb. 3.30 EKG-Papier [L143]

(➤ Abb. 3.30). So kann mithilfe der Millimetereinteilung auf dem EKG-Papier in zwei Richtungen gemessen werden. Auf der y-Achse, also von unten nach oben, und auf der x-Achse, von links nach rechts. Auf der y-Achse können mithilfe des Millimeterpapiers die Spannungsschwankungen gemessen und in Millivolt umgerechnet werden. Auf der x-Achse können Zeitverläufe gemessen und in Sekunden oder Millisekunden umgerechnet werden. Damit das funktioniert, müssen bestimmte Konventionen für Spannung und Geschwindigkeit eingehalten werden, die im Folgenden besprochen werden sollen.

Messung der Spannung

Soll mithilfe des Millimeterpapiers die Spannung der Wellen und Zacken bestimmt werden, muss als erstes die Frage der **Eichung** geklärt sein. Bevor Befunde erhoben und Entscheidungen getroffen werden, muss klar sein, wie viele Millimeter auf dem Papier wie vielen Millivolt entsprechen. Die notwendige Information hierzu findet sich auf dem EKG-Papier. Entweder werden zu Beginn oder am Ende jeder Ableitung Eichzacken eingedruckt oder die Eichzacken finden sich zumindest zu Beginn einer einzelnen Ableitung.

Die **Eichzacke** ist an ihrer rechteckigen Form zu erkennen. Definitionsgemäß ist die Eichzacke 10 mm hoch und entspricht 1 mV. Dieses ist auch die Standardeinstellung der Eichung der EKG-Geräte. Die EKG-Aufzeichnung kann bei den meisten Geräteherstellern durch Veränderung der Eichung vergrößert oder verkleinert werden. Wie dies auf dem Ausdruck dokumentiert wird, ist durchaus unterschiedlich. Bei einer Verdoppelung der Aufzeichnungsamplitude wird bei einigen EKG-Geräten die Höhe der Eichzacke verdoppelt, sodass dann 20 mm 1 mV entsprechen. Bei anderen Herstellern bleibt die Eichzacke 10 mm hoch und erhält eine Beschriftung, die deutlich macht, dass sie jetzt nur noch 0,5 mV entspricht. Der Effekt ist der

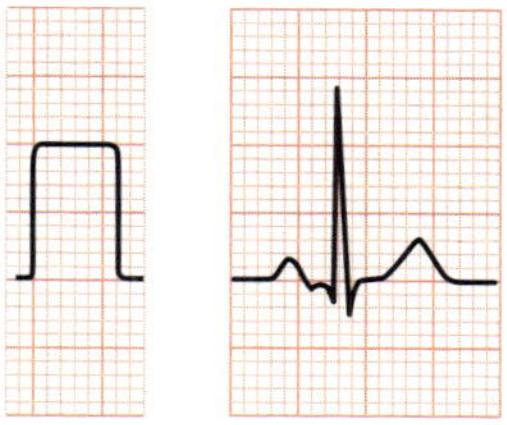

Abb. 3.31 Ordnungsgemäße Kalibrierung eines EKG-Geräts, ein elektrisches Signal von 1 mV (= 10 kleine Kästchen vertikal) produziert einen Ausschlag von exakt 10 mm Höhe (= 10 kleine Kästchen vertikal). [L143]

gleiche, die EKG-Aufzeichnung wird „vergrößert" auf dem Papier dargestellt. Auch eine Verkleinerung der Amplitude um den Faktor 0,5 ist möglich. Hier gibt es in der Kennzeichnung ebenfalls unterschiedliche Verfahren. Entweder wird die Eichzacke nur 5 mm hoch eingedruckt und entspricht dann 1 mV, oder die Eichzacke wird unverändert mit 10 mm eingedruckt und entspricht dann 2 mV und ist entsprechend beschriftet (➤ Abb. 3.31).

MERKE

Die Eichung der Spannung ist auf dem EKG-Papier ersichtlich. Die Standardeinstellung ist: 10 mm = 1 mV

- „Vergrößerung" der Amplitude: 10 mm = 0,5 mV
- „Verkleinerung" der Amplitude: 10 mm = 2 mV

Auf den ersten Blick erscheint diese Auswahlmöglichkeit verwirrend. Sie kann bei der EKG-Aufzeichnung aber durchaus nützlich sein, da durch die Verstellung der Amplitudenhöhe eine bessere Auswertung ermöglicht werden kann. So geht es bei der Beurteilung von ST-Strecken-Veränderungen darum, die Hebungen und Senkungen genau auszumessen, um feststellen zu können, ob bestimmte Grenzwerte erreicht oder überschritten werden. Um dies mit bloßem Auge möglichst genau durchführen zu können, kann eine Vergrößerung der Darstellung durchaus sinnvoll sein.

Praxistipp

Hebungen und Senkungen der ST-Strecke können mithilfe der Amplitudenverstellung besser beurteilt werden.

Für den Rechtsherzinfarkt muss die ST-Streckenhebung 0,05 mV betragen. Im Standard-EKG-Ausdruck mit einer Eichung von 10 mm = 1 mV würde dies 0,5 mm entsprechen und ist mit bloßem Auge manchmal kaum zu erkennen. Eine Vergrößerung der Amplitude um den Faktor 2 kann dies erleichtern. Um das Kriterium zu erfüllen, müsste die Strecke jetzt um 1 mm gehoben sein.

Da die EKG-Ableitung im Ausdruck meist in Blöcken zu drei oder sechs Ableitungen untereinander abgedruckt wird, kann es bei manchen Personen zu Überlagerungen der EKG-Kurven kommen. Dieses Phänomen ist häufig bei Menschen mit Vergrößerung des Herzens oder mit einem Linksschenkelblock zu finden. Verkleinert man hier die Amplitude, so können die Kammerkomplexe besser beurteilt werden, da sie sich nicht mehr gegenseitig überdecken. Bei Beurteilung der Spannung muss dann nur bedacht werden, dass 1 mm jetzt 2 mV entspricht.

Geschwindigkeit

Während der Aufzeichnung wird das Papier mit einer bestimmten Geschwindigkeit unter dem Schreiber hindurchgeschoben. Ist bekannt, wie viel Millimeter pro Sekunde unter dem Schreiber durchlaufen, kann die Millimetereinteilung des Papiers dazu genutzt werden, die Zeiten der Erregungsausbreitung zu bestimmen. **Standardisierte Geschwindigkeiten** für die EKG-Aufzeichnung sind **25 mm/Sek.** und **50 mm/Sek.**

Die Aufzeichnungsgeschwindigkeit 25 mm/Sek. wird meist verwendet, um sog. **Rhythmusstreifen** anzufertigen. Mithilfe der Rhythmusstreifen möchte man über einen längeren Zeitraum die Herzfrequenz auf dem Ausdruck beurteilen, um zu sehen, ob und, wenn ja, wie sich der Herzrhythmus verändert. Diese Geschwindigkeit hat den Vorteil, dass mit weniger Papier ein längerer Zeitraum des Herzschlags dokumentiert werden kann. Druckt man den Herzschlag für 1 Min. aus, so hätte der Streifen eine Länge von 1,5 m. Bei einer Aufzeichnungsgeschwindigkeit von 50 mm/Sek. wäre der Streifen 3 m.

Die Aufzeichnungsgeschwindigkeit 50 mm/Sek. gilt als Standard für den Ausdruck von 12-Kanal-EKGs. Beim 12-Kanal-EKG geht es weniger um die Beurteilung des Herzrhythmus als vielmehr um die Beurteilung von Veränderungen in der Erregungsausbereitung und -rückbildung. Hier bietet die schnellere Schreibgeschwindigkeit den Vorteil, dass die einzelnen Wellen und Zacken im Vergleich zu einer Geschwindigkeit von 25 mm/Sek. mehr auseinandergezogen werden und so besser beurteilbar sind. Gerade wenn es um die Bestimmung von Zeiten geht, ist dies bei einer Ableitungsgeschwindigkeit von 50 mm/Sek. viel genauer möglich.

Praxistipp

Auch die Geschwindigkeitseinstellung kann man in der Praxis sinnvoll nutzen. So sind P-Wellen meist besser bei einer Geschwindigkeit von 25 mm/Sek. zu erkennen. Geht es um das Ausmessen von Zeiten, so können diese genauer bei einer Ableitungsgeschwindigkeit von 50 mm/Sek. erfasst werden.

Positionierung der Person

Um eine möglichst störungsfreie EKG-Aufzeichnung zu erhalten, sollten möglichst optimale Bedingungen zur Aufzeichnung des EKGs herrschen. Dieses ist in der Pflege von Menschen leider nicht immer ganz einfach, da es vielfältige Störeinflüsse gibt. Das beginnt bei unruhigen, eventuell schmerzgeprägten Personen, setzt sich über die Positionierungsmöglichkeiten des zu pflegenden Menschen fort und endet bei elektrischen Störeinflüssen durch die Umgebung.

Um eine möglichst optimale EKG-Aufzeichnung zu erhalten, werden in einem solchen Fall gerne Filtereinstellungen verwendet, die diese Störungen unterdrücken sollen. Im Abschnitt weiter unten wird dargestellt, dass die Verwendung von Filtern negative Auswirkungen auf die Auswertbarkeit des EKGs hat, da sie zu Veränderungen der EKG-Kurve führen kann. Deshalb ist es sinnvoller, zunächst zu versuchen, die Störeinflüsse während der EKG-Aufzeichnung zu minimieren.

Das Standard-Ruhe-EKG wird normalerweise am liegenden Menschen aufgezeichnet, wobei der **Oberkörper leicht erhöht** (30–45°) wird. Im Sitzen oder im Stehen haben die inneren Organe eine andere Lage im Bezug zur Körperoberfläche als im Liegen. Von daher sollte angestrebt werden, das **EKG immer im Liegen** anzufertigen, um eine Vergleichbarkeit zu ermöglichen.

Die Positionierung der zu pflegenden Personen sollte dabei möglichst in einer Umgebung erfolgen, in der wenig Störquellen vorhanden sind. Liegt die

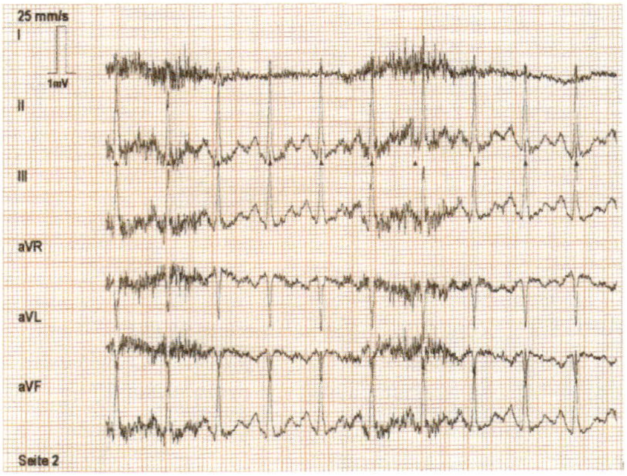

Abb. 3.32 50-Hz-Netzbrummen [O1090]

Person in einem Pflegebett, so kann die zum Heben und Senken des Betts und des Kopfteils eingebaute Elektronik zu feinsten Störungen im EKG führen. Gleiches kann auch durch eine elektrische Wärmedecke oder andere mit Stromquellen verbundene Geräte geschehen (➤ Abb. 3.32). Auch in der Nähe befindliche Mobiltelefone oder Digitalfunkgeräte können durch elektromagnetische Interferenzen Einfluss auf die Qualität der EKG-Aufzeichnung haben. In einer Untersuchung von Baranchuk et al. (2009) führten elektromagnetische Interferenzen bei jedem fünften EKG zu einer Fehlinterpretation, wobei die Ergebnisse auch von der Erfahrung des Personals abhängig waren. **Mobiltelefone oder Handfunkgeräte** sollten deshalb während der Aufzeichnung in größtmöglicher Entfernung zum EKG-Gerät gelagert werden oder ausgeschaltet sein.

Um das **Verwackeln der EKG-Aufzeichnung** zu verhindern, sollte die zu pflegende Person bequem und entspannt positioniert werden. Hierdurch kann eine unnötige Anspannung der Muskulatur verhindert und so das Muskelzittern minimiert werden. Zu einer bequemen Positionierung gehört, dass Kopf, Arme und Beine entspannt abgelegt werden können. Ein weiterer Grund für ein **verzittertes EKG** ist ein mögliches **Frösteln,** Dies kann zu feinem, mit dem bloßen Auge kaum sichtbarem Muskelzittern der Person führen und somit auch zu einem verwackelten EKG (➤ Abb. 3.33).

Durch die verzitterte Grundlinie des EKGs besteht potenziell die Gefahr einer Fehlinterpretation. Die feinen Zitterwellen können für ein Vorhofflimmern gehalten werden oder die P-Wellen durch die verwackelte Grundlinie nicht richtig erkannt werden.

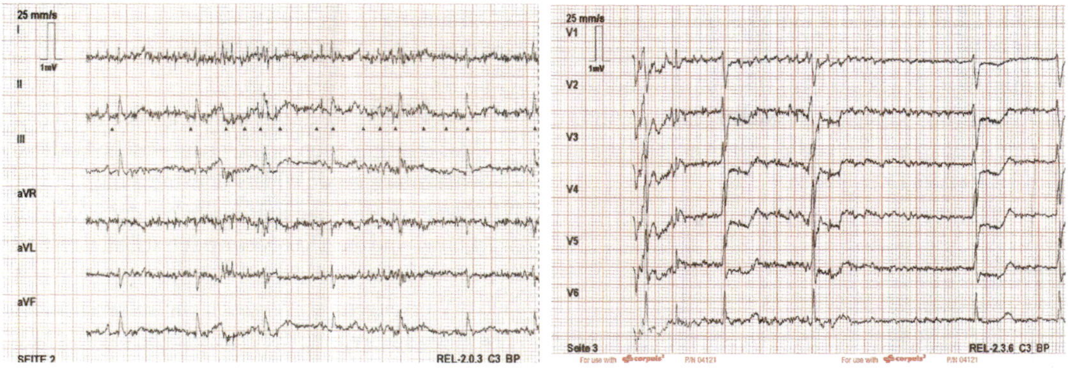

Abb. 3.33 Muskelartefakte [O1090]

Störungen können auch durch **Kleidungsstücke** verursacht werden, wenn sie über die Elektroden rutschen und so möglicherweise den Kontakt zur Haut wieder lösen.

Grundsätzlich sollte der zu pflegende Mensch vor Aufzeichnung des EKGs aufgeklärt und um seine Unterstützung gebeten werden. Die Person sollte aufgefordert werden, den Kopf entspannt zurückzulegen, die Augen zu schließen, nicht zu sprechen, sondern ruhig und gleichmäßig zu atmen sowie Arme und Beine entspannt abzulegen.

Bewegt sich die Person während der EKG-Aufzeichnung, so führt dies meist zu einem **wellenartigen Wandern der Grundlinie.** Solche Artefakte im EKG machen es unmöglich, die Grundlinie genau zu bestimmen, weshalb Hebungen oder Senkungen der ST-Strecke nicht sicher beurteilt und ausgemessen werden können.

Kleben der Elektroden

Um das Signal des Aktionsstroms überhaupt erfassen zu können, muss es zu einer Verbindung zwischen dem Körper der untersuchten Person und dem EKG-Gerät kommen. Zu diesem Zweck werden die **Kabel des EKG-Geräts mit Elektroden** verbunden. Am Markt werden verschiedene Formen von EKG-Elektroden angeboten. In den meisten Abteilungen werden heute **EKG-Klebeelektroden** verwendet. Diese werden als günstige selbstklebende Einwegprodukte hergestellt. Die EKG-Klebeelektroden bestehen aus einer Klebefolie, auf deren Oberseite ein Anschluss für das Kabel des EKG-Geräts zu finden ist und auf der Unterseite ein kleines Schaumstoffkissen, das mit Elektrodengel getränkt ist. Der Anschluss und das Elektrodenkissen sind durch die Klebefolie hindurch miteinander verbunden und stellen die eigentliche Silber-Silberchlorid-Elektrode dar. Das Gelkissen kann zum einen Bewegungsartefakte dämpfen, zum anderen bietet es einen guten elektrischen Übergang zwischen der Haut und der Elektrode. Großer Nachteil dieser schnell anwendbaren Elektroden ist die Gefahr der Austrocknung des Gelkissens. Dies kann bei unsachgemäßer Lagerung innerhalb weniger Tage geschehen. Deshalb empfehlen die meisten Hersteller, die Elektroden nicht schon im Vorfeld an die Kabel des EKG-Geräts anzuschließen, sondern sie bis zum Gebrauch gut verschlossen in der Originalverpackung zu lagern. Durch die Austrocknung des Gelkissens kann sich der Übertragungswiderstand um ein Vielfaches erhöhen und somit die Qualität der EKG-Aufzeichnung negativ beeinflussen.

MERKE
EKG-Elektroden sollen erst unmittelbar vor Gebrauch aus der Originalpackung entnommen und dann mit den Kabeln verbunden werden.

Bei **Aufsuchen der richtigen Ableitungspunkte** ist darauf zu achten, dass sich auch wirklich das **Zentrum der Elektrode über dem Ableitungspunkt** befindet und nicht der Rand der Klebefläche. Zur Aufzeichnung der Signale dient lediglich die kleine Fläche der eingelagerten Metallelektrode, die durch das Gelkissen etwas vergrößert wird.

Beim **Aufkleben der Elektrode** sollte nicht von oben auf das Gelkissen gedrückt werden, sondern lediglich der **Kleberand der Elektrode** angepresst werden, dies am besten mit einer streichenden Bewegung. Der Druck auf den Mittelpunkt kann zum Austreten von Flüssigkeit aus dem Gelkissen und zu Lufteinschlüssen führen, die negativen Einfluss auf die Qualität des EKGs haben.

Filter

Das Herz ist nicht die einzige Quelle für elektrische Aktionsströme, die vom EKG aufgezeichnet werden können. Bei der Aufzeichnung des EKGs gibt es viele **Störquellen im Körper** der untersuchten Person und in der Umgebung. Störungen können z. B. Muskelzittern, Bewegungsartefakte, Interferenzen mit Wechselstrom oder andere „Hintergrundgeräusche" sein. Daher sind die Hersteller von EKG-Geräten bemüht, diese Störungen auszuschalten, um ein möglichst klares EKG-Signal aufzeichnen zu können. Alle EKG-Geräte verfügen deshalb über sog. **Filtereinstellungen.**

Bei der Aufzeichnung des EKGs handelt es sich um die Registrierung eines periodischen Vorgangs, nämlich der Herzerregung. Diese erfolgt im Idealfall mit einer Frequenz von 60 Schlägen/Min. In der Technik oder Physik würde man diese periodische Wiederholung nicht mit 60 Wiederholungen/Min. beschreiben, sondern mit dem Begriff **1 Hertz (Hz).** Hertz ist die Einheit der Frequenz. Sie ist nach dem deutschen Physiker Heinrich Hertz benannt und beschreibt, wie oft sich ein Ereignis in 1 Sek. wiederholt. Die Ruhefrequenz des Herzens würde man technisch mit 0,83–1,5 Hz beschreiben. In der Medizin sprechen wir von 50–90 Schlägen/Min. Bei der Signalverarbeitung im EKG geht es nicht nur um die Frequenz, mit der sich ein Ereignis periodisch wiederholt, sondern auch um die differenzierte Form der einzelnen Ausschläge.

Technisch betrachtet erhält man für die Komponenten des EKGs folgende Frequenzen:
- Herzfrequenz: 0,67–3,6 Hz
- P-Welle: 0,67–3,6 Hz
- Kammerkomplex: 10–50 Hz
- T-Welle: 1–7 Hz
- Hochfrequenzpotenziale 100–500 Hz

Die **Frequenzen von häufigen Störsignalen** sind z. B.:
- Muskel: 5–50 Hz
- Atmung: 0,12–0,6 Hz
- Störung durch externe elektrische Quellen: 50–60 Hz
- Andere elektrische Störquellen: größer 10 Hz (Muskelstimulation, starke magnetische Felder, Schrittmacher mit Widerstandsmessung)

Eine weitere wichtige Störquelle bei der EKG-Aufzeichnung sind die **EKG-Elektroden** selbst, sie reagieren mit der Haut und können eine Spannung von 200–300 mV erzeugen. Im Vergleich zur aufgezeichneten Erregungsausbreitung des Herzens, die bei 0,1–2 mV liegt, bilden sie einen wesentlichen Störeinfluss.

Um das Konzept des Filters im EKG-Gerät besser zu verstehen, kann man diesen mit einem Sieb vergleichen. Aufgabe eines Siebs ist es, Dinge voneinander zu trennen. Wenn Sie an den Strand gehen und ein sehr feines Sieb verwenden, um dort den Sand zu sieben, passiert Folgendes: Die feinen Sandkörner werden die Löcher des Siebs passieren und auf den Boden rieseln. Zurück bleiben größere Steinchen, Muschelteile und andere Dinge, die zu groß für die Löcher im Sieb sind. Verwenden Sie ein Sieb mit gröberen Maschen, so werden auch die größeren Sandkörner und eventuell auch Teile von Muscheln durch das Sieb fallen. Wenn Sie nach dem Sieben die zwei Sandhaufen vergleichen, wird es Ihnen bei dem zweiten Haufen leichter fallen, zu erkennen, dass es sich um Sand von einem Strand handelt. Sie finden hier mehr Spuren, wie z. B. Muschelteile, die auf den Ursprung hinweisen. Beim ersten, sehr fein gesiebten Haufen, wo nur feine Sandkörner zurückbleiben, könnte der Sand von einem Strand, aus dem Wald oder aus einer Sandkiste stammen. Dies ist nicht mehr zu erkennen, da der Haufen lediglich aus feinsten Sandkörnern besteht.

Genauso verhält es sich auch mit den Filtereinstellungen am EKG-Gerät. Wenn Sie eine **feine Filtereinstellung** verwenden (das Sieb hat kleine, feine Maschen) – dies entspricht bei den meisten Geräten einer Einstellung von 0,5–40 Hz –, werden viele der oben aufgeführten Störsignale herausgefiltert. Das EKG sieht schön und gerade aus (➤ Abb. 3.34). Rhythmus und Ausschläge sind dann meist gut zu erkennen.

Verwenden Sie eine **gröbere Einstellung** (das Sieb hat große, grobe Maschen) – bei den meisten Geräten entspricht das der Einstellung 0,05–150 Hz –, werden wesentlich mehr elektrische Signale durchgelassen und vom EKG aufgezeichnet. Das bedeutet, Sie finden mehr Informationen im EKG. Dies sind zum einen na-

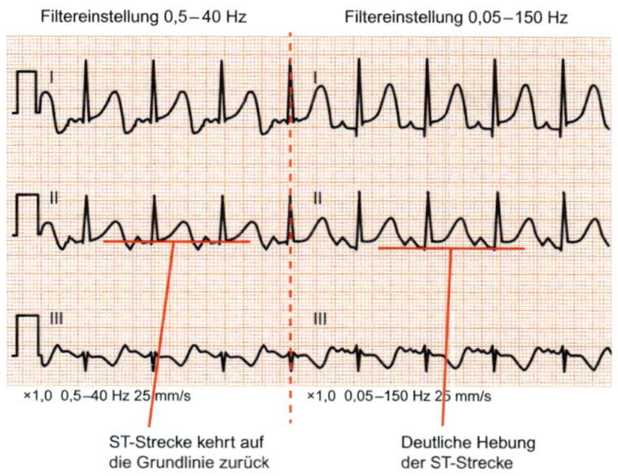

Abb. 3.34 Veränderung der EKG-Kurve durch Filtereinstellungen [L143]

türlich eventuelle Störungen, aber auch die eigentliche EKG-Kurve ist unverfälschter. Für diagnostische EKGs empfiehlt die American Heart Association (AHA) eine Filtereinstellung von 0,05–150 Hz.

Da das EKG-Gerät nicht zwischen relevanten und nicht-relevanten Signalen unterscheiden kann, haben die Filtereinstellungen z. B. Auswirkungen auf die Darstellung der ST-Strecke. Wie in ➤ Abb. 3.34 klar zu sehen, kann es bei Verwendung der Filtereinstellung 0,5–40 Hz zu deutlichen Veränderungen kommen. Das kann dazu führen, dass ein vorhandener Infarkt nicht mehr erkannt werden kann oder dass bei einem nicht vorhandenen Infarkt im EKG trotzdem der Eindruck von ST-Strecken-Veränderungen entsteht. Je geringfügiger die Veränderung des Aktions- oder Verletzungsstroms, desto größer ist die Wahrscheinlichkeit, dass die Veränderungen im EKG bei einer solchen Filtereinstellung nicht mehr richtig erkannt werden.

Deshalb sollte bei der Beurteilung des EKGs darauf geachtet werden, mit welcher **Filtereinstellung** es aufgezeichnet wurde. Zuverlässig ist eine Infarktdiagnostik nur bei der **Einstellung 0,05–150 Hz** möglich. Sie wird deshalb häufig auch als **diagnostische Filtereinstellung** bezeichnet. Bei der Filtereinstellung 0,5–40 Hz spricht man auch von **Monitormodus,** da das aufgezeichnete EKG eigentlich nur noch zur Rhythmusbeurteilung verwendet werden kann.

Einige Geräte haben zusätzlich noch eine unveränderbare Filtereinstellung für die Ableitung über die Klebeelektroden des Defibrillators, diese liegt bei 0,5–25 Hz, sodass möglichst viele Störsignale herausgefiltert werden. Geht es lediglich um die Beurteilung, ob ein Herzrhythmus vorliegt und, wenn ja, mit welcher Frequenz, oder ob es sich bei der Aufzeichnung um Kammerflimmern oder eine Asystolie handelt, ist die Verwendung einer solchen Filtereinstellung unproblematisch. **Zur differenzierten Befundung des EKGs sollte sie auf keinen Fall verwendet werden.**

MERKE

Die Filtereinstellungen sind ein nützliches Hilfsmittel und können die EKG-Beurteilung unterstützen, wenn man sie bewusst und situationsgerecht einsetzt.
Zur Beurteilung von Herzrhythmusstörungen kann der Monitormodus mit einer Filtereinstellung 0,5–40 Hz sinnvoll sein. Grobe Störungen werden herausgefiltert, P-Wellen, Kammerkomplexe und T-Wellen können eventuell besser erkannt werden.
Zur Diagnose aller anderen EKG-Veränderungen sollte die Filtereinstellung im Diagnosemodus (0,05–150 Hz) verwendet werden. Nur so erhält man eine möglichst unverfälschte EKG-Kurve.

Die Haut

Zur EKG-Aufzeichnung wird die Elektrode mit dem Elektrolytgel auf der Haut platziert. Somit wird die Haut ein wichtiger Bestandteil des „Stromkreises" und kann wesentlichen Einfluss auf die Qualität der EKG-Aufzeichnung haben. Leider hat die Haut des menschlichen Körpers einen **hohen elektrischen Widerstand** und ist damit ein schlechter elektrischer Leiter.

Die äußere Hautschicht **(Epidermis)** besteht aus mehrschichtigen Plattenepithelzellen und wird nicht von Blutgefäßen durchzogen. Nur die tieferen Bereiche der Haut werden durch Blutgefäße versorgt und können sich reproduzieren. Alte abgestorbene Hautzellen werden zur Hautoberfläche hin abgeschoben. Die abgestorbenen Hautzellen bestehen lediglich aus Keratinfasern sowie Zellmembranen und enthalten keine Flüssigkeit mehr. Zudem sind sie mit Schmutz und hauteigenen Fetten durchsetzt. Diese obere Hautschicht ist die Ursache für den hohen Hautwiderstand.

Auch wenn die Reinigung der Haut etwas zusätzliche Zeit in Anspruch nimmt, so kann hierdurch die Qualität der EKG-Aufzeichnung wesentlich verbessert werden. Im ersten Schritt sollten **Haare gekürzt oder entfernt** werden. Im nächsten Schritt sollte die obere Hautschicht vorbereitet werden. Hierzu sollten keine alkoholischen oder seifenhaltigen Reinigungsmittel eingesetzt werden, da diese die Haut weiter austrocknen können. Durch ein einfaches, aber kräftiges Abreiben der oberen Hautschichten mithilfe einer trockenen Mullkompresse kann der Hautwiderstand deutlich gesenkt werden.

Einige Hersteller von EKG-Elektroden bieten spezielle Pads zur Hautreinigung an. Diese Pads haben ähnliche Eigenschaften wie ultrafeines Sandpapier. Durch **dreimaliges Abreiben der Hautstelle,** auf der die Elektrode platziert werden soll, kann der Hautwiderstand um über 90 % gesenkt und Störeinflüsse können so minimiert werden.

Der Ausdruck

Bei älteren EKG-Geräten erfolgte der Ausdruck in Echtzeit. Das bedeutet, dass nach Betätigung der Druckfunktion der Ausdruck des EKGs dem entspricht, was zur gleichen Zeit am Herzen passiert. Bei modernen Geräten werden die EKG-Kurven aufgezeichnet, in ein digitales Signal umgewandelt, zwischengespeichert, analysiert und dann ausgedruckt. Bei diesen Ausdrucken werden dann zum Teil auch schon Auswertungen und Befundungen mitgeliefert.

Normalerweise wird das EKG in bestimmten, geordneten Gruppen ausgedruckt. Beim 12-Kanal-EKG ist die **Anordnung von drei oder sechs Ableitungen untereinander** üblich. Dabei sind die Gruppen nach dem Ursprung der Ableitung geordnet.

So werden häufig die Ableitungen I, II und III untereinander angeordnet und gedruckt. Im Anschluss oder darunter folgen die Ableitungen aVR, aVL und aVF in einer Gruppe. Dann folgen die Brustwandableitungen V_1 bis V_6 entweder in zwei Dreiergruppen oder alle untereinander. Einige Geräte drucken unter dem Standard-EKG noch einen Rhythmusstreifen aus, der meist aus der Ableitung II gewonnen wird. Diese Form des Ausdrucks ist v. a. im angelsächsischen Raum sehr verbreitet.

Je nach Gerätehersteller variieren beim Ausdruck auch die **Zeitabschnitte,** die ausgedruckt werden.

Bei älteren Geräten entspricht der Ausdruck meist einer fortlaufenden Aufzeichnung. Das bedeutet, dass die aufgezeichneten Ereignisse von links nach rechts, nacheinander abgelaufen sind. Für die untereinander angeordneten Ableitungen gilt dann, dass die Aufzeichnungen in den drei oder sechs dargestellten Ableitungen zur selben Zeit stattgefunden haben, also die untereinander dargestellten Herzschläge dieselben sind.

Bei neueren Geräten, die mit Speicherung der Daten arbeiten, kann es aber auch sein, dass alle 12 Kanäle den gleichen Zeitraum darstellen und daher in allen Ableitungen die gleichen Herzschläge zu sehen sind. Hier muss man wissen, wie der Hersteller des verwendeten Geräts beim Erstellen der Ausdrucke verfährt, um keine falschen Schlüsse zu ziehen.

Die unterschiedlichen Vorgehensweisen können den einen oder anderen Vorteil bieten, können aber auch ungeahnte Stolpersteine enthalten. So variiert bei einigen Herstellern die **Geschwindigkeit des Abdrucks** der EKG-Kurve, obwohl der Drucker mit kontinuierlicher Geschwindigkeit läuft.

Ein Beispiel wäre der 12-Kanal-Ausdruck des Corpuls³. Er kann so konfiguriert werden, dass die zwölf Standardableitungen mit einer Geschwindigkeit von 25 mm/Sek. ausgedruckt werden. Danach folgt der Ausdruck sog. repräsentativer Schläge. Zur Erzeugung dieser werden die aufgezeichneten EKG-Komplexe auf ihr Aussehen hin überprüft. EKG-Komplexe mit einer ähnlichen Morphologie werden mathematisch gemittelt und anschließend grafisch dargestellt. Die repräsentativen Schläge sollen die Auswertung des EKGs unterstützen.

Die repräsentativen Schläge der zwölf Standardableitungen werden rechnerisch „vergrößert" und dann ausgedruckt. Dies führt dazu, dass der Ausdruck auf dem EKG-Papier einer Vorschubgeschwindigkeit von 50 mm/Sek. entspricht, obwohl das Papier mit nur 25 mm/Sek. aus dem Drucker kommt. Zudem ändert sich bei der Darstellung der repräsentativen Schläge auch noch die Eichung. Sie werden nicht mit einer Eichung von 10 mm/1 mV, sondern mit einer von 10 mm/0,5 mV dargestellt. Wie oben beschrieben, kann dies durchaus Vorteile bieten. Bei Beurteilung von ST-Strecken-Hebungen oder Senkungen muss man diese Unterschiede nur beachten.

Beim Corpuls³ findet sich unter den mit 50 mm/Sek. dargestellten repräsentativen Schlägen dann noch ein Rhythmusstreifen, der mit 25 mm/Sek. dargestellt ist. Hier muss bei der Ermittlung von Zeiten darauf geachtet werden, in welchem Bereich welche Geschwindigkeit verwendet wurde.

3.4 Interpretation des Notfall-EKGs: einfache und systematische Auswertung

Katharina Everts (basierend auf Texten von Michael Praetz)

Das EKG ist ein technisches Hilfsmittel, das zur Beurteilung des Patientenzustands und möglicher Arbeitsdiagnosen eingesetzt wird. Wie in den vorangehenden Abschnitten gelernt, können vielfältige Veränderungen im EKG auftreten. Daher ist es wichtig, die Informationen systematisch zu erfassen, um **Fixierungsfehler** zu vermeiden. Die angewendete Systematik sollte dabei der Bedrohlichkeit der Auswirkungen auf den Zustand des zu pflegenden Menschen und der möglichen Einflussnahme auf die Beurteilung der EKG-Kurve folgen. So kann z. B. eine ausgeprägte Tachykardie mit 160 Schlägen/Min. eine wesentliche Bedrohung des Patientenzustands darstellen, auf der anderen Seite erschwert die hohe HF die Beurteilung der ST-Strecke und Hebungen oder Senkungen können nicht ausgemessen werden. In einer solchen Situation hat die **Stabilisierung des zu pflegenden Menschen** Vorrang vor der EKG-Interpretation. Zudem ermöglicht die systematische Auswertung die Schlussfolgerung, dass ST-Strecken-Veränderungen aufgrund der hohen HF nicht sicher beurteilt werden können.

Bei der Auswertung des EKGs sollte man sich zudem bewusst machen, dass es einen Unterschied zwischen der Beschreibung und der Beurteilung von EKG-Veränderungen gibt. Unter **Beschreibung** versteht man das Erkennen und Benennen von objektiven Veränderungen im EKG. Hierzu zählen z. B. das Ausmessen von Zeitverläufen oder Abmessen von Abweichungen der Amplituden im EKG sowie die Beurteilung von morphologischen Veränderungen der einzelnen Komplexe und Wellen.

Im nächsten Schritt geht es darum, die objektiv festgestellten Veränderungen einer oder mehreren möglichen EKG-Diagnosen zuzuordnen. Hierbei sollte zunächst geprüft werden, ob ein, zwei oder mehrere Kriterien für die eine oder andere Diagnose sprechen. Im nächsten Schritt sollte man dann vor sich selbst begründen, warum welche Diagnose gewählt wurde. So wird die Diagnose nicht nur sicherer, sondern man trainiert sich bei jeder EKG-Interpretation selbst.

Wir empfehlen folgende sechs Fragestellungen zur Interpretation des Notfall-EKGs:

- **1. Schritt:** Wie ist der Zustand der betroffenen Person?
- **2. Schritt:** Wie ist die technische Qualität des EKGs?
- **3. Schritt:** Gibt es HRST? Müssen diese sofort behandelt werden oder beeinflussen sie die weitere EKG-Bewertung?
- **4. Schritt:** Wie ist der Lagetyp der elektrischen Herzachse im EKG?
- **5. Schritt:** Liegt ein Schenkelblock oder Schrittmacher-EKG vor? Beeinflusst dies die weitere Beurteilung des EKGs?
- **6. Schritt:** Gibt es pathologische Veränderungen der Q-Zacken, ST-Strecken oder T-Wellen?

3.4.1 1. Schritt: Wie ist der Zustand der betroffenen Person?

Auch wenn es banal klingen mag, wichtigster Grundsatz in der Notfallmedizin ist die **Behandlung des zu pflegenden Menschen** und nicht die Behandlung irgendwelcher Werte. In der Praxis ist immer wieder zu beobachten, dass die Köpfe über einem Gerät oder einem EKG-Streifen zusammengesteckt werden, um sich über die Befundung zu unterhalten, während der zu pflegende Mensch in dieser Zeit keine oder nur wenig Beachtung erfährt. Grundsätzlich sind alle erhobenen Messwerte nur zusätzliche Hilfsmittel in der Versorgung.

Über die Bedrohlichkeit ihres Zustands gibt die betroffene Person selbst am besten Auskunft. Hier hilft die einfache, strukturierte Beurteilung. Meist kann schon im Rahmen einer einfachen klinischen Beurteilung anhand des **(x)ABCDE-Schemas** (➤ Kap. 4.1.2) die Bedrohlichkeit des Zustands innerhalb weniger Sekunden abgeschätzt werden.

Wird diese initiale Untersuchung **(Primary Survey)** durch gezielte Fragen einer systematischen Anamnese sowie eine erweiterte körperliche Untersuchung inklusive Vitalparameter **(Secondary Survey)** ergänzt, können Ursache und Auswirkungen von Störungen meist schon gut eingegrenzt werden.

Der European Resuscitation Council (ERC) definiert in seinen Leitlinien (2021) die sog. **Instabilitätszeichen.** Sie sind ein Indikator dafür, dass der Zustand der betroffenen Person instabil zu sein scheint und dass die potenzielle Gefahr einer gänzlichen oder teilweisen Verschlechterung besteht.

Instabilitätszeichen sind demnach:

- Schock – Hypotension (systolischer Blutdruck < 90 mmHg), Blässe, Schwitzen, klamme Extremitäten, Benommenheit oder beeinträchtigtes Bewusstsein
- Synkope – vorübergehender Bewusstseinsverlust aufgrund eines allgemein reduzierten Blutflusses zum Gehirn
- Herzinsuffizienz – Lungenödem und/oder gestaute Halsvenen (mit/ohne periphere Ödeme und Lebervergrößerung)
- Myokardischämie – typischer ischämiebedingter Brustschmerz und/oder Nachweis einer Myokardischämie im 12-Kanal-EKG
- Extreme HF – zusätzlich zu den genannten bedrohlichen Symptomen kann es angebracht sein, eine extreme HF für sich allein als bedrohlichen Befund zu betrachten, der einer dringlicheren Beurteilung und Therapie bedarf als eine weniger ausgeprägte Tachy- oder Bradykardie ohne bedrohliche Symptome:
  - Extreme Tachykardie: Wenn die HF steigt, verkürzt sich die Diastole mehr als die Systole. Bei HRST, die zu sehr hohen HF führen, verringert sich das Herzschlagvolumen dramatisch (da die Diastole sehr kurz ist und das Herz nicht mehr genügend Zeit hat, sich ausreichend zu füllen), und der koronare Blutfluss wird reduziert (da dieser überwiegend während der Diastole stattfindet), was möglicherweise eine Myokardischämie verursacht. Je höher die HF, desto schlechter wird dies entsprechend toleriert werden.
  - Extreme Bradykardie: Grundsätzlich wird eine Bradykardie umso schlechter vertragen, je langsamer sie ist. HF unter 40/Min. werden oft schlecht vertragen. Dies ist besonders bei Personen mit einer schweren Herzerkrankung der Fall, die bei einer Bradykardie das Schlagvolumen nicht kompensatorisch steigern können. Manche Personen mit einer sehr schweren Herzerkrankung benötigen HF, die höher als normal sind, um das Herzzeitvolumen aufrechterhalten zu können, und selbst eine „normale" HF kann für solche Personen inadäquat niedrig sein.

Liegen Instabilitätszeichen vor, so ist in der Regel eine **umgehende, möglichst kausale Therapie** erforderlich.

Zudem sollten Sie sich in diesem Schritt noch einmal vergewissern, dass der zu pflegende Mensch und das vorliegende EKG wirklich zusammengehören.

3.4.2 2. Schritt: Wie ist die technische Qualität des EKGs?

Im nächsten Schritt sollte man sich einen Überblick über die technische Qualität des EKGs verschaffen (➤ Kap. 3.3.2).

Mit einem ersten Blick über alle Ableitungen verschaffen Sie sich einen Überblick, ob **Artefakte oder Bewegungen der Grundlinie** vorliegen, die die Auswertung und Beurteilung erschweren. Ist dies der Fall, prüfen Sie, ob die Anfertigung eines neuen EKGs unter verbesserten Umgebungsbedingungen zu einer Verbesserung der EKG-Qualität führen kann. Artefakte und Bewegungen der Grundlinie können die Auswertung beträchtlich erschweren und haben das Potenzial der Fehlinterpretation des EKGs. Diese Fehleinschätzungen können durchaus schwerwiegende Folgen haben.

Zweiter Punkt ist die **Prüfung der Aufzeichnungseinstellungen** (s. o.). Hier vergewissern Sie sich, mit welcher Geschwindigkeit das EKG aufgezeichnet wurde. Nur so können Fehlmessungen für Frequenzen und Zeitverläufe vermieden werden.

Es folgt die **Prüfung der Amplituden- und Filtereinstellung** (s. o.). Schauen Sie auf die Eichzacke und bedenken Sie, dass die Einstellung der Amplitude wesentlichen Einfluss auf das Ausmessen von Spannungsveränderungen hat.

3.4.3 3. Schritt: Gibt es Herzrhythmusstörungen?

Wie schon in ➤ Kap. 3.4.1 beschrieben, können HRST einen großen Einfluss auf den Patientenzustand und die Beurteilbarkeit des EKGs haben. Deshalb müssen sie möglichst frühzeitig erkannt werden. Dabei gibt es HRST, die auf den ersten Blick zu erfassen sind. Es gibt aber auch einige, die nur anhand von Detailveränderungen der EKG-Kurve aufzuspüren sind. Es ist deshalb wichtig, systematisch und strukturiert auf die

Suche nach HRST zu gehen. Um dies sicherzustellen, empfiehlt der ERC sechs Schritte zur Beurteilung von HRST. Der Vorteil der Anwendung dieser sechs Schritte liegt in der engen Verknüpfung mit den Behandlungsalgorithmen für HRST der ERC-Leitlinien:

- Ist elektrische Aktivität vorhanden?
- Wie hoch ist die Kammerfrequenz?
- Ist der Kammerkomplex schmal oder breit?
- Ist der Herzrhythmus regelmäßig oder unregelmäßig?
- Ist Vorhofaktivität erkennbar?
- Steht die Vorhofaktivität in Beziehung zur Kammeraktivität – falls ja, wie?

MERKE

Das 6-stufige Vorgehen zur Herzrhythmuserkennung eines Notfall-EKGs wird bei Verdacht auf Myokardischämie und -infarkt durch den ERC um zwei weitere Fragen vervollständigt:

- Ist die ST-Strecke isoelektrisch?
- Sind T-Wellen positiv? Wie ist das QT-/QTc-Intervall?

Ist elektrische Aktivität vorhanden?

Diese Frage erscheint im ersten Blick überflüssig, hat jedoch gerade in Stresssituationen durchaus ihre Berechtigung. Da Sie sich im ersten Schritt im Rahmen der Ersteinschätzung einen Überblick über den Zustand des zu pflegenden Menschen verschafft haben, wissen Sie, ob beim zu pflegenden Menschen Lebenszeichen vorliegen oder nicht.

Liegen keine Lebenszeichen vor und findet sich im EKG keine elektrische Aktivität, so spricht dies für eine **Asystolie.** Liegen Lebenszeichen vor und findet sich keine elektrische Aktivität, so sind technische Probleme bei der EKG-Aufzeichnung vorhanden. Sie können überprüfen, ob sich die fehlende elektrische Aktivität über alle zwölf Ableitungen erstreckt oder lediglich über einen Teil der Ableitungen. Sind nur einige Ableitungen betroffen, so spricht dies für **lose EKG-Elektroden oder Kabeldefekte am Gerät.** Sind alle Ableitungen betroffen, so bleiben als mögliche Ursache lediglich **Kabeldefekte oder Störungen des EKG-Geräts.** Einige Hersteller kennzeichnen fehlende elektrische Aktivität aufgrund von technischen Ursachen durch Darstellung von technisch generierten, meist rechteckigen Zacken, die eindeutig von elektrischen Erregungen des Herzens zu unterscheiden sind.

Ist eine elektrische Aktivität vorhanden, besteht der nächste Schritt in der Abschätzung der Kammerfrequenz.

Wie hoch ist die Kammerfrequenz?

Im nächsten Schritt verschaffen Sie sich einen Überblick über die Kammerfrequenz des Herzens. In Verbindungen mit den Ergebnissen Ihrer Ersteinschätzung sind so Rückschlüsse möglich, ob eventuell extreme Abweichungen der Kammerfrequenz Auswirkungen auf den Zustand des zu pflegenden Menschen haben. Normalerweise liegt die HF bei 60–100 Schlägen/Min. Eine Kammerfrequenz von unter 60 Schlägen/Min. wird als **Bradykardie** bezeichnet, eine Frequenz über 100 Schlägen/Min. als **Tachykardie.** Diese beiden Werte sind wichtig, da sie den Einstieg in die entsprechenden Behandlungsalgorithmen des ERC darstellen.

Verlassen Sie sich bei der Beurteilung der Kammerfrequenz nicht auf die angezeigten Werte Ihres EKG-Geräts. Dies gilt insbesondere, wenn der zu pflegende Mensch eine ausgeprägte **Arrhythmie** hat. Auch Extrasystolen oder hohe T-Wellen können vom Gerät fehlinterpretiert und als Kammerkomplex mitgezählt werden und so falsche HF ergeben.

EKG-Geräte errechnen die HF aus den RR-Intervallen. Man erkennt dies daran, dass die angezeigte HF bei Personen mit Arrhythmien in kurzen Abständen ausgeprägt schwankt.

Bei der **Berechnung der Kammerfrequenz** mithilfe der RR-Intervalle wird die Zeit zwischen einer R-Zacke und der nachfolgenden R-Zacke ausgemessen. Im Anschluss werden 60 Sek. durch den ermittelten Wert des RR-Intervalls dividiert und die Anzahl von Kammererregungen pro Minute ist ermittelt. Bei einem regelmäßigen Herzschlag, der durch gleichmäßige RR-Intervalle definiert ist, ist diese Methode zuverlässig. Je größer die Schwankungen der RR-Intervalle bei einer Arrhythmie sind, desto unzuverlässiger ist diese Methode. Hier müssen längere Zeiträume betrachtet werden, um einen aussagekräftigen Mittelwert zu erhalten.

Auf ähnliche Weise erfolgt die Beurteilung der HF mithilfe eines **EKG-Lineals.** Je nach Hersteller wird hier ein Mittelwert der Kammerfrequenz aus zwei oder drei RR-Intervallen ermittelt.

Für die Perfusion des Gehirns und der Organe spielt die Regelmäßigkeit des Herzschlags eine etwas untergeordnete Rolle, solange die Pausen zwischen mechanisch aktiven Kammererregungen nicht zu lang sind. Die Windkesselfunktion der Aorta und die elastischen Fasern der großen Arterien können auch bei einer Arrhythmie für einen kontinuierlichen Blutstrom sorgen. Sind die RR-Intervalle größer als 1,5–2 Sek., so versagt dieser Kompensationsmechanismus und die verminderte Perfusion kann zu einer **Synkope** führen, da die Perfusion des Gehirns nicht mehr ausreichend ist, um den Sauerstoff- und Nährstoffbedarf zu sichern.

Haben Sie kein EKG-Lineal zur Hand, so kann auch das **EKG-Papier** bei der Beurteilung der HF helfen. Das EKG wird auf Millimeterpapier aufgezeichnet. Die kleinsten Einheiten sind Quadrate mit 1 mm Kantenlänge. Zwischen zwei stärker ausgezogenen Linien befinden sich jeweils fünf kleine Quadrate, die Strecke entspricht also 5 mm. Die meisten Hersteller fügen am Rand des EKG-Papiers noch zusätzliche Markierungen zur Hilfestellung ein. Dies können kleine Striche oder Dreiecke sein. Meist finden sich diese Zusatzmarkierungen in einem Abstand von jeweils 75 mm oder 15 größeren Kästchen zu 5 mm. Diese Markierungen können eine wertvolle Hilfe bei der Auswertung der HF darstellen.

Bei einer Registriergeschwindigkeit von 25 mm/Sek. entspricht ein kleines Kästchen (1 mm) 1/25stel einer Sekunde oder, als Dezimalzahl ausgedrückt, 0,04 Sek. Die Zeit zwischen zwei stärker ausgezogenen Linien entspricht dann 5 × 0,04 = 0,2 Sek. Der Abstand zwischen den Markierungen am Rand (75 mm) entspricht dann 75 × 0,04 = 3 Sek.

Wird das EKG mit 50 mm/Sek. geschrieben, so verändern sich diese Werte entsprechend. Ein kleines Kästchen entspricht dann einer Zeit von 0,02 Sek, der Abstand zwischen zwei stärkeren Linien beträgt 0,1 Sek. Zwischen den Markierungen auf dem Rand beträgt der Zeitabstand dann 75 × 0,02 = 1,5 Sek.

MERKE

Aufzeichnung mit 25 mm/Sek.: 1 mm = 0,04 Sek., 5 mm = 0,2 Sek., 75 mm = 3 Sek.
Aufzeichnung mit 50 mm/Sek.: 1 mm = 0,02 Sek., 5 mm = 0,1 Sek., 75 mm = 1,5 Sek.

Auf dieser Grundlage können Sie auch ohne Hilfsmittel schnell die Kammerfrequenz mit zwei einfachen Methoden ermitteln.

300er-Regel, wenn die Kammererregung regelmäßig ist

Bei einer Schreibgeschwindigkeit von 25 mm/Sek. entspricht ein großes Kästchen (5 mm) 0,2 Sek. Eine Minute hat 60 Sek., somit entsprechen 300 große Kästchen (60 ÷ 0,2 = 300) 1 Min. Teilen Sie 300 durch die Anzahl der großen Kästchen zwischen zwei R-Zacken, so erhalten Sie die Kammerfrequenz.

Liegt zwischen der ersten und der nachfolgenden R-Zacke ein großes Kästchen, so beträgt die Kammerfrequenz 300 ÷ 1 = 300/Min. Liegen zwischen zwei R-Zacken zwei große Kästchen, so beträgt die Kammerfrequenz 300 ÷ 2 = 150/Min.

Für die ersten sechs Rechenschritte ergeben sich gerade Werte, die einfach zu merken sind (➤ Abb. 3.35).

In der Praxis kann dieses Verfahren schnell angewendet werden, indem Sie sich im ersten Schritt eine R-Zacke, die auf einer dick ausgezogenen Linie liegt, suchen. Im nächsten Schritt benennen Sie die nachfolgende, dick ausgezogene Linie mit dem Wert 300. Findet sich hier eine R-Zacke, so entspricht die ermittelte Kammerfrequenz 300 Schlägen pro Minute. So zählen Sie von einer dick ausgezogenen Linie zur nächsten die Zahlenreihe herunter, also 300, 150, 100, 75, 60, 50. Je nachdem, bei welcher Zahl die nächste R-Zacke folgt, liegt die jeweilige Kammerfrequenz.

Das Verfahren lässt sich auch bei EKGs anwenden, die mit einer Geschwindigkeit von 50 mm/Sek. aufgezeichnet worden sind. Hier liegen zwischen den herunterzuzählenden Zahlen dann immer zwei dick ausgezogene Linien.

Die Anwendung der 300er-Regel entspricht genau dem Vorgehen des EKG-Geräts. Durch Ausmessen des Zeitabstands zwischen zwei R-Zacken wird die Frequenz errechnet.

Damit gelten für diese Methode die gleichen Einschränkungen wie für das EKG-Gerät. Sie ist nur bei regelmäßigen Herzrhythmen zuverlässig. Finden sich eine Arrhythmie oder gehäufte Extrasystolen, so wird das Verfahren ungenau.

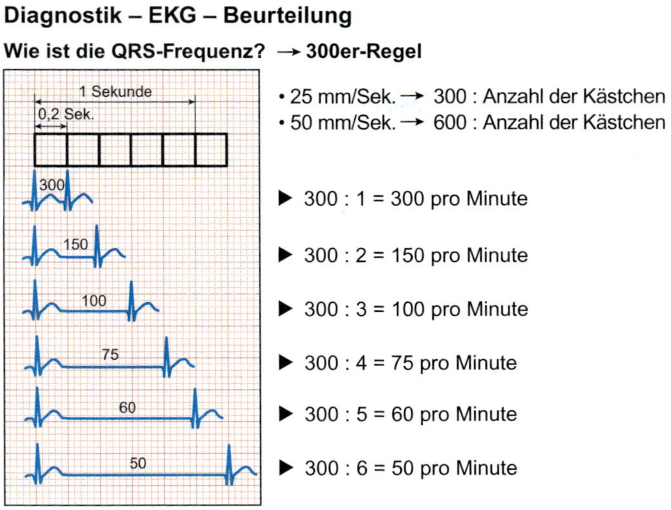

Abb. 3.35 300er-Regel: Schnellmethode zur Einschätzung der Herzfrequenz [L143]

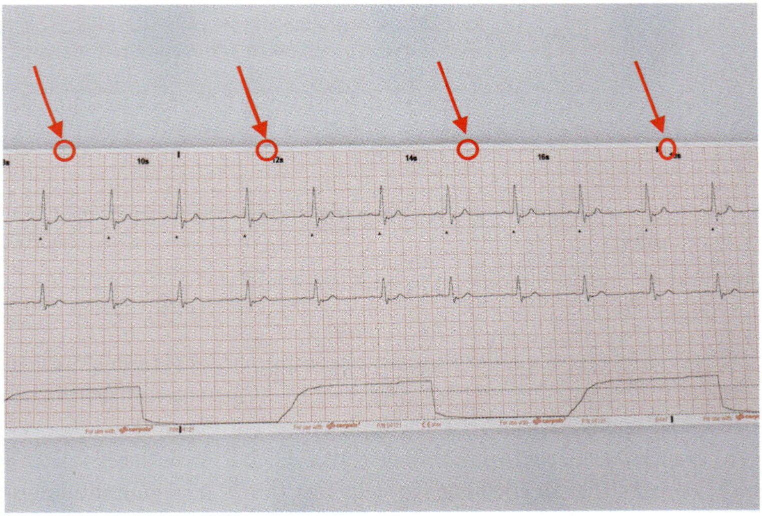

Abb. 3.36 Hilfsmarkierungen am oberen Papierrand können hilfreich bei der Ermittlung der Herzfrequenz sein (rote Pfeile). Bei einer Schreibgeschwindigkeit von 25 mm/Sek. haben die Markierungen einen Abstand von 15 großen Kästchen bzw. 3 Sek. [O1090]

6-Sekunden-Regel, wenn der Herzrhythmus unregelmäßig ist

Mithilfe der Markierungen auf dem EKG-Papier können Sie schnell eine Zeit von 6 Sek. identifizieren. Bei einer Schreibgeschwindigkeit von 25 mm/Sek. suchen Sie sich eine der Hilfsmarkierungen am oberen oder unteren Rand des EKG-Papiers (➤ Abb. 3.36). Bis zur nachfolgenden Markierung entspricht die Zeit 3 Sek., bei der übernächsten Markierung 6 Sek. Nachdem Sie das Zeitfenster von 6 Sek. auf dem Papier identifiziert haben, zählen Sie einfach die Anzahl der Kammerkomplexe in diesem Bereich und multiplizieren Sie das Ergebnis mit 10. So erhalten Sie die Kammerfrequenz in 1 Min., denn 10 × 6 Sek. entsprechen 60 Sek., also 1 Min.

Bei einer Schreibgeschwindigkeit von 50 mm/Sek. brauchen Sie die doppelte Anzahl von Hilfsmarkierungen, um einen 6-Sekunden-Abschnitt zu identifizieren. Die 6 Sek. finden Sie damit an der vierten Hilfsmarkierung. Dies entspricht einer Strecke von 30 cm. Meist sind die EKG-Ausdrucke nicht so lang, sodass Sie sich in der Praxis oft mit einem Zeitfenster von 3 Sek. zufriedengeben müssen. Die Anzahl der ausgezählten Kammerkomplexe muss dann mit 20

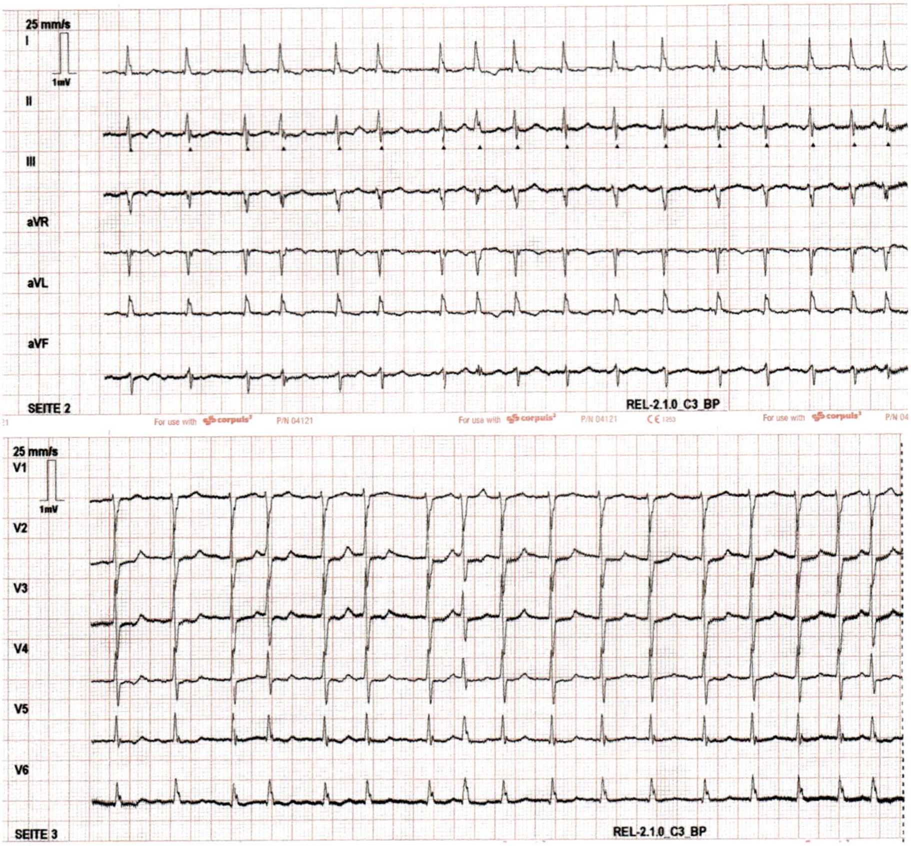

Abb. 3.37 Die Herzfrequenz beträgt ungefähr 120/Min. [O1090]

multipliziert werden, um die Kammerfrequenz pro Minute zu erhalten.

Die 6-Sekunden-Regel ist bei **Arrhythmien** wesentlich genauer. Da eine Arrhythmie auf den ersten Blick nicht immer sicher zu erkennen ist, sollte dies Ihre bevorzugte Methode zur Frequenzbestimmung sein.

Beispielrechnung: Nehmen wir an, Sie zählen 6 QRS-Komplexe in einem 3-Sekunden-Intervall. Da wir 1 Min. in 20 3-Sekunden-Intervalle teilen können, multiplizieren wir mit 20 : $20 \times 6 = 120$/Min. (➤ Abb. 3.37)

Ist der Kammerkomplex schmal oder breit?

Um diese Frage beantworten zu können, muss zunächst definiert werden, was unter schmal und breit zu verstehen ist. Bei dieser Fragestellung geht es um die Bewertung der Dauer der Kammererregung. Die Ausbreitung der Erregungswelle über die Kammermuskulatur nimmt unter physiologischen Bedingungen eine Zeit von nicht mehr als 0,1 Sek. in Anspruch. Braucht die Erregungswelle länger, so kann dies ein Hinweis auf **Störungen des Erregungsbildungs- und Reizleitungssystems** sein. Die Frage, ob der Kammerkomplex schmal oder breit ist, beantwortet also die Frage nach dem Ursprung und der Weiterleitung der Kammererregung.

Von einem **breiten** und somit krankhaft veränderten **Kammerkomplex** spricht man, wenn die Kammererregung $\geq 0{,}12$ Sek. dauert. Dabei wird die Zeit von Beginn der Q- bzw. R-Zacke bis zum J-Punkt gemessen. Dies kann durch Auszählen der Kästchen des EKG-Papiers oder durch Ausmessen der Dauer mithilfe eines EKG-Lineals oder der EKG-Karte erfolgen.

Ein **schmaler** und somit normaler **Kammerkomplex** liegt vor, wenn die Kammererregung nicht länger als $< 0{,}12$ Sek. dauert. Dies spricht für eine normale Erregungsausbreitung.

Ist der Herzrhythmus regelmäßig oder unregelmäßig?

Es ist nicht immer ganz einfach zu erkennen, ob ein Herzrhythmus regelmäßig oder unregelmäßig ist. Bei sehr schnellen oder sehr niedrigen HF kann es schwer sein, die Regelmäßigkeit mit einem einfachen Blick zu erfassen. Zudem können HRST nur phasenweise zu erkennen sein. Deshalb ist ein **Erkennen von Arrhythmien** auf dem Monitor manchmal nur schwer möglich.

Der erste Schritt, um die Frage des Herzrhythmus sicher beantworten zu können, ist daher die **Anfertigung eines EKG-Streifens** von ausreichender Länge. Im nächsten Schritt sollten Sie sich ausreichend Zeit nehmen und den Ausdruck in Ruhe betrachten. Während des Betrachtens gibt es drei Möglichkeiten, Ihre Wahrnehmungen zu unterstützen und zu objektivieren:

- Eine schnelle und einfache Methode ist die **Verwendung eines Stück Papiers.** Legen Sie das Papier so auf eine Ableitung der EKG-Aufzeichnung, dass die Spitzen der R-Zacken gerade noch unter dem Papier hervorragen und der Rest der Kammerkomplexe durch das Papier verdeckt wird. Markieren Sie durch einen kleinen Strich auf dem Papier die erste R-Zacke. Genauso setzen Sie eine Markierung für die nachfolgende R-Zacke auf dem Papier. Sie haben nun das erste RR-Intervall ermittelt. Verschieben Sie das Blatt Papier nach rechts, bis die erste Markierung auf der nächsten R-Zacke zu liegen kommt. Ist der Herzrhythmus regelmäßig, sollte die nachfolgende R-Zacke unter der zweiten Markierung liegen. Ist dies nicht der Fall, ist der Herzrhythmus unregelmäßig. So können Sie schnell alle RR-Intervalle auf ihre Regelmäßigkeit überprüfen.
- Das gleiche Verfahren kann durch **Verwendung eines EKG-Zirkels** angewendet werden (➤ Abb. 3.38). Setzen Sie dabei die Nadel des ersten Schenkels auf die Spitze einer R-Zacke und die Nadel des zweiten Schenkels auf die nachfolgende R-Zacke. Drehen Sie den ersten Schenkel jetzt um 180° um den zweiten Schenkel. Nach dieser Drehung sollte unter der Spitze des ehemals ersten Schenkels eine R-Zacke liegen. Ist dies der Fall, ist der Kammerrhythmus regelmäßig. Wenn nicht, ist er unregelmäßig.
- Das dritte Verfahren stellt die aussagekräftigste Beurteilung des Kammerrhythmus dar. Hierzu messen Sie mithilfe z. B. der **EKG-Karte** die Zeiten zwischen den jeweiligen RR-Intervallen aus und notieren diese auf dem EKG-Papier. Im nächsten Schritt vergleichen Sie die ausgemessenen Zeiten miteinander. Der Vorteil dieser Methode liegt v. a. darin, dass sich wiederholende Veränderungen in der Rhythmik erkennbar werden. So können sich die RR-Abstände im rhythmischen Wechsel verlängern oder verkürzen. Solche Veränderungen sind mit den einfacheren Verfahren nicht so schnell zu erkennen.

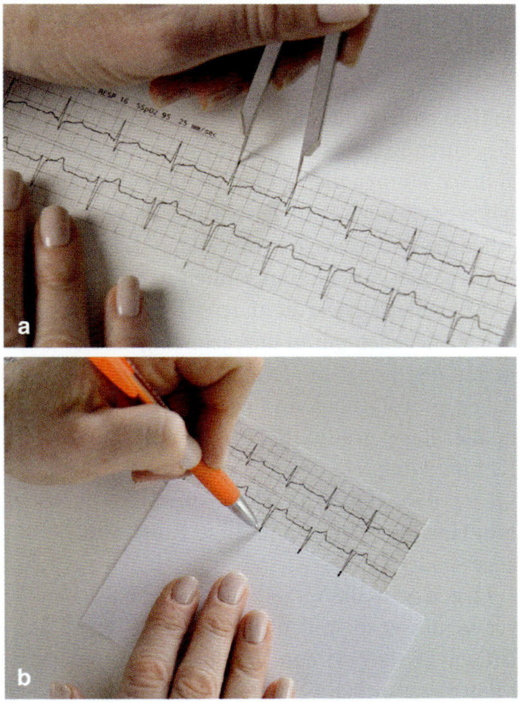

Abb. 3.38 Überprüfung des Kammerrhythmus mittels Zirkel (a) sowie Stift und Papier (b) [G781]

Mithilfe des letzten Verfahrens können folgende Fragen beantwortet werden:

- Ist der Herzrhythmus völlig unregelmäßig ohne ein erkennbares Muster im RR-Intervall?
- Ist der Grundrhythmus regelmäßig, mit zwischenzeitlich auftretenden Unregelmäßigkeiten?
- Liegt eine zyklisch wiederkehrende Veränderung des RR-Intervalls vor?

Die Beantwortung dieser Fragen hat wesentlichen Einfluss auf die weitere Beurteilung des EKGs.

Sind die Kammerkomplexe vom Aussehen her gleich, die RR-Intervalle aber völlig unregelmäßig, so liegt mit hoher Wahrscheinlichkeit ein **Vorhofflimmern** vor.

Ist der Grundrhythmus regelmäßig mit zwischenzeitlich auftretenden Unregelmäßigkeiten, so kann dies durch **Extrasystolen** verursacht sein. Die Extrasystolen können dabei ihren Ursprung in den Vorhöfen oder in den Kammern haben. Dies ist am Aussehen der Extraschläge zu erkennen. Als Faustformel kann gelten, dass Extrasystolen der Vorhöfe das gleiche Aussehen wie die anderen Kammerkomplexe haben, sie fallen nur in unregelmäßigen Abständen in den Rhythmus ein. Extrasystolen der Kammern haben ein völlig anderes Erscheinungsbild. Sie sind in aller Regel größer und breiter als die normalen Kammerkomplexe und mit einem Blick erkennbar. Liegen **dauerhafte oder phasenweise Schenkelblockierungen** vor, kann diese Faustformel nicht angewendet werden.

Liegen zyklische Veränderungen der RR-Intervalle vor, so müssen im weiteren Verlauf die P-Wellen sorgfältig analysiert werden, da Blockierungen des AV-Knotens zu solchen Veränderungen führen können.

Umrechnungstabelle

Zählen Sie die Anzahl der kleinen Kästchen (0,04-Sekunden-Spalten) zwischen zwei R-Zacken. Wandeln Sie die Anzahl der gezählten Kästchen mithilfe einer Umwandlungstabelle in die entsprechende HF um (➤ Abb. 3.39).

Beispielrechnung: Zwischen zwei R-Zacken zählen Sie 34 kleine Kästchen. In diesem Fall beträgt die HF 44/Min.

Ist Vorhofaktivität erkennbar?

Das Erkennen von Vorhofaktivitäten kann durchaus eine große Herausforderung darstellen. Dies kann zum einen daran liegen, dass tatsächlich keine Vorhoferregungen vorhanden sind, zum anderen daran, dass diese aufgrund von Überlagerungen durch Kammerkomplexe oder T-Wellen nicht zu erkennen sind. Auch hohe HF erschweren die Erkennung von Vorhofaktivität.

Kleine Quadrate	Herzfrequenz/Min.	Kleine Quadrate	Herzfrequenz/Min.
5	300	27	56
6	250	28	54
7	214	29	52
8	188	30	50
9	167	31	48
10	150	32	47
11	136	33	45
12	125	34	44
13	115	35	43
14	107	36	42
15	100	37	41
16	94	38	40
17	88	39	39
18	84	40	38
19	79	41	37
20	75	42	36
21	72	43	35
22	68	44	34
23	65	45	33
24	63	47	32
25	60	48	31
26	58	50	30

Abb. 3.39 Umwandlungstabelle für 25 mm/Sek. Schreibgeschwindigkeit [L143]

Im ersten Schritt geht es darum, **P-Wellen** zu identifizieren. Am besten eignen sich die Ableitungen II, III, aVF und V_1. Bei einer Schreibgeschwindigkeit von 25 mm/Sek. sind P-Wellen meist leichter zu erkennen als bei 50 mm/Sek.

Im zweiten Schritt bestimmen Sie die Frequenz und die Regelmäßigkeit der P-Wellen. Das Vorgehen ist dabei das gleiche wie bei der Bestimmung von Kammerfrequenz und -rhythmus.

Haben Sie P-Wellen identifiziert, sollten Sie sich im weiteren Verlauf mit ihrer **Morphologie** beschäftigen. In den Ableitungen II und aVF sollten P-Wellen positiv sein. Sind die P-Wellen in diesen Ableitungen negativ, spricht dies für eine rückläufige Erregung der Vorhöfe. Die Erregung kann dann ihren Ursprung im Bereich des AV-Knotens haben.

Vorhofaktivitäten mit hohen Frequenzen werden als **Vorhofflattern** oder **-flimmern** bezeichnet. Beim Vorhofflattern liegt die Frequenz oft zwischen 240 und 300 Erregungen/Min. Im EKG ist es meist an seiner typischen Form schnell zu erkennen. Die Intervalle zwischen den Kammerkomplexen sehen dabei aus wie ein Sägeblatt. Besteht der Verdacht auf ein Vorhofflattern, sollte die Frequenz der Flatterwellen bestimmt werden. Meist gibt es regelmäßige Überleitungen auf die Kammer von 3:1 oder 2:1, wobei die 2:1-Überleitung häufiger anzutreffen ist. Das heißt, dass jede dritte bzw. jede zweite Vorhoferregung auf die Kammer übergeleitet wird, sodass regelmäßige Kammerfrequenzen von 70–150 Schlägen/Min. zu finden sind.

Beim Vorhofflimmern liegt die Frequenz der Vorhoferregungen bei 350–500/Min. Diese hohen Frequenzen führen dazu, dass Vorhoferregungen im EKG schwer zu erkennen sind. Am besten gelingt dies in den Ableitungen V_1, II und aVF. Die Überleitung auf die Kammern erfolgt absolut unregelmäßig. Diese absolute Arrhythmie ist auch das zuverlässigste Merkmal im EKG.

Steht die Vorhofaktivität in Beziehung zur Kammeraktivität – falls ja, wie?

Zur sicheren Beurteilung benötigen Sie auch hier einen langen EKG-Streifen. Folgende Fragen müssen beantwortet werden:

- Folgt jeder P-Welle ein Kammerkomplex?
- Geht jedem Kammerkomplex eine P-Welle voran?
- Wie verhalten sich die PQ-Zeiten?

Wenn das Verhältnis P-Welle zu Kammerkomplex 1:1 ist und die PQ-Zeiten alle die gleiche Dauer aufweisen, liegt eine normale Überleitung zwischen Vorhöfen und Kammer vor.

Bei einigen pathologischen Veränderungen kann die Erregung ihren Ursprung in den Kammern haben und rückwärtsgerichtet (retrograd) über den AV-Knoten auf die Vorhöfe übergeleitet werden. In einem solchen Fall sind die P-Wellen kurz nach den Kammerkomplexen sichtbar und in den Ableitungen II, III und aVF negativ.

Am wichtigsten ist die Beantwortung dieser Fragen zur Beurteilung von AV-Blöcken. Hier kann es zu periodischen Veränderungen der Abstände oder zum Ausfall einer Beziehung zwischen Vorhof- und Kammeraktivität kommen.

3.4.4 4. Schritt: Wie ist der Lagetyp der elektrischen Herzachse im EKG?

Die Frage, ob und, wenn ja, wann die elektrische Herzachse im EKG bestimmt werden soll, wird in Fachkreisen unterschiedlich bewertet. Da es eine Reihe von krankhaften Veränderungen gibt, die mit einer Veränderung des Lagetyps einhergehen, und dieser zudem Einfluss auf das Aussehen der einzelnen EKG-Ableitungen hat, sind die Autoren/Autorinnen der Auffassung, dass die Bestimmung möglichst früh erfolgen sollte.

Unter Anwendung der vier Cabrera-Regeln ist die Bestimmung des Lagetyps schnell zu bewältigen. Die Grundlagen und die vier Cabrera-Regeln sind in ➤ Kap. 3.3.1 besprochen worden. Unter dem **Lagetyp** oder der elektrischen Herzachse versteht man die Richtung des Hauptvektors des Aktionsstroms der Kammererregung zum Zeitpunkt des größten Betrags. Er wird mithilfe der sechs Extremitätenableitungen ermittelt und stellt somit die Richtung des Aktionsstroms in der Frontalebene dar.

Für eine schnelle, grobe Übersicht kann es ausreichen, den Lagetyp in nur vier Bereiche zu unterteilen (➤ Tab. 3.3). Hierzu wird der Kreis um das Herz in vier Bereiche oder „Tortenstücke" unterteilt. Normalerweise liegt die **elektrische Herzachse** aus Patientensicht im linken unteren Viertel. Daher wird dieser Bereich auch als „Normalbereich" bezeichnet. Liegt die elektrische Herzachse im oberen linken Vier-

Tab. 3.3 Schnelle Lagetypenbestimmung mithilfe von „zwei" EKG-Ableitungen (I und aVF)

Herzachse	Normal	Links	Rechts	Extrem rechts
Ableitung I QRS-Richtung	Positiv	Positiv	Negativ	Negativ
Ableitung aVF QRS-Richtung	Positiv	Negativ	Positiv	Negativ

tel, so spricht man von einem **Linkstyp.** Bei Lage der Herzachse im rechten unteren Viertel spricht man von einem **Rechtstyp.** Liegt die Herzachse im oberen rechten Viertel, wird dies als **stark überdrehter Rechtstyp** bezeichnet.

Schaut man sich den Cabrera-Kreis genauer an, so können zwischen den nebeneinanderliegenden Ableitungen weitere Bereiche gebildet werden (➤ Abb. 3.40). Die einzelnen Bereiche können mithilfe der den Ableitungen zugeordneten Gradzahlen genau beschrieben und somit benannt werden. Diese Namen bezeichnen dann auch den Lagetyp, der in sechs Bereiche eingeteilt wird:

- Linkstyp: von aVL (–30°) bis aVR (+30°)
- Indifferenztyp: von – aVR (+30°) bis II (+60°)
- Steiltyp: von II (+60°) bis aVF (+90°)
- Rechtstyp: von aVF (+90°) bis III (+120°)
- Überdrehter Linkstyp: Der QRS-Vektor weist über –30° hinaus.
- Überdrehter Rechtstyp: Der QRS-Vektor weist über +120° hinaus.

Bevor Sie mit der Bestimmung des Lagetyps fortfahren, machen Sie sich noch einmal vier grundlegende Aussagen deutlich:

- Addiert man alle kleinen Depolarisationsvektoren der Herzkammern (unter Berücksichtigung von Richtung und Größe), erhält man den Hauptvektor, der die Hauptrichtung des Aktionsstroms der Depolarisation der Herzkammern anzeigt.
- Dieser wird im EKG durch den Kammerkomplex dargestellt.
- Eine Erregung, die auf eine positive Elektrode zuläuft, erzeugt im EKG einen positiven Ausschlag auf dem EKG-Papier.
- Ob ein Ausschlag als überwiegend positiv bezeichnet wird, ist davon abhängig, ob sich der größere Anteil der Gesamtamplitude des Kammerkomplexes oberhalb der isoelektrischen Linie befindet.

Um die Herzachse zu bestimmen, stellen Sie sich einen Kreis um das Herz herum vor, dessen Mittelpunkt im AV-Knoten liegt. Mit der Vorstellung dieses Kreises

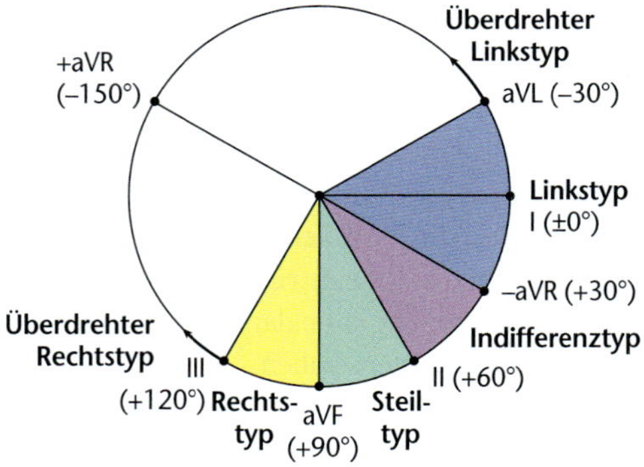

Abb. 3.40 Lagetypen im Cabrera-Kreis [L106]

untersuchen Sie zunächst die Ableitung I. Bei dieser Ableitung klebt die positive Elektrode am linken Arm, die negative Elektrode am rechten Arm. Damit verläuft die Trennlinie zwischen positiver und negativer Hälfte des Kreises genau senkrecht durch den Kreis. Aus Patientensicht führt dies dazu, dass die linke Hälfte des Kreises als positiv betrachtet werden kann, die rechte Hälfte als negativ. Entsprechend der 1. und 2. Cabrera-Regel lässt sich dann Folgendes beobachten:

- Zeigt der Hauptvektor des Aktionsstroms in die positive Hälfte des Kreises, so bedeutet dies einen positiven Ausschlag in der EKG-Ableitung.
- Zeigt der Hauptvektor des Aktionsstroms in die negative Hälfte des Kreises, so bedeutet dies einen negativen Ausschlag in der EKG-Ableitung.

Bei einer **physiologischen Ausbreitung der Kammererregung** verläuft diese aus Patientensicht vom AV-Knoten ausgehend nach links unten. Da die linke Hälfte des Kreises positiv ist und der Hauptvektor des Aktionsstroms in diese Richtung verläuft, führt dies in Ableitung I zu einem positiven Ausschlag. Nach diesem ersten Schritt wissen Sie, dass die Herzachse in Richtung der linken Körperhälfte weist. Es muss sich also um einen Linkstyp (linkes, oberes „Tortenstück") oder einen Normaltyp (linkes, unteres „Tortenstück") handeln.

Um den Lagetyp weiter einzugrenzen, müssen Sie entscheiden, ob der Hauptvektor des Aktionsstroms in Richtung des oberen oder unteren „Tortenstücks" weist. Um diese Frage zu beantworten, eignet sich am besten die Ableitung aVF. Sie teilt den Kreis um den AV-Knoten des Herzens ebenfalls in zwei Hälften. Die Trennlinie läuft dabei waagerecht durch den Kreismittelpunkt. Da sich die positive Elektrode am linken Fuß des zu pflegenden Menschen befindet, ist der untere Teil des Kreises positiv. Die negative Elektrode wird aus der linken und rechten Armelektrode gebildet, was dazu führt, dass die obere Hälfte des Kreises negativ ist. Da die Hauptrichtung des normal verlaufenden Aktionsstroms nach links unten weist, muss der Ausschlag in der Ableitung aVF positiv ausfallen, da er in die positive Hälfte des Kreises weist. Durch Betrachtung der Ableitung aVF können Sie also sagen, dass die elektrische Herzachse in die untere Körperhälfte weist.

Führen Sie die Ergebnisse der beiden Ableitungen zusammen, so können Sie sagen, dass der Hauptvektor in Richtung der linken, unteren Körperhälfte weist (➤ Abb. 3.41). Mithilfe dieser schnellen, groben Lagetyp-Einteilung würde man von einem **normalen Lagetyp** sprechen.

Wollen Sie den Lagetyp anhand des Cabrera-Kreises jetzt noch genauer bestimmen, so wenden Sie das gleiche Verfahren für die anderen Ableitungen an.

Klinische Bedeutung von Lagetyp-Veränderungen

Bei der anatomischen und der elektrischen Herzachse handelt es sich um zwei unabhängig voneinander zu betrachtende Achsen. Die **anatomische Herzachse** wird durch die strukturelle Form des Herzens gebildet und verläuft in Richtung der Kammerscheidewand. Die **elektrische Herzachse** leitet sich aus dem Summenvektor des Aktionsstroms der Herzerregung zum Zeitpunkt des höchsten Potenzials ab. Dies bedeutet, dass die elektrische Herzachse von der Struktur des Herzens beeinflusst werden kann, denn der Hauptvektor ist abhängig vom Verhältnis nicht erregter zu erregter Muskelmasse. Dies kann indirekt durch anatomische Veränderungen der Herzstruktur beeinflusst werden. Beim normalen gesunden Menschen liegen die anatomische Herzachse und die elektrische Herzachse in etwa übereinander und verlaufen in dieselbe Richtung. Verändert sich die anatomische Lage des Herzens im Thorax, z. B. durch Zwerchfellhochstand bei fortgeschrittener Schwangerschaft, ändert sich auch die elektrische Herzachse. Durch den Zwerchfellhochstand wird das Herz etwas nach links oben verlagert, sodass sich bei Schwangeren im EKG häufig ein (überdrehter) Linkstyp finden lässt.

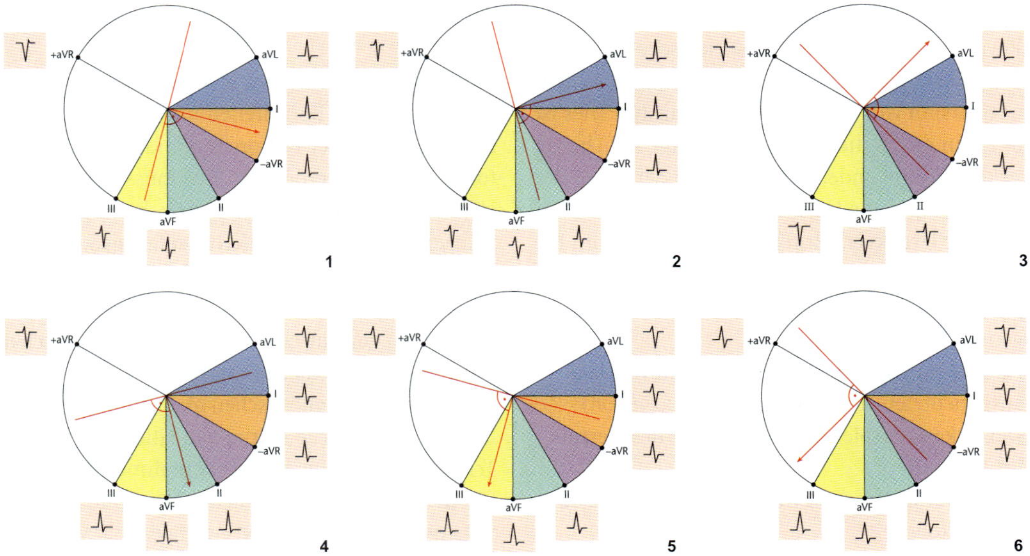

Abb. 3.41 Bestimmung des Lagetyps mithilfe des Vektorpeilers [L106]

Nimmt die Muskelmasse einer Herzkammer aufgrund von starker Beanspruchung zu **(Hypertrophie),** so wendet sich die elektrische Herzachse in diese Richtung. Ursache dafür ist der steigende Spannungsunterschied zwischen nicht erregten und erregten Muskelbereichen, der ebenfalls zunehmen muss, wenn die Muskelmasse zunimmt.

Nimmt die Muskelmasse einer Kammer ab, z. B. aufgrund eines großen Infarkts, wendet sich die elektrische Herzachse von diesem Bereich weg. Dies hängt mit der verringerten Muskelmasse und der damit einhergehenden, erniedrigten Spannungsdifferenz zwischen erregten und nicht erregten Muskelbereichen zusammen.

Eine dritte Möglichkeit, die zu einer Veränderung der elektrischen Herzachse führen kann, ist die veränderte Erregungsausbreitung über die Herzmuskulatur aufgrund von Erregungsbildungs- und Erregungsleitungsstörungen. Ursache hierfür sind klassischerweise **Schenkelblöcke.** Sie führen dazu, dass die Erregung der Herzkammern ausweichende Wege gehen muss. Dies wiederum führt zu einem veränderten Verhältnis von erregten zu nicht erregten Bereichen und damit zu einer Veränderung des elektrischen Hauptvektors.

Die Beispiele machen deutlich, dass der Lagetyp im klinischen Zusammenhang mit kardialen Erkrankungen stehen kann. Die Bestimmung des Lagetyps kann somit ein Puzzleteilchen in der Gesamtbeurteilung des zu pflegenden Menschen darstellen und die Bildung einer Arbeitshypothese unterstützen.

Physiologisch bewegt sich die elektrische Herzachse vom Kindes- bis zum Erwachsenenalter entgegen dem Uhrzeigersinn vom Rechtstyp zum Linkstyp. Dies ist zum einen durch die anatomische Lage im Thorax zu erklären, zum anderen durch Veränderungen der Muskelmassen der Herzkammern aufgrund sich ändernder Druckverhältnisse vom Kindes- zum Erwachsenenalter.

Eine **Abweichung der Herzachse nach rechts** kann folgende Ursachen haben:

- Normal im kindlichen EKG und beim vertikal ausgerichteten Herz (große, schlanke Person)
- Dextrokardie (spiegelverkehrte Lage des Herzens im Thorax)
- Thoraxveränderungen wie Emphysemthorax oder Kyphoskoliose
- Rechtsherzbelastung (z. B. bei Lungenembolie)
- COPD
- Hypertrophie des rechten Herzens
- Infarkt der Seitenwand (lateraler Myokardinfarkt)
- Linksposteriorer Hemiblock
- Hyperkaliämie
- Intoxikation mit Natriumkanalblockern
- Vorhofseptumdefekt

Eine **Abweichung der Herzachse nach links** kann folgende Ursachen haben:

- Normal beim horizontal ausgerichteten Herz (kleine, adipöse Personen, Schwangere)
- Hypertonie
- Hypertrophie des linken Herzens
- Inferiorer Myokardinfarkt
- Linksanteriorer Hemiblock, Linksschenkelblock

3.4.5 Indikation für ein 12-Kanal-EKG

Leider gibt es von den Fachgesellschaften keine klaren Empfehlungen, welche Personen von einem frühen 12-Kanal-EKG profitieren. Einigkeit herrscht darüber, dass Personen mit Symptomen, die für einen **frischen STEMI** sprechen, innerhalb von 10 Min. nach medizinischem Erstkontakt ein 12-Kanal-EKG erhalten sollen. Eine große Herausforderung stellt dabei die Tatsache dar, dass sich im Schnitt 25 % der Personen mit STEMI ohne eine eindeutige klinische Symptomatik präsentieren. Dabei steigt der Anteil der Betroffenen mit unspezifischer Symptomatik im Alter an und liegt bei den über 80-Jährigen bei bis zu 50 %.

In Studien konnte nachgewiesen werden, dass die Sterblichkeit bei Betroffenen mit atypischer Symptomatik gegenüber Personen mit klassischer Symptomatik deutlich erhöht ist. Ziel muss es daher sein, auch bei Personen mit unspezifischen Symptomen frühzeitig ein 12-Kanal-EKG anzufertigen.

Damit nicht bei jedem Menschen sofort ein 12-Kanal-EKG angefertigt werden muss und somit wertvolle Ressourcen verschwendet werden, muss abgeschätzt werden, welche Personen mit hoher Wahrscheinlichkeit von dieser diagnostischen Maßnahme profitieren. Im Jahr 2012 wurde hierzu von Glickman et al. ein Triage-Algorithmus für Notaufnahmen entwickelt. Der in ➤ Abb. 3.42 dargestellte Algorithmus hat eine Sensitivität von 91,9 % und eine Spezifität von76,2 %. Der positive Vorhersagewert liegt bei 0,67 %, der negative Vorhersagewert bei 99,98 %.

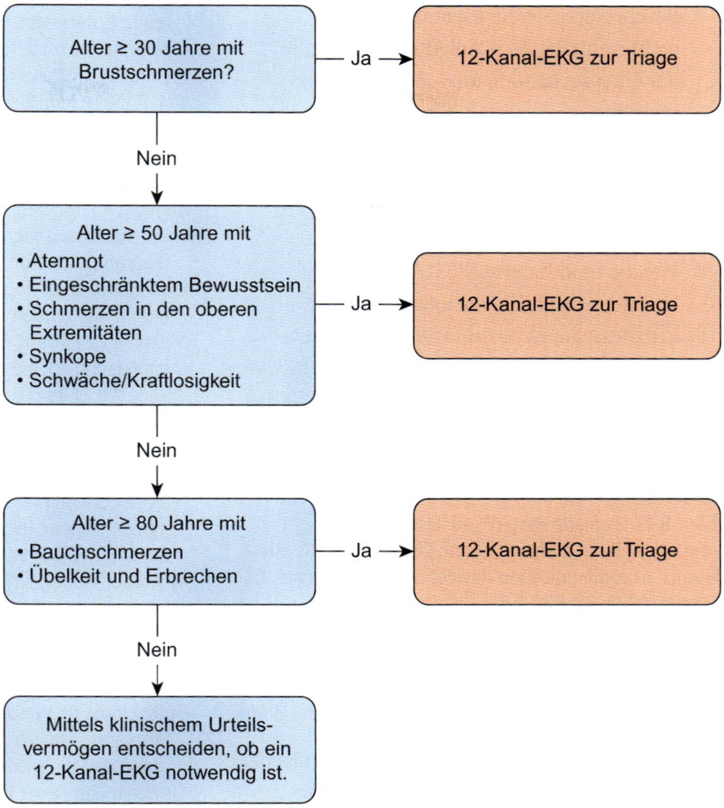

Abb. 3.42 Regel zur Priorisierung der Anfertigung eines frühzeitigen 12-Kanal-EKGs in der Notaufnahme [L143]

Zusätzlich sollte bei folgenden Personengruppen frühzeitig ein **12-Kanal-EKG** angefertigt werden:

- ROSC (*return of spontaneous circulation*) nach Reanimation
- Alle Arten von (bradykarden oder tachykarden) HRST
- Ausgelöster, implantierter Defibrillator
- Stromunfall mit Nieder- oder Hochspannung
- Intoxikationen mit z. B. Kokain oder trizyklischen Antidepressiva

MERKE

Ein 12-Kanal-EKG sollte immer dann angefertigt werden, wenn erwartet wird, dass sich aus den erhobenen Befunden Konsequenzen für die Versorgungsstrategie ergeben.

Wiederholungsfragen

1. Welche Faktoren können zu Störungen bei der Anfertigung eines EKGs führen?
2. Benennen Sie die Wellen und Zacken eines EKGs und ordnen Sie diese den entsprechenden Vorgängen am Herzen zu.
3. Beschreiben Sie die Anlage eines 12-Kanal-EKGs mithilfe der entsprechenden anatomischen Landmarken.
4. Bei welchen Patientengruppen sollte frühzeitig ein 12-Kanal-EKG abgeleitet werden?
5. Erläutern Sie mindestens zwei alternative Methoden zur Bestimmung der Herzfrequenz.

6. Beschreiben Sie die Klebetechnik der rechtsventrikulären Ableitungen mithilfe der entsprechenden anatomischen Landmarken.
7. Beschreiben Sie die Klebetechnik der erweiterten posterioren Ableitungen mithilfe der entsprechenden anatomischen Landmarken.
8. Welche modifizierte EKG-Ableitung betrachtet gezielt die Vorhoferregungen?
9. Erläutern Sie die strukturierte Vorgehensweise zur Interpretation eines Notfall-EKGs.
10. Beschreiben Sie die möglichen Ursachen für Lagetyp-Veränderungen.

3

LITERATUR

Aehlert B. ECGs made easy. 6th ed. Elsevier, 2018.

Baranchuk A, Kang J, Shaw C, et al. Electromagnetic interference of communication devices on ECG machines. Clin Cardiol. 2009; 32: 588–592.

Birbaumer N, Schmidt RF. Biologische Psychologie. 7. A. Berlin, Heidelberg: Springer, 2010.

Camm AJ, Lüscher TF, Serruys PW (ed.). The ESC textbook of cardiovascular medicine. 2nd ed. New York, NY: Oxford University Press, 2009.

Dönitz S, Flake F (Hrsg.). Mensch, Körper, Krankheit für den Rettungsdienst. 4. A. München: Elsevier, 2022.

Deutsche Gesellschaft für Arbeitsmedizin und Umweltmedizin e.V. (DGAUM) et al. AWMF-S2k-Leitlinie „Nutzung der Herzschlagfrequenz und der Herzfrequenzvariabilität in der Arbeitsmedizin und der Arbeitswissenschaft", Version 2.1, 2021, AWMF-Registernummer: 002-042. https://register.awmf.org/de/leitlinien/detail/002-042 (letzter Zugriff: 31.01.2025).

European Resuscitation Council (ed.). Erweiterte lebensrettende Maßnahmen: ERC Leitlinien 2021, 2021.

Garcia TB. 12-lead ECG: The art of interpretation. 2nd ed. Burlington, MA: Jones & Bartlett Learning, 2015.

Geldner G, Marino PL, Müller-Wolff T (Hrsg.). Das ICU-Buch: Praktische Intensivmedizin. 5. A. München: Elsevier, 2017.

Glickman SW, Shofer FS, Wu MC et al. Development and validation of a prioritization rule for obtaining an immediate 12-lead electrocardiogram in the emergency department to identify ST-elevation myocardial infarction. Am Heart J. 2012; 163(3): 372–382.

Golan DE, Armstrong EJ, Armstrong AW. Principles of pharmacology: The pathophysiologic basis of drug therapy. 4th ed. Philadelphia, PA: Wolters Kluwer, 2017.

Halhuber MJ, Günther R, Ciresa M, et al. EKG-Einführungskurs: Eine praktische Propädeutik der klinischen Elektrokardiographie. 6. A. Berlin, Heidelberg: Springer, 1978.

Hall JE, Hall ME. Guyton and Hall. Textbook of medical physiology. 14th ed. Philadelphia, PA: Elsevier, 2021.

Kania M, Rix H, Fereniec M, et al. The effect of precordial lead displacement on ECG morphology. Med Biol Eng Comput. 2014; 52(2): 109–119.

Kiening M, Ohly A. EKG endlich verständlich. Kurzlehrbuch. 4. A. München: Elsevier, 2022.

Klabunde RE. Cardiovascular physiology concepts. 2nd ed. Philadelphia, PA: Lippincott Williams & Wilkins/Wolters Kluwer, 2012.

Kligfield P, Gettes LS, Bailey JJ, et al. Recommendations for the Standardization and Interpretation of the Electrocardiogram. J Am Coll Cardiol. 2007; 49(10): 1109–1127.

Lewis T. Auricular fibrillation. In: Lewis T. Clinical Electrocardiography. London, UK: Shaw and Sons; 1913. S. 86–97.

Malmivuo J, Plonsey R. Bioelectromagnetism: Principles and applications of bioelectric and biomagnetic fields. New York, NY: Oxford Univ. Press, 1995.

Marieb EN, Hoehn K. Human anatomy & physiology. 10th ed. Harlow: Pearson Education Limited, 2016.

Medani SA, Hensey M, Caples N, et al. Accuracy in precordial ECG lead placement: Improving performance through a peer-led educational intervention. J Electrocardiol. 2018; 51(1): 50–54.

Murakami K, Nakai K, Ito C, et al. Problems of Mason-Likar lead system in treadmill exercise electrocardiography. Rinsho Byori. 1991; 39(8): 846–852.

Olshausen KE. EKG-Information: Vom Anfänger zum Profi. 8. A. Darmstadt: Steinkopff, 2005.

Papouchado M, Walker PR, James MA, et al. Fundamental differences between the standard 12-lead electrocardiograph and the modified (Mason-Likar) exercise lead system. Eur Heart J. 1987; 8(7): 725–733.

Park MK, Guntheroth WG. How to read pediatric EKGs. 4th ed. Oxford: Elsevier, 2006.

Phalen T, Aehlert B. The 12-lead ECG in Acute Coronary Syndromes. 4th ed. Elsevier, 2019.

Schmidt RF, Lang F, et al. (Hrsg.). Physiologie des Menschen. Mit Pathophysiologie. 31. A. Heidelberg: Springer, 2017.

Sejersten M, Wagner GS, Pahlm O, et al. Detection of acute ischemia from the EASI-derived 12-lead electrocardiogram and from the 12-lead electrocardiogram acquired in clinical practice. J Electrocardiol. 2007; 40(2): 120–126.

So CS. Praktische EKG-Deutung. 4. A. Stuttgart: Thieme, 2013.

Surawicz B, Knilans TK. Choús electrocardiography in clinical practice: Adult and pediatric. 6th ed. Philadelphia, PA: Elsevier, 2008.

Tanaka H, Monahan KD, Seals DR. Age-predicted maximal heart rate revisited. J Am Coll Cardiol. 2001; 37(1): 153–156.

Wesley K. Huszar's ECG and 12-Lead-Interpretation. 6th ed. Elsevier, 2016.

Wung SF, Sieger A, Leon M, et al. What are the implications for using modified (Mason-Likar) exercise lead system in research? Journal of Electrocardiology. 2004; 37: 43.

Zipes DP, Libby P, Bonow RO, et al. (eds.). Braunwald's Heart Disease: A Textbook of Cardiovascular Medicine. 11th ed. Philadelphia, PA: Elsevier, 2018.

KAPITEL

4 Monitoring

Katharina Everts

4.1 Antrittskontrolle

4.1.1 Safety Check

Nachdem die pflegerische Übergabe erfolgt ist, sind die Pflegefachpersonen der sich nun im Dienst befindlichen Schicht verantwortlich für die zu pflegenden Menschen. Auf den peripheren Stationen wird daher meist mit einem Rundgang begonnen, um sich ein Bild über die zu betreuenden Personen zu machen. Auf Überwachungsstationen muss aus diesem Grund gleich zu Beginn der „Safety Check"/die Antrittskontrolle erfolgen. Dabei überzeugt man sich davon, ob bei den zu pflegenden Menschen, im Zimmer, bei der Überwachungstechnik und allen anderen benötigten Geräten alles in Ordnung ist. Dies gilt unabhängig von der Schwere der Erkrankung und dem Zustand der betroffenen Personen.

4.1.2 ABCDE-Schema

Für eine strukturierte Antrittskontrolle empfiehlt sich das (x)ABCDE-Schema, welches primär in der Traumaversorgung genutzt wird. Hierbei handelt es sich um eine prioritätenorientierte Untersuchung, die das Ziel einer schnellstmöglichen Erfassung und Abwendung potenzieller lebensbedrohlicher Zustände hat. Darüber hinaus kann dieses Schema auch als geordneter Denk- und Handlungsablauf im Rahmen des Safety Checks genutzt werden. Dabei steht jeder Buchstabe für einen Behandlungsschwerpunkt bzw. im Falle der Antrittskontrolle für einen Beobachtungsschwerpunkt (➤ Tab. 4.1). Das (x) steht für „exsanguination/Ausblutung" und bezieht sich auf äußere kritische Extremitätenblutungen oder Blutungsräume, die oberste Priorität bei der Versorgung verletzter Personen haben. Bei der Antrittskontrolle spielt dies hingegen keine Rolle.

Tab. 4.1 ABCDE-Schema

Buchstabe	Bedeutung	Beispiel
A Airway	Kontrolle der Atmung bzw. der Atemwegshilfe	• Kontrolle Tubuslage, Sitz Trachealkanüle, NIV • Sauerstoffzufuhr • Inspektion des Mundraums • Kontrolle des Absauggeräts
B Breathing	Beurteilung der Atmung	• Auskultation der Lunge • Qualität und Tiefe der Atmung • Alarmgrenzen des Respirators
C Circulation	Beurteilung des Kreislaufs	• Monitoralarmgrenzen prüfen und ggf. anpassen • Kontrolle der Vitalzeichen, der Zugänge und laufender Medikamente
D Disability	Beurteilung der Neurologie	• Pupillenkontrolle • Beurteilung der Bewusstseinslage
E Exploration	Untersuchung	• Temperatur-, BZ-Kontrolle • Kontrolle von (Wund-)Verbänden und Drainagen • Kontrolle der Ausscheidung

NIV = nichtinvasive Beatmung, BZ = Blutzucker

4

Praxistipp

Die Antrittskontrolle wird immer mit der Begrüßung des zu pflegenden Menschen und wenn möglich mit der Abfrage des Befindens begonnen.

Denken Sie daran, dass jedes Mal erneut zu Dienstbeginn alles, was kontrolliert werden kann, auch kontrolliert wird. Dies gilt auch für Geräte, die aktuell nicht benutzt werden, wie z. B. ein Beatmungsgerät.

Die Antrittskontrolle muss vollständig dokumentiert werden, denn juristisch gilt: „Was nicht dokumentiert ist, wurde nicht gemacht.“

4.2 Monitoring

4.2.1 Allgemein

Neben dem 12-Kanal-EKG zum Ausschluss oder zur Sicherung einer Diagnose sollten sich Pflegefachpersonen von Überwachungsstationen auch im Umgang mit der EKG-Monitorüberwachung auskennen.

Beim Monitoring wird zwischen Standard- und erweitertem Monitoring unterschieden. Zum Standardmonitoring gehören die Ableitung des EKGs, eine nichtinvasive Blutdruckmessung, die pulsoxymetrische Messung der peripheren Sauerstoffsättigung und die Temperaturmessung. Beim erweiterten Monitoring können je nach Bedarf Kapnometrie, invasiver arterieller Blutdruck, zentraler Venendruck (ZVD), Pulmonalisdrücke (PAP), Herzzeitvolumen (HZV, punktuell über Pulmonaliskatheter oder kontinuierlich über Pulskonturanalyse bzw. Thermodilution oder per Impedanzkardiografie), Beatmungsparameter und Dialyseparameter zusätzlich überwacht werden. Auf die Beatmungs- und die Dialysparameter wird in diesem Kapitel nicht näher eingegangen.

Der Umfang der Überwachung richtet sich nach der Schwere der Erkrankung und den vorhandenen technisch-apparativen Möglichkeiten; er wird durch den Willen der betroffenen Person beeinflusst und durch das ärztliche Team entschieden.

4.2.2 Monitorbild und Alarmgrenzenmanagement

Was am Monitor eingestellt wird und in welchen Grenzen die Alarme eingestellt werden, hängt von der betroffenen Person und der Situation ab und erfolgt in Absprache mit dem ärztlichen Team. Dennoch kann man einige grundsätzliche Empfehlungen aussprechen:

- Zur besseren Übersicht sollte so wenig wie möglich und so viel wie nötig am Monitor angezeigt werden.

- Individuelle Einstellung der Alarmgrenzen, sodass sie zu dem zu pflegenden Menschen (Vorerkrankungen, Krankheitsbild, mögliche Komplikationen) und der Situation passen. Dabei sollten unnötige Alarme vermieden werden und dennoch eng genug überwacht werden, um eine Zustandsveränderung rechtzeitig zu bemerken.
- Zu Beginn der Überwachung sollten die Alarme enger gestellt und im Verlauf angepasst werden.
- Bei wiederholter Auslösung des immer gleichen Alarms muss das ärztliche Personal informiert werden, um ggf. therapeutische Maßnahmen zu ergreifen. Entscheidet man sich im interdisziplinären Team dazu, den Zustand zu tolerieren, muss die Alarmgrenze entsprechend angepasst werden.
- Wird ein Alarm ausgelöst, müssen dieser Wert und die anderen Vitalparameter umgehend im Zusammenhang mit dem klinischen Erscheinungsbild des zu pflegenden Menschen beurteilt werden. Häufig ist es sinnvoll, den oder die Parameter nachzumessen (bspw. selber den Puls zu tasten und zu zählen oder manuell den Blutdruck zu messen), wenn das klinische Bild nicht zu den von der Überwachungsanlage ermittelten Werten passt.
- Ist bei einer bestimmten Maßnahme mit einem Alarm zu rechnen (bspw. während einer Blutabnahme über den arteriellen Zugang), muss der Alarm vorher unterdrückt werden, um eine unnötige Lärmbelästigung und Angst-/Stressauslösung bei den zu pflegenden Menschen und dem Personal zu vermeiden.
- Bei keinem Messparameter sollte der Alarm permanent ausgestellt sein, da sonst die Messung als solche in Frage zu stellen ist.

II Praxistipp
Bei der Einstellung der Alarmgrenzen sollte darauf geachtet werden, dass es nicht zur Desensibilisierung des Personals, aber auch nicht zur Belastung der zu pflegenden Menschen kommt. **II**

4.2.3 EKG-Überwachung

Beim EKG-Monitoring wird i. d. R. eine drei- oder fünfpolige Ableitung von Brustwandelektroden verwendet, sodass 1–2 Ableitungen angezeigt werden können. Dies hängt davon ab, welche (Verdachts-) Diagnose vorliegt und welche Ableitung die größte Amplitude mit den geringsten Artefakten anzeigt.

II Praxistipp
Lassen Sie sich bei kardiologischen Erkrankungen die Ableitung anzeigen, welche die Pathologie am besten darstellt (z. B. eine ST-Hebung beim Myokardinfarkt, ➤ Kap. 7.2.3). **II**

Mögliche Fehlerquellen:
- Bewegungsartefakte bei Muskelzittern oder Bewegungen des zu pflegenden Menschen
- Schrittmacherartefakte (Aktivieren Sie die Pacer-Erkennung, um diese zu reduzieren)
- Doppelzählung der Herzfrequenz bei atypischer Morphologie der QRS-Komplexe
- Ablösung einer/mehrerer Elektroden, diskonnektierte/defekte Elektrodenkabel

4.2.4 Blutdruckmessung

Nichtinvasive Blutdruckmessung

Bei der Messung per Überwachungsmonitor wird der Blutdruck mit einer Oberarmmanschette in einem eingestellten Intervall automatisch gemessen. Das Messintervall muss der jeweiligen Situation angepasst und bei Bedarf verändert werden.

II Praxistipp
Die Manschette darf nicht an einen Infusions-, einen Shunt- oder einen hemiplegischen/-paretischen Arm angelegt werden. Um den Lymphabfluss nicht zu behindern, muss bei Personen mit Z. n. Mastektomie ebenfalls an der Gegenseite gemessen werden. **II**

Fehlerquellen:
- Falsche Manschettengröße oder -positionierung, Kleidung unter der Manschette
- Zu rasches Ablassen der Luft → falsch niedrige Systole, falsch hohe Diastole
- Zu geringes Aufpumpen, Manschette zu lange aufgepumpt gelassen

- Arm des zu pflegenden Menschen über Herzhöhe positioniert → falsch niedrige Werte
- Zu starke Beugung im Ellenbogengelenk
- Störende Umgebungsgeräusche, was das Hören der Korotkow-Töne erschwert

Praxistipp

Um eine bestehende Seitendifferenzen zu erkennen, erfolgt die Blutdruckmessung in der Regel anfangs beidseits und später immer an dem Arm, an dem der **höhere** Wert gemessen wurde.

Invasive Blutdruckmessung

Hierbei wird der Blutdruck invasiv über eine spezielle arterielle Kanüle gemessen. Dabei wird die Blutdruckwelle über ein flüssigkeitsgefülltes Schlauchsystem auf eine Membran übertragen. Diese Schwingungen werden dann in ein elektrisches Signal umgewandelt, verstärkt und auf den Monitor grafisch und nummerisch übertragen (➤ Abb. 4.1). Diese Messung ermöglicht eine kontinuierliche Registrierung des systolischen, diastolischen und mittleren arteriellen Drucks. Somit sind ein rasches Erkennen und eine sofortige Reaktion auf hämodynamische Störungen möglich. Die Auswirkungen von Herzrhythmusstörungen (HRST) auf den Blutdruck und somit der Zusammenhang zwischen dem angezeigten EKG und dem Blutdruck lassen sich unmittelbar beurteilen. Die Vor- und Nachteile gegenüber der nichtinvasiven Blutdruckmessung werden in ➤ Tab. 4.2 verdeutlicht.

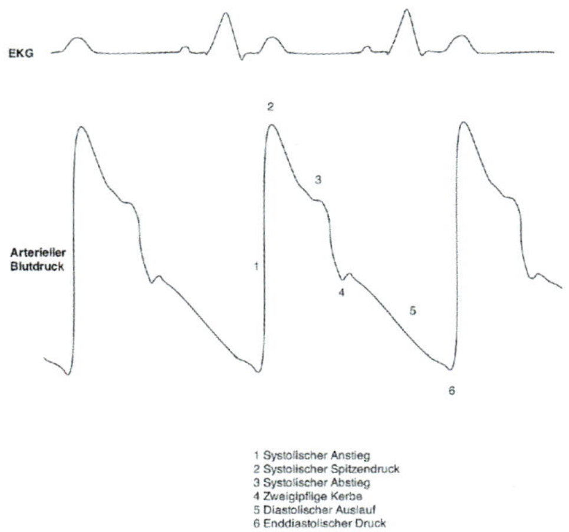

Abb. 4.1 Arterieller Druckkurvenverlauf im Bezug zum EKG [O900]

Tab. 4.2 Vor- und Nachteile der invasiven Blutdruckmessung

Vorteile	Nachteile
Dauerhafte Messgenauigkeit	Invasiv, Infektionsgefahr, schmerzhaft, Dekubitusgefahr
Erkennen der Auswirkungen von Herzrhythmusstörungen	Teuer
Klinische Aussagen über die Beurteilung der Druckkurve sind möglich (s. u.)	Erfordert den Aufenthalt auf einer Überwachungsstation

Indikationen

- Hämodynamisch instabile Personen, Katecholamintherapie
- Notwendigkeit serieller Blutgasanalysen
- Beatmete Personen, Gasaustauschstörungen, Weaning, nichtinvasive Beatmung (NIV), High-flow-Therapie
- Personen im Schockgeschehen
- Personen mit mechanischen Kreislaufassistenzsystemen
- Bereits präoperativ bzw. in der Einleitung bei
  - Großen chirurgischen Eingriffen und/oder zu erwartetem hohem Blutverlust
  - Einsatz der Herz-Lungen-Maschine
- Kontrollierte Hypotension
- Therapierefraktärer hypertensiver Notfall

Rückschlüsse anhand der dargestellten Kurve

Da der Verlauf der Kurve durch das Schlagvolumen und die Beschaffenheit/Elastizität der arteriellen Gefäße bestimmt wird, können folgende Rückschlüsse anhand des Kurvenverlaufs gezogen werden:

- Volumenstatus. Hypovolämie: schmalere Fläche unter der Druckkurve, Swing in der Kurve (die Amplitude der Kurve nimmt regelmäßig ab und zu), dieser ist bei beatmeten Personen normal.
- Rückschlüsse auf die hämodynamische Situation.
- Leichteres Erkennen von Fehlmessungen/Artefakten.

- Aortenklappenschluss: als kleine Einkerbung zu Beginn des Abfalls der Kurve.
- Abschätzung des Blutdrucks auch aus der Ferne durch Höhe der Kurve (vorausgesetzt, dass die Amplitude immer gleich eingestellt ist).
- Die Fläche unter der Kurve entspricht dem mittleren arteriellen Druck (MAP).

Komplikationen und Risiken

- Gefäßspasmen, Hämatombildung
- Nervenschädigung
- Arterielle Thrombosen, ischämische Nekrosen, Mikroembolien
- Katheterinfektionen
- Herausrutschen des Katheters, Diskonnektion mit (potenziell hohem) Blutverlust
- Versehentliche intraarterielle Injektion

Praxistipp

Um eine versehentliche intraarterielle Injektion zu vermeiden, nutzen Sie ausschließlich rote, hierfür vorgesehene Ableitungen und kennzeichnen Sie den Verband der Kanüle entsprechend.

4.2.5 Pulsoxymetrie

Hierbei handelt es sich um ein Verfahren zur kontinuierlichen Erfassung der peripheren arteriellen Sauerstoffsättigung und der peripheren Pulsfrequenz. Dies kann (je nach Monitoranlage und Einstellung) numerisch und/oder als Kurve dargestellt werden.

Praxistipp

Zeigen die EKG-Kurve und der peripher gemessene Puls eine deutliche Differenz, muss der Puls manuell nachgemessen werden, um die Richtigkeit der Werte zu prüfen. Eine Differenz kann Hinweis auf ein Pulsdefizit sein, das durch eine HRST, eine schlechte periphere Durchblutung oder eine unzureichende Ejektionsfraktion bedingt sein kann.

Zusätzlich kann die Pulsoxymetrie dazu genutzt werden, die Qualität einer kardiopulmonalen Reanimation zu beurteilen, da sie zeigt, ob während der Herzdruckmassage eine Pulswelle bis in die Peripherie aufgebaut werden kann. Während der Herzrhythmusanalyse kann weiterhin kontrolliert werden, ob ein peripherer Puls und damit ein Eigenrhythmus vorhanden ist.

4.2.6 Kapnometrie

Bei der Kapnometrie wird der endexspiratorische CO_2-Wert gemessen. Hierbei bezeichnet Kapnometrie die numerische Darstellung und die Kapnografie die Kurvendarstellung. Da Ventilation und Perfusion zusammenhängen, können durch die Messung des CO_2-Wertes Rückschlüsse auf beide gezogen werden. Dabei muss berücksichtigt werden, dass gerade bei zügigen Veränderungen der endexspiratorische Wert nicht mit dem arteriellen gleichzusetzen ist. In ➤ Tab. 4.3 werden Veränderungen und mögliche Ursachen beispielhaft dargestellt.

4.2.7 Zentraler Venendruck (ZVD)

Hiermit wird der Druck bezeichnet, der im klappenfreien Bereich der **V. cava superior** (oberen Hohlvene) herrscht. Dieser entspricht dem Druck im rechten Vorhof und wird über einen zentralen Venenkatheter (ZVK) gemessen. Er gibt Ausschluss über das intravasale Volumen, die Vorlast des rechten Herzens, den Venentonus und die Leistung des rechten Ventrikels. Da der Wert durch verschieden Faktoren beeinflusst werden kann, muss er immer als Verlaufsparameter und in Zusammenhang mit anderen Messwerten betrachtet werden. Am Monitor kann die venöse

Tab. 4.3 Veränderungen des CO_2-Wertes und deren Ursachen

Veränderungen des CO_2-Wertes	Mögliche Ursachen
Plötzlicher Abfall gegen null	• Diskonnektion, Abknicken, Verlegung
Plötzlicher Abfall mit niedrigen Werten	• Leckage, Stenosierung/subtotale Atemwegsverlegung
Gleichmäßiger, langsamer Abfall	• Hyperventilation (z. B. bei Lungenarterienembolie) • Hypotension, Reanimationssituation
Anstieg	• Hypoventilation • Temperaturanstieg • Hypertension

Druckkurve angezeigt und beurteilt werden. Dabei sind folgende Wellen zu sehen:

- Die **a-Welle** entsteht bei der Kontraktion des rechten Vorhofs.
- Die **c-Welle** markiert den Anfang der Kammerkontraktion.
- Die **v-Welle** tritt beim Schließen der Trikuspidalklappe auf und markiert die Füllung des Vorhofs.

Auch die Kurve des ZVDs kann in Zusammenhang mit dem EKG betrachtet werden. Dies wird in ➤ Abb. 4.2 verdeutlicht.

4.2.8 Thermodilution/Pulskonturanalyse

Hierbei handelt es sich um ein etabliertes Messinstrument für ein erweitertes hämodynamisches und volumetrisches Monitoring. Dieses erfolgt über einen Pulmonalis- oder einen Pulskonturanalyse-Katheter (PICCO®).

Praxistipp

Da die Komplikationsrate eines PICCO®-Katheters deutlich geringer ist, sollte dieser bevorzugt genutzt werden, wenn keine andere Indikation für einen Pulmonaliskatheter vorliegt.

Thermodilution

Hierbei wird über den proximalen Schenkel eines zentralen Katheters kalte Flüssigkeit (< 8 °C) möglichst schnell injiziert und über den Katheter oder einen arteriellen Zugang das Ankommen der kalten Flüssigkeit gemessen. Hierbei werden folgende **diskontinuierlichen Werte** ermittelt:

- Herzzeitvolumen (HZV)
- Volumetrische Parameter (alle drei dienen der Beurteilung des Volumenstatus):
  - Globaler enddiastolischer Volumenindex (GEDI) → enddiastolische Summe des Blutvolumens des gesamten Herzens → Vorlastvolumen des gesamten Herzens
  - Intrathorakaler Blutvolumenindex (ITBI) → GEDI und pulmonales Blutvolumen → gesamtes Blutvolumen des Thorax
  - Extravaskulärer Lungenwasserindex (ELWI) → Flüssigkeit im Lungengewebe, außerhalb der Gefäße, Beurteilung eines Ödems

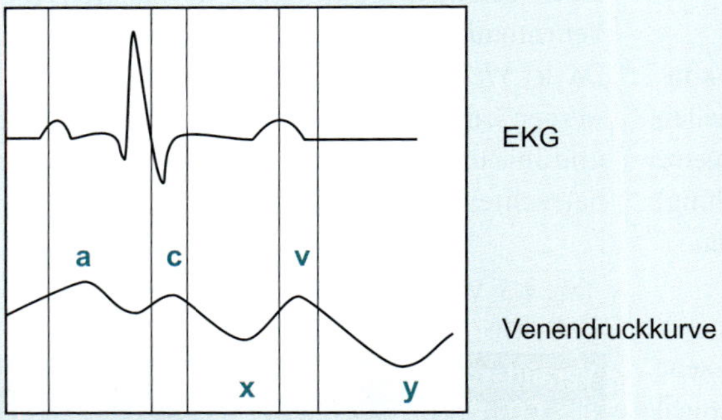

a: Vorhof-Kontraktion
v: Füllung rechter Vorhof
c: Kontraktion des Ventrikels, Schluss der Trikusspidalklappe

Interpretation

a-Welle fehlt:	Vorhofflimmern
hohe a-Welle:	Widerstandserhöhung z. B. bei Pulmonaler Hypertonie Pulmonalstenose Trikuspidalstenose
Riesen a-Welle:	Kontraktion gegen geschlossenen Klappen z. B. bei AV-Block Knotenrhythmus
hohe V-Welle:	Klappeninsuffizienz

Abb. 4.2 EKG und korrespondierende zentralvenöse Druckkurve [L157]

- Pulmonalvaskulärer Permeabilitätsindex (PVPI)
- Kardialer Funktionsindex (CFI)
- Globale Auswurffraktion (GEF) → Beurteilung des Ausmaßes einer Herzinsuffizienz

Kontinuierliche Pulskonturanalyse

Mit der Pulskonturanalyse können nach der Kalibrierung bei der Thermodilution folgende **kontinuierlichen Werte** mit Trendanalyse ermittelt werden:

- Pulskontur-HZV (PCHZV) → kontinuierliche HZV-Bestimmung → sofortige Beurteilung der Therapie
- Arterieller Blutdruck
- Herzfrequenz
- Schlagvolumen (SV), Schlagvolumenindex (SVI), Schlagvolumenvariation (SVV)
- Pulsdruckvariation (PPV)
- Syst. vaskulärer Widerstand (SVR) → Beurteilung Nachlast
- Index der LV-Kontraktilität (dPmx)

MERKE

Die Durchführung und Auswertung der Messung ist Aufgabe des ärztlichen Personals!

Indikationen

Anhand eines Laufschemas kann mittels der erfassten Werte ermittelt werden, welche therapeutischen Maßnahmen indiziert sind. Dabei geht es im Kern um die Frage, ob Volumen oder Katecholamine indiziert sind. Entsprechend liegt vereinfacht gesagt eine Indikation vor, wenn dies schwierig zu beurteilen ist.

- Schwere Schockzustände, besonders kardiogener Schock, Sepsis/septischer Schock
- Akutes Lungenversagen (ARDS)/schwere respiratorische Insuffizienz
- Polytrauma, Verbrennungen → u. A. wegen hoher Flüssigkeitsverluste
- Große Operationen mit hohem Blutverlust

Wiederholungsfragen

1. Was ist die Antrittskontrolle und was umfasst sie?
2. Was ist das ABCDE-Schema und wie kann es bei der Antrittskontrolle genutzt werden?
3. Welche Empfehlungen gelten für die Einstellung der Alarmgrenzen am Monitor?
4. Nennen Sie mögliche Fehlerquellen der nichtinvasiven Blutdruckmessung.
5. Bei welchen Personengruppen oder Befunden ist eine invasive arterielle Blutdruckmessung empfehlenswert?
6. Welche Komplikationen oder Risiken birgt die invasive Blutdruckmessung?
7. Welche Rückschlüsse können anhand der Pulsoxymetrie gezogen werden?
8. Was lässt sich an der Verlaufskurve des zentralen Venendrucks erkennen?
9. Wie erfolgt die Messung der Thermodilution?
10. Welche Erkrankungen/Zustände stellen eine Indikation für eine Thermodilution bzw. eine Pulskonturanalyse dar?

LITERATUR

Everts, K., Höpfner, M. 1000 Fragen 1000 Antworten Intensiv- und Anästhesiepflege. 1. A. 2021. Elsevier Verlag. München.

Everts, K., Werxhausen, T. Pflege Kardiologie und Kardiochirurgie. 2. A. 2024. Elsevier Verlag. München.

Janssens, J et. al. Empfehlungen zum hämodynamischen Monitoring in der internistischen Intensivmedizin. Kardiologe 2016; 10: 149-169. https://leitlinien.dgk.org/files/2016_Empfehlung_Hämodynamisches_Monitoring_Neu.pdf (letzter Zugriff: 22.01.2025).

Knipfer, E. Schneider, 2023. Klinikleitfaden Intensivpflege. 7. A. 2023; Elsevier Verlag. München.

KAPITEL

5

Michael Helms, Katharina Everts

Herzrhythmusstörungen

5.1 Bradykarde Herzrhythmusstörungen

Michael Helms

Bradykarde Herzrhythmusstörungen (HRST) sind Störungen, bei denen die Herzfrequenz unter die Schwelle von **60 Schlägen/Min.** fällt. Die meisten dieser HRST sind harmlos und wenig beeinträchtigend. Um eine bradykarde HRST schnell eingrenzen zu können, sollten die Morphologie der QRS-Komplexe und die Rhythmik beurteilt werden.

Ursachen

Als Ursache für eine bradykarde HRST kommen **kardiale** und **nichtkardiale** Probleme infrage. Unter Verwendung der vorgenannten Einteilung entstehen schmal rhythmische Bradykardien meist infolge einer Vagotonussteigerung. Hochleistungssportler haben bspw. einen trainingsbedingt erhöhten Vagotonus und decken trotzdem den Bedarf an Herzzeitvolumen (HZV). Auch nerval induziert ist der Angriff auf den Solarplexus, der im wahrsten Sinne des Wortes schlagartig den Vagotonus erhöht und zu einer reflektorischen Bradykardie führt.

Nichtkardiale Ursachen

Hauptursachen für **schmal rhythmische Bradykardien** sind also **Erhöhungen des Vagotonus.** Weitere nichtkardiale Ursachen für Bradykardien sind u. a. Hypothermie, Schilddrüsenerkrankungen **(Hypothyreose),** Elektrolytstörungen und Medikamenteneinwirkungen.

Bradykardien infolge von Hypothermie macht man sich beispielsweise in der **Herzchirurgie** zunutze, um Operationen am dann gezielt verlangsamten Herzen durchzuführen.

Anders hingegen bei einer Hypothyreose. Hier resultiert die Bradykardie aus einer Herunterregulation des Stoffwechsels. Bei den Elektrolytstörungen sticht v. a. die Nierenfunktionsstörung als organische Ursache hervor. Hier führt eine fehlerhafte Ausscheidung zu einem Ungleichgewicht im Kaliumhaushalt (**Hyperkaliämie,** ➤ Kap. 9.1.1) und verursacht auf diese Weise eine Bradykardie. Behandlungspflichtig ist dabei weniger die Bradykardie als vielmehr die zugrunde liegende Erkrankung.

Im Zusammenhang mit Medikamenteneinnahmen muss neben Betablockern und Digitalispräparaten auch an Opiate bzw. Fentanylpflaster gedacht werden. Medikamente können jedoch auch AV-Blöcke 1. Grades hervorrufen oder sogar höhergradige Blockierungen begünstigen (➤ Kap. 9.2).

Kardiale Ursachen

Zu den kardialen Ursachen einer Bradykardie gehört klassischerweise die **koronare Herzkrankheit.** Sie hat eine Minderversorgung des Myokards zur Folge und begünstigt weiter fortschreitende arteriosklerotische Prozesse in den Koronarien. In der weiteren Folge resultieren aus der KHK eine permanente Ischämie und ein Mangel an Nährstoffen, sodass hier die pathophysiologische Konsequenz einer frequenzbasierten Regulation stattfindet. Im ➤ Kap. 7.1 „Akutes Koronarsyndrom" wird auf die Besonderheiten beim ACS speziell eingegangen.

Auch die arterielle Hypertonie kann zu einer Frequenzanpassung und damit zu einer Bradykardie führen. Dies geschieht durch reaktive Umformungen am Herzen, die durch dauerhafte Belastungen, entzündliche Prozesse und Läsionen notwendig werden. Im weiteren Verlauf führt dieses **Remodelling** zu progredienten Funktionseinschränkungen des Erregungsbildungs- und Leitungssystems. Ähnlich verhält es sich mit Herzinsuffizienzen durch einen **dilatierten linken Vorhof.** Eine Dilatation des Ventrikels und v. a. seiner Muskulatur ist meist die Folge einer Druckerhöhung. Hier kann beispielsweise eine Klappenstenose eine dauerhafte Druckerhöhung verursachen und eine sog. Ballonierung des Vorhofs begünstigen. Die Folge der Dilatation kann schließlich, neben anderen Symptomen, eine Bradykardie sein.

Als klassische virale Entzündung lässt sich die **Myokarditis** (➤ Kap. 8.1.2) als ursächlich für eine Bradykardie hervorheben.

Grundsätzliche Einteilung

Bei den bradykarden HRST unterscheidet man zwischen schmalen und breiten sowie regelmäßigen und unregelmäßigen Bradykardien.

Schmal und regelmäßig

Zu den schmal regelmäßigen Bradykardien gehört als einfachste Form die **Sinusbradykardie** (➤ Abb. 5.1).

Aber auch der **AV-junktionale Ersatzrhythmus** (➤ Kap. 5.1.1, Abb. 5.4) ist eine regelmäßige bradykarde HRST, bei der der Ursprung der Erregungsstörung im Übergang zwischen Vorhof und Kammer (junktional = verbindend) liegt und deshalb durch schmale Kammerkomplexe deutlich wird.

Schmal und unregelmäßig

Eine weitere Form stellen die schmal unregelmäßigen bradykarden HRST dar. In die Gruppe dieser Störungen fallen u. a. **bradykardes Vorhofflimmern** und das **Sick-Sinus-Syndrom** (➤ Kap. 5.1.2). Besonders hervorzuheben sind außerdem die **AV-Blockierungen** (➤ Kap. 5.1.3) Grad II vom Typ Mobitz 1 (➤ Abb. 5.2) und Typ Mobitz 2.

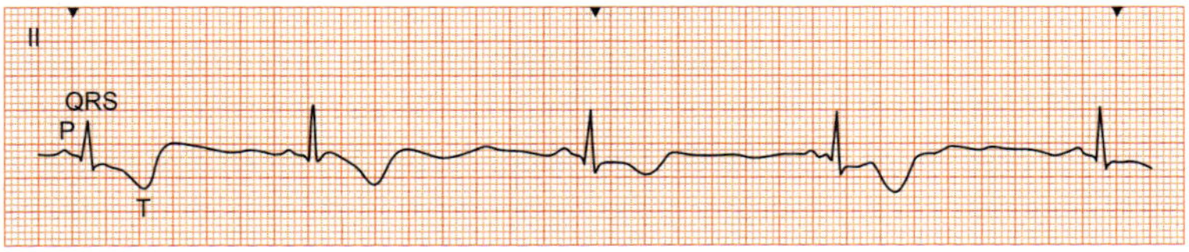

Abb. 5.1 Sinusbradykardie mit einer HF von 40/Min. [L231]

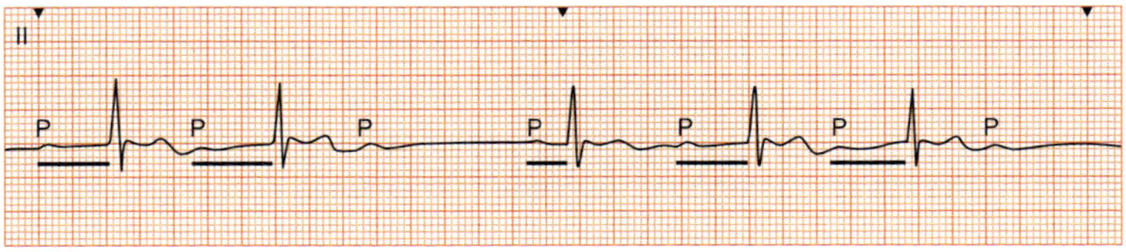

Abb. 5.2 AV-Block 2. Grades Typ Mobitz I mit zunehmender Verlängerung der PQ-Zeit bis zum Ausfall einer Überleitung [L231]

Breit und rhythmisch

Die dritte Form, die **breiten,** aber **regelmäßigen** bradykarden HRST, sind meist ausschließlich Kammerersatzrhythmen. Klassischer Vertreter dieser Gruppe ist der **AV-Block 3. Grades** (➢ Kap. 5.1.3, ➢ Abb. 5.12).

Breit und arrhythmisch

Letzte und neben den breiten regelmäßigen bradykarden HRST die wohl gefährlichste Form der Bradykardien sind die breiten und unregelmäßigen Störungen. Zu ihnen zählen beispielsweise das **bradykarde Vorhofflimmern** mit einem begleitenden Schenkelblock, **Sinusbradykardien** mit Schenkelblockierungen und **AV-Blockierungen 2. Grades** (➢ Kap. 5.1.3) mit einer zusätzlichen **Schenkelblockierung.**

Sonderformen

Eine selten auftretende **Sonderform** der bradykarden HRST ist das **Brady-Tachy-Syndrom** (➢ Kap. 5.1.1, ➢ Abb. 5.3). Hier wechseln sich bradykarde mit tachykarden Phasen der Erregungsstörung ab.

In ➢ Tab. 5.1 wurden zur besseren Übersichtlichkeit die bisher genannten bradykarden HRST dargestellt. Dabei fällt auf, dass die HRST absteigend an Bedrohlichkeit zunehmen.

Tab. 5.1 Bradykarde Herzrhythmusstörungen

Form	Beispiel
Schmal regelmäßig	Sinusbradykardie, AV-junktionaler Ersatzrhythmus
Schmal unregelmäßig	Bradykardes Vorhofflimmern, Sick-Sinus-Syndrom, AV-Block 2. Grades Typ Mobitz 1 und 2 (Wenckebach und Mobitz)
Breit regelmäßig	AV-Block 3. Grades
Breit unregelmäßig	Bradykardes Vorhofflimmern mit Schenkelblock, Sinusbradykardie mit Schenkelblock, AV-Block 2. Grades mit Schenkelblock
Sonderform	Brady-Tachy-Syndrom

5.1.1 Ersatzrhythmen

Im Rahmen von bradykarden HRST kommt es beinahe immer zu sog. Ersatzrhythmen, bei denen das nächst tiefer liegende Erregungsbildungszentrum den Erhalt eines ausreichenden **Herzzeitvolumen** (HZV) sichern soll.

Alle dem Sinusknoten nachgeschalteten Abschnitte dieses Systems haben eine immer weiter abnehmende niedrigere Eigenfrequenz. Die **Entladung (Depolarisation)** und die **Erregungsrückbildung (Repolarisation)** laufen bis zum Erreichen des Schwellenwerts eines Aktionspotenzials einfach langsamer ab. Während also der Impuls des Sinusknotens mit einer

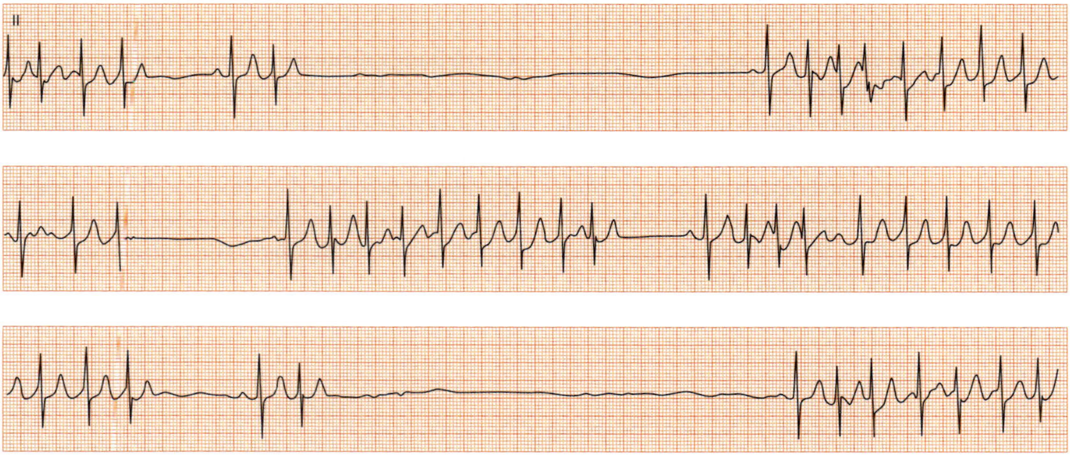

Abb. 5.3 Brady-Tachy-Syndrom [L231]

5

physiologischen Frequenz von 60–80 Erregungen/Min. ausgesendet wird, wird diese Schwelle des Aktionspotenzials am AV-Knoten weitaus später erreicht (40–50 Erregungen pro Minute) und deshalb permanent vom Aktionspotenzial des Sinusknotens überlagert. Erst beim Ausbleiben der Erregung des Sinusknotens fehlt diese Überlagerung und das Aktionspotenzial des AV-Knotens wird an den benachbarten Myokardzellen eine Reaktion in Form einer Kontraktion auslösen.

MERKE

Die Form **(Morphologie)** und die Frequenz eines QRS-Komplexes lassen Rückschlüsse auf den Ursprungsort der Erregung zu. Je tiefer der Ursprung der Erregung ist, umso bradykarder wird der Herzrhythmus erscheinen.

AV-junktionale Ersatzrhythmen

Wenn von AV-junktionalen Ersatzrhythmen die Rede ist, spricht man von den **anatomischen Strukturen,** die sich am Übergang zwischen Atrium und Ventrikel befinden. Der Erregungsursprung bei AV-junktionalen Rhythmen kann also auch **neben dem AV-Knoten (paranodal)** liegen. Bei oberem Ersatzrhythmus ist das Zentrum der Erregung tatsächlich der AV-Knoten selbst. Beim unteren Knotenersatzrhythmus sind weiter distal liegende Strukturen die Taktgeber. Die Hierarchie ist dabei beinahe selbsterklärend, denn nacheinander treten sog. **sekundäre Reizbildungszentren** als Taktgeber ein. Sie springen als Ersatz immer dann ein, wenn der Rhythmus des Sinusknotens fehlt, zu langsam ist oder auch kein anderes **(ektopes) Reizbildungszentrum** einen Impuls abgibt.

Im EKG sind **AV-junktionale Ersatzrhythmen** an schmalen QRS-Komplexen zu erkennen, die wie bei einem Sinusrhythmus normal konfiguriert sind (➤ Abb. 5.4). Die Frequenzen liegen jedoch deutlich unter denen eines Sinusrhythmus bei etwa 40–55 Erregungen/Min. Ein weiterhin wichtiges Charakteristikum ist der Rhythmus. AV-junktionale Ersatzrhythmen sind immer rhythmisch.

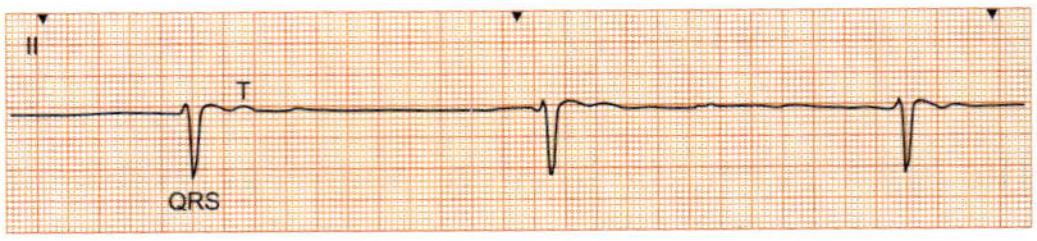

Abb. 5.4 AV-junktionaler Ersatzrhythmus mit Fokus auf fehlende P-Welle [L231]

Die P-Welle fehlt bei einem AV-junktionalen Ersatzrhythmus aufgrund des Fehlens einer Sinusknotenerregung oder erscheint negativ, wenn der **rückwirkende (retrograde)** Ersatzrhythmus für die Vorhoferregung aus dem AV-Knoten kommt. Bei Erregungen aus der nächsttieferen AV-junktionalen Ebene, dem HIS-Bündel, besteht meist eine Blockade in die höher liegenden atrialen Bereiche, sodass hier die P-Welle gänzlich fehlt.

Ventrikuläre Ersatzrhythmen

Unterhalb der den AV-Knoten umgebenden Areale befinden sich weitere Erregungszentren, die immer noch auch als Taktgeber fungieren können. Diese **tertiären Reizbildungszentren** haben eine extrem bradykarde Grundfrequenz von maximal 25–40 Erregungen/Min. Die Folge solcher tertiär hervorgerufenen Frequenzen sind immer breite QRS-Komplexe (➤ Abb. 5.5). Doch auch diese breiten Komplexe bestechen durch ihre konsequente Regelmäßigkeit.

5.1.2 Überleitungsstörungen

Bereits am Sinusknoten kann es zu verschiedensten **Überleitungsstörungen** kommen. Der **Sinusknoten** als übergeordnetes Erregungszentrum besteht aus Kardiomyozyten, die wiederum aus nur wenigen Myofibrillen und Mitochondrien bestehen. Diese **Kardiomyozyten** haben die Fähigkeit, durch spontane Depolarisation einen grundsätzlichen Herzrhythmus von 60 bis etwa 80 Schlägen/Min. vorzugeben.

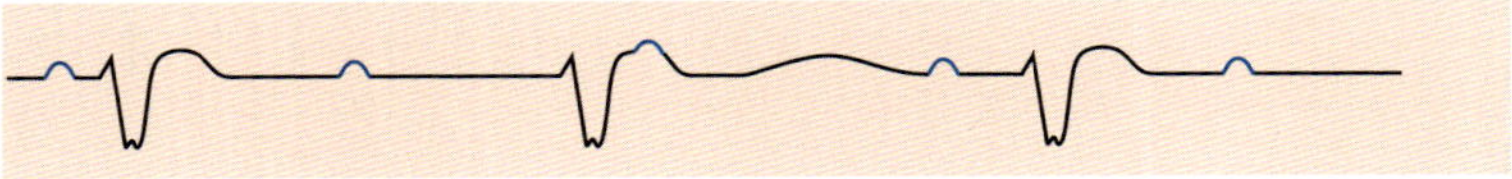

Abb. 5.5 Kammerersatzrhythmus [L106]

Sinusknoten-Arrest

Der Sinusknoten-Arrest, auch einfach **Sinusarrest** genannt, ist ein vollständiger Stillstand der Sinusknotenaktivität. Dieser Ausfall ist dabei meist temporär. Hauptursachen für die unzureichende Erregungsbildung im Sinusknoten sind vorwiegend Funktionsstörungen der **Schrittmacherzellen** (Kardiomyozyten) oder eine Blockade der Erregungsausbreitung vom Sinusknoten auf die Myokardzellen des Vorhofs. Für diese Störung verantwortlich sind u. a. entzündliche Prozesse (**Myokarditis,** ➤ Kap. 8.1.2) und Myokardinfarkte (➤ Kap. 7). Aber auch das Sick-Sinus-Syndrom, eine Hypothyreose und selbst Medikamentenüberdosierungen können ursächlich für diese Störung am Sinusknoten sein. Weiterhin können eine **Hypoxie** und eine ausgeprägte Hyperkaliämie (➤ Kap. 9.1.1) dazu führen, dass der Sinusknoten vorübergehend seine Arbeit einstellt. Selbst bei einem eigentlich völlig gesunden Herzen sind verschiedene Einflüsse bekannt, die einen Sinusarrest auslösen können. Neben Schmerzen und Stress kann ein veränderter Vagotonus dieses Phänomen hervorrufen. Hauptsächlich betroffen sind ältere Menschen, bei denen gelegentlich auch organische Herzerkrankungen zu identifizieren sind.

Im EKG zeigt sich der Sinusknoten-Arrest in Form einer Pause von mehr als 2 Sek. Nach dieser Unterbrechung der elektrischen Aktivität folgt ein normaler Sinusrhythmus. Außerdem treten bei einem Sinusknoten-Arrest häufig intermittierende supraventrikuläre HRST auf. Klassische EKG-Befunde für dieses Rhythmusphänomen sind:

- Anhaltende oder vorübergehende **Sinusbradykardie** mit häufig begleitender Sinusarrhythmie
- Sinusknotenstillstand oder kompletter SA-Block mit Auftreten von Ersatzrhythmen, die meist aus dem Vorhof oder dem AV-Knoten resultieren
- Inkompletter SA-Block mit regelmäßigem Ausfall einzelner Sinusaktionen
- Unzureichender oder ausbleibender Frequenzanstieg bei Belastungen
- Brady-Tachy-Syndrom (s. u.; ➤ Abb. 5.3)

Neben der detaillierten und langzeitigen EKG-Diagnostik ist für die zielsichere Diagnostik des **Sinusknoten-Arrests** v. a. eine umfangreiche Anamnese unabdingbar. Dabei kommt mit besonderem Augenmerk der möglichst genauen Medikamentenanamnese mit Blick auf frequenzsenkende Dauermedikamente wie beispielsweise **Digitalis** oder **Antiarrhythmika** eine große Bedeutung zu (➤ Kap. 9.2.2).

Praxistipp

Vor allem klinisch ist es unabdingbar, durch eine zielgerichtete und ausführliche Anamnese die Erkrankung eines Patienten oder einer Patientin mehr und mehr einzugrenzen.

Im Rahmen einer **Belastungsergometrie** kann ein unzureichender Frequenzanstieg ein Hinweis auf das Vorliegen eines Sinusknoten-Arrests sein. Misslingt der Nachweis einer Bradykardie im EKG, kann bei dennoch bestehendem klinischem Verdacht die **Sinusknotenerholungszeit** (definiert als Intervall zwischen letzter stimulusinduzierter P-Welle und erstem Sinus-P nach beendeter Vorhofstimulation) bestimmt werden. Zusätzlich muss klinisch ein zeitlicher Zusammenhang zwischen den aufgetretenen Symptomen und der Bradykardie nachgewiesen werden, um letztlich die Diagnose Sinusknoten-Arrest stellen zu können.

Personen mit einem Sinusknoten-Arrest werden in der Notaufnahme meist infolge wiederholt aufgetretener Synkopen vorstellig. Die ➤ Abb. 5.6 zeigt einen typischen EKG-Verlauf eines stattgefundenen Sinusknoten-Arrests.

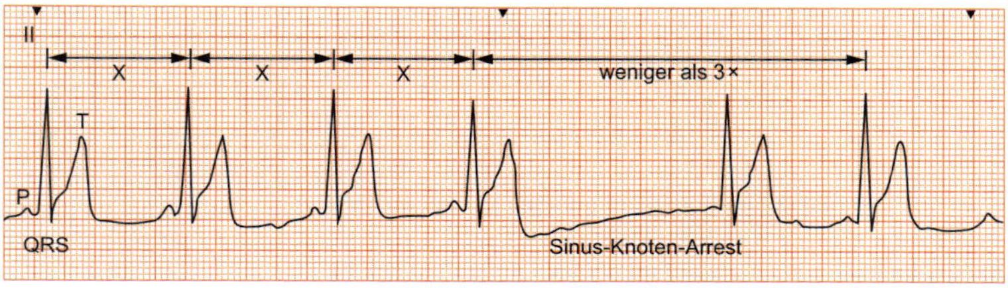

Abb. 5.6 Sinusknoten-Arrest [L231]

Sick-Sinus-Syndrom

Unter dem Begriff Sick-Sinus-Syndrom werden alle **Funktionsstörungen des Sinusknotens** zusammengefasst, womit auch der gerade beschriebene Sinusknoten-Arrest zu dieser Erkrankungsgruppierung zählt.

Das Syndrom des kranken Sinusknotens präsentiert sich klinisch sehr oft in Form von **langen bradykarden Episoden,** die durch einen inadäquaten Frequenzanstieg v. a. unter Belastung auffallen. Aber auch tachykarde Abschnitte zählen zu diesem Krankheitskomplex. Beinahe 30 % aller implantierten Herzschrittmacher werden aufgrund der Diagnose „Sick-Sinus-Syndrom" implantiert. Die am häufigsten beobachteten EKG-Veränderungen sind Sinusbradykardien, Sinusstillstand, SA-Block, Vorhof- oder AV-Knoten-Ersatzrhythmus, Extrasystolen mit tachykarden Episoden, paroxysmales Vorhofflimmern und Vorhofflattern.

5

Die Sonderform des Sick-Sinus-Syndroms ist das **Brady-Tachy-Syndrom,** bei dem sich bradykarde und tachykarde Phasen der Erregung abwechseln. Der zugrunde liegende Rhythmus ist dabei meist ein Sinusrhythmus oder ein intermittierendes Vorhofflimmern.

Die Diagnose eines Sick-Sinus-Syndroms wird zunächst auf Grundlage einer EKG-Diagnostik gestellt. Meist handelt es sich dabei um einen begleitenden Zufallsbefund, der erst mit der Diagnostik einer Grunderkrankung (bspw. Schwindelattacken oder schlichten Kreislaufproblemen) zum Vorschein kommt.

Elektrophysiologisch tritt das Sick-Sinus-Syndrom dabei mit folgenden EKG-Auffälligkeiten zutage:

- Dauerhafte Sinusbradykardie
- Arrhythmische Sinusbradykardie (Sinusbradyarrhythmie)
- SA-Block
- Bradykardie-Tachykardie-Syndrom

SA-Blockierungen

Eine recht häufige HRST und Überleitungsstörung am Herzen ist eine **SA-Blockierung (sinuatrialer Block).** Es handelt sich hierbei um eine Störung der Erregungsweiterleitung vom Sinusknoten auf das Myokard des Vorhofs. Diese im Grunde symptomlose und harmlose HRST wird erst dann therapiepflichtig, wenn sie mit einer Synkope oder Bewusstseinsstörung einhergeht. Hauptursachen für SA-Blockierungen sind meist entzündliche Herzerkrankungen (Myokarditis, ➤ Kap. 8.1.2) oder beispielsweise Myokardinfarkte.

Bei den SA-Blöcken unterscheidet man **drei Schweregrade,** deren Charakteristik auch ähnlich denen der AV-Blockierungen ist:

SA-Block 1. Grades Der erstgradige SA-Block ist v. a. durch eine verzögerte Überleitung der Erregung gekennzeichnet. Die Länge der Überleitungsverzögerung ist dabei nicht exakt definiert. Die Diagnose dieser HRST erfolgt erst durch eine **invasive Herzkatheteruntersuchung.**

SA-Block 2. Grades Zunächst ähnlich der erstgradigen Blockierung erfolgt die Erregungsweiterleitung hier nur gelegentlich und man unterscheidet grundsätzlich zwei zusätzliche Unterarten:

- Der SA-Block 2. Grades des Typs 1 folgt einer **Periodik,** die vom AV-Block Grad II Typ Mobitz 1 bekannt ist. In ➤ Abb. 5.7 ist diese Besonderheit gut sichtbar. Charakterisiert ist der SA-Block 2. Grades Typ 1 durch eine permanente Verkürzung des Abstands zwischen zwei P-Wellen, bis eine längere Pause entsteht.
  - Im EKG wird eine solche Störung durch einen unregelmäßigen Sinusrhythmus zu identifizieren sein, bei dem zwei Erregungsabläufe

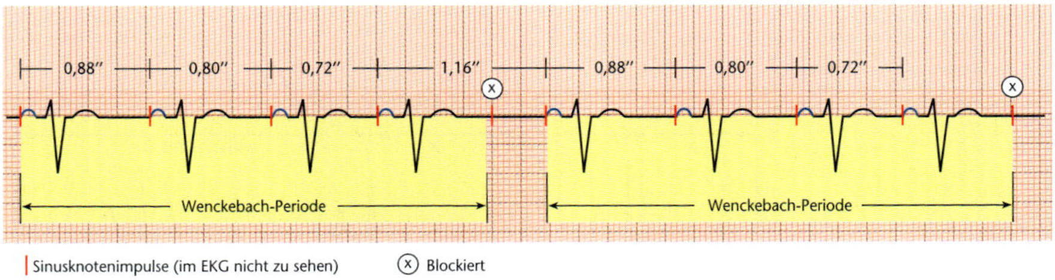

Abb. 5.7 SA-Block 2. Grades Typ 1 (Wenckebach-Typ) [L106]

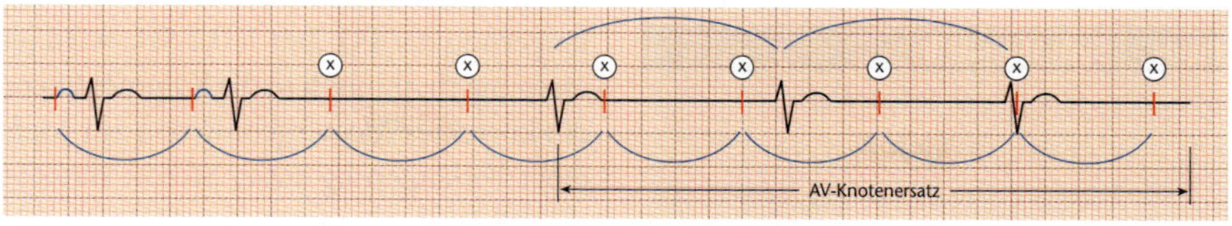

Abb. 5.8 SA-Block 3. Grades [L106]

zeitlich enger aneinanderrücken und dann eine Pause entsteht.

- Anders hingegen die SA-Blockierung 2. Grades Typ 2. Sie wird mit der AV-Blockierung Grad II des **Typs Mobitz 2** assoziiert und folgt ebenfalls einer typischen Periodik. Hier fällt gelegentlich ein kompletter QRS-Komplex aus, weil die Überleitung der Erregung vom Sinusknoten auf den Vorhof fehlt.

SA-Block 3. Grades Diese dritte Form der Blockierung (➤ Abb. 5.8) kommt mit ihrer Charakteristik dem Sinusknoten-Arrest (s. o.) gleich. Die Überleitung der im Sinusknoten weiterhin entstehenden Erregung auf das umgebende Vorhofmyokard ist gänzlich unterbrochen.

Die klinische Diagnose einer SA-Blockierung ist fast ausschließlich durch indirekte Zeichen zu stellen. Das führende Diagnostikum einer SA-Blockierung ist dabei fast immer die Herzkatheteruntersuchung. Lediglich der SA-Block 2. Grades lässt sich zuverlässig im EKG diagnostizieren. Ein sicheres Stellen der Diagnose SA-Block als EKG-Befund ist unabhängig davon nur mithilfe eines Langzeit-EKGs möglich, da sein Auftreten intermittierend, also gelegentlich ist.

5.1.3 Atrioventrikuläre Blockierungen

Ursachen

Bei einer Störung der Erregungsüberleitung aus dem Vorhof in die Kammer auf Höhe des AV-Knotens spricht man in der Medizin von einem **AV-Block.** Ursächlich ist meist eine Störung im AV-Knoten selbst oder eine Störung in der direkten Überleitung der Erregung vom Vorhof in die Kammer auf Höhe des His-Bündels. Zutage treten diese Blockbilder meist durch eine plötzlich auftretende Schwindelsymptomatik mit begleitender Synkope oder Bewusstseinsverlust.

Wenngleich die Ursachen für AV-Blockierungen recht vielfältig sind, kann man als **Hauptursachen** für AV-Blockierungen die folgenden Erkrankungen nennen:

- Schädigungen des Reizleitungssystems durch:
  - KHK (Minderdurchblutung)
  - Myokardinfarkte (Verschlusses der A. coronaria dextra (RCA))
  - Myokarditis (durch Viren geschädigte Herzmuskelzellen, Kap. 8.1.2)
  - Große Herzoperationen (Bypass-OP, Schädigung durch andere Interventionen)
- Medikamentös-toxische Ursachen (Digitalis, Betablocker)
- Posttraumatisch
- Angeborene Herzfehler (Transposition großer Gefäße)
- Degenerativ

Symptomatisch bieten die AV-Blockierungen so ziemlich alles, was medizinisch bei HRST denkbar ist. Vom einfachen Schwindel über Synkopen bis hin zur Reanimation ist alles möglich. Neben einer sich entwickelnden Herzinsuffizienz bei länger bestehenden dauerhaften bradykarden Herzrhythmen infolge der AV-Blockierung ist ein weiteres häufig auftretendes Phänomen der **Adams-Stokes-Anfall.** Hierbei handelt es sich um eine vorübergehende Bewusstlosigkeit, die von einer Asystolie oder einem Kammerflimmern begleitet ist. Jeder dieser Anfälle kann tödlich enden oder irreversible Hirnschädigungen zur Folge haben. ➤ Tab. 5.2 zeigt die Symptomatik eines Adam-Stokes-Anfalls bei unterschiedlicher Asystoliedauer.

ACHTUNG

Infolge des beschriebenen Anfalls und im Zusammenhang mit der Asystolie können die Betroffenen mitunter einen hypoxiebedingten Krampfanfall erleiden, der dann anfangs auch zu Fehldiagnosen bzw. Fixierungsfehlern führen kann.

Tab. 5.2 Symptomatik bei einem Adam-Stokes-Anfall

Asystoliedauer	Symptomatik
3–5 Sek.	→ Blässe und Schwindel
10–15 Sek.	→ Bewusstseinsverlust
20–30 Sek.	→ Krampfanfall (Fehldiagnose: Epilepsie)
30–60 Sek.	→ Atemstillstand
> 3 Min.	→ Irreversible Hirnschäden oder Exitus letalis

Wie auch schon bei den SA-Blockierungen (➤ Kap. 5.1.2) unterteilt man die AV-Blockierungen in der Schwere der Symptomatik in drei Grade.

AV-Block 1. Grades

Der AV-Block 1. Grades ist eine einfache und meist symptomarme Begleiterscheinung von beispielsweise entzündlichen oder degenerativen Herzerkrankungen. Sie tritt außerdem oft als Folge einer medikamentösen Therapie mit Digitalispräparaten, Betablockern, Kalziumantagonisten oder Antiarrhythmika (➤ Kap. 11) auf. Auch infolge eines stattgefundenen frischen Hinterwandinfarkts kann es zum Auftreten dieser AV-Blockierung kommen (➤ Abb. 5.9).

Im EKG zeigt sich der AV-Block 1. Grades immer durch eine unnormal verlängerte PQ-Zeit. Die physiologische Überleitungspause von 0,2 Sek. ist dabei immer gleichbleibend verlängert. Und trotz der Verlängerung der PQ-Zeit > 0,2 Sek. wird jede Vorhoferregung rhythmisch in die Kammer übergeleitet. Für ein korrektes Messergebnis und zur Identifizierung einer Verlängerung dieser Strecke muss vom Beginn einer P-Welle bis zum Anfang der folgenden Q-Zacke gemessen werden.

AV-Block 2. Grades

Beim AV-Block 2. Grades ist die Überleitung aus den Vorhöfen in die Kammern ebenfalls gestört, wobei die Charakteristik hier auf der teilweisen Unterbrechung der Überleitung liegt. Wie auch schon bei den SA-Blockierungen gibt es v. a. bei den AV-Blöcken 2. Grades eine Unterteilung in Typ 1 und Typ 2.

AV-Block 2. Grades Typ Mobitz 1

Die typische Charakteristik dieser HRST zeichnet sich durch die zunehmende Verlängerung der PQ-Zeit aus (➤ Abb. 5.10). Unmittelbar folgend (konsekutiv) wird die längste Überleitungsverzögerung schließlich nicht mehr auf das Kammermyokard übergeleitet und fällt aus. Nachdem ein vollständiger QRS-Komplex ausgefallen ist, beginnt diese typische Periodik von Neuem mit der ersten noch recht kurzen Überleitungsverlängerung. Es folgen wieder zunehmende Verlängerungen der allgemeinen Verzögerung nach

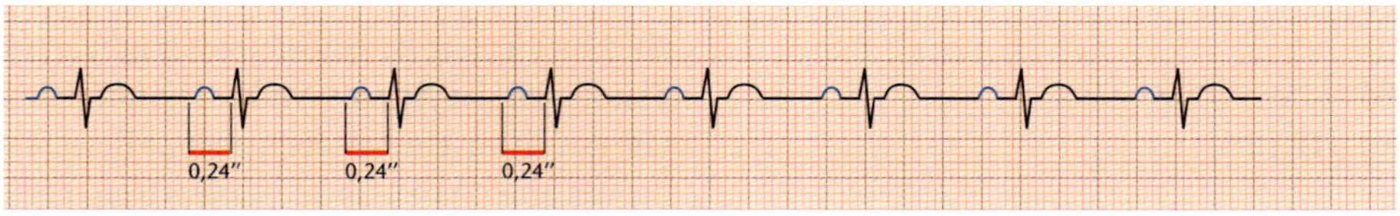

Abb. 5.9 AV-Block 1. Grades [L106]

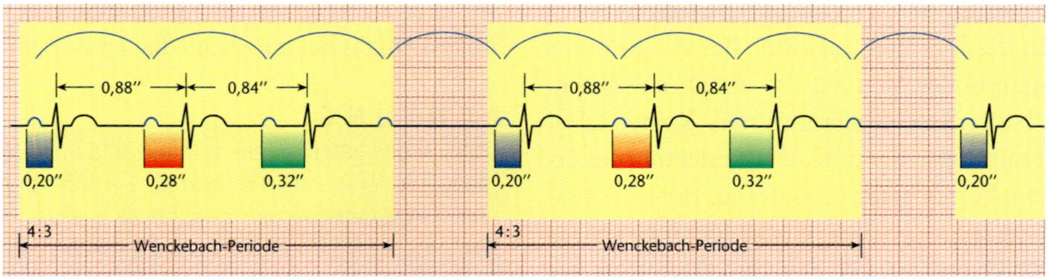

Abb. 5.10 AV-Block 2. Grades Typ Mobitz 1 (Wenckebach) [L106]

gleichem Muster, bis schließlich erneut ein kompletter QRS-Komplex ausfällt.

In etwa 70 % aller AV-Blockierungen des 2. Grades Typ Mobitz 1 befindet sich die Erregungsblockade oberhalb des HIS-Bündels, meist sogar direkt im AV-Knoten selbst. Die Herzfrequenz bei dieser HRST liegt bei etwa 40 Schlägen pro Minute und die Komplexe, die der Vorhoferregung folgen, sind regelhaft schlank und nicht deformiert. Auch diese HRST ist durchaus reversibel und bedarf selten einer intensivmedizinischen Intervention.

AV-Block 2. Grades Typ Mobitz 2 (Mobitz)

Im Vergleich zu den beiden vorgenannten AV-Blockierungen zählt der AV-Block 2. Grades vom Typ Mobitz 2 bereits zu den HRST mit deutlich erhöhtem Asystolierisiko. Die Prognose dieser AV-Blockierung ist grundsätzlich ungünstiger, weil die Gefahr des Übergangs in eine höhergradige und damit komplette AV-Blockierung deutlich größer als bei den beiden Vorgenannten ist.

Charakterisiert ist dieser Typ zunächst durch einen gelegentlichen Kontaktabbruch zwischen den Vorhöfen und den Kammern, welcher sich im EKG durch einen plötzlichen Ausfall eines QRS-Komplexes zeigt. Der AV-Block 2. Grades Typ Mobitz 2 ist direkt im His-Bündel oder distal lokalisiert, weshalb die QRS-Komplexe bereits verbreitert und durchaus deformiert sein können.

Erst mit fortgeschrittenem und konstantem Auftreten des AV-Block 2. Grades Typ Mobitz 2 wird die Systematik und damit die Charakteristik sichtbar. Um den Vorhofimpuls und die realistisch übergeleitete Erregung in ein Verhältnis setzen zu können, hat sich die Schreibweise **„3:1-Block"** oder **„5:1-Block"** etabliert. Die erste Zahl in dieser Darstellung zeigt die tatsächlich vom Vorhof initiierten Erregungen an (➤ Abb. 5.11). Die zweite Zahl gibt an, wie viele der vom Vorhof ausgesendeten Erregungen tatsächlich auf die Kammern übergeleitet werden. Aus dieser Darstellung wird erkennbar, dass eine höhere Zahl auch immer auf eine schwerwiegendere Schädigung hinweist.

Ein möglicher Ersatzrhythmus springt erst sehr spät ein und wird dann mit einer Frequenz von kaum mehr als 20–30 Schlägen/Min. imponieren. Viel wahrscheinlicher ist hingegen der Übergang in einen vollständigen AV-Block 3. Grades (s. u.) mit begleitenden synkopalen Ereignissen.

AV-Block 3. Grades

Die schwerwiegendste AV-Blockierung stellt der AV-Block 3. Grades dar (➤ Abb. 5.12). Hierbei handelt es sich um eine absolute Blockade der Erregungsüberleitung von den Vorhöfen in die Kammern. Man spricht auch von einer **totalen Leitungsunterbrechung (totaler AV-Block).** Neben der Erregung der Vorhöfe durch physiologische Signale aus dem Sinus-

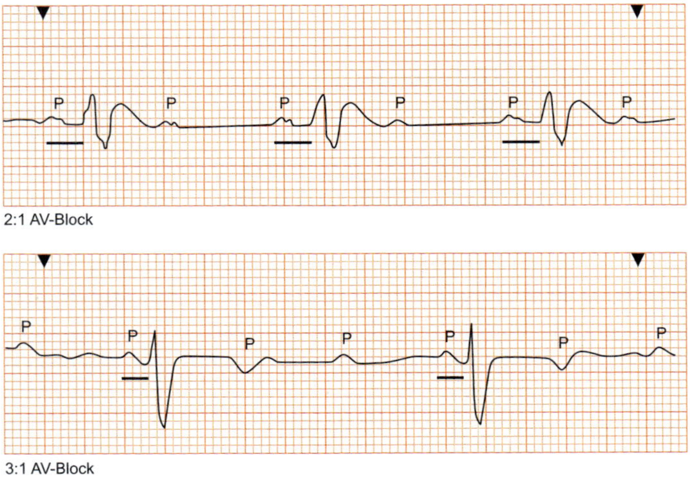

Abb. 5.11 AV-Block 2. Grades Typ Mobitz 2 (Mobitz) [L231]

5

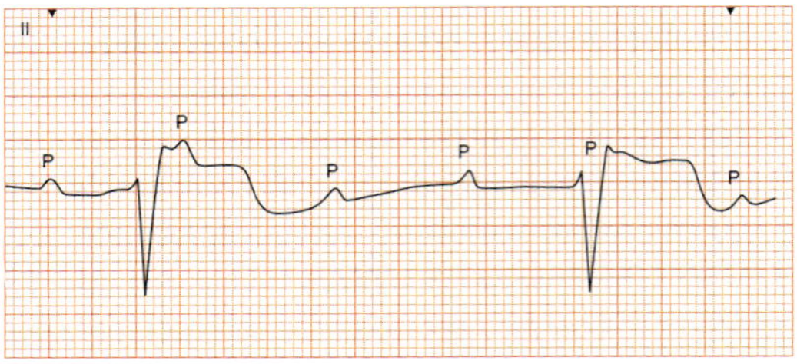

Abb. 5.12 AV-Block Grad III [L231]

knoten wird ein Kammerersatzrhythmus aktiv, um die Erregung und Kontraktion der Herzkammern zu gewährleisten. Elektrisch sind die Vorhöfe völlig von den Kammern getrennt **(vollständige Dissoziation).** Sowohl die Vorhöfe als auch die Kammern werden demnach ein regelmäßiges, rhythmisches Gesamtbild ergeben.

Zunächst werden im EKG-Bild des AV-Block 3. Grades regelhafte P-Wellen mit einem rhythmischen und normofrequenten Bild sichtbar sein. Die QRS-Komplexe erscheinen auch rhythmisch, allerding deutlich bradykarder als die Erregung der Vorhöfe.

Die unterschiedliche Konfiguration der QRS-Komplexe resultiert aus dem differenten Ursprung der Erregung. Handelt es sich um ein **sekundäres Erregungszentrum,** kommt die Erregung der Kammern also aus dem AV-Knoten selbst oder dem His-Bündel, die QRS-Komplexe sind dann meist schmal mit Frequenzen um 40 Schläge/Min. Liegt das Erregungszentrum für die Kammern noch tiefer, spricht man von einer **tertiären Reizbildung.** Dann sinkt die Frequenz der QRS-Komplexe noch weiter und deutlich unter 40 Schläge/Min. und die Komplexe sind breit.

5.1.4 Therapie bradykarder Herzrhythmusstörungen

Klinisch relevante Symptome sind meist erst bei Bradykardien unter einer Frequenz von 40 Schlägen/Min. zu erwarten. Eine Intervention ist jedoch unabhängig davon immer dann notwendig, wenn Zeichen einer Kreislaufinstabilität vorliegen.

In der logischen Konsequenz zählen die folgenden Maßnahmen zu den Basismaßnahmen einer jeden klinischen Notfallbehandlung:

- Angepasste Sauerstoffgabe in Abhängigkeit vom Patientenzustand und adaptiert an die Sauerstoffsättigung
- Volumensubstitution
- Permanente klinische Überwachung aller Vitalfunktionen (➤ Kap. 4.2)
- Permanente elektrokardiografische Überwachung
- Immobilisation des zu pflegenden Menschen, um kardiale Überlastungen auszuschließen und zu vermeiden

Bei einer Bradykardie mit begleitender Bewusstseinsstörung muss immer auch an eine **Entgleisung des Blutzuckers (Hypoglykämie)** gedacht werden. Auch respiratorische Störungen und Hypothermie sollten vom Personal der Station als mögliche behebbare Ursachen ausgeschlossen werden. Die aktuellen Therapieempfehlungen und Vorgehensweisen bei bradykarden Herzrhythmusstörungen enthält der Behandlungsalgorithmus des ERC 2021 (➤ Kap. 11.1.4, ➤ Abb. 11.5).

Ursache beheben

Nach einleitender Ersteinschätzung muss durch das behandelnde Personal zunächst die Ursache, soweit möglich, mit sofort durchführbaren Handlungen beseitigt werden. Werden Instabilitätszeichen identifiziert, sollten zunächst diese behandelt werden (Vorgehen nach ABCDE-Schema, ➤ Kap. 4.1.2).

Medikamentöse Therapie

Atropingabe

Atropin (➤ Kap. 11.1.3) ist ein **Parasympatholytikum (Anticholinergikum)** und wirkt sowohl auf den Sinus- als auch auf den AV-Knoten. Es hat eine antagonisierende Wirkung am Rezeptor des Parasympathikus und konkurriert dort mit dem Neurotransmitter Anticholium. Auf diese Weise blockiert Atropin den Rezeptor des Parasympathikus und damit dessen parasympathische Wirkung. Die Folgen dieser Blockade werden v. a. in einer Herzfrequenzsteigerung **(positiv chronotrop)** und einer Beschleunigung der Erregungsweiterleitung **(positiv dromotrop)** sichtbar. Außerdem stellt Atropin auf diese Weise u. a. die Bronchien weit. Weitere charakteristische Folgen einer Atropingabe sind:

- Pupillenweitstellung (Mydriasis) mit Zunahme der Lichtempfindlichkeit

- Reduzierte Schweiß- und Speichelbildung
- Verminderte Verdauungsaktivität
- Spasmolyse der glatten Muskulatur

Titrierend wird Atropin in 0,5-mg-Schritten über einen sicheren periphervenösen Zugang appliziert. Die Wiederholung dieser Einzeldosis kann bis zu sechsmal erfolgen, bevor die nächste Stufe in Betracht gezogen werden muss. Der Abstand zwischen den einzelnen Gaben sollte bei 3–5 Min. liegen. Die Gesamtdosis von 3 mg sollte nicht überschritten werden. Eine Dosis unter 0,5 mg sollte vermieden werden, da subtherapeutische Dosierungen mit langsamer Injektion eine **paradoxe Bradykardie** verursachen können.

MERKE

Wirkmechanismus von Atropin: In niedriger Dosierung Blockade von M1-Acetylcholinrezeptoren im parasympathischen Ganglion (Kontrolle des Sinusknotens, Abnahme der Herzfrequenz). In höherer Dosierung Blockade von M2-Acetylcholinrezeptoren (Reduktion parasympathischer Einfluss mit Erhöhung der Herzfrequenz).

Adrenalingabe

Adrenalin (➤ Kap. 11.1.3) ist ein **Katecholamin** und Neurotransmitter und wird beim gesunden Menschen im Nebennierenmark synthetisiert. Es wirkt an Adrenorezeptoren und verursacht dort als **Sympathikomimetikum** eine Steigerung des Gefäßtonus, eine Blutdruckerhöhung und eine Steigerung der Herzfrequenz. Vor allem die letztgenannte Wirkung macht man sich bei der Behandlung der Bradykardie zunutze.

Zur Behandlung wird Adrenalin in einer Dosierung von 2–10 µg/Min. langsam titrierend verabreicht. Die Dosis sollte vorsichtig und mit genauer Überwachung erhöht werden. Eine Überdosierung kann schnell zu Tachykardien und im nächsten Schritt zu Kammerflimmern führen.

Elektrische Stimulation

Externes, transkutanes Pacing

Beim externen, transkutanen Pacing (➤ Kap. 10.1.3) wird mit einem von außen auf den Körper aufgebrachten Schrittmacher gearbeitet. Diese nichtinvasive Therapie ist geeignet, um bradykarde HRST und höhergradige AV-Blockierungen über Minuten bis Stunden zu behandeln. Ziel dieser Behandlung ist es, durch eine langsam adaptierte Energiewahl die Herzmuskelzellen zur Depolarisation anzuregen und in einer voreingestellten Frequenz dem Impuls des Schrittmachers zu folgen. Auf diese Weise soll die in der Frequenz gesteigerte Kontraktion das Herzzeitvolumen erhöhen.

ACHTUNG

Gerade höhergradige AV-Blockierungen gehen mit einem erhöhten Asystolierisiko einher und bedürfen einer dauerhaften Überwachung. Bei den folgenden EKG-Veränderungen müssen Betroffene engmaschig überwacht werden:
- AV-Block 2. Grades Typ Mobitz 2 (Mobitz)
- AV-Block 3. Grades
- QRS-Abstand mit mehr als 3 Sek.
- Reanimation bereits in der Vorgeschichte

Passagerer Schrittmacher

Neben der notfallmäßigen transkutanen Stimulation kann auch eine passagere transvenöse Stimulation bei bestimmten Indikationen und Voraussetzungen erwogen werden (➤ Kap. 10.1.1).

Therapie Sinusknoten-Arrest

Im einfachsten Fall bei klinisch stabilen Verhältnissen kann es ausreichend sein, abwartend vorzugehen. Der zu pflegende Mensch wird beobachtet, ggf. monitorisiert und ohne zusätzliche Beeinflussung kann geschaut werden, ob die zugrunde liegende Ursache selbstständig sistiert. Ist die Symptomatik nicht veränderbar, ist eine Schrittmacherimplantation meist unumgänglich. Bei akuten, auch instabilen bradykarden HRST wird Atropin in entsprechender Dosierung verabreicht. Erst bei Versagen dieses Therapieansatzes muss über einen Schrittmachereinsatz nachgedacht werden. Sind bradykardisierende Medikamente als Ursache identifiziert, kann deren Absetzen bereits zielführend sein.

Therapie Sick-Sinus-Syndrom

Bei Auftreten von Anzeichen einer Sick-Sinus-Erkrankung muss diesem Phänomen klinisch weiter nachgegangen werden. Eine Chronifizierung mit Pausen von mehr als 3 Sek. erfordert in der Regel die Implantation eines Herzschrittmachers. Bewährt haben sich dabei Schrittmacher mit DDD-System (➤ Kap. 10.1.1). Bei einer gleichzeitig vorliegenden Tachyarrhythmie ermöglicht der Herzschrittmacher eine die Frequenz kontrollierende medikamentöse Therapie mit z. B. Betablockern ohne Risiko einer verstärkten Bradykardie.

Medikamentös würde v. a. in der Akutphase des Sick-Sinus-Syndroms eine Therapie mit Atropin infrage kommen. Die Initialdosis beträgt nach Empfehlung der Fachgesellschaften 0,5 mg. Oft kann eine medikamentöse Therapie jedoch nicht eingesetzt werden, da sich eine Frequenzlimitierung nach oben in den bradykarden Phasen als schwierig erweist.

Bei einer begleitenden Vorhofvergrößerung, die sich klinisch beispielsweise in der Echokardiografie nachweisen lässt, sollte ebenso wie bei Vorhofflimmern eine antikoagulative Therapie eingeleitet werden.

Therapie SA-Blockierung

Die Therapie einer bestehenden SA-Blockierung ist im weitesten Sinne abhängig von der auftretenden Symptomatik. Regelhaft muss in der Akutphase bei auftretendem Schwindel oder Synkopen, die als Folge einer zerebralen Minderperfusion auftreten können, zunächst die Kreislaufsituation beherrscht werden.

Medikamentös greift auch hier eine Therapie mit Atropin und auch eine medikamentöse Therapie mit Ipratropiumbromid kann erwogen werden. Das Medikament, sonst üblicherweise zur Bronchodilatation inhalativ eingesetzt, wirkt ebenso wie das Atropin als konkurrierender (kompetitiver) Besetzer, in diesem Fall eines Muskarinrezeptors (Anticholinrezeptor). Es ist als Derivat dem Atropin sehr ähnlich und wird deshalb in der Medizin oft auch als **Antiarrhythmikum** bei HRST eingesetzt.

In Abhängigkeit vom Schweregrad der Beeinträchtigung und der begleitenden Symptomatik muss außerdem die Implantation eines Herzschrittmachers zur dauerhaften Behandlung in Erwägung gezogen werden.

Therapie AV-Blockierung

AV-Block 1. Grades

Der **AV-Block 1. Grades** hat selten eine klinische Bedeutung und ist in aller Regel ein Begleitbefund. Klinisch erfolgt meist nur eine Anpassung der Medikation und in der weiteren Folge eine symptomatische Behandlung der zugrunde liegenden Erkrankung. Nur selten geht eine AV-Blockierung aus dem 1. Grad in eine höhergradige Blockierung über.

AV-Block 2. Grades Typ Mobitz 1

Die Therapie dieser AV-Blockierung 2. Grades beschränkt sich meist auf die symptomatische Gabe von Atropin bei Instabilitätszeichen (s. o.). Nur selten wird eine Intervention durch einen Herzschrittmacher nötig sein.

AV-Block 2. Grades Typ Mobitz 2 (Mobitz)

Da der AV-Block 2. Grades Typ Mobitz 2 (Mobitz) deutlich gefährlicher ist als der Typ Mobitz 1, sollte Reanimationsbereitschaft hergestellt werden, sobald die Diagnose gestellt wurde.

Praxistipp

Bei HRST mit eindrucksvollen Instabilitätszeichen sollte das Behandlungsteam immer antizipieren und auf mögliche Folgeereignisse vorbereitet sein. Zur **ALS-Bereitschaft** *(Advanced Life Support)* bei bestehenden AV-Blockierungen ab 2. Grades Typ Mobitz gehören unbedingt die Vorbereitung des Defibrillators mit geklebten Patches, die Schaffung eines sicheren periphervenösen Zugangs, die Vorbereitung entsprechender Notfallmedikamente und die Vorbereitung eines erweiterten Atemwegsmanagements.

AV-Block 3. Grades

Die grundsätzliche Therapie bei Personen mit einem AV-Block 3. Grades ist der Einsatz eines **Schrittmachers.** Es besteht eine absolute Indikation zur Implantation eines entsprechenden Aggregats und neben

Atropin und Adrenalin im akuten Ereignis wird auch durch externes Pacing oder einen passageren transvenösen Herzschrittmacher ein gutes Behandlungsergebnis zu erwarten sein (➤ Kap. 10.1.1).

Personen mit einer Herzfrequenz jenseits von 40 Schlägen/Min. und fehlenden Lebenszeichen müssen unbedingt reanimiert werden.

5.2 Tachykarde Herzrhythmusstörungen

Katharina Everts (basierend auf Texten von Michael Praetz)

Laut Definition ist eine **Tachykardie** eine Kammerfrequenz von mehr als 100/Min. Eine Schwäche dieser Definition liegt darin, dass die Frequenz der Vorhöfe nicht in diese Definition mit einfließt. Es gibt durchaus krankhafte Vorhoftachykardien, die mit normalen Kammerfrequenzen einhergehen und dennoch behandlungsbedürftig sind.

Um den Krankheitswert einer Tachykardie bewerten zu können, müssen weitere Aspekte in eine klinische Arbeitsdiagnose einfließen. So sind Herzfrequenzen von über 100/Min. bei Neugeborenen, Säuglingen und Kleinkindern physiologisch. Des Weiteren gehört die Steigerung der Herzfrequenz über die Ruhefrequenz hinaus zu einer normalen Reaktion des Körpers auf die verschiedensten Ursachen. So können Angst, Schmerz, Fieber, aber auch Blut- oder Volumenverlust zu einer Steigerung der Herzfrequenz und damit zu einer Tachykardie führen. Die Tachykardie kann somit eine „physiologische" Reaktion des Körpers auf die verschiedensten Ursachen sein. Von diesen „physiologischen" Tachykardien sind „pathologische" Tachykardien zu unterscheiden, die dann auch als **tachykarde Herzrhythmusstörungen** verstanden werden. Solche HRST sind meist ein Symptom vorliegender oder begleitender organischer Herzerkrankungen wie Hypertrophie, Kardiomyopathie oder Herzinfarkt. Sie können aber auch Ausdruck extrakardialer Ursachen wie z. B. Störungen des Elektrolythaushalts, Intoxikationen, Einnahme großer Mengen an Genuss- oder Suchtmitteln oder die Wirkung von Lebensmittelinhaltsstoffen sein.

Eine weitere Möglichkeit der Einteilung von tachykarden HRST ist die Zuordnung zu den pathophysiologischen *Entstehungsmechanismen* auf Zellebene. Hier werden unterschieden:

Störungen der Erregungsbildung In diesem Fall wird auch von einer gestörten Automatie gesprochen. Normalerweise besitzt der Sinusknoten die höchste Eigenfrequenz aller Schrittmacherzellen. Sinkt diese, so können sekundäre Schrittmacherzellen einspringen und die Funktion des Sinusknotens übernehmen. Dies wird als **ektope Automatie** bezeichnet. Ein erhöhter Sympathikotonus kann zu einer gesteigerten Automatie von sekundären Schrittmacherzellen führen und so Auslöser für eine Tachykardie sein. Von einer abnormen Automatie wird gesprochen, wenn Zellen, die normalerweise keine Schrittmacherfunktion haben, spontan depolarisieren und eine Schrittmacherfunktion übernehmen. Die Ursache hierfür ist noch nicht vollständig geklärt. Es wird angenommen, dass solche Zellen ein reduziertes Ruhemembranpotenzial haben und damit leichter erregbar sind.

Störungen der Erregungsrückbildung Im Rahmen dieser Störungen können neue Aktionspotenziale ausgelöst werden. Es wird hier von getriggerter Aktivität gesprochen. Der Ursprung einer solchen Aktivität können frühe oder späte Nachdepolarisationen sein. Hierbei kommt es in der frühen Phase oder nach Abschluss der Repolarisation zur erneuten Depolarisation der Zellmembran. Dies tritt besonders bei höheren Herzfrequenzen auf.

Störungen der Erregungsausbreitung Sie können Ursache sowohl für bradykarde als auch tachykarde HRST sein. Hier werden zwei klassische Mechanismen unterschieden:

- Zum einen die **Leitungsblockierungen,** die eine Störung der Erregungsausbreitung nach sich ziehen und durch funktionelle oder strukturelle Blockaden von Teilen des Reizleitungssystems verursacht werden. Sie sind Ursache für Blockbilder (➤ Kap. 6) und bradykarde HRST (➤ Kap. 5.1).
- Zum anderen gibt es die Gruppe der kreisenden Erregungen, auch **Reentry-Mechanismen** genannt. Kreisende Erregungen können durch Verlangsamung der Erregungsleitung in einzelnen Bereichen der Herzmuskelzellen verursacht wer-

den. Ebenfalls kann eine Erregungsblockierung in eine bestimmte Richtung die Entstehung von kreisenden Erregungen begünstigen. Als Letztes kann der Wiedereintritt der Erregungswelle in Zellbereiche, die sich in ihrer relativen Refraktärzeit befinden, als Ursache infrage kommen. Je nach „Größe" der Kreiserregung wird von **Makro- oder Mikro-Reentry-Mechanismus** gesprochen. Ein Beispiel für einen **Makro-Reentry-Mechanismus** wäre eine kreisende Erregung über ein zusätzliches, beim Gesunden nicht vorhandenes Leitungsbündel zwischen Vorhof und Kammer wie z. B. beim Wolff-Parkinson-White-Syndrom. Makro-Reentry-Mechanismen laufen meist über Strukturen des Erregungsbildungs- und Reizleitungssystems und bilden deshalb größere Kreisläufe. Vorhofflimmern stellt ein klassisches Beispiel für meist mehrere unterschiedliche **Mikro-Reentry-Mechanismen** in den Vorhöfen dar. Mikro-Reentry-Mechanismen laufen meist über definierte Zellbereiche hinweg und bilden dadurch kleinere Kreisläufe.

5

Tachykarde HRST können zudem nach ihrem *Ursprungsort* unterteilt werden. So können supraventrikuläre von ventrikulären Tachykardien unterschieden werden:

Supraventrikuläre Tachykardien Diese haben ihren Ursprung oberhalb der Klappenebene des Herzens. Sie entstehen im Bereich des Sinusknotens, der Vorhöfe, im AV-Knoten oder oberhalb der Bifurkation des His-Bündels. Früher wurde der Begriff „supraventrikuläre Tachykardie" spezifisch für die AV-Reentry-Tachykardie genutzt, was noch heute manchmal zu Verwirrungen der Begrifflichkeiten führt.

Ventrikuläre Tachykardien Sie haben ihren Ursprung unterhalb der Klappenebene und entstehen damit in den Tawara-Schenkeln, den Purkinje-Fasern oder der Kammermuskulatur.

Diese Unterteilung hat v. a. praktische Bedeutung, da sie etwas über die Bedrohlichkeit der Tachykardie aussagt. Zu den tachykarden HRST mit **günstiger Prognose** zählen z. B. die **paroxysmalen supraventrikulären Tachykardien,** während die **ventrikulären Tachykardien** in der Prognose für die Betroffenen eher **ungünstig** sind. Sie können zu unmittelbar lebensbedrohlichen Situationen führen und sind meist mit schwerwiegenden, organischen Herzschädigungen und ausgeprägten hämodynamischen Auswirkungen verbunden.

Die Unterscheidung zwischen supraventrikulärer und ventrikulärer Tachykardie kann in der Praxis mithilfe des EKGs erfolgen. Die Forderung liegt dabei in der Anfertigung eines 12-Kanal-EKGs zur Entscheidungsfindung. Im Rahmen der strukturierten EKG-Auswertung liefert die Frage „Ist der Kammerkomplex schmal oder breit?" den Einstieg in die Unterscheidung der beiden Tachykardien. Grundsätzlich gilt, wenn der Kammerkomplex eine Dauer von < 0,12 Sek. nicht überschreitet, ist er schmal. Diese Tachykardien werden deshalb auch als **Schmalkomplex-Tachykardien** bezeichnet. Dies bedeutet, dass sich die Erregungswelle der Herzkammer über den normalen Weg des His-Bündels, der Tawara-Schenkel und der Purkinje-Fasern ausbreitet und der Ursprung der Tachykardie damit oberhalb dieses Systems liegen muss.

Im Umkehrschluss gilt diese Regel leider nicht uneingeschränkt. Eine **Breitkomplex-Tachykardie,** bei der die Dauer des Kammerkomplexes ≥ 0,12 Sek. ist, bedeutet nicht zwangsläufig, dass die Erregung ihren Ursprung in der Kammer nimmt. So kann eine supraventrikuläre Tachykardie bei Personen mit Schenkelblock als Breitkomplex-Tachykardie im EKG aufgezeichnet werden, obwohl ihr Ursprung in den Vorhöfen liegt.

MERKE

Eine **Schmalkomplex-Tachykardie** erkennt man an einer **QRS-Dauer < 0,12 Sek.** Ist dieses Kriterium erfüllt, handelt es sich immer um eine supraventrikuläre Tachykardie.

Eine **Breitkomplex-Tachykardie** erkennt man an einer **QRS-Dauer ≥ 0,12 Sek.** Hierbei kann es sich um eine ventrikuläre Tachykardie, aber auch um eine supraventrikuläre Tachykardie handeln. Weitere diagnostische Überlegungen sind notwendig.

Aufgrund der hohen Praxistauglichkeit dieser Unterscheidung wird sie auch in diesem Kapitel zur Einteilung und Erklärung der tachykarden HRST verwendet. Zudem stellt diese Unterscheidung auch den Einstieg in den Behandlungsalgorithmus für tachykarde HRST des European Resuscitation Council (ERC) dar.

5.2.1 Schmalkomplex-Tachykardien

Neben der Unterteilung in regelmäßige oder unregelmäßige Schmalkomplex-Tachykardie kann auch eine Unterteilung anhand der beteiligten anatomischen Strukturen in zwei Gruppen erfolgen:

AV-Knoten-unabhängige Schmalkomplex-Tachykardien:

- Sinustachykardie
- Uni- oder multifokale Vorhoftachykardie
- Vorhofflattern oder -flimmern

AV-Knoten-abhängige Schmalkomplex-Tachykardien:

- AV-Knoten-Reentry-Tachykardie (*Atrioventricular Nodal Reentrant Tachycardia,* AVNRT)
- AV-Reentry-Tachykardie (*Atrioventricular Reentrant Tachycardia,* AVRT)
- Junktionale ektope Tachykardie (JET)

Sinustachykardie

Die Sinustachykardie nimmt ihren Ursprung aus dem Sinusknoten und gehört damit in die Gruppe der **nomotopen** (nomo = Brauch, topo = Ort; von der gebräuchlichen, regelrechten Stelle ausgehend) **Reizbildungsstörungen.** Definitionsgemäß liegt die Frequenz über 100/Min., meist in einem Bereich zwischen 100 und 160/Min (➤ Abb. 5.13). Je höher die Frequenz, desto schwerer ist die Diagnose einer Sinustachykardie im EKG zu stellen. Dadurch besteht bei höheren Frequenzen die Gefahr der Verwechslung mit anderen supraventrikulären Tachykardien.

Die **Steigerung der Herzfrequenz** wird v. a. durch Verkürzung des TP-Intervalls erreicht. Elektrophysiologisch geschieht dies durch eine Verkürzung der Phase 4 des Aktionspotenzials. Die QRS-Dauer bleibt bei einer Sinustachykardie unverändert, die PQ-Zeit kann sich verkürzen, sollte aber im Bereich zwischen 0,12 und 0,2 Sek. liegen. Die Sinustachykardie stellt im eigentlichen Sinne keine HRST dar, sondern meist eine Erfordernistachykardie und Ausdruck einer physiologischen Reaktion des Körpers. Somit zielt die Behandlung auf das Beheben möglicher Ursachen ab. Die Reihe der möglichen Ursachen ist lang und die Behandlungsansätze sind damit vielfältig:

- Stress, Angst, Schmerz, körperliche Belastung
- Fieber
- Hypoxämie
- Hypovolämie, Anämie
- Herzinsuffizienz
- Hyperthyreose
- Medikamente
  - Sympathomimetika
  - Parasympatholytika
- Inhaltsstoffe von Lebensmitteln:
  - Koffein
  - Alkohol

Die Merkmale einer Sinustachykardie sind in ➤ Tab. 5.3 zusammengefasst.

Regelmäßige RR-Abstände gehören nicht zwangsläufig zur Definition eines Sinusrhythmus, denn die Frequenz des Sinusrhythmus unterliegt regelmäßigen, atemabhängigen Schwankungen. Dieses Phänomen wird als **respiratorische Arrhythmie** bezeichnet und ist v. a. bei Kindern und Jugendlichen ausgeprägt.

Eine weitere Veränderung, die bei einer Sinustachykardie, aber auch anderen supraventrikulären Tachykardien manchmal zu beobachten ist, ist die **elektrische Alternans** (Alternans von lat. alternie-

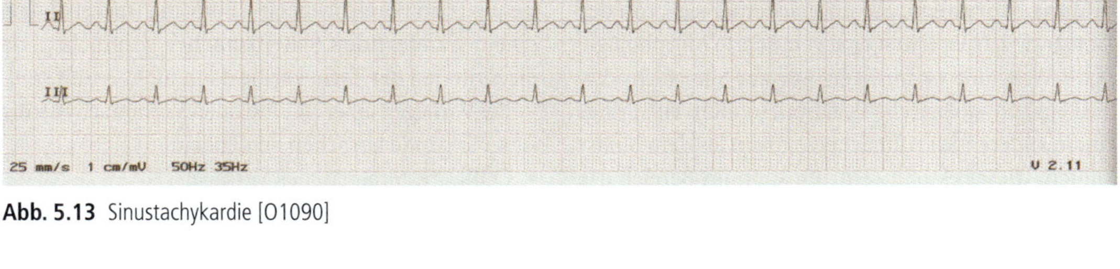

Abb. 5.13 Sinustachykardie [O1090]

Tab. 5.3 Merkmale der Sinustachykardie

Fragestellung	Befundung
Herzfrequenz	> 100 bpm
QRS-Dauer	Schmal, < 0,12 Sek., wenn keine Schenkelblockierungen vorliegen
Rhythmus	Regelmäßig
P-Welle	• Vorhanden • Morphologisch haben alle das gleiche Aussehen • In Ableitungen II, aVF, III muss Beginn der P-Welle positiv sein
Verhältnis P:QRS	1:1
PQ-Zeit	Regelmäßig, 0,12–0,2 Sek.

Tab. 5.4 Merkmale der unifokalen Vorhoftachykardie

Fragestellung	Befundung
Herzfrequenz	100–150/Min.
QRS-Dauer	Schmal, < 0,12 Sek., wenn keine Schenkelblockierungen vorliegen
Rhythmus	Regelmäßig
P-Welle	• Vorhanden • Morphologisch unterschiedliches Aussehen zum Sinusrhythmus • Nicht zwangsläufig positiv in Ableitungen II, III, aVF
Verhältnis P:QRS	1:1
PQ-Zeit	Regelmäßig bei 0,12–0,2 Sek.

rend = abwechselnd) des QRS-Komplexes. Hierunter versteht man eine rhythmische Größenänderung der Amplitude des QRS-Komplexes. Ursache für diese wechselnde Größenänderung der QRS-Amplitude ist eine minimale, wandernde Lageveränderung des Summenvektors der Erregungswelle der Herzkammern. Bei einer Tachykardie vermutet man eine Ermüdung des Erregungsleitungssystems und des Myokards als Ursache dieser Schwankungen. Sie ist frequenzabhängig und wird eher bei höheren Herzfrequenzen beobachtet. Dies führt dazu, dass sie bei anderen supraventrikulären Tachykardien wie der AVNRT oder AVRT häufiger zu finden sein kann. Sie wird prognostisch als eher ungünstig bewertet. Auch bei einem **Perikarderguss** kann dieses Phänomen beobachtet werden. Hier kommt es aufgrund der Lageveränderung des im Herzbeutelerguss „schwimmenden" Herzens zustande. Die Sensitivität für diese EKG-Veränderungen ist jedoch gering.

Unifokale Vorhoftachykardie

Die unifokale Vorhoftachykardie gehört zu den selteneren HRST. Sie gehört in die Gruppe der **heterotopen** (heteros = verschieden, anders; topo = Ort) **Reizbildungsstörungen.** Sie unterscheidet sich von der Sinustachykardie durch eine veränderte Morphologie der P-Welle und ist im Gegensatz zur Sinustachykardie keine physiologische Reaktion, sondern entspringt einem anderen Schrittmacherzentrum als dem Sinusknoten. Dieses ektope Zentrum kann im Bereich des linken Vorhofs liegen, aber auch im rechten Vorhof oder dem Beginn der Pulmonalvenen. Diese Tachykardie tritt auf, wenn ein Bereich innerhalb der Vorhöfe eine schnellere Entladungsfrequenz aufweist als der Sinusknoten. Die meist phasenweise stattfindende unifokale Vorhoftachykardie kann von wenigen Sekunden bis hin zu Tagen andauern. Bei kurzen Phasen (mehrere Sekunden bis Minuten) wird auch von einer **benignen** (lat. *benignus* = gütig, freundlich) Vorhoftachykardie gesprochen, die am gesunden Herzen vorkommen kann. Die Frequenz liegt meist < 150/Min.

Die Merkmale der unifokalen Vorhoftachykardie sind in ➤ Tab. 5.4 zusammengefasst.

Multifokale Vorhoftachykardie

Die multifokale Vorhoftachykardie ist ebenfalls eine seltene HRST aus der Gruppe der **heterotopen Reizbildungsstörungen.** Ihren Ursprung nimmt sie in mindestens drei unterschiedlichen Erregungszentren der Vorhöfe. Dies führt zu einem unregelmäßigen Herzrhythmus mit unterschiedlichem Aussehen der P-Wellen von Schlag zu Schlag. Auch können sich die PQ-Zeit und die RR-Intervalle von Schlag zu Schlag ändern. Die Frequenz liegt meist in einem Bereich von 100–140/Min. (➤ Abb. 5.14). Liegt die Herzfrequenz im Bereich von 60–100/Min., wird auch von einem **wandernden Schrittmacher** gesprochen, da die Kriterien der Tachykardie dann nicht erfüllt sind.

Bei Vorliegen einer multifokalen Vorhoftachykardie ist an folgende Ursachen zu denken:

- COPD, respiratorisches Versagen
- Störungen der Elektrolyte

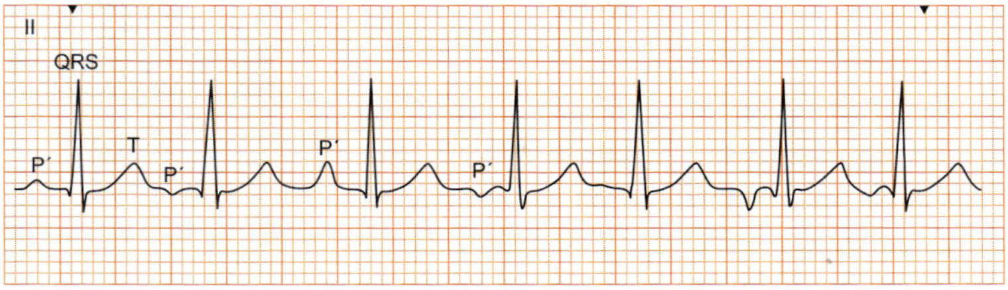

Abb. 5.14 Multifokale Vorhoftachykardie [L231]

- Überdosierung/Vergiftung:
  - Nikotin
  - Koffein
  - Alkohol

Die Merkmale der multifokalen Vorhoftachykardie sind in ➢ Tab. 5.5 zusammengefasst.

Tab. 5.5 Merkmale der multifokalen Vorhoftachykardie

Fragestellung	Befundung
Herzfrequenz	100–150/Min.
QRS-Dauer	< 0,12 Sek., wenn keine Schenkelblockierungen vorliegen
Rhythmus	Unregelmäßig
P-Welle	• Vorhanden • Morphologisch unterschiedliches Aussehen der P-Wellen • Nicht zwangsläufig in Ableitungen II, aVF, III positiv
Verhältnis P:QRS	1:1
PQ-Zeit	Unregelmäßig bei 0,12–0,2 Sek.

Vorhofflattern

Das Vorhofflattern entsteht meist auf Grundlage eines **Makro-Reentry-Mechanismus** (s. o.) **im rechten Vorhof,** der einer festen Bahn folgt. Es gehört damit ebenfalls zu den **heterotopen Reizbildungsstörungen.**

Ursache für die Ausbildung von kreisenden Erregungen sind in aller Regel Narbenbildungen oder eine Hypertrophie der Herzmuskulatur. Der Begriff **Reentry** bedeutet, dass sich der Aktionsstrom nicht nur vorwärtsgerichtet wie eine Welle ausbreitet, sondern auch eine rückwärtsgerichtete Ausbreitung erfolgt, in Bereiche, die eigentlich depolarisiert und damit nicht erregbar sein sollten. Dieses Phänomen sollte aufgrund der Refraktärzeit depolarisierter Zellen eigentlich nicht möglich sein. Durch strukturelle Veränderungen der Herzmuskelzellen, z. B. Narbenbildungen, kann es jedoch in einzelnen Bereichen zu Verzögerungen der Erregungsfortleitung kommen. Diese Verzögerung führt dazu, dass die zurückliegenden, bereits erregten Bereiche genügend Zeit zur Repolarisation haben.

Die kreisende Vorhoferregung hat typischerweise eine sehr regelmäßige Frequenz von 280–300/Min. Die Erregungswelle trifft somit in regelmäßigen Abständen immer wieder auf den AV-Knoten. Befindet sich dieser in seiner absoluten Refraktärzeit, wird die Erregung nicht übergeleitet. Ist er erregbar, so wird die Erregung auf die Kammern übergeleitet. Aufgrund der durch die Refraktärzeit bestimmten „Überleitungskapazität" des AV-Knotens werden die Vorhoferregungen mit einem stabilen Verhältnis von bspw. 2:1 oder 3:1 auf die Kammern übergeleitet. Dies führt zu einer regelmäßigen Kammerfrequenz von 140–150/Min bzw. 90–100/Min. Da unveränderliche anatomische Strukturen in den Vorhöfen für die kreisende Erregung verantwortlich sind und auch die Leitungseigenschaften des AV-Knotens eine große Konstanz aufweisen, bleibt die Kammerfrequenz meist sehr stabil. Auch diese Konstanz ist ein diagnostischer Hinweis auf ein Vorhofflattern.

❚❚ Praxistipp

Zur Differenzierung zwischen einem Vorhofflattern mit 2:1-Überleitung und einer Sinustachykardie kann mithilfe eines Vagus-Manövers die Refraktärzeit des AV-Knotens verlängert werden. Dies kann zu einer Veränderung der Überleitung zu 3:1 oder 4:1 führen, sodass die F-Wellen (s. u.) dann deutlich zu erkennen sind.

Eine weitere Möglichkeit, die F-Wellen besser zu identifizieren, ist die Anfertigung eines EKGs mithilfe der Lewis-Ableitung (➢ Abb. 3.28). ❚❚

Beim Vorhofflattern kann zwischen verschiedenen Formen unterschieden werden. Früher wurden nur der gewöhnliche Typ (Typ 1) und der ungewöhnliche Typ (Typ 2) unterschieden. Die Errungenschaften moderner elektrophysiologischer Untersuchungen haben erkennen lassen, dass diese Unterteilung zu einfach ist. Nach Empfehlungen der European and North American Society of Pacing and Electrophysiology aus dem Jahr 2001 werden mittlerweile sieben unterschiedliche Formen differenziert, wobei der frühere Typ 1 mit ca. 85 % nach wie vor die am häufigsten anzutreffende Form bleibt.

Beim **Typ 1** handelt es sich um einen gegen den Uhrzeigersinn kreisenden Makro-Reentry-Mechanismus im rechten Vorhof. Die Ausbreitung der Erregungswelle gegen den Uhrzeigersinn führt dazu, dass der linke Vorhof verzögert aktiviert wird und so der Summenvektor der Vorhoferregung nach links oben weist. Dies bewirkt in den Ableitungen II, aVF und III die Darstellung der typischen sägezahnartigen, negativen Flatterwellen. Zwischen den einzelnen Flatterwellen ist keine isoelektrische Linie zu erkennen. Da sich die Flatterwellen in ihrer Entstehung und in ihrem Aussehen deutlich von P-Wellen unterscheiden, werden sie bei der Befundung des EKGs nicht als P-Wellen bezeichnet, sondern als **F-Wellen** (➤ Abb. 5.15).

ACHTUNG

Bei einer 2:1-Überleitung können die F-Wellen der Vorhofaktion durch die Kammerkomplexe überlagert werden. Dies führt dazu, dass meist nur die erste F-Welle direkt vor dem Kammerkomplex gut zu erkennen ist und die zweite F-Welle vom Kammerkomplex überlagert wird. Dieses Phänomen führt dazu, das Vorhofflattern leicht mit einer Sinustachykardie verwechselt werden kann.

Tab. 5.6 Merkmale des Vorhofflatterns

Fragestellung	Befundung
Herzfrequenz	140–150/Min.
QRS-Dauer	Schmal, < 0,12 Sek., wenn keine Schenkelblockierungen vorliegen
Rhythmus	Regelmäßig
P-Welle	• Als F-Wellen vorhanden • Frequenz 280–300/Min. • Beim Typ I: negative F-Wellen in II, aVF, III
Verhältnis P:QRS	Meist 2:1, aber auch 3:1 und 4:1 möglich
PQ-Zeit	Nicht beurteilbar

Die Merkmale des Vorhofflatterns sind in ➤ Tab. 5.6 zusammengefasst.

Ursachen für ein Auftreten von Vorhofflattern können sein:

- Atherosklerose, rheumatische Herzerkrankungen
- Herzinfarkt, Perikarditis, Lungenarterienembolie
- Thyreotoxikose

Vorhofflimmern (VHF)

Vorhofflimmern ist neben supraventrikulären und ventrikulären Extrasystolen die häufigste HRST beim Erwachsenen (➤ Abb. 5.16). Das Vorhofflimmern präsentiert sich in seiner Urform als unregelmäßige Schmalkomplex-Tachykardie.

Die Wahrscheinlichkeit des Auftretens von Vorhofflimmern steigt mit dem Alter. In der Altersgruppe der 51- bis 60-Jährigen ist bei ca. 0,5–0,8 % ein Vorhofflimmern zu finden. In der Altersgruppe der 80- bis

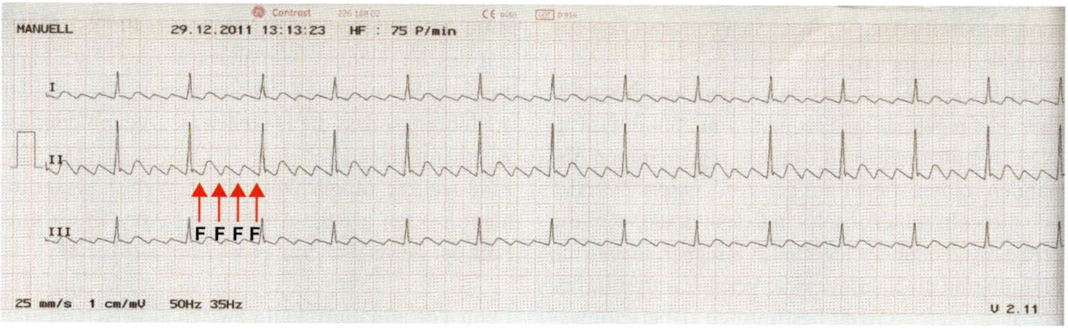

Abb. 5.15 Vorhofflattern mit 4:1-Überleitung [O1090]

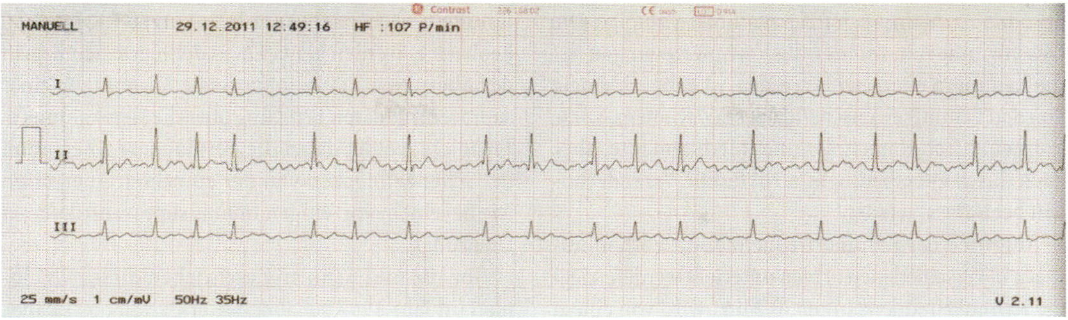

Abb. 5.16 Vorhofflimmern [O1090]

89-Jährigen steigt der Anteil auf 9 %. Während beim Vorhofflattern noch teilweise geordnete Kontraktionen der Vorhöfe zu finden sind, handelt es sich beim Vorhofflimmern um völlig unkoordinierte, chaotische Erregungen kleinster Herzmuskelareale, die einem hämodynamischen Vorhofstillstand gleichzusetzen sind. Als Folge der hämodynamischen Auswirkungen ist Vorhofflimmern auch eine der Ursachen für Schlaganfälle.

Häufigste Ursache für das Auftreten von Vorhofflimmern ist die fibrotische Veränderung der Vorhofmuskulatur. Auch andere Erkrankungen, die mit einer Überlastung des linken Vorhofs einhergehen, wie Bluthochdruck, Kardiomyopathie, Herzklappenerkrankungen (v. a. die Mitralstenose), Hyperthyreose, Infektionen oder Alkoholabusus können die Entstehung von Vorhofflimmern begünstigen. Die Veränderung der Vorhofmuskulatur führt zur Ausbildung kleiner, lokaler Reizbildungszentren und Mikro-Reentry-Mechanismen.

Neben der absoluten Arrhythmie der Kammerkomplexe ist der Ersatz von P-Wellen durch schnell oszillierende Flimmerwellen, die in Häufigkeit, Rhythmik, Aussehen und Amplitude schnell wechseln, das klassische Zeichen im EKG. Die Frequenz der Flimmerwellen liegt dabei bei 350–500/Min. Am besten sind die Flimmerwellen in den Ableitungen V_1, III und aVF zu erkennen. Es wird zwischen **groben F-Wellen** und **feinen F-Wellen** unterschieden, wobei beide Formen gleichzeitig zu finden sein können. Finden sich überwiegend grobe F-Wellen, so ist die Schädigung der Vorhofmuskulatur in aller Regel noch nicht so stark ausgeprägt wie bei feinen F-Wellen. Diese Tatsache ist bei der elektrischen Kardioversion von prognostischer Bedeutung, da bei groben F-Wellen eine Konversion eher zu erreichen ist und meist einen längerfristigen Effekt hat.

ACHTUNG

Sowohl durch einen Schenkelblock als auch bei sehr hohen Kammerfrequenzen können die F-Wellen im EKG nicht sichtbar sein. Auch sehr feine F-Wellen können im EKG nicht sichtbar sein. In solchen Fällen wird die Diagnose Vorhofflimmern aufgrund der absoluten Arrhythmie der Kammern gestellt.

Aufgrund der Leitungseigenschaften des AV-Knotens werden nicht alle Flimmerwellen auf die Ventrikel übergeleitet. Welche und wie viele der Erregungen die Kammern erreichen, ist mehr oder minder zufällig. Genauso stellt sich die Kammeraktion im EKG dar, nämlich als **absolute Arrhythmie.** Die RR-Intervalle im EKG sind untereinander völlig unterschiedlich. Für die „gebremste" Überleitung sorgt der funktionelle Aufbau des AV-Knotens. Man kann sich die Vorgänge im Bereich des AV-Knotens dabei wie folgt erklären: Treffen einzelne kleine F-Wellen auf die äußeren Bereiche des AV-Knotens, so können sich diese Bereiche in ihrer relativen Refraktärzeit befinden, dies v. a. bei hohen Vorhoffrequenzen. Ist die eintreffende F-Welle nicht „groß" genug, so wird das Schwellenpotenzial nicht erreicht und die Erregung nicht übergeleitet. Die F-Welle verläuft sich in den Außenbereichen des AV-Knotens wie eine Welle am Strand. Trifft eine „größere" F Welle auf den AV-Knoten, so kann das Schwellenpotenzial erreicht werden und die Erregung wird über die nachgeschalteten AV-Knoten-Zellen in die Kammern übergeleitet. Ähnliches kann auch passieren, wenn „kleinere" F-Wellen in schneller Folge im gleichen Bereich des AV-Knoten eintreffen. Wegen dieser absolut unregelmäßig eintreffenden Impulse aus den Vorhöfen ist auch die Überleitung in die Kammer absolut unregelmäßig. Bis auf wenige Ausnahmen hat Vorhofflimmern immer eine absolute Arrhythmie der Herzkammern zufolge. Die Geschwindigkeit, mit der die Vorhoferregungen auf die Kammern übergeleitet werden, ist dabei abhängig von den Leitungseigenschaften des AV-Knotens. Diese können durch Katecholamine, Medikamente, aber auch durch altersbedingte, strukturelle Veränderungen beeinflusst werden.

Aufgrund der Kammerfrequenz kann Vorhofflimmern in verschiedene Formen unterteilt werden: Liegt die Kammerfrequenz unter 50/Min., wird von einem **Vorhofflimmern mit bradykarder Überleitung** gesprochen. Auch die Bezeichnungen **Bradyarrhythmia absoluta** oder **bradykardes Vorhofflimmern** sind gebräuchlich. Liegt die Kammerfrequenz im Bereich von 50–100/Min., so wird vom **Vorhofflimmern mit normofrequenter Überleitung** gesprochen. Bei Frequenzen über 100/Min. spricht man von **Vorhofflimmern mit tachykarder Überleitung** oder **Tachyarrhythmia absoluta** oder auch **tachykardem Vorhofflimmern.**

Vorhofflimmern muss nicht als permanente HRST auftreten, sondern kann auch paroxysmal, also anfallsweise oder episodenhaft auftreten und spontan konvertieren, meist innerhalb von 48 Stunden.

Die Merkmale des Vorhofflimmers sind in ➤ Tab. 5.7 zusammengefasst.

Ashman-Phänomen bei Vorhofflimmern

Das **Ashman-Phänomen** ist eine aberrante Erregungsausbreitung einer Herzerregung innerhalb der Kammern, das gehäuft bei Personen mit Vorhofflimmern nach einem kurz-lang-kurzen RR-Intervall beobachtet werden kann. Lewis definierte den Begriff der Aberration als eine abnormale Ausbreitung einer supraventrikulären Erregung über die Herzkammern. Er unterscheidet dabei die permanente Aberration bei Schenkelblöcken von der einzelnen Aberration wie bei einem vorzeitigen Impuls supraventrikulären Ursprungs.

Gouaux und Ashman beschrieben dieses Phänomen im Jahr 1947 genauer. Sie erklärten das Phänomen anhand des Falls einer 48-jährigen Person mit Thyreotoxikose und Vorhofflimmern. In Phasen mit hoher ventrikulärer Frequenz von um die 200/Min. erfolgte die Erregungsüberleitung ohne Aberration. Lag die ventrikuläre Frequenz niedriger, bei um die 100/Min., wurden Erregungen mit kurzem RR-Intervall, die auf Phasen mit langem RR-Intervall folgten, oder Erregungen mit sehr kurzem RR-Zyklus, die auf einen RR-Zyklus mit normalem RR-Intervall folgten, durchgängig aberrant übergeleitet und führten zu einer Verbreiterung der QRS-Komplexe.

Grundsätzlich wird die Reizweiterleitung verzögert oder fällt aus, wenn ein Reiz während der effektiven oder relativen Refraktärzeit des Reizleitungssystems einfällt. Fällt der Reiz in die relative oder absolute Refraktärzeit eines der beiden Tawara-Schenkel oder des nachfolgenden Reizleitungssystems, kommt es zu einer einseitigen Verzögerung oder Blockierung in diesem Bereich.

Wichtig für das Konzept des Ashman-Phänomens ist der Umstand, dass die Dauer der effektiven Refraktärperiode von der Länge des unmittelbar vorangegangenen Erregungszyklus abhängt. Normalerweise verkürzt sich die Refraktärperiode bei Beschleunigung der Herzfrequenz und verlängert sich bei Verlangsamung der Herzfrequenz. Folgt eine frühzeitige Erregung (kürzeres RR-Intervall) auf ein langes RR-Intervall, so befindet sich das Erregungsleitungssystem aufgrund des vorangegangenen längeren RR-Intervalls noch in der Refraktärperiode und kann die Erregung nicht regelhaft weiterleiten. Die Erregung breitet sich dann über das Septum und die Kammermuskulatur aus, was zu einer Verlängerung der Erregungszeit und damit zur Verbreiterung des Kammerkomplexes führt. Bei etwa 85 % aller Personen, bei denen im EKG eine Abweichung in der Ausbreitung der vorzeitigen supraventrikulären Erregungen durch die Ventrikel festgestellt wird, ist es der rechte Ventrikel,

Tab. 5.7 Merkmale des Vorhofflimmerns

Fragestellung	Befundung
Herzfrequenz	Absolut variabel
QRS-Dauer	< 0,12 Sek., wenn keine Schenkelblockierungen vorliegen
Rhythmus	Absolut unregelmäßig
P-Welle	• Nicht vorhanden • Dafür F-Wellen, mit unterschiedlicher Frequenz (300–500/Min.) und Amplitude
Verhältnis P:QRS	Nicht beurteilbar
PQ-Zeit	Nicht beurteilbar

der später erregt wird. Im EKG stellt sich die aberrant weitergeleitete Erregung daher in klassischer Rechtsschenkelblock-Form (➤ Kap. 6) dar.

Für die Diagnose des Ashman-Phänomens veröffentlichte Charles Fisch 1983 die folgenden Kriterien:

- Relativ langes RR-Intervall unmittelbar vor dem Zyklus, der durch den aberranten QRS-Komplex beendet wird.
- Rechtsschenkelblock-Form der aberranten Überleitung mit normaler Orientierung des initialen QRS-Vektors, eine Serie von breiten supraventrikulären QRS-Schlägen ist möglich.
- Unregelmäßige Kopplung von aberranten QRS-Komplexen.
- Ein kurz-lang-kurzes RR-Intervall führt mit höherer Wahrscheinlichkeit zu einer Aberration.
- Fehlen einer vollständig kompensatorischen Pause.

Die Kenntnis des Ashman-Phänomens ist wichtig, da es sich um ein „normales physiologisches" Phänomen handelt und nicht um eine komplexe, behandlungsbedürftige HRST mit entsprechend schlechterer Prognose (➤ Abb. 5.17).

AV-Knoten-Reentry-Tachykardie (AVNRT)

Beim Erwachsenen stellt die AV-Knoten-Reentry-Tachykardie mit über 50 % die häufigste Form der **regelmäßigen Schmalkomplex-Tachykardien** dar (➤ Abb. 5.18). Frauen sind dabei zweimal häufiger betroffen als Männer. Die Erstmanifestation erfolgt meist zwischen dem 20. und 40. Lebensjahr.

Als Erklärung wird vermutet, dass die Zellen des AV-Knotens bei einigen Menschen im fortschreitenden Lebensalter unterschiedliche Leitungsgeschwindigkeiten entwickeln. Dies führt zur Ausbildung von zwei Zellsträngen, einem mit langsamerer Leitungsgeschwindigkeit und etwas kürzerer Refraktärzeit **(Slow Pathway)** und einem mit schnellerer Leitungsgeschwindigkeit und etwas längerer Refraktärzeit **(Fast Pathway).** Diese Betroffenen haben somit zwei unterschiedliche funktionelle „Leitungsbahnen" im AV-Knoten.

Klinisch findet sich bei der AVNRT häufig ein schlagartiger Beginn und ein ebenso plötzliches Ende der Tachykardie. Dies wird auch als **On/off-Phänomen** bezeichnet. Der Fachbegriff für solche plötzlich

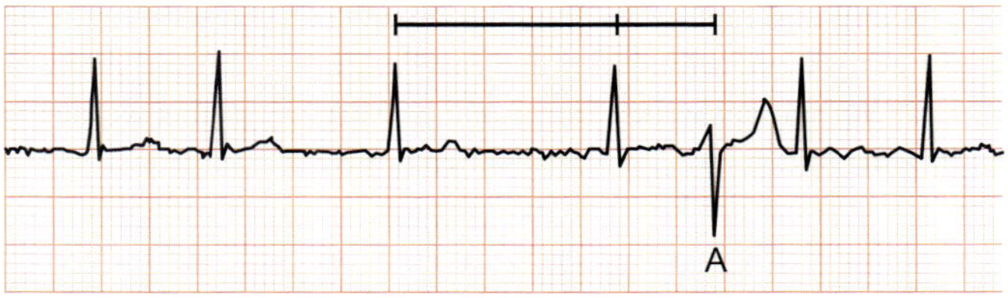

Abb. 5.17 Ashman-Phänomen [L143]

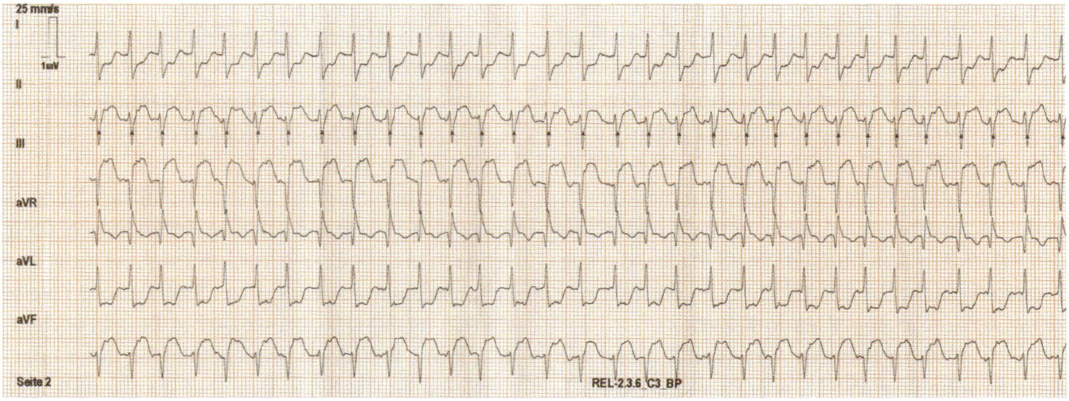

Abb. 5.18 AV-Knoten-Reentry-Tachykardie (AVNRT) [O1090]

auftretenden und wieder verschwindenden Tachykardien ist **paroxysmal** (aus dem Griechischen = anfallsartig). Auslösend ist meist eine Extrasystole, die in den beiden unterschiedlich schnell leitenden Bahnen eine kreisende Erregung erzeugt. Da die Häufigkeit von Extrasystolen mit steigendem Lebensalter zunimmt, steigt auch die Gefahr einer AVNRT mit steigendem Lebensalter. Das Auftreten einer AVNRT ist unabhängig von kardialen Vorerkrankungen oder Belastungssituationen.

Die AVNRT kann nur wenige Minuten andauern, aber auch über Stunden anhalten. Die Frequenz liegt im Bereich von 150–210/Min., kann jedoch in beide Richtungen variieren. Diese Variation erfolgt wahrscheinlich durch Einflüsse des sympathischen oder parasympathischen Nervensystems.

Die AVNRT wird meist durch eine supraventrikuläre Extrasystole ausgelöst. Die Erregungswelle dieser Extrasystole trifft auf den AV-Knoten und findet den **Fast Pathway** meist in der Refraktärzeit vor. Die Erregung wird dann über den Slow Pathway auf die Kammer übergeleitet. Wird die Kammer von der Erregungswelle erreicht, befindet sich auch der Fast Pathway wieder in erregbarem Zustand. Dies führt dazu, dass sich die Erregungswelle nicht nur **antegrad** (lat. *anterior* = vorn, nach vorn gerichtet) in die Kammern ausbreitet, sondern auch **retrograd** (lat. *retro* = zurück, rückwärts) über den Fast Pathway wieder in die Vorhöfe ausbreitet. Es entsteht eine kreisende Erregung in den zwei Leitungsbahnen des AV-Knotens. Diese Form der kreisenden Erregung vom Slow Pathway auf den Fast Pathway wird als **Slow-fast-AVNRT** oder **gewöhnliche AVNRT** bezeichnet.

Die retrograde Ausbreitung der Erregungswelle führt zu einer fast gleichzeitigen Erregung von Kammern und Vorhöfen. Im EKG sind daher P-Wellen gar nicht (am häufigsten der Fall), sehr kurz vor (kurze PQ-Zeit) oder nach dem QRS-Komplex (kurze RP-Zeit) sichtbar. Die retrograde Erregung führt zu negativen P-Wellen in den Ableitungen II, III und AVF. Erscheinen die P-Wellen nach dem Kammerkomplex und verschmelzen mit diesem, entsteht dadurch in den inferioren Ableitungen eine S-Zacke, die sog. **Pseudo-S-Zacke.** In der Ableitung V_1 entsteht eine kleine R-Zacke als sog. **Pseudo-R-Zacke.**

Bei ca. 10 % der Personen mit AVNRT findet sich die **ungewöhnliche AVNRT** oder **Fast-slow-AVNRT.** Hier kommt es zu einer anterograden Überleitung über den Fast Pathway und einer retrograden Überleitung über den Slow Pathway. Dies führt dazu, dass die P-Welle auf den Kammerkomplex folgt. Der Abstand von R-Zacke zu folgender P-Welle ist in diesem Fall meist größer als der Abstand von P-Welle zum nachfolgenden Kammerkomplex.

Tab. 5.8 Merkmale der AV-Knoten-Reentry-Tachykardie

Fragestellung	Befundung
Herzfrequenz	140–150/Min.
QRS-Dauer	< 0,12 Sek.
Rhythmus	Regelmäßig
P-Welle	Invertiert oder verdeckt
Verhältnis P:QRS	1:1, wenn P-Wellen vorhanden
PQ-Zeit	Keine, sondern RP-Intervall

Die Merkmale der AV-Knoten-Reentry-Tachykardie sind in ➤ Tab. 5.8 zusammengefasst.

Atrioventrikuläre-Reentry-Tachykardie (AVRT)

Unter einer atrioventrikulären-Reentry-Tachykardie (AVRT) versteht man einen Makro-Reentry-Mechanismus, der über den AV-Knoten und eine **akzessorische** (lat. *accessorius* = zusätzlich, hinzutretend) Leitungsbahn läuft.
Dabei werden verschiedene **Leitungsbahnen** unterschieden:

- Atrioventrikuläre Verbindungen **(Kent-Bündel)** = Verbindung zwischen Vorhof und Ventrikel
- Nodoventrikuläre Bündel = Brücke zwischen AV-Knoten und Kammermuskulatur
- Atrio-His-Bahnen **(James-Bündel)** = umgehen den verzögernden Anteil des AV-Knotens
- Atrofaszikuläre Verbindungen **(Mahaim-Bündel)** = haben ihren Ursprung in der freien Wand des rechten Vorhofs

In der Embryonalphase des menschlichen Herzens finden sich 3–4 atrioventrikuläre Verbindungen. Diese verlieren in der weiteren Wachstumsphase meist ihre Leitungsfunktion. Bei ca. 3 von 1000 Personen bleibt ein leitungsfähiges akzessorisches Bündel vorhanden. Rund 40 % der Betroffenen leiden unter intermittierenden Tachykardien über diese zusätzliche Leitungsbahn.

Auch der Begriff **Präexzitation** wird für diese Form der Tachykardie genutzt. Er wurde 1944 von Öhnell geprägt und bedeutet die vorzeitige Erregung der Kammern über zusätzliche Leitungsbahnen. Da die Erregungswelle, wenn sie über das akzessorische Bündel geleitet wird, anders als im AV-Knoten keine Verzögerung erfährt, kommt es im Vergleich zum normalen Erregungsverlauf zu einer vorzeitigen Erregung der Herzkammern.

Unter den Oberbegriffen der AVRT oder der Präexzitationssyndrome lassen sich **verschiedene Formen** zusammenfassen:

- Wolff-Parkinson-White-Syndrom (WPW-Syndrom), über das Kent-Bündel
- Mahaim-Präexzitation, über das Mahaim-Bündel
- Permanente junktionale Reentry-Tachykardie (PJRT)

Wolff-Parkinson-White-Syndrom (WPW-Syndrom)

1930 beschrieben die Kardiologen Louis Wolff, Sir John Parkinson und Paul Dudley White im American Heart Journal 11 Personen, die unter wiederkehrenden Tachykardieattacken litten. In Phasen eines Sinusrhythmus fielen ihnen im EKG dieser Personen ein **kurzes PR-Intervall** und ein **verbreiterter QRS-Komplex** auf. Diese Auffälligkeiten werden als WPW-Muster bezeichnet. Definitionsgemäß umfasst es:

- Verkürztes PR-Intervall (PR ≤ 0,12/Sek.)
- Typische Delta-Welle
- Deformation und Verbreiterung des QRS-Komplexes
- Veränderung der Repolarisation

Das WPW-Bild beschreibt Veränderungen, die während des Sinusrhythmus beobachtet werden, und beinhaltet nicht die anfallsartig auftretenden tachykarden Phasen. Ursächlich für die Veränderungen ist die Überleitung der aus dem Sinusknoten stammenden Vorhoferregung sowohl über den AV-Knoten als auch über das akzessorische Bündel. Durch die fehlende Verzögerung im akzessorischen Bündel kommt es im Eintrittsbereich des Bündels in die Herzkammer zu einer verfrühten Erregung. Der Großteil der Herzkammer wird normal über das Erregungsleitungssystem erregt. Die verfrühte Erregung der Herzkammer verändert den Beginn des QRS-Komplexes durch eine sog. Delta-Welle.

MERKE

Die Delta-Welle entsteht durch die schnellere Erregung des auf derselben Körperseite zur Bahn gelegenen Ventrikels (linker Ventrikel bei linksseitiger Bahn) und eine Erregung des kontralateralen Ventrikels über den zuerst erregten Ventrikel sowie durch eine physiologische AV-Knoten-Leitung. Die QRS-Komplexe von linkem und rechtem Ventrikel sind dadurch zeitlich verschoben. In der Addition entstehen dadurch der träge Anstieg und die Kerbung des QRS-Komplexes.

Das Ende des Kammerkomplexes bleibt hingegen unverändert, da es den normalen Erregungsablauf der restlichen Kammer widerspiegelt. Da die Repolarisation zeitabhängig ist, repolarisieren die „verfrüht" erregten Bereiche vor der restlichen Kammermuskulatur, was eine Veränderung der ST-Strecke bewirkt.

Lange Zeit wurde dem WPW-Syndrom keine große klinische Bedeutung beigemessen, da man, wie von den Entdeckern beschrieben, von einer günstigen Prognose ausging. Erst Ende der 90er-Jahre entdeckte man, dass das WPW-Syndrom in einer Vielzahl von Fällen für den plötzlichen Herztod junger gesunder Männer verantwortlich war. Seitdem ist die Diagnosestellung des WPW-Syndroms eine wichtige klinische Diagnose, die in 98 % der Fälle durch eine **Katheterablation** (gezieltes Veröden von krankhaftem Herzmuskelgewebe) des akzessorischen Bündels geheilt werden kann. In 3–5 % der Fälle kann es im weiteren Verlauf zu Rezidiven kommen. In seltenen Fällen birgt die Katheterablation der parahisären (neben dem His-Bündel liegenden) oder septalen Bahnen die Gefahr von höhergradigen AV-Blockierungen (➤ Kap. 5.1), die dann eine Schrittmacherimplantation erforderlich machen.

Je nach Lage des akzessorischen Bündels werden zwei unterschiedliche Formen des WPW-Syndroms unterschieden:

- **WPW-Typ A** (sternal positiv) = linksatrial-linksventrikuläres akzessorisches Bündel (➤ Abb. 5.19a): Bei diesem Typ kommt es zu einer vorzeitigen Erregung von basalen Bereichen des linken Ventrikels, die sich langsam über die Muskulatur von links nach rechts bewegt. Damit zeigt der Aktionsstrom in Richtung V_1. Dies führt zu einem langsamen positiven Anstieg der R-Zacke, die sich im weiteren Verlauf durch die Erregung der restlichen Kammerbereiche über das normale Erregungsleitungssystem normalisiert.

5

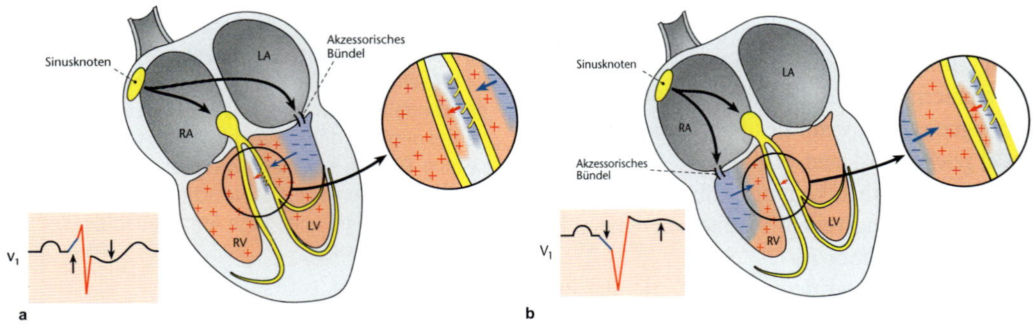

Abb. 5.19 Entstehung der Delta-Welle beim WPW-Syndrom [L106]
a) WPW-Typ A, sternal positiv
b) WPW-Typ B, sternal negativ

- **WPW-Typ B** (sternal negativ) = rechtsatrial-rechtsventrikuläres akzessorisches Bündel (➤ Abb. 5.19b): Hier kommt es zu einer vorzeitigen Erregung von basalen Bereichen des rechten Ventrikels. Auch hier breitet sich die Erregungswelle langsam über die Herzmuskulatur aus. Parallel dazu erfolgt die Erregung der restlichen Herzmuskulatur über das normale Erregungsleitungssystem. Der Beginn der Erregung bewegt sich also von rechts nach links und somit von der Elektrode V_1 weg. Dies führt im Beginn zu einem trägen Abfall des Kammerkomplexes, der sich dann mit normaler Geschwindigkeit fortsetzt. Der Weg der Erregungsausbreitung und die Veränderungen in der Ableitung V_1 sind der ➤ Abb. 5.19 zu entnehmen.

Zur Unterscheidung dieser beiden Typen eignet sich v. a. die Ableitung V_1. Grundlage der EKG-Aufzeichnung ist die Projektion des Hauptvektors des Aktionsstroms auf eine Ableitungsstrecke. Dies kann dazu führen, dass die Delta-Welle nicht in allen Ableitungen dargestellt werden kann. Nur in Ableitungen, in denen eine Delta-Welle zu finden ist, ist auch die PR-Zeit verkürzt.

MERKE
Zeiten oder Intervalle müssen im EKG in allen Ableitungen ausgemessen werden. Nur so kann sichergestellt werden, dass Veränderungen auch wahrgenommen werden.

Tachykardien bei bekanntem WPW-Syndrom treten phasenweise auf. Am häufigsten ist dabei die Präsentation als regelmäßige Schmalkomplex-Tachykardie. Sie tritt in ca. 80 % der Fälle auf. Ursache hierfür ist ein **Makro-Reentry-Mechanismus,** der antegrad über den AV-Knoten geleitet wird und retrograd über das akzessorische Bündel zurückläuft. Eine Delta-Welle ist während dieser tachykarden Phasen nicht sichtbar, da die Kammererregung normal über das Erregungsleitungssystem erfolgt. Eine so kreisende Erregung wird auch als **orthodrome** (griech. *orthos* = gerade, *dromos* = Lauf; gerader oder richtiger Verlauf) Tachykardie bezeichnet (➤ Abb. 5.20).

Verläuft die kreisende Erregung entgegengesetzt, also antegrad über das akzessorische Bündel und retrograd über den AV-Knoten, so wird dies als **antidrome** (griech. *anti* = entgegen, gegen; *dromos* = Lauf; entgegenlaufen oder gegenläufig) Tachykardie bezeichnet. Im EKG präsentiert sich diese als **regelmäßige Breitkomplex-Tachykardie** (QRS > 0,12 Sek.), da sich die Kammererregung vom akzessorischen Bündel aus träge über die Kammermuskulatur ausbreiten muss. Diese Form der Tachykardie ist im EKG leicht mit einer ventrikulären Tachykardie zu verwechseln.

Bei ca. jeder dritten Person mit WPW-Syndrom kann es zu intermittierendem Vorhofflimmern kommen. Die Flimmerwellen werden nicht durch den AV-Knoten gefiltert, sondern hauptsächlich über das akzessorische Bündel auf die Kammern übergeleitet. Dies präsentiert sich im EKG als eine unregelmäßige Breitkomplex-Tachykardie. Sie wird auch als **FBI-Tachykardie** bezeichnet. FBI steht dabei für *fast, broad* und *irregular.* Dies stellt eine unmittelbar lebensbedrohliche HRST dar. Bei gut leitfähiger, akzessorischer Bahn besteht die Gefahr, dass das Vorhofflimmern übergeleitet wird und so Kammerflimmern entstehen kann.

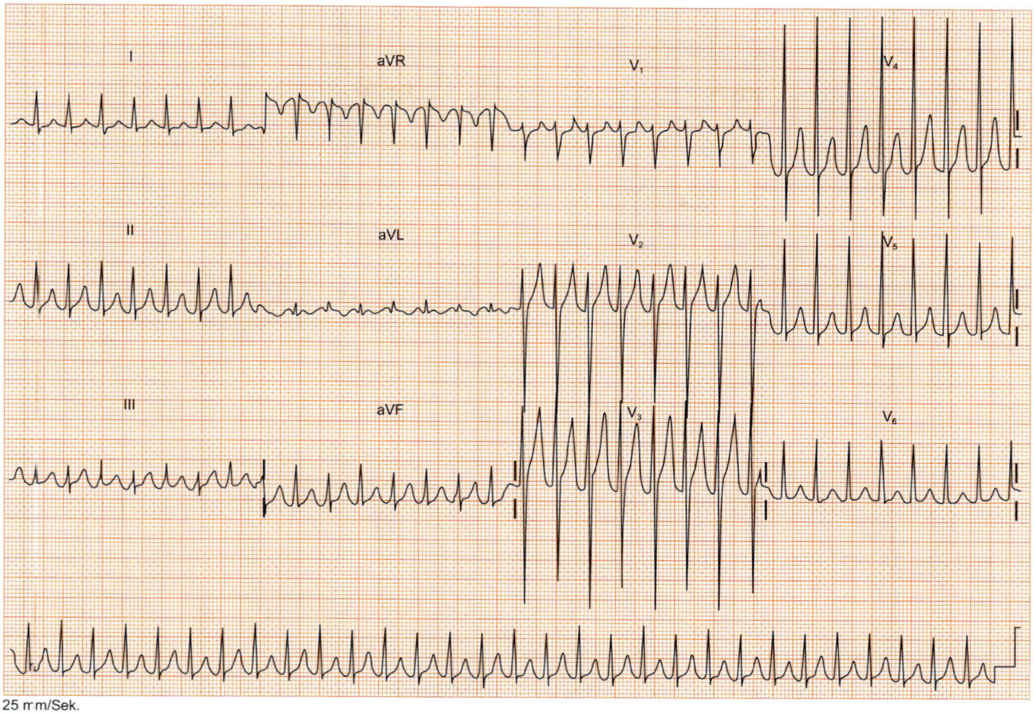

Abb. 5.20 Orthodrome atrioventrikuläre-Reentry-Tachykardie (AVRT) [L106]

Die Entstehung der unterschiedlichen Tachykardien bei bestehendem WPW-Syndrom und ihre EKG-Bilder sind in ➤ Abb. 5.21 dargestellt.

Mahaim-Präexzitation

Sie stellt eine **seltenere Sonderform der Präexzitation** dar. Da das Mahaim-Bündel bis tief in die Kammermuskulatur hineinzieht, ist im Ruhe-EKG meist keine Deltawelle zu erkennen, da die Erregung in diesen Phasen normalerweise dem normalen Weg des Erregungsleitungssystems folgt. In tachykarden Phasen präsentiert sich die Mahaim-Präexzitation als regelmäßige Breitkomplex-Tachykardie. Auch dies lässt sich durch den Eintritt der Erregung in die tiefer gelegene Kammermuskulatur erklären. Die Erregung breitet sich von der Eintrittsstelle träge über das Myokard aus. Es entsteht im EKG ein linkschenkelblockartiges Aussehen der Kammerkomplexe.

Permanente junktionale Reentry-Tachykardie (PJRT)

Die PJRT ist eine sehr seltene Form des **Präexzitationssyndroms.** Sie tritt am häufigsten im frühen Kindesalter auf und wird selten bei jungen Erwachsenen beobachtet. Sie geht mit einer moderaten, immer wiederkehrenden oder teilweise unaufhörlichen (*incessant*) Tachykardie einher. Da die Personen seit Geburt oder dem frühen Kindesalter betroffen sind, sind sie meist an die Tachykardie adaptiert und nehmen diese häufig nicht wahr, sodass die Diagnose meist ein Zufallsbefund ist. In der Regel liegt die HF bei 130–160/Min., aber auch langsamere Frequenzen sind möglich. Im EKG präsentiert sich die PJRT als regelmäßige Schmalkomplex-Tachykardie. Sie ist gut von einer AV-Knoten-Reentry-Tachykardie zu unterscheiden.

Die Merkmale der AV-Reentry-Tachykardie sind in ➤ Tab. 5.9 zusammengefasst.

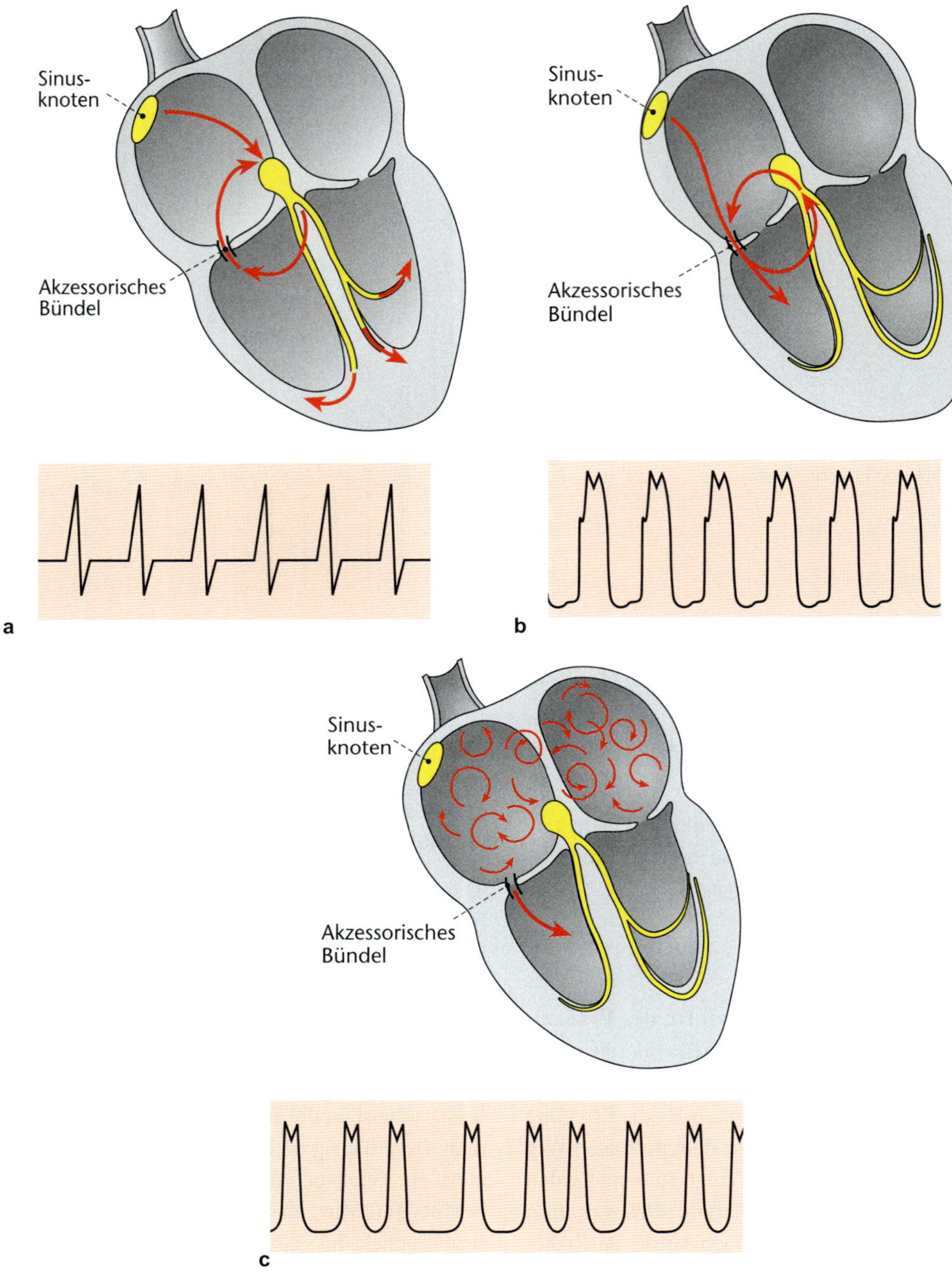

Abb. 5.21 Unterschiedliche Formen von Tachykardien bei bekanntem WPW-Syndrom [L231]
a) Orthodrom verlaufende atrioventrikuläre-Reentry-Tachykardie, Kammerkomplex < 0,12 Sek.
b) Antidrom verlaufende atrioventrikuläre-Reentry-Tachykardie, Kammerkomplex ≥ 0,12 Sek.
c) Bei bestehendem Vorhofflimmern hauptsächlich über das akzessorische Bündel übergeleitete Kammererregung = FBI-Tachykardie (fast, broad, irregular)

Tab. 5.9 Merkmale der AV-Reentry-Tachykardie (AVRT)

Fragestellung	Befundung
Herzfrequenz	130–160/Min.
QRS-Dauer	Orthodrom = < 0,12 Sek. Antidrom = ≥ 0,12 Sek.
Rhythmus	Regelmäßig
P-Welle	Invertiert Unterschiedliche Morphologie
Verhältnis P:QRS	1:1 oder nicht vorhanden
PQ-Zeit	Keine, RP-Zeit ist verlängert

Junktionale ektope Tachykardie (JET)

Die Knotentachykardie ist eine **seltene Form der supraventrikulären Tachykardien.** Sie ist häufiger im Kindes- und Jugendalter als im Erwachsenenalter zu finden. Ursache für diese HRST ist eine abnorm gesteigerte Automatie des AV-Knotens oder des oberen His-Bündels. Ursachen können ein erhöhter Sympathikotonus oder Medikamente sein. Eine familiäre Häufung wird beschrieben. Im EKG imponiert die Knotentachykardie als regelmäßige Schmalkomplex-Tachykardie mit einer Frequenz von 120–220/Min. Sie kann der AVNRT sehr ähnlich sehen. Zur Unterscheidung hilft die Einbeziehung klinischer Merkmale. Die Knotentachykardie beginnt ohne eine supraventrikuläre Extrasystole und steigert sich nach Beginn langsam in der Frequenz. Dieses Phänomen wird als **Warming up** bezeichnet. Hierunter versteht man die Verkürzung der RR-Abstände mit daraus folgender Steigerung der Frequenz während der ersten 10–20 Schläge einer Tachykardie. Zudem kann sich die Frequenz innerhalb kürzester Zeit beträchtlich verändern. Ein weiteres Zeichen der Knotentachykardie ist die Resistenz gegen das Vagus-Manöver.

Die Erregung des schnelleren ektopen Reizbildungszentrums wird meist nicht in die Vorhöfe übergeleitet, sodass Vorhöfe und Kammern unabhängig voneinander schlagen. Die Knotentachykardie geht also häufiger mit einer **AV-Dissoziation** (lat. *dissociare* = trennen, schneiden) einher. Hierunter versteht man die vollständige Entkoppelung zwischen Vorhof- und Kammeraktivität. Dies führt im EKG zu einer **Entkoppelung von P-Wellen und Kammerkomplexen.** Die P-Wellen haben dabei die niedrigere Frequenz des Sinusknotens, die Kammerkomplexe die schnellere Frequenz des ektopen Reizbildungszentrums.

Tab. 5.10 Merkmale der junktionalen ektopen Tachykardie (JET)

Fragestellung	Befundung
Herzfrequenz	100–140/Min.
QRS-Dauer	< 0,12 Sek.
Rhythmus	Regelmäßig
P-Welle	P-Wellen können vorhanden sein, mit unterschiedlicher Morphologie
Verhältnis P:QRS	Variabel
PQ-Zeit	Variabel

Die Merkmale der Knotentachykardie sind in ➢ Tab. 5.10 zusammengefasst.

5.2.2 Breitkomplex-Tachykardien

Definitionsgemäß versteht man unter einer Breitkomplex-Tachykardie eine Tachykardie mit Kammerkomplexen, deren Dauer 0,12 Sek. oder mehr beträgt. Die Breitkomplex-Tachykardie kann in den Kammern entstehen und damit tatsächlich ventrikulären Ursprungs sein, sie kann aber auch Zeichen einer supraventrikulären Tachykardie mit Leitungsstörung sein.

Ventrikuläre Tachykardien stellen für die Betroffenen im Gegensatz zu den meisten supraventrikulären Tachykardien eine große Gefahr dar. Sie sind in vielen Fällen für den **plötzlichen Herztod** verantwortlich. In Deutschland liegt die Inzidenz des plötzlichen Herztods bei 81 Fällen pro 100.000 Einwohnern. 39 % der Betroffenen sind im erwerbsfähigen Alter.

Im ➢ Kap. 5.2.1 wurden einige Formen der supraventrikulären Tachykardien beschrieben, die sich im EKG auch als Breitkomplex-Tachykardie darstellen können. Diese Möglichkeit besteht grundsätzlich bei einer supraventrikulären Tachykardie in Verbindung mit Schenkelblöcken, aber auch ein antidromer Makro-Reentry-Mechanismus kann im EKG zu breiten Kammerkomplexen führen.

Die große Herausforderung bei der Behandlung von Personen mit Breitkomplex-Tachykardien liegt damit im Erkennen der Ursache, also in der Klärung der Frage, ob es sich tatsächlich um eine ventrikuläre Tachykardie handelt oder um eine supraventrikuläre Tachykardie mit **aberranter Leitung.**

Aufgrund der Bedrohlichkeit von ventrikulären Tachykardien ist eine möglichst schnelle und sichere

Entscheidung notwendig. Für eine Diagnosestellung ist die Anfertigung eines 12-Kanal-EKGs unabdingbar. Bei kreislaufstabilen Personen kann die Anfertigung eines EKGs mit Lewis-Ableitung helfen, Erregungen der Vorhöfe besser zu erkennen bzw. zu differenzieren. Dabei sollten nicht nur Phasen der Tachykardie, sondern möglichst auch Phasen des Beginns oder der Beendigung der tachykarden Phasen registriert werden.

Ventrikuläre Tachykardien (VT)

Unter einer ventrikulären Tachykardie versteht man drei oder mehr aufeinanderfolgende Herzschläge, die ihren Ursprung in der Kammer haben und deren Frequenz mehr als 100/Min. beträgt. Meist liegt die Frequenz in einem Bereich von 140–220/Min.

Die VT ist eine lebensbedrohliche Arrhythmie, die in Kammerflimmern und somit in einen Herz-Kreislauf-Stillstand übergehen kann. Die **hämodynamischen Auswirkungen** und somit die Bedrohlichkeit einer VT schwanken stark. Sie sind von kardialen Vorerkrankungen und damit der Leistungsfähigkeit des Herzens sowie von der Dauer und Frequenz der VT abhängig.

Ist die linksventrikuläre Funktion aufgrund kardialer Vorerkrankungen eingeschränkt und die ventrikuläre Frequenz hoch, kommt es zu verminderter Füllung und vermindertem Auswurf des Herzens und damit zu ausgeprägten hämodynamischen Einschränkungen.

Ein erster Schritt zur Einteilung der Kammertachykardie ist die Unterteilung aufgrund ihres Aussehens. Dabei kann die Tachykardie in eine Form mit gleichförmig aussehenden Kammerkomplexen **(monomorphe ventrikuläre Tachykardie)** und eine mit ungleichförmig aussehenden Kammerkomplexen **(polymorphe ventrikuläre Tachykardie)** eingeteilt werden.

Eine weitere Einteilung der VT kann anhand ihres Rhythmus in regelmäßig und unregelmäßig erfolgen. Auch die Dauer der VT kann in eine Klassifizierung Eingang finden. So werden nichtanhaltende von anhaltenden VTs unterschieden. Von einer **nichtanhaltenden ventrikulären Tachykardie** (engl. *non-sustained*) wird gesprochen, wenn die Phase der Tachykardie nicht länger als 30 Sek. dauert.

Nichtanhaltende VT (NSVT = non-sustained ventricular tachycardia)

Die nichtanhaltende VT präsentiert sich im EKG meist als kurze Phase von monomorphen ventrikulären Schlägen. Sie kann aber auch als polymorphe Form auftreten. Sowohl Herzgesunde als auch Menschen mit vorgeschädigtem Herzen können betroffen sein. Die Inzidenz liegt bei 1–4 % in der Bevölkerung, wobei die Häufigkeit des Auftretens dieser HRST bei vorgeschädigtem Herzen zunimmt. Bei Herzgesunden wird die NSVT auch als **idiopathische ventrikuläre Tachykardie** bezeichnet. Wenn die NSVT während Belastungen oder in der darauffolgenden Erholungsphase auftritt, ist sie mit einer erhöhten Sterblichkeit verbunden. Folgende Ursachen begünstigen das Auftreten der NSVT:

- Koronare Herzkrankheit (KHK)
- Arterielle Hypertonie
- Kardiomyopathie
- Herzklappenfehler
- Genetisch bedingte Veränderungen der Ionenkanäle

Monomorphe ventrikuläre Tachykardie

Die monomorphe VT ist die häufigste Form einer anhaltenden regelmäßigen Breitkomplex-Tachykardie (➤ Abb. 5.22). Bei einem Großteil der Betroffenen mit monomorpher VT lässt sich in der Anamnese eine KHK in Zusammenhang mit einem stattgefundenen Myokardinfarkt finden. Als zweithäufigste Ursache findet sich die Kardiomyopathie mit eingeschränkter Pumpfunktion in der Anamnese der Betroffenen.

Weitere Ursachen einer **monomorphen ventrikulären Tachykardie** sind:

- Myokarditis
- Elektrolytstörungen
- Drogen, wie z. B. Kokain

Die Vorerkrankungen ermöglichen, aufgrund der strukturellen Veränderung der Kammermuskulatur, die Entstehung von **Reentry-Mechanismen.** Sie können dazu führen, dass Bereiche mit unterschiedlichen Leitungsgeschwindigkeiten dicht nebeneinander liegend entstehen. In diesen Bereichen nehmen die kreisenden Erregungen, die für das Auftreten einer VT verantwortlich sind, ihren Ursprung. Sie werden meist durch eine ventrikuläre Extrasystole ausgelöst. Da die

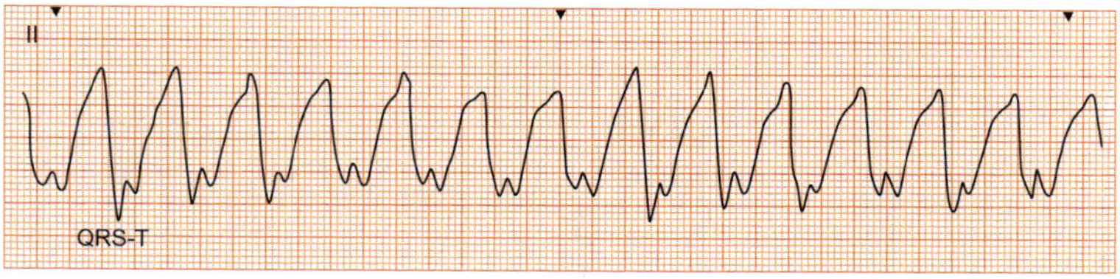

Abb. 5.22 Monomorphe ventrikuläre Tachykardie [L143]

Ausbreitung der Erregungswelle ihren Ursprung in einem ektopen Reizbildungszentrum nimmt, breitet sie sich anders als beim normal erregten Herzen aus. Diese veränderte Erregungsausbreitung hat Einfluss auf die Repolarisation, da diese zeitabhängig ist. Der veränderte Ablauf der Repolarisation führt im EKG damit zu typischen Veränderungen der ST-Strecken.

Da das ektope Erregungszentrum meist etwas entfernt zum normalen Erregungsbildungs- und Reizleitungssystem entsteht, weisen die Kammerkomplexe häufig eine Dauer von 0,16–0,2/Sek. auf und sind damit deutlich breiter als Kammerkomplexe, die durch eine Schenkelblockierung entstehen.

MERKE

Die Dauer des Kammerkomplexes wird in allen zwölf Ableitungen ausgemessen. Die längste gemessene Zeit ist die, die zur Befundung herangezogen wird.

Die ektope Erregung kann auch zu einer spezifischen Morphologie der Kammerkomplexe führen. Auffälligkeiten, die in der Morphologie zu finden sind, sind das **Josephson-Zeichen** und das **Brugada-Zeichen** (➤ Abb. 5.23). Diese Veränderungen sind in der S-Zacke des Kammerkomplexes zu finden. Beim Josephson-Zeichen handelt es sich um eine kleine Knotung der absteigenden S-Zacke in der Nähe ihrer tiefsten Stelle. Das Brugada-Zeichen ist erfüllt, wenn die Dauer von Beginn des Kammerkomplexes bis zum Fußpunkt (auch **Nadir** genannt, aus dem arabischen für Fußpunkt) der S-Zacke ≥ 0,1 Sek. ist.

Wenn die ektope Erregungswelle Richtung AV-Knoten läuft, kann sie dort übergeleitet werden oder nicht. Dies ist abhängig davon, ob die Erregungswelle innerhalb oder außerhalb der Refraktärzeit auf den AV-Knoten trifft. Innerhalb der Refraktärzeit wird sie nicht übergeleitet, außerhalb wird sie retrograd auf die Vorhöfe übergeleitet. Dies führt im EKG zu einer Entkoppelung der Vorhof- und Kammererregungen, der sog. **AV-Dissoziation.** Die P-Wellen lassen sich im EKG meist nur bei niedrigeren Kammerfrequenzen erkennen. Durch die AV-Dissoziation finden sie sich meist innerhalb oder am Ende der Kammerkomplexe. Da die AV-Dissoziation ein wichtiges Erkennungsmerkmal einer VT ist, muss intensiv nach ihr gesucht werden.

Durch die asynchrone Erregung aus Vorhof und Kammern können auch sog. **Fusionsschläge** entstehen. Wie in ➤ Abb. 5.24 zu sehen, verschmelzen die Signale von einer normal ablaufenden Erregung mit

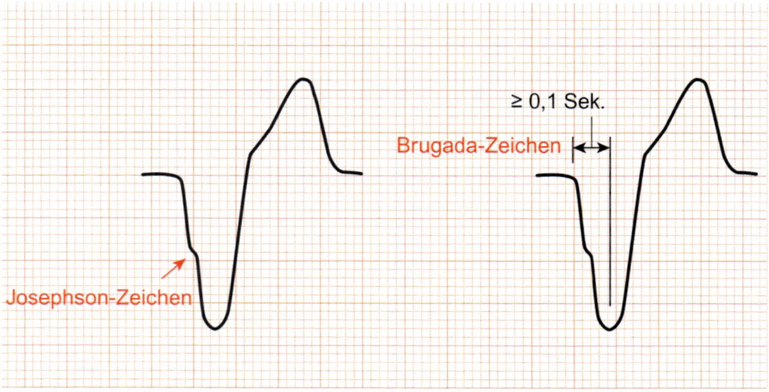

Abb. 5.23 Merkmale des Josephson-Zeichens und des Brugada-Zeichens [L231]

5

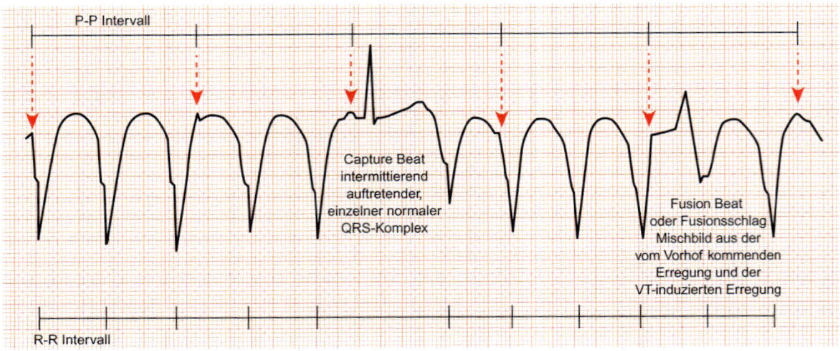

Abb. 5.24 Capture und Fusion Beats [L143]

Tab. 5.11 Merkmale der monomorphen ventrikulären Tachykardie

Fragestellung	Befundung
Herzfrequenz	100–250/Min.
QRS-Dauer	≥ 0,12 Sek.
Rhythmus	Regelmäßig, zu Beginn evtl. leicht unregelmäßig
P-Welle	AV-Dissoziation oder retrograde P-Wellen
Verhältnis P:QRS	Keines
PQ-Zeit	Wenn vorhanden, variabel

Signalen der ektopen Erregung. Aufgrund der entkoppelten Erregung von Vorhof und Kammer treten diese Fusionsschläge nur vereinzelt auf. Das Verschmelzen beider Signale führt zu einem veränderten Aussehen des Kammerkomplexes im Verhältnis zu den anderen.

Im Rahmen einer VT können auch sog. **Capture Beats** (➤ Abb. 5.24) auftreten. Hierunter versteht man das Auftreten vereinzelter, normal aussehender QRS-Komplexe innerhalb der VT, sie sind beweisend für eine VT.

Die Merkmale der monomorphen VT sind in ➤ Tab. 5.11 zusammengefasst.

Polymorphe ventrikuläre Tachykardie

In der Praxis werden die Begriffe **polymorphe ventrikuläre Tachykardie** und **Torsade-de-pointes-Tachykardie** (s. u.) häufig gleichgesetzt, was nicht korrekt ist. Vom Aussehen her sind beide Formen identisch. Der wesentliche Unterschied ist, dass zur Definition von Torsade-de-pointes-Tachykardien eine verlängerte QT/QTc-Zeit gehört. Diese liegt bei der polymorphen VT nicht vor (➤ Abb. 5.25).

Im EKG präsentiert sich die polymorphe VT durch ein wechselndes Aussehen der verbreiterten Kammerkomplexe bezüglich Frequenz, Amplitude und Polarität. Sie wird meist durch eine früh einfallende ventrikuläre Extrasystole ausgelöst (**R-auf-T-Phänomen:** Einfallen der Extrasystole in die aufsteigende T-Welle). Die Frequenz liegt im Bereich von 200–250/Min. Die hohen Frequenzen führen optisch zu einem Verschmelzen der Kammerkomplexe mit der ST-Strecke und der T-Welle, sodass der Eindruck eines Kammerflatterns entsteht. Der Wechsel der Polarität der Kammerkomplexe erfolgt in regelmäßigen, wiederkehrenden Abständen, sodass sich gruppierte Kammerkomplexe zeigen. Die Gruppen bestehen dabei meist aus 5–20 Komplexen. Häufig ist die polymorphe VT selbstlimitierend, es kann aber auch zur Ausbildung von Kammerflimmern und plötzlichem

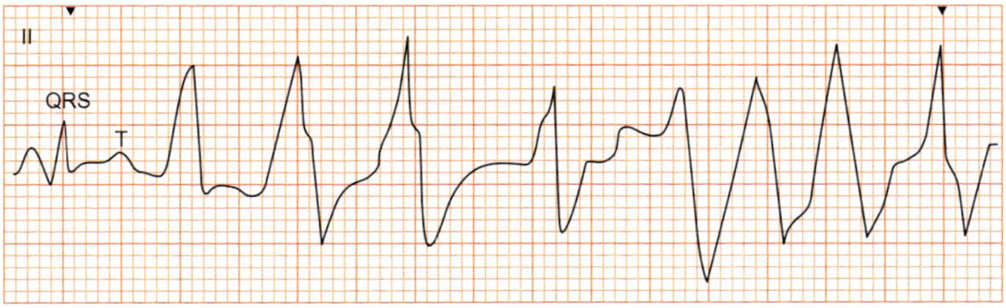

Abb. 5.25 Polymorphe ventrikuläre Tachykardie [L231]

Tab. 5.12 Merkmale der polymorphen ventrikulären Tachykardie

Fragestellung	Befundung
Herzfrequenz	200–250/Min.
QRS-Dauer	≥ 0,12 Sek.
Rhythmus	Unregelmäßig
P-Welle	Keine
Verhältnis P:QRS	Keines
PQ-Zeit	Keine

Herztod kommen. Das Auftreten dieser HRST wird durch eine Ischämie oder einen akuten Myokardinfarkt begünstigt.

MERKE

Tritt eine polymorphe ventrikuläre Tachykardie bei normalem QT-Intervall auf, muss nach Zeichen einer myokardialen Ischämie oder einem akuten Myokardinfarkt gesucht werden.

Auch im Rahmen einer Bradykardie kann eine polymorphe VT auftreten. Die Merkmale der polymorphen VT sind in ➤ Tab. 5.12 zusammengefasst.

Torsade-de-pointes-Tachykardie

Torsade-de-pointes-Tachykardien stellen eine Sonderform der polymorphen VT dar. Für die Diagnose ist der Nachweis einer verlängerten QT-Zeit notwendig. Die verlängerte QT-Zeit ist dabei in der vorangehenden oder nachfolgenden normofrequenten Phase zu finden (➤ Abb. 5.26). In diesen Phasen zeigt sich normalerweise ein Sinusrhythmus. Die QTc-Zeit liegt in der Regel über 0,5 Sek.

Der Name Torsade de pointes (TdP) beschreibt die morphologische Auffälligkeit der Spitzenumkehr in den Kammerkomplexen. Im Deutschen findet deshalb auch der Begriff **Spitzenumkehr-Tachykardie** Verwendung. Die Spitzenumkehr im EKG kommt durch eine Drehung des Summenvektors des Erregungsstroms zustande. Diese Erklärung macht deutlich, dass das klassische Bild nicht zwangsläufig in allen Ableitungen zu finden sein muss. Die Darstellung ist von der Projektion auf die entsprechende Ableitungsstrecke abhängig. Wenn der Zustand der betroffenen Person und die Zeit es zulassen, sollte deshalb zur Unterscheidung ein 12-Kanal-EKG angefertigt werden.

Folgende **Ursachen** können zu einer Verlängerung der QTc-Zeit führen:

- Angeborenes Long-QT-Syndrom
  - Inzidenz wird auf 1:2500 geschätzt
  - Bei den meisten Betroffenen ist es nicht diagnostiziert
  - In Industrieländern ist erworbene Form wesentlich häufiger als die angeborene
- Erworbenes Long-QT-Syndrom:
  - Myokardiale Ischämie/Myokardinfarkt
  - Hypokaliämie, Hypokalzämie
  - Medikamente (Klasse-IA-Antiarrhythmika, Amiodaron, trizyklische Antidepressiva oder Phenothiazine)
  - Schwere Hypothermie

ACHTUNG

Die Antiemetika Ondansetron und Dimenhydrinat können als unerwünschte Arzneimittelwirkung eine QT-Zeit Verlängerung bewirken. Die Wirkung ist dosisabhängig. Bei Personen mit bekanntem Long-QT-Syndrom sind sie deshalb kontraindiziert.

Algorithmus zur Differenzierung der Breitkomplex-Tachykardien

Glaser und Rohla empfehlen in einem Artikel zum Thema Differenzialdiagnostik der Breit-QRS-Komplex-Tachykardien einen sechs Schritte umfassenden Algorithmus zur Differenzierung zwischen einer ventrikulären und einer supraventrikulären Tachykardie. Der Algorithmus ist so gestaltet, dass keine aufwendigen Messungen im EKG erforderlich sind. Können einzelne Punkte nicht sicher beurteilt oder beantwortet werden, so endet der Algorithmus bei

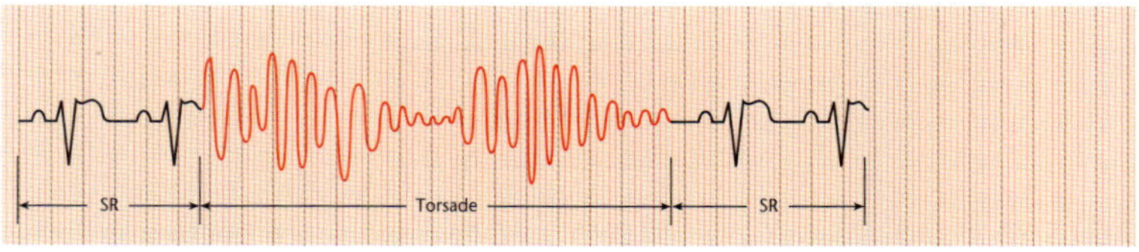

Abb. 5.26 Torsade de pointes [L106]

5

einer VT, was rein statistisch betrachtet auch die wahrscheinlichste Ursache für eine Breitkomplex-Tachykardie ist.

Der in ➤ Abb. 5.27 dargestellte Algorithmus klärt im ersten Schritt die Frage nach einer FBI-Tachykardie. Diese kann bei Personen mit einer akzessorischen Leitungsbahn und Vorhofflimmern entstehen. Dabei werden die F-Wellen über das akzessorische Bündel übergeleitet. Im EKG entsteht ein Bild einer unregelmäßigen bizarren Breitkomplex-Tachykardie. Die einzelnen Kammerkomplexe haben eine völlig unterschiedliche Morphologie, was Frequenz, Amplitude und Breite angeht.

Im nächsten Schritt wird die Frage nach einer atrioventrikulären Dissoziation gestellt. Gibt es Zeichen einer AV-Dissoziation, so liegt mit hoher Wahr-

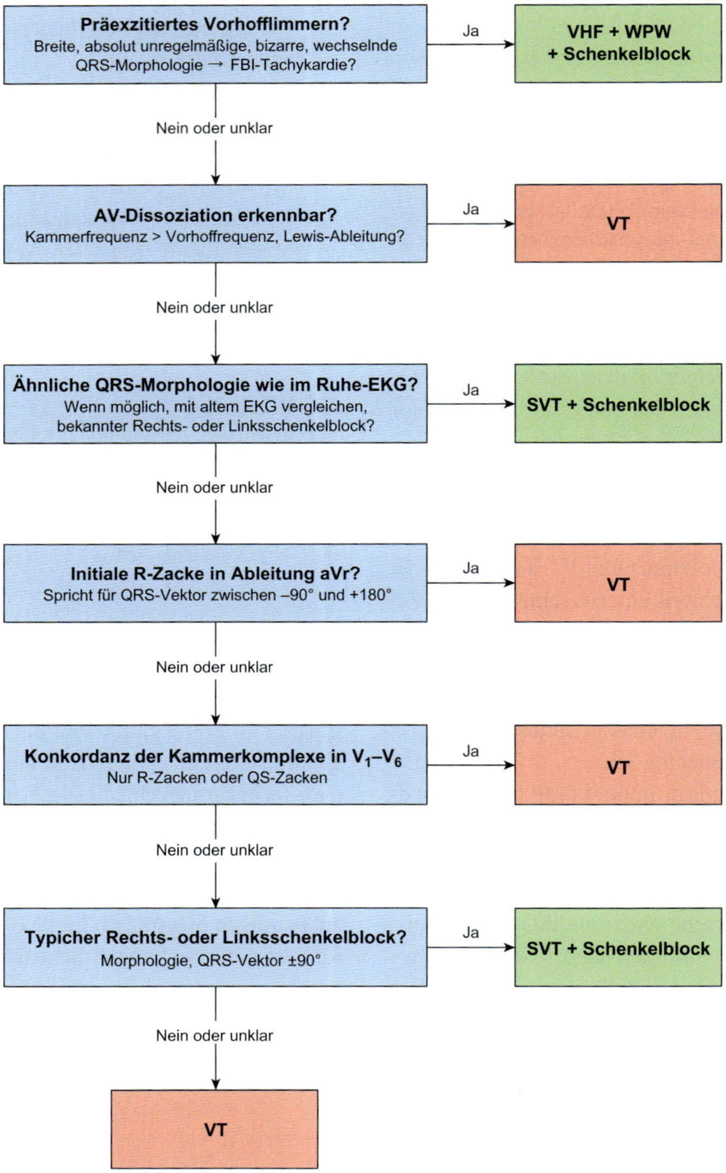

Abb. 5.27 Algorithmus von Glaser und Rohla zur Differenzierung von Breitkomplex-Tachykardien [E1424/F795-002]

scheinlichkeit eine VT vor. Eine AV-Dissoziation lässt sich nur in etwa der Hälfte der EKGs mit VT finden. Wenn sie aber im EKG durch entkoppelte P-Wellen, Fusion oder Capture Beats (s. o.) zu erkennen ist, dann liegt mit sehr hoher Wahrscheinlichkeit eine VT vor.

Steht ein Vor-EKG zur Befundung zur Verfügung oder gab es Phasen mit normaler Erregung, die vor der Tachykardie dokumentiert worden sind, so kann die Morphologie der Kammerkomplexe in beiden EKGs verglichen werden. Hier wird nach Hinweisen für einen bestehenden Schenkelblock und Verbreiterung des Kammerkomplexes gesucht. Ähneln sich die Morphologie und der Lagetyp, so spricht dies eher für eine anhaltende ventrikuläre Tachykardie mit aberranter Leitung. Im nächsten Schritt wird in der Ableitung aVR nach einer R-Zacke zu Beginn des Kammerkomplexes gesucht. Ist diese vorhanden, so spricht das dafür, dass der Summenvektor des Aktionsstroms in den Bereich zwischen +180° und −90° zeigen muss. Dies ist ein Hinweis dafür, dass sich die Erregung aus den Kammern Richtung Klappenebene ausbreitet, was für eine ventrikuläre Tachykardie sprechen kann. Dieser Befund hat daher eine hohe Spezifität, aber leider eine geringe Sensitivität, da er nur bei etwa 10–20 % der VT zu finden ist.

Im vorletzten Schritt werden die Brustwandableitungen V_1 bis V_6 auf positive oder negative QRS-Konkordanz überprüft. Das bedeutet, dass sich in allen Ableitungen entweder deutliche R-Zacken finden oder nur QS-Komplexe zu finden sind. Auch dieser Befund ist sehr spezifisch für eine VT, aber ebenfalls nur bei ungefähr 10–15 % der VT zu finden.

Im letzten Schritt werden die Morphologie der Kammerkomplexe und der Lagetyp hinsichtlich eines klassischen Rechts- und Linksschenkelblocks (➤ Kap. 6) geprüft. Gibt es keine Hinweise auf eine klassische RSB- oder LSB-Morphologie, so bleibt der Verdacht auf eine VT bestehen. Die betroffene Person sollte dann entsprechend den Empfehlungen des ERC mit Amiodaron behandelt werden.

Herausforderung Breitkomplex-Tachykardie

Eine der größten Herausforderungen in der notfallmedizinischen Akutsituation ist die Behandlung von Personen mit laufender Breitkomplex-Tachykardie. Untersuchungen zeigen, dass bei der Behandlung von zunächst **hämodynamisch tolerierten Breitkomplex-Tachykardien** am häufigsten Fehler begangen werden. Häufige Ursache ist dabei die „Überinterpretation“ des EKGs. In bis zu 40 % kommt es zu einer Fehlinterpretation, sodass eine VT für eine SVT mit aberranter Leitung gehalten wird.

Diese Problematik hat dazu geführt, dass eine ganze Reihe von unterschiedlichen Algorithmen zur Differenzierung der Breitkomplex-Tachykardie entwickelt wurde. Die Algorithmen sind meist hierarchisch aufgebaut. Kann die anwendende Person einen Schritt nicht sicher beantworten oder die geforderten Kriterien nicht verifizieren, so kann der Algorithmus im weiteren Verlauf nicht mehr sicher angewendet werden. Zudem erfordern die meisten Algorithmen die Beurteilung zahlreichen Kriterien, die selbst von erfahrenen Kardiologen nur schwer erfasst werden können. Auch ist meist eine Reihe von Messungen am Kammerkomplex notwendig, die unter Zeitdruck nur schwer durchzuführen sind. Dies führt dazu, dass die Algorithmen in der Praxis schwer anzuwenden sind. Die Sensitivität der Algorithmen liegt meist in Bereichen um die 90 %, die Spezifität meist nur um die 45 %.

Beim Erkennen einer VT können die klinische Untersuchung und Anamneseerhebung helfen. Bei Personen, die in der Anamnese über stattgehabte Myokardinfarkte oder eine manifeste Herzinsuffizienz berichten, liegt die Wahrscheinlichkeit, dass es sich bei einer aufgezeichneten Breitkomplex-Tachykardie um eine VT handelt, bei über 95 %. Berichten die Betroffenen in der Anamnese hingegen über anfallsweise auftretende Tachykardien ohne bekannte Herzerkrankung, spricht dies eher für eine SVT. Bei Personen mit **akzessorischen Bündeln** besteht durchaus die Chance, dass sie von ihrer Erkrankung wissen. Hier sollte gezielt nachgefragt werden, ob das Syndrom oder die Abkürzung dafür (WPW) der Person bekannt ist. Ist dies der Fall und im EKG zeigt sich eine **Breitkomplex-Tachykardie,** so handelt es sich mit sehr hoher Wahrscheinlichkeit nicht um eine VT.

Im Rahmen der klinischen Untersuchung kann nach **Zeichen einer AV-Dissoziation** gesucht werden. Solche Zeichen sind bei etwa 50 % aller Personen mit VT zu finden. Bei Menschen mit SVT sind diese klinischen Zeichen dagegen fast nie zu finden.

Bei einer AV-Dissoziation, bei der sich Vorhöfe und Kammern immer wieder gegeneinander kontrahieren,

5

kann es zu klassischen unregelmäßigen **Pulsationen der Jugularvenen** kommen. Diese Pulsationen, auch **„Kanonenschläge"** genannt, entstehen durch die Kontraktion der Vorhöfe gegen die geschlossene Trikuspidalklappe. Dieses Phänomen ist am ehesten an der rechten Jugularvene zu beobachten, da sie sich in gerader Verbindung mit dem rechten Vorhof befindet. Um dieses Zeichen zu beurteilen, sollte die betroffene Person sich in halbsitzender Position befinden und den Kopf leicht nach links drehen, sodass die rechte Halsseite leicht gestreckt ist.

Ein weiteres klinisches Zeichen für eine AV-Dissoziation ist eine **ausgeprägte Intensitätsschwankung des 1. Herztons.** Dieser wird durch den unterschiedlich kräftigen Schluss der AV-Klappen bei AV-Dissoziation erzeugt.

Der hämodynamische Status der betroffenen Person ist nicht zur Abgrenzung zwischen einer ventrikulären oder supraventrikulären Tachykardie geeignet. In beiden Fällen gibt es Personen, die eine Tachykardie gut oder weniger gut tolerieren. Dies ist weniger vom Ursprung der HRST abhängig als mehr von kardialen Vorerkrankungen der Person.

5.2.3 Klinik und Behandlung tachykarder HRST

Das Erkennen und Differenzieren von tachykarden HRST ist nicht Selbstzweck, sondern dient im klinischen Alltag v. a. als Grundlage für therapeutische Entscheidungen. In diesem Zusammenhang ist es wichtig zu verstehen, dass zu einer Beurteilung und Differenzierung von HRST nicht nur die Interpretation des EKGs zählt, sondern ohne Zweifel auch Anamnese und klinische Untersuchung der betroffenen Person. Diese Tatsache spiegelt sich ebenfalls im Behandlungsalgorithmus des ERC wider.

Bei den therapeutischen Entscheidungen zur Behandlung tachykarder HRST geht es v. a. um die folgenden drei Zielsetzungen:

- Vermeidung des plötzlichen Herztodes und schwerer hämodynamischer Einschränkungen durch lebensbedrohliche HRST.
- Beseitigung von Symptomen und Einschränkungen, die durch hämodynamische Auswirkungen von HRST verursacht werden.
- Reduzierung möglicher Risiken, die indirekt durch HRST verursacht werden können, wie z. B. die Vermeidung von Schlaganfällen bei Personen mit Vorhofflimmern.

Klinik tachykarder HRST

Die Symptome tachykarder HRST können vielfältig sein. Bei einigen Betroffenen sind sie so gering ausgeprägt, dass sie keine medizinische Hilfe aufsuchen und der Befund einer tachykarden HRST nur zufällig zustande kommt.

Andere klagen über **Palpitationen.** Diese können als einzelne Symptome vorliegen oder auch in Kombination mit anderen auftreten. Einige Betroffenen empfinden die Palpitationen nur als unangenehm, für andere sind es einschränkende und alarmierende Wahrnehmungen. Die Palpitationen können völlig harmlos sein, aber durchaus auch Krankheitswert besitzen. In den seltensten Fällen sind sie Zeichen für eine lebensbedrohliche HRST oder Herzerkrankung. Dennoch sollten sie einer weiteren diagnostischen Klärung unterzogen werden.

Weitere **Symptome** von tachykarden HRST können Unwohlsein, Abgeschlagenheit, Leistungsverminderung, Schweißausbrüche, Schwindel oder (Prä-) Synkopen sein. Auch finden sich Dyspnoe, thorakale Enge- oder Druckgefühle oder Zeichen der Hypoperfusion bei Personen mit tachykarden HRST. Die klinische Präsentation ist dabei meist ein Abbild der kardialen Leistungseinschränkung durch die Tachykardie. Somit ist die Klinik auch bestimmend für die Therapie. Es wird zwischen instabilen und stabilen Patientenzuständen unterschieden.

Im Bereich des Bewusstseins erstrecken sich die **Zeichen der Instabilität** dabei auf verminderte Vigilanz, kurzzeitige Bewusstseinsverluste (Synkopen) oder Bewusstlosigkeit.

Im Bereich der Beurteilung der Kreislauffunktion gelten Zeichen der Hypoperfusion (kühle, blasse, feuchte Haut), die mit verlängerter Rekapillarisierungszeit und mit einem niedrigen Blutdruck einhergehen können, ebenfalls als Zeichen der Instabilität. Auch Zeichen der Herzinsuffizienz, hier v. a. das kardiale Lungenödem, zählen zu den Zeichen der Instabilität.

Zuletzt gehören auch thorakale Schmerzen oder weitere Zeichen eines akuten Koronarsyndroms (➤ Kap. 7) zu den Instabilitätskriterien.

MERKE

Das Akronym SHIT kann bei der Beurteilung auf eine Instabilität helfen:
- **S** = Synkope, Störung der Vigilanz, Bewusstlosigkeit
- **H** = Hypoperfusion, Schockzeichen
- **I** = Insuffizienz des Herzens, hier v.a. Lungenödem
- **T** = thorakale Schmerzen als Zeichen einer kardialen Sauerstoffunterversorgung

Therapie tachykarder HRST

Bei der Behandlung von tachykarden HRST muss zwischen einer notfallmäßigen und einer langfristigen Therapie unterschieden werden.

Für die Einleitung einer antiarrhythmischen Therapie gibt es unterschiedliche Indikationen:
- Gefahr des plötzlichen Herztods
- Hämodynamische Beeinträchtigung
- Vermeidung arrhythmiebedingter Komplikationen
- Beschwerden der betroffenen Person

In der Notfallbehandlung geht es hauptsächlich um die Vermeidung des plötzlichen Herztods und die **Behebung hämodynamischer Beeinträchtigungen.** Hierfür stehen verschiedene **Optionen** zur Verfügung:
- Beseitigung auslösender oder begünstigender Ursachen: Hypoxie, Ischämie, Volumenmangel, Elektrolytstörungen, Stress, Schmerz
- Elektrische Therapie
- Vagus-Manöver
- Pharmakotherapie

Der Einsatz der unterschiedlichen Behandlungsoptionen richtet sich dabei nach dem Zustand der betroffenen Person und der vorgefundenen HRST. Im Folgenden sollen die elektrische Therapie und das Vagus-Manöver besprochen werden. Für die **Pharmakotherapie** sei an dieser Stelle auf das ➤ Kap. 11 verwiesen.

Alle Therapieoptionen können proarrhythmische Wirkung haben. Bei einem therapeutischen Eingreifen stellt sich die Frage, ob die positiven Effekte der Rhythmisierung und Frequenzkontrolle die negativen Auswirkungen überwiegen, sodass es im Ergebnis zu einer Verbesserung der Hämodynamik kommt.

Elektrische Kardioversion

Bei Personen, die hämodynamisch stark beeinträchtigt sind und klinische Zeichen der Instabilität zeigen, empfiehlt der ERC die elektrische Kardioversion als **Mittel der ersten Wahl.** Diese soll nach Ausschluss bzw. Behandlung reversibler Ursachen möglichst **frühzeitig** erfolgen.

ACHTUNG

Das Erkennen und Behandeln reversibler Ursachen einer Tachykardie hat Vorrang vor der elektrischen Kardioversion. Eine Sinustachykardie ist immer eine Bedarfstachykardie und damit Folge von reversiblen Ursachen. Sie wird primär nicht kardiovertiert!

Auch schnell übergeleitetes Vorhofflimmern kann Ausdruck einer Bedarfstachykardie sein. Hier gilt ebenfalls, dass reversible Ursachen mithilfe der systematischen klinischen Untersuchung ausgeschlossen werden müssen, bevor eine antiarrhythmische Therapie eingeleitet wird.

Sowohl bei SVTs als auch VTs wird durch die Kardioversion versucht, die hämodynamische Situation durch Rhythmisierung zu verbessern. Trotz schlechter hämodynamischer Ausgangssituation sind die meisten Betroffenen dennoch bei Bewusstsein. Dies macht vor Durchführung der Kardioversion eine **Analgosedierung** erforderlich.

Die Besonderheit der elektrischen Therapie bei HRST besteht darin, dass sie **synchronisiert zur vorhandenen elektrischen Erregung** (R-Zacken-gesteuert) erfolgen muss. Nur so kann vermieden werden, dass der elektrische Impuls in der vulnerablen Phase abgegeben wird und so zu Kammerflimmern führt.

Die Synchronisierung erfolgt **nach Aktivierung** automatisch durch das Gerät. Die elektrische Energie wird mit einer Verzögerung von 10–30 ms nach dem Maximum der R-Zacke abgegeben. Für die Synchronisation ist es wichtig, dass eine Ableitung verwendet wird, in der die R-Zacken durch das Gerät gut identifiziert werden. Das Gerät kennzeichnet mithilfe von Symbolen die erkannten R-Zacken. Vor der Kardioversion sollten Sie sich vergewissern, dass es sich bei der im Monitor-EKG gekennzeichneten Struktur tatsächlich um **R-Zacken** handelt. Bei hohen Frequenzen besteht die Gefahr, dass hohe spitze T-Wellen vom EKG-Gerät fälschlicherweise als R-Zacke interpretiert werden und die Synchronisation dann zum falschen Zeitpunkt erfolgt. Findet die Kardioversion in Synchronisation zur T-Welle statt, führt dies mit hoher Wahrscheinlichkeit zu einem Kammerflimmern, da die Energie dann in der vulnerablen Phase abgegeben wird.

Heute kommen fast ausschließlich **biphasische Defibrillatoren** zum Einsatz. Für diese Geräte gibt es keine wissenschaftlichen Untersuchungen, die Hinweise auf eine bestimmte bevorzugte Elektrodenposition zur Kardioversion geben. Wichtig scheint, dass bei anterolateraler Schockabgabe die anteriore Elektrode rechts infraklavikular und nicht auf das Sternum geklebt wird. Die laterale Elektrode sollte in der mittleren Axillarlinie unterhalb der Mamillarlinie geklebt werden. So kann eine räumlich optimale Durchströmung der Vorhöfe erfolgen.

Bei einer **Breitkomplex-Tachykardie** oder einem Vorhofflimmern empfiehlt der ERC eine biphasische Kardioversion mit 120–150 Joule. Bei einer **Schmalkomplex-Tachykardie** oder einem Vorhofflattern wird eine biphasische Energieabgabe von 70–120 Joule empfohlen.

Vagus-Manöver

Bei stabilen Personen mit einer regelmäßigen Schmalkomplex-Tachykardie empfiehlt der ERC die Anwendung eines Vagus-Manövers zur Normalisierung des Herzrhythmus. Hier wird über eine äußere Stimulation des N. vagus versucht, die Erregungsbildungs- und Überleitungsfrequenz im Sinus- und AV-Knoten durch **Aktivierung des parasympathischen Nervensystems** zu reduzieren. Hierzu können verschiedene Methoden angewendet werden:

- Eiskaltes Wasser trinken
- Massage des Karotissinus
- (Modifiziertes) Valsalva-Manöver (Ausatmen gegen einen Widerstand, s. u.)

Mithilfe eines dieser Manöver können ca. 20 % der regelmäßigen Schmalkomplex-Tachykardien terminiert werden.

Im Jahr 2015 wurden die Ergebnisse der **Revert-Studie** veröffentlicht. In dieser Studie wurde ein modifiziertes Valsalva-Manöver mit dem normalen Valsalva-Manöver verglichen. Mithilfe des modifizierten Manövers konnten knapp 45 % aller Betroffenen in einen Sinusrhythmus überführt werden, in der Kontrollgruppe waren es nur 17 %.

Beim **modifizierten Valsalva-Manöver** atmet die betroffene Person in halbsitzender Position für zunächst 15 Sek. gegen einen Widerstand (40 mmHg) aus. Danach wird sie flach hingelegt und die Beine werden für 15 Sek. in einem Winkel von 45° angehoben. Anschließend wird wieder eine halbsitzende Position eingenommen (➤ Abb. 5.28).

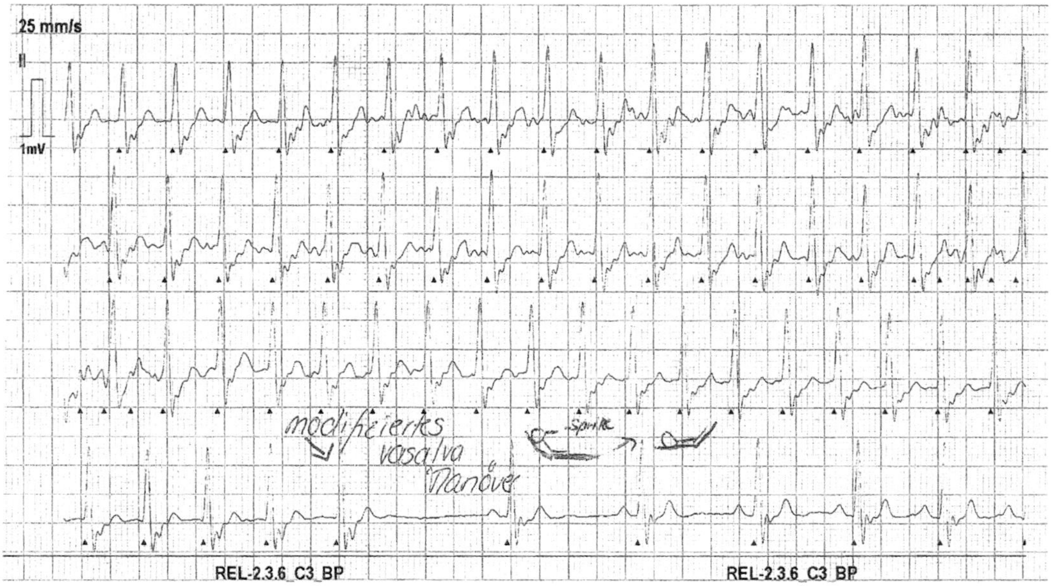

Abb. 5.28 EKG mit modifiziertem Valsalva-Manöver (Spritzen-Kolben-Pressversuch) und Konvertierung in Sinusrhythmus [M1001]

Wiederholungsfragen

1. Anhand welcher grundsätzlichen Formen wird die Einteilung von Herzrhythmusstörungen vorgenommen?
2. Nennen Sie mindestens drei Ursachen für eine bradykarde Herzrhythmusstörung.
3. Erläutern Sie den Begriff „Adam-Stokes-Anfall".
4. Bei welchen EKG-Befunden bedarf ein Patient einer hochaufmerksamen Überwachung und eines besonders engmaschigen Monitorings?
5. Wie lauten die Instabilitätszeichen des ERC bei tachykarden Herzrhythmusstörungen?
6. Was sind die grundsätzlichen Therapieoptionen zur Behandlung tachykarder Herzrhythmusstörungen?
7. Erläutern Sie den EKG-Befund des AV-Blocks 3. Grades.
8. Beschreiben Sie das Behandlungskonzept lebensbedrohlicher bradykarder Herzrhythmusstörungen nach ERC 2021.
9. Nennen Sie zwei morphologische EKG-Besonderheiten regelmäßiger Breitkomplex-Tachykardien.
10. Welche Ursachen können zu einer Verlängerung der QTc-Zeit führen?

LITERATUR

Appelboam A, Reuben A, Mann C, et al. Postural modification to the standard Valsalva manoeuvre for emergency treatment of supraventricular tachycardias (REVERT): a randomised controlled trial. The Lancet. 2015; 386: 1747–1753.

Becker HJ, Kober G, Fach WA. EKG-Repetitorium. 4. A. Köln: Deutscher Ärzte-Verlag, 1996.

Braun J, Müller-Wieland D, Renz-Polster H, et al. Basislehrbuch Innere Medizin. 7. A. München: Elsevier, 2022.

Camm AJ, Lüscher TF, Serruys PW (eds.). The ESC textbook of cardiovascular medicine. 2nd ed. New York, NY: Oxford University Press, 2009.

European Resuscitation Council (ed.). Erweiterte lebensrettende Maßnahmen für Erwachsene. Leitlinien des European Resuscitation Council 2021. Aus: https://link.springer.com/article/10.1007/s10049-021-00893-x (letzter Zugriff: 7.2.2024).

Fisch C. Electrocardiography of arrhythmias: From deductive analysis to laboratory confirmation – twenty-five years of progress. J Am Coll Cardiol. 1983; 1(1): 306–316.

Garcia TB, Miller GT. Arrhythmia recognition: The art of interpretation. 1st ed. Sudbury, MA: Jones and Bartlett Publishers, 2004.

Glaser F, Rohla M. ECG diagnosis of wide QRS complex tachycardia. Austrian Journal of Cardiology. 2008; 15: 218–235.

Gouaux JL, Ashman, R. Auricular fibrillation with aberration simulating ventricular paroxysmal tachycardia. Am Heart J 1947; 34(3): 366–373.

Hall JE, Hall ME. Guyton and Hall. Textbook of medical physiology. 14th ed. Philadelphia, PA: Elsevier, 2021.

Herold G. Innere Medizin 2018. Köln: Gerd Herold Eigenverlag, 2017.

Kiening M, Ohly A. EKG endlich verständlich. Kurzlehrbuch. 4. A. München: Elsevier, 2022.

Miehlke K. Verhandlungen der Deutschen Gesellschaft für Innere Medizin. 81. Kongress – gehalten zu Wiesbaden 6.–10. April 1975. Berlin, Heidelberg: Springer, 1976. S. 176.

Öhnell RF Preexcitation. A cardiac abnormality. Norstedt, Stockholm: Norstedt, 1944.

Olshausen KE. EKG-Information: Vom Anfänger zum Profi. 8. A. Darmstadt: Steinkopff, 2005.

Schuster HP, Trappe HJ. EKG-Kurs für Isabel. 7. A. Stuttgart: Thieme, 2017.

Wolff L, Parkinson J, White PD. Bundle-branch block with short P-R interval in healthy young people prone to paroxysmal tachyardia. Am Heart J 1930; 5:685–704.

5

KAPITEL

6

Michael Helms

Intraventrikuläre Erregungsausbreitungsstörungen

6.1 Schenkelblockierungen

Die Erregungsausbreitung im Herzen folgt einem typischen Verlauf, der bei einem gesunden Menschen neben einem charakteristischen EKG-Bild auch für einen ausreichenden Blutfluss im Kreislauf sorgt. Bei Betrachtung einer physiologischen Erregungsausbreitung erscheint die ventrikuläre Erregung in Form des sog. **QRS-Komplexes.**

Die Dauer der gesamten Erregung der beiden Ventrikel wird bei ungestörter Erregungsausbreitung 100 ms nicht überschreiten. Allgemein wird dann von schmalen Kammer- oder QRS-Komplexen gesprochen.

Im EKG repräsentiert der Kammerkomplex dabei die Erregungsausbreitung über das HIS-Bündel, die beiden Tawara-Schenkel bis in die Purkinje-Fasern, die die Erregung bis in das Myokard leiten.

Kommt es auf dem Weg zu Störungen der Erregungsleitung in den unterschiedlichen Abschnitten der Tawara-Schenkel, so werden diese pathologischen Veränderungen als **Schenkelblockierungen** bezeichnet (➤ Abb. 6.1). Schenkelblockierungen stellen somit **intraventrikuläre Erregungsausbreitungsstörungen** dar, die zu einer Verlängerung der Erregungszeit und damit Verbreiterung des Kammerkomplexes führen.

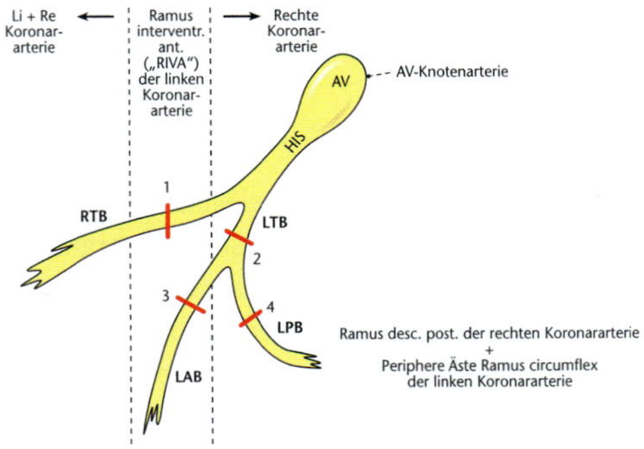

Abb. 6.1 Zusammenschau aller Schenkelblockierungen mit anatomischen Verhältnissen des Reizleitungssystems, Versorgung durch die Koronararterien und Lokalisation der Läsion. **1** RSB, **2** LSB, **3** LAFB, **4** LPFB, **1 + 3** RSB + LAFB (bifaszikulärer Block, häufig). **1 + 4** RSB + LPFB (bifaszikulärer Block, selten). **1 + 3 + 4** (trifaszikulärer Block) totaler Block. RSB = Rechtsschenkelblock, LSB = Linksschenkelblock, LAFB = linksanteriorer Faszikelblock, LPFB = linksposteriorer Faszikelblock, RTB = rechtes Tawara-Bündel, LTB = linkes Tawara-Bündel, LAB = linksanteriores Bündel, LPB = linksposteriores Bündel. [L106]

Grundlagen

Zur kurzen Wiederholung der Anatomie und Physiologie der Tawara-Schenkel eine Zusammenfassung: Der linke Tawara-Schenkel verläuft zunächst unterhalb der Herzinnenhaut (subendokardial) an der linken Seite des Septums für 5 bis 10 mm ohne weitere Verzweigungen. Nur zu Beginn ist dieser Schenkel von Bindegewebe umgeben, was eine schnellere Erregungsausbreitung zur Folge hat. Danach verzweigt er sich in einen etwas dünneren und längeren Ausläufer (anteriorer Faszikel) und in einen kräftigeren und kürzeren Ausläufer (posteriorer Faszikel). Die Blutversorgung der beiden Anteile des linken Tawara-Schenkels erfolgt über die septalen Äste des Ramus interventricularis anterior (RIVA) und über Äste der rechten Koronararterie.

Der rechte Tawara-Schenkel zieht als langes, dünnes Bündel auf der rechten Seite des Septums in den rechten Ventrikel. Er ist auf ganzer Länge von Bindegewebe umschlossen und verzweigt sich erst spät. Aufgrund der dünnen Ausprägung und subendokardialen Lage ist auch der rechte Tawara-Schenkel empfindlicher gegenüber Schädigungen wie Ischämie, Dehnung oder Trauma. Die Blutversorgung erfolgt meist über septale Zweige des RIVA.

Pathophysiologie

Kommt es zu einer proximal gelegenen Störung der Erregungsleitung in einem der beiden Tawara-Schenkel, hat dies zunächst eine verzögerte Erregungsweiterleitung in das nachfolgende Arbeitsmyokard zur Folge. Im EKG ist dies an einer deutlichen Verbreiterung des Kammerkomplexes (≥ 120 ms) zu erkennen. Ist dies der Fall, wird von einem **kompletten Schenkelblock** gesprochen. Je nach betroffenem Bereich unterscheidet man in:

- **Rechtsschenkelblock (RSB):** Der rechte Tawara-Schenkel ist betroffen.
- **Linksschenkelblock (LSB):** Der linke Tawara-Schenkel ist betroffen.

Bei einem Rechtsschenkelblock wird das Myokard des rechten Ventrikels zeitlich verzögert erregt. Die Erregung des rechten Myokards erfolgt über Weiterleitung der Erregung aus dem intakten linken Tawara-Schenkel. Hier wird zunächst das Septum von links nach rechts und dann das linksseitige Myokard erregt. Erst nachfolgend breitet sich die Erregung weiter über das rechte Ventrikelmyokard aus. Diese chronologische Erregungsabfolge vom linken auf das rechte Myokard ist im EKG die Ursache für den verbreiterten QRS-Komplex. Die Kammern werden zeitlich nacheinander erregt. Zudem präsentiert sich der QRS-Komplex deutlich verformt, weil sich die **elektrischen Vektoren** aufgrund der andersartigen Ausbreitung zwangsläufig verändern. Des Weiteren führt die veränderte Erregungsausbreitung auch zu einer veränderten Erregungsrückbildung. Dies zeigt sich im EKG durch eine **Diskordanz** (lat. *discordans* = nicht übereinstimmend) der Erregungsrückbildung.

Normalerweise verlaufen die Vektoren der Erregungsausbreitung und -rückbildung in die gleiche Richtung, das bedeutet, dass bei einem positiven Kammerkomplex auch die T-Welle positiv sein sollte. Bei einer Schenkelblockierung zeigen die Vektoren für Erregungsausbreitung und -rückbildung (T-Welle) aufgrund der unterschiedlichen Ausbreitung und der zeitlichen Verzögerung in unterschiedliche Richtungen. Beim Linksschenkelblock wird der Vektor der Kammererregung in Ableitung V_1 als deutlich negativer Kammerkomplex dargestellt, während der Vektor für die Erregungsrückbildung mit einer deutlich positiven T-Welle aufgezeichnet wird.

Bei einem Linksschenkelblock wird der linke Ventrikel zeitlich verzögert erregt. Die Erregung des Septums erfolgt dabei nicht wie üblich von links nach rechts, sondern verläuft in entgegengesetzter Richtung. Die verzögerte Erregung des sehr muskulösen linken Ventrikels spiegelt sich in dem breiten QRS-Komplex wider.

Die meisten Schenkelblockierungen treten dauerhaft auf. Seltener gibt es intermittierende Blöcke, die nur vorübergehend sichtbar sind. Von einem **intermittierenden Linksschenkelblock** spricht man, wenn eine normale Erregungsausbreitung (schmale Kammerkomplexe < 110 ms) abwechselnd mit einem typischen Blockbild in Erscheinung treten. Dieses Phänomen tritt meist bei einer bestehenden Einschränkung der Leistungskapazität des Herzens im Rahmen einer Tachykardie auf.

Bei bestehenden Schenkelblöcken zeigen die betroffenen Personen klinisch in aller Regel keine Symptomatik, da die geringe zeitlich versetze Kontraktion der Ventrikel meist keine Auswirkung auf das Schlagvolumen hat. Wichtig ist zu beachten, dass ein Rechts- oder Linksschenkelblock mit klinischer Symptomatik die Verdachtsdiagnose akutes Koronarsyndrom (ACS) rechtfertigt und eine kardiologische Abklärung notwendig macht (➤ Kap. 7).

Kompletter und inkompletter Schenkelblock

Die Unterscheidung, ob bei einem abgeleiteten EKG ein kompletter oder inkompletter Schenkelblock vorliegt, wird auf der Grundlage der **Breite des QRS-Komplexes** getroffen. Die weitere Differenzierung kann dann anhand der Morphologie der Kammerkomplexe und des Lagetyps erfolgen.

Von einem kompletten Schenkelblock wird bei einer QRS-Dauer ≥ 120 ms gesprochen, von einem inkompletten Schenkelblock bei einer QRS-Dauer von 110 bis 119 ms. Die inkompletten Schenkelblöcke werden auch als **Hemiblöcke** bezeichnet. Ursächlich für einen Hemiblock ist die Blockierung eines der beiden Faszikel des linken Tawara-Schenkels, weshalb manchmal auch nur von **Faszikelblöcken** gesprochen wird.

Ein weiteres Kriterium für Schenkelblöcke ist die Verzögerung des **oberen Umschlagpunktes** (OUP) oder eine verzögerte **endgültige Negativbewegung** des Kammerkomplexes, die dem OUP nachfolgt. Der OUP bezeichnet den Bereich im EKG des Kammerkomplexes, an dem die endgültige Negativitätsbewegung beginnt (➤ Abb. 6.2).

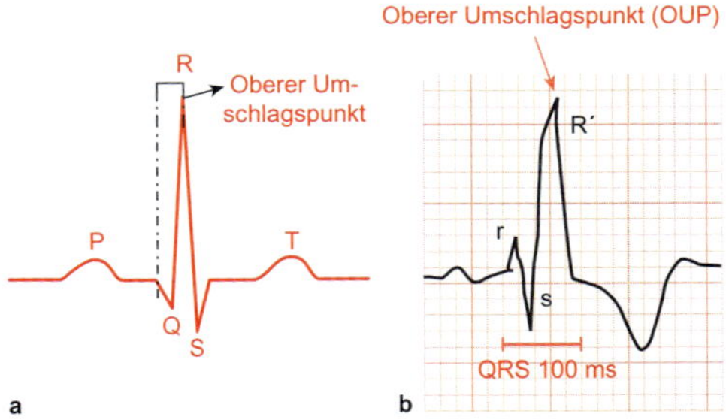

Abb. 6.2 Position des oberen Umschlagpunktes im EKG [L143]

MERKE

Die endgültige Negativbewegung, die auf den oberen Umschlagpunkt folgt, kann herangezogen werden, um Schenkelblockierungen zu diagnostizieren und zu beurteilen, ob ein Rechts- oder Linksschenkelblock vorliegt. Wird sie in V_1 sichtbar, gilt dies als Zeichen einer Rechtsschenkelblockierung. Die Linksschenkelblockierung hingegen wird eher in V_6 sichtbar sein.

- In Ableitung V_1 maximal 30 ms nach Beginn des QRS-Komplexes
- In Ableitung V_6 maximal 55 ms nach Beginn des QRS-Komplexes

Eine Verbreiterung über diese Intervalle kann als Hinweis für eine Schenkelblockierung gelten.

Kriterien für einen kompletten Schenkelblock

- QRS-Verbreiterung ≥ 120 ms (➤ Abb. 6.3)
- Verspätung des oberen Umschlagpunktes:
  - Beim LSB in V_6 > 55 ms
  - Beim RSB in V_1 > 30 ms
- Unterschiedliche **(diskordante)** Erregungsrückbildung

Kriterien für einen inkompletten Schenkelblock

- QRS-Verbreiterung 111–119 ms
- Verspätung des oberen Umschlagpunktes:
  - Beim LSB in V_6 > 55 ms
  - Beim RSB in V_1 > 30 ms
- Unterschiedliche (**diskordante**) Erregungsrückbildung

Inkomplette, insbesondere Rechtschenkelblockierungen treten nicht selten bei jungen Menschen auf und sind v. a. durch die minimale Verlängerung des QRS-Komplexes gekennzeichnet.

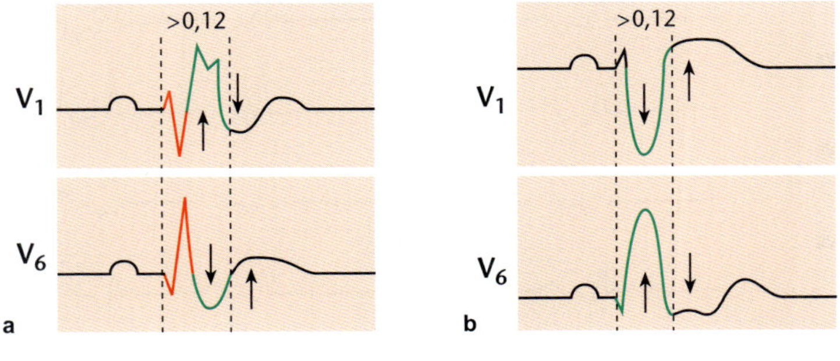

Abb. 6.3 Kompletter Rechtsschenkelblock und kompletter Linksschenkelblock. Gut zu sehen ist hier bei beiden Schenkelblockierungen die Diskordanz (Pfeile) der Erregungsrückbildung in Bezug auf die Richtung des verspäteten Potenzials (grüner Anteil des Kammerkomplexes) in den Ableitungen V_1 bzw. V_6. [L106]

6

6.1.1 Rechtsschenkelblock (RSB)

Ein Rechtsschenkelblock liegt dann vor, wenn die Erregungsausbreitung im rechten Tawara-Schenkel komplett unterbrochen ist. Über die Gesamtbevölkerung ist der Rechtsschenkelblock häufiger als der Linksschenkelblock. Die Prävalenz über die Gesamtbevölkerung liegt bei 1 %, bei den über 70-Jährigen steigt sie auf über 5 % an. Die Erregung aus dem Vorhof läuft dabei normal über den linken Tawara-Schenkel zunächst über das Septum zur linken Kammer des Herzens. Von hier gelangt die Erregung dann aber über das Arbeitsmyokard des linken zum rechten Ventrikel und verursacht dort eine Erregung und letztlich eine etwas verzögerte Kontraktion des Myokards. Der notwendige Umweg und die Erregungsausbreitung außerhalb des Reizleitungssystems führen dazu, dass für die Erregungsausbreitung im rechten Ventrikel mehr Zeit benötigt wird. Dies zeigt sich im EKG durch eine Verbreiterung des QRS-Komplexes auf mehr als 120 ms (> 3 mm bei einer Schreibgeschwindigkeit von 25 mm/Sek.; ➤ Abb. 6.4).

Ein weiteres typisches Charakteristikum der Rechtschenkelblockierung ist eine Deformierung der QRS-Komplexe. Typischerweise entsteht eine solche als **M-Konfiguration** bezeichnete Formveränderung

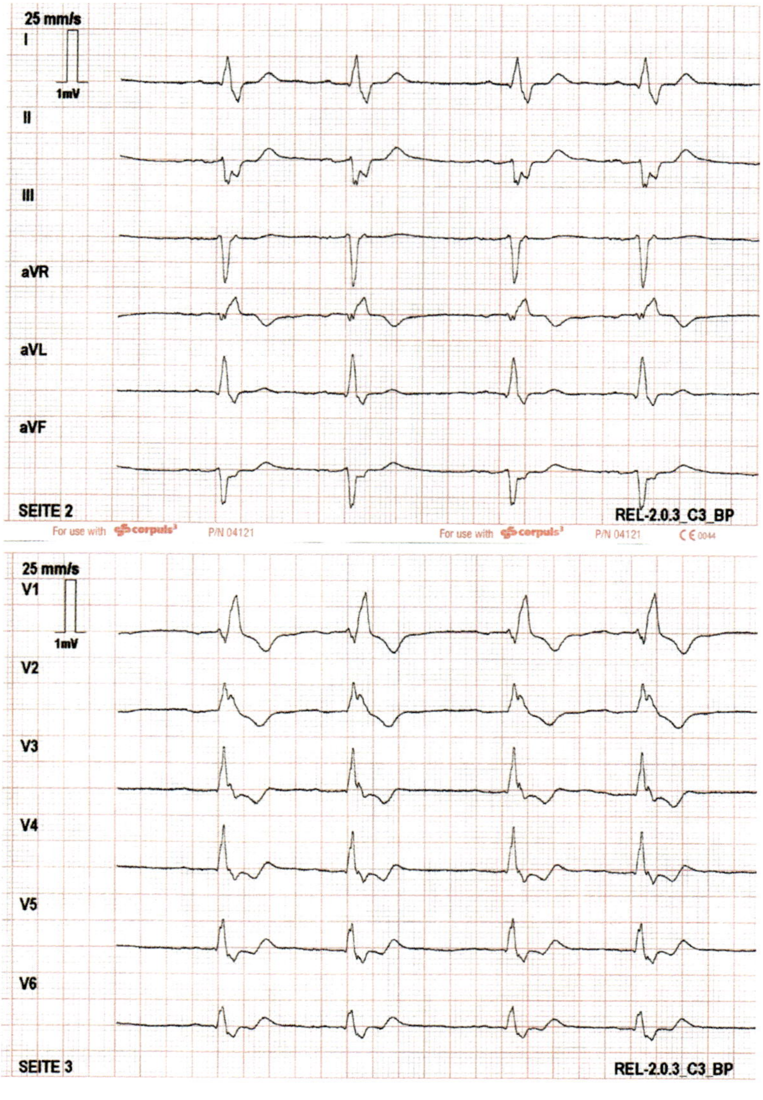

Abb. 6.4 Rechtsschenkelblock mit typischer M-Konfiguration [O1090]

v. a. in den Ableitungen V_1 und V_2 (rSŔ-Form oder rsŔ-Form). Zusätzlich imponieren tiefe und plumpe S-Zacken in den Ableitungen I, aVL und V_6.

Ursachen

Eine Ursache für einen Rechtsschenkelblock stellt die fibrotische Veränderung des Herzmuskelgewebes dar. Hierunter ist der Umbau der Herzmuskulatur mit einer pathologischen Vermehrung von Bindegewebe und Kollagenfasern zu verstehen. Die Vorgänge basieren auf der Grundlage der physiologischen Narbenbildung im Rahmen der Wundheilung, also auf immunologischen Vorgängen. Die fibrotischen Veränderungen des Herzmuskels können daher Folge einer Reihe von Herzerkrankungen (Myokarditis, koronare Herzkrankheit, Kardiomyopathie) sein und führen zu einer Versteifung der betroffenen Bereiche der Herzmuskulatur, was eine eingeschränkte Pumpfunktion nach sich zieht. Sind Strukturen des Erregungsbildungs- und -leitungssystems betroffen, kann die Fibrose Herzrhythmusstörungen (z. B. kreisende Erregungen um die Bereiche) oder auch Schenkelblöcke begünstigen. Auch eine Ischämie der Tawara-Schenkel im Rahmen eines anterioren Herzinfarkts kann zu einer intermittierenden oder dauerhaften Blockierung des Tawara-Schenkels führen. Eine akute Volumenbelastung des rechten Herzens, z. B. im Rahmen einer akuten Lungenarterienembolie, kann durch die dadurch bedingte Dehnung des Gewebes ebenfalls Ursache eines Schenkelblocks sein.

Therapie

Eine Behandlung eines Rechtsschenkelblocks ist in der Regel nicht notwendig, da er kaum Auswirkungen auf die kardiovaskuläre Prognose hat. Der RSB kann aber Zeichen einer eventuell therapiebedürftigen akuten oder chronischen Grunderkrankung sein, die dann entsprechend behandelt werden muss. Ein RSB in Verbindung mit klinischer Symptomatik eines ACS wäre ein Beispiel für eine akute Behandlungsbedürftigkeit, wobei diese dann auf die Behandlung der Ursache – des Koronarverschlusses – ausgerichtet ist und anhand der aktuellen Leitlinien erfolgen sollte (➤ Kap. 7). Die Hauptbehandlungsstrategie der Rechtsschenkelblockierung bezieht sich demnach meist auf die Behandlung der Grunderkrankung.

6.1.2 Linksschenkelblock (LSB)

Ein Linksschenkelblock liegt vor, wenn die Erregungsausbreitung im linken Anteil der Tawara-Schenkel komplett unterbrochen ist. Für die Erregungsausbreitung bedeutet das, dass zunächst der rechte Teil der Tawara-Schenkel die Erregung weiterleitet und das rechte Herz zeitlich vor dem linken Herz erregt wird. Die Erregungsausbreitung des linken Ventrikels erfolgt dann zeitlich verzögert und aus Richtung des rechten Ventrikels (➤ Abb. 6.5). Der Linksschenkelblock findet sich in der Gesamtbevölkerung mit einer Prävalenz von 0,1 bis 0,8 %. Bei Personen mit einer Kardiomyopathie steigt sie auf 25 %.

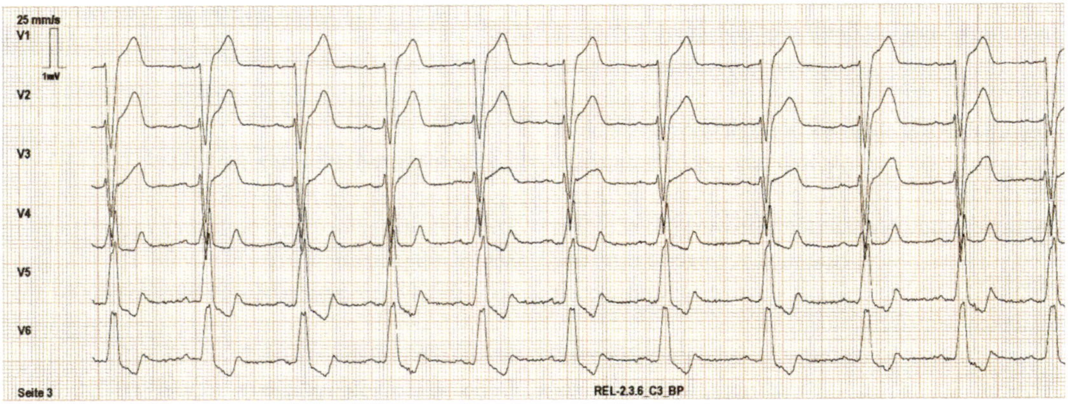

Abb. 6.5 Linksschenkelblock mit typischer Konfiguration des Kammerkomplexes in den Ableitungen V_1–V_3. Auffällige tiefe S-Zacken und nachfolgend hohe positive T-Wellen, die an einen STEMI denken lassen. [O1090]

Ursachen

Die Erregungsausbreitung über die beiden linken Anteile der Tawara-Schenkel kann v. a. durch eine Linksherzhypertrophie oder strukturelle Veränderungen des Gewebes komplett und inkomplett beeinträchtigt sein. Ursache für fibrotische Veränderungen sind wie beim RSB die koronare Herzkrankheit, akute oder abgelaufene Herzinfarkte, Kardiomyopathie und Myokarditis. Die **dauerhafte Hypertonie** führt zu Linksschenkleblöcken im Rahmen einer nachfolgenden Hypertrophie des Herzmuskels. Durch den kontinuierlich erhöhten Druck im linken Ventrikel und die dadurch zu leistende Mehrarbeit kommt es zu Hypertrophie des Myokards im linken Ventrikel, welche die Weiterleitung der Erregungen im linken Tawara-Schenkel behindern kann.

Vorderwandinfarkte sind häufig eine weitere Ursache für Schenkelblockbilder, da mit der eingeschränkten Versorgung der Vorderwand auch das Septum selbst schlechter versorgt wird. Eine Minderperfusion durch **Verschluss des Ramus interventricularis anterior** führt nicht nur zu einer Schädigung der Muskulatur des linksanterioren Ventrikels, sondern auch im Bereich des Septums, wo die Tawara-Schenkel verlaufen. Die Folge sind entsprechende Schenkelblockbilder.

6

Therapie

Während sich die Behandlung des RSB meist auf die zugrunde liegende Grunderkrankung beschränkt, muss bei Linksschenkelblöcken die Leitungsblockierung im Zusammenhang mit der Pumpfunktion des Herzens betrachtet werden. Ein Linksschenkelblock mit einer ausgeprägten Herzschwäche ist schwerwiegender und behandlungspflichtiger als der gleiche Schenkelblock ohne nennenswerte Einschränkung der linksventrikulären Funktion. Bei Personen mit chronischer Herzinsuffizienz und reduziertem Auswurf (HFrEF), bei denen durch den LSB eine stark verzögerte Erregung (QRS > 150 ms) und damit verzögerte Kontraktion des linken Ventrikels erfolgt, hat dies eine ungünstige Prognose auf die Herzschwäche. Bei diesen Personen kann eine **Resynchronisationstherapie** (Cardiac Resynchronization Therapy, CRT) erwogen werden. Das Therapieprinzip besteht darin, dass durch eine zeitgleiche elektrische Erregung der rechten und linken Herzkammer das zuvor asynchrone Pumpen wieder harmonisiert wird. Hierzu werden mindestens zwei Schrittmachersonden am Herzen (für den rechten und linken Ventrikel) und ein Impulsgeber benötigt. Der Impulsgeber ist entweder ein spezieller Schrittmacher (Pacer, CRT-P) oder er wird in Kombination mit einem implantierbaren Defibrillator (CRT-D) angewendet. Die operative Einlage eines CRT-P- oder CRT-D-Geräts dauert in der Regel 60–90 Min. Die Elektrode zur Erregung der linken Herzkammer wird dabei über eine Koronarvene auf der Außenseite des linken Ventrikels bis in den Bereich der Herzspitze vorgebracht.

Praxistipp

Bei all den oben beschriebenen Therapieansätzen des Linksschenkelblocks darf eines nicht vergessen werden: Bei dem Verdacht eines neuaufgetretenen, also der betroffenen Person bis dahin gänzlich ungekannten, Linksschenkelblocks sollte sich die Therapie eng an der eines frischen Hebungsinfarktes (STEMI) orientieren, da eine neue ST-Strecken-Hebung von dem Blockbild überlagert sein kann. Die Auswirkungen der Blockierung können dem Bild eines Infarktes gleich sein, weil die linksventrikuläre Kontraktilität und die Pumpfunktion beeinflusst sind. Außerdem ist der LSB mit arterieller Hypertonie, ventrikulärer Hypertrophie, Myokarditis, Herzklappenerkrankungen und Herzinsuffizienz assoziiert. Damit hat der Linksschenkelblock insgesamt ein ungünstiges kardiovaskuläres Outcome. Aus den vorgenannten Gründen empfiehlt es sich also, die Therapieentscheidungen an den geltenden Standards der Infarktversorgung zu orientieren (➤ Kap. 7).

6.1.3 Hemiblöcke

Linksanteriorer Faszikelblock (LAFB)

Der **linksanteriore Faszikelblock (LAFB)** ist ein sehr häufig anzutreffendes Blockbild. Die Prävalenz wird mit 4–10 % angegeben. Dieser Faszikel ist anatomisch sehr fein und deshalb sind die wenigen vorhandenen Zellen entsprechend schnell geschädigt. Bei einer Schädigung dieses Bündels erfolgt die Erregung der linken Herzkammer aus dem hinteren, **posterioren Faszikel.** Das EKG-typische Ergebnis

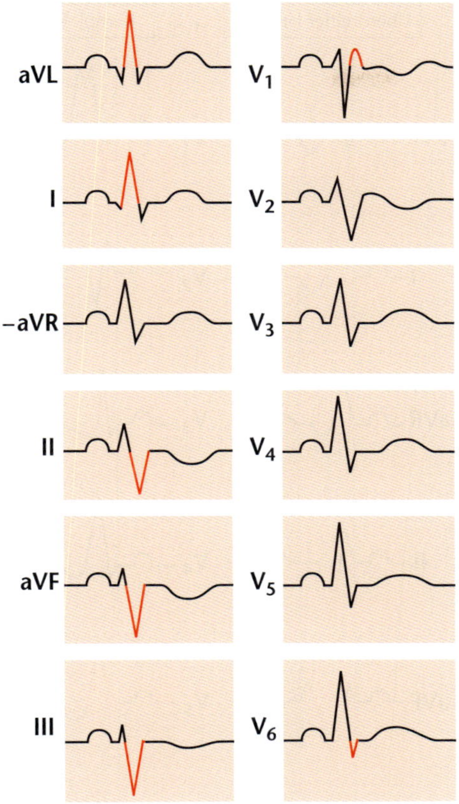

Abb. 6.6 Linksanteriorer Hemiblock. Die Ableitungen III, aVF und II zeigen überwiegend negative Kammerkomplexe und häufiger Kombinationen von Zeichen einer Rechtsverspätung → rSr in V_1 und qRs in V_6. [L106]

dieser Erregungsausbreitung ist die Verschiebung des Lagetyps (➤ Abb. 6.6). Die Verdrehung des Lagetyps in Richtung eines Linkstyps ist das Resultat der primären Erregung der **dorsobasalen Anteile** der Ventrikelmuskulatur.

Kardiologisch müssen bei Auftreten dieser Lagetypveränderung außerdem andere Ursachen ausgeschlossen werden. Dazu gehört beispielsweise eine linksventrikuläre Hypertrophie, die aus einer hypertensiven Belastung des linken Ventrikels besteht. Diese Zunahme des Myokards hat klassischerweise eine Verschiebung des elektrischen Summenvektors und damit eine **Lagetypveränderung** zur Folge. Hier sind also mehrere Befunde notwendig und nur die Zusammenschau dieser Befunde ermöglicht die sichere Diagnose oder den zuverlässigen Ausschluss eines linksanterioren Faszikelblocks.

MERKE

Bei einem linksanterioren Faszikelblock sollte klinisch immer auch an einen abgelaufenen inferioren Infarkt gedacht werden. Bei entsprechender Symptomatik sollte ein akutes Koronarsyndrom ausgeschlossen werden.

Linksposteriorer Faszikelblock (LPFB)

Der **linksposteriore Faszikelblock (LPFB)** tritt deutlich seltener auf als der linksanteriore Faszikelblock. Das liegt v. a. daran, dass der linke hintere Anteil durch Äste sowohl der linken als auch der rechten Koronararterie versorgt wird **(LCA und RCA).** Bei einer Blockierung des hinteren Bündels des linken Tawara-Schenkels erfolgt die Erregung des Myokards in diesem Bereich mit Unterstützung der linksanterioren Faserbündel. Die Folge ist neben einer ebenfalls verzögerten Ausbreitung der Erregung eine Veränderung des Lagetyps (➤ Abb. 6.7).

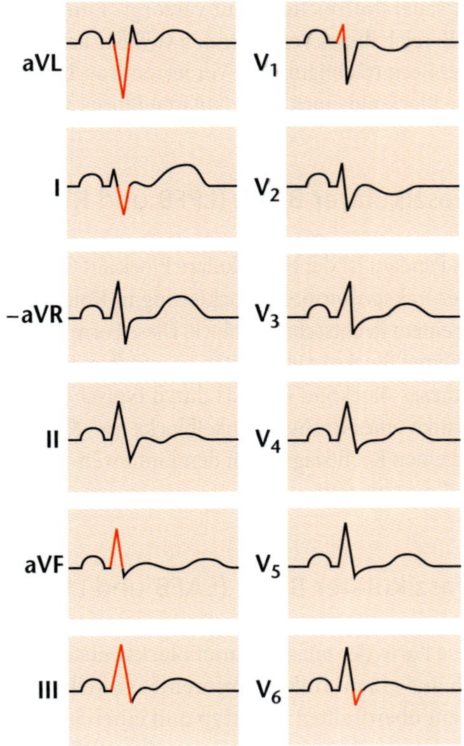

Abb. 6.7 Linksposteriorer Hemiblock mit überwiegend negativen Kammerkomplexen in den Ableitungen aVL, I und ggf. aVR [L106]

6

Bei eindeutiger Diagnose sollte immer auch an eine akute oder chronische Rechtsherzbelastung gedacht werden.

Bifaszikulärer Block (LAFB und RSB)

Eine häufig auftretende Form der bifaszikulären Blockierung ist das gemeinsame Auftreten eines linksanterioren Faszikelblocks in Kombination mit einem Rechtsschenkelblock. Im EKG erscheint dieses Blockbild typischerweise in Form eines überdrehten Linkstyps mit den klassischen Merkmalen eines Rechtsschenkelblocks (➤ Abb. 6.8).

Dieses bifaszikuläre Blockbild entsteht durch den gemeinsamen Ausfall des rechten Tawara-Schenkels und des linksanterioren Faszikels des linken Tawara-Schenkels und ist anatomisch gut nachvollziehbar. Beide Faszikel liegen in ihrem anfänglichen Verlauf sehr dicht beieinander und werden durch eine gemeinsame Arterie (Ramus interventricularis anterior) mit sauerstoffreichem Blut versorgt. Eine Störung im Bereich dieses versorgenden Gefäßes kann neben einer Beeinträchtigung der Vorderwand auch das typische Blockbild eines bifaszikulären Blocks ausbilden.

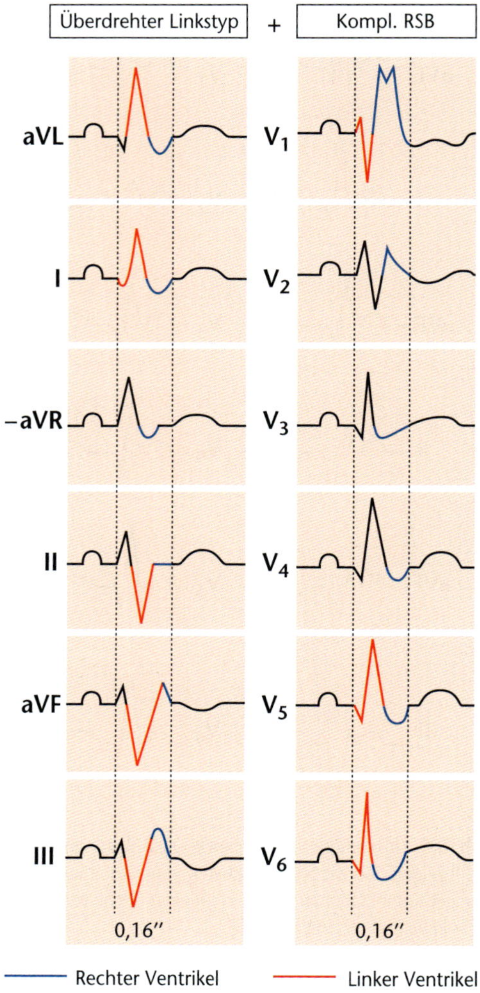

Abb. 6.8 Bifaszikulärer Block (LAFB + RSB) mit klassischen Merkmalen eines RSB und überdrehten Linkstyps [L106]

Bifaszikulärer Block (LPFB und RSB)

Das Pendant ist der bifaszikuläre Block auf Grundlage einer linksposterioren Blockierung in Kombination mit einem Rechtsschenkelblock. Diese Form des bifaszikulären Blocks ist eher selten anzutreffen. Erkennbar ist dieses Blockbild im EKG durch typische Charakteristika eines Rechtsschenkelblocks (➤ Kap. 6.1.1) und einen Rechtslagetyp in den Einthoven-Ableitungen (➤ Abb. 6.9).

Bifaszikulärer Block (LAFB und LPFB)

Diese Form des bifaszikulären Blocks entsteht, wenn sich aus einem linksanterioren Faszikelblock mit einem überdrehten Linkstyp und einer S-Zacke in V_6 oder einem linksposterioren Faszikelblock mit Rechtstyp oder überdrehtem Rechtstyp ein vollständiger Linksschenkelblock entwickelt. Dieses Blockbild wird als **bifaszikulärer Linksschenkelblock** bezeichnet und zeigt sich im EKG klassischerweise wie ein Linksschenkelblock. Entscheidend ist die oben beschriebene Entstehung dieses Blockbilds aus zunächst der Blockierung nur eines Faszikels und im Verlauf dem zusätzlichen Ausfall des anderen Faszikels. Ein bifaszikulärer Linksschenkelblock ist also nur in der Chronologie zu diagnostizieren.

6

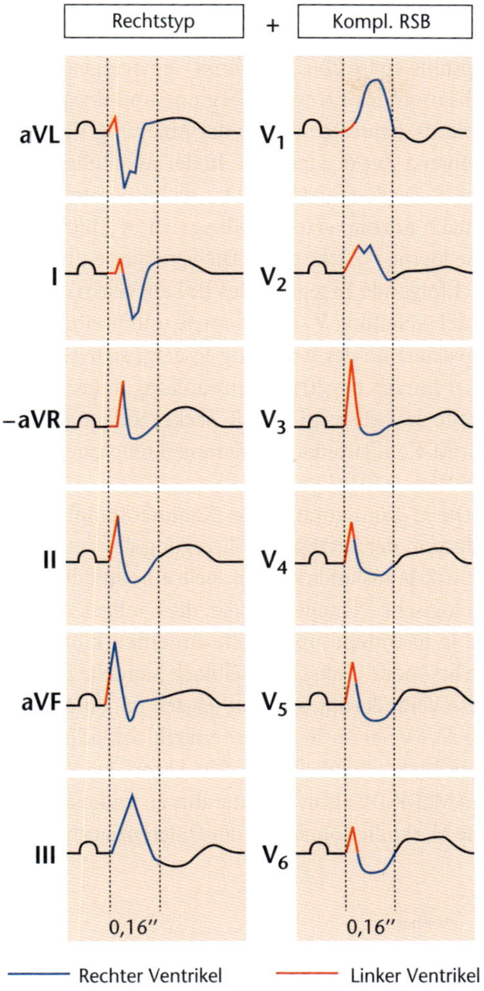

Abb. 6.9 Bifaszikulärer Block aus LPFB und RSB. In V_1 ist die verspätete R-Zacke häufig nicht M-förmig konfiguriert, sondern plump „wie ein Zuckerhut". [L106]

Trifaszikulärer Block

Von einem trifaszikulären Block spricht man, wenn alle drei Abschnitte der Tawara-Schenkel von einer Blockierung betroffen sind. Dieses Blockbild ist gleichzusetzen mit einer kompletten AV-Blockierung. Man spricht deshalb auch von einer **distalen (oder peripheren) kompletten AV-Blockierung.** Die Erregung entsteht unterhalb von AV-Knoten und His-Bündel. Daraus lässt sich ableiten und erklären, warum die Ersatzfrequenz der Kammer mit maximal 30 Schlägen/Min. niedrig ist. Ebenfalls sind die QRS-Komplexe bei dieser Herzrhythmusstörung sehr breit und deformiert.

Das Auftreten eines trifaszikulären Blocks ist eine ernst zu nehmende Notfallsituation. Bei einer kreislaufrelevanten Bradykardie ist zügiges und zielgerichtetes Handeln unter Einsatz medikamentöser und nichtmedikamentöser Interventionsmöglichkeiten notwendig.

Klinisch ist die Indikation für einen **Herzschrittmacher** (➤ Kap. 10) gegeben.

6.2 Systematische EKG-Diagnostik der Blockbilder

Wie bereits weiter oben beschrieben stellt die Verbreiterung des Kammerkomplexes den Einstieg in die Diagnostik von Schenkelblockierungen dar. Je nach Dauer des Kammerkomplexes wird dann von einem inkompletten Schenkelblock (110 ms bis 119 ms) oder von einem kompletten Schenkelblock (≥ 120 ms) gesprochen. Im nächsten Schritt geht es um die Identifizierung des betroffenen Tawara-Schenkels oder des betroffenen Faszikels. Für diese Differenzierung können die Verspätung des oberen Umschlagpunktes und die Morphologie (Aussehen) des Kammerkomplexes genutzt werden. Zur sicheren Messung der Zeit bis zum oberen Umschlagpunkt sollte das EKG mit einem Vorschub von 50 mm/Sek. geschrieben werden (➤ Tab. 6.1).

Nachdem die Dauer des Kammerkomplexes ausgemessen wurde, kann auch die Morphologie des Kammerkomplexes genutzt werden, um zwischen komplettem Rechts- und Linksschenkelblock zu differenzieren. Unter Morphologie versteht man das typische Aussehen des Kammerkomplexes. Hierzu werden vornehmlich die Ableitungen V_1 und V_6 genutzt, aber auch andere Ableitungen können Hinweise zur Differenzierung liefern.

Beim Rechtsschenkelblock beginnt die Erregung der Ventrikel im Bereich des Septums von links nach rechts. Danach folgt die Erregung des rechten Ventrikels und zum Schluss die Erregung des linken Ventrikels. Dieser klassische Erregungsablauf führt neben der Verbreiterung des Kammerkomplexes zu seinem typischen Aussehen. Die beginnende Erregung des

Tab. 6.1 Zusammenfassung der Zeitkriterien zur Differenzierung von Schenkelblöcken

	QRS-Dauer	OUP in V_6
Kompletter Rechtsschenkelblock	≥ 120 ms	> 30 ms
Inkompletter Rechtsschenkelblock	≥ 111–119 ms	
Sog. Rechtsverspätung	≤ 110 ms	
Kompletter Linksschenkelblock	≥ 120 ms	> 55 ms
Inkompletter Linksschenkelblock	≥ 111–119 ms	
Sog. Linksverspätung	≤ 110 ms	

OUP = oberer Umschlagpunkt

Septums spiegelt sich in einer kleinen r-Zacke in V_1 und einer kleinen q-Zacke in V_6 wider. Der linke Ventrikel wird normal erregt, was sich in V_1 in einer tiefen S-Zacke darstellt und in V_6 in einer schlanken R-Zacke. Die verspätete Erregung des rechten Ventrikels zeigt sich in V_1 in Form einer zweiten, meist höheren R-Zacke, sodass das Bild einer sog. M-Konfiguration entsteht. In V_6 zeigt sich die verspätete Erregung in Form einer auffällig plumpen, rundlichen S-Zacke.

Beim Linksschenkelblock beginnt die Erregung, anders als normalerweise, im Bereich des unteren Septums von rechts nach links. Je nach genauer Lokalisation des Erregungsbeginns und des genauen Verlaufs, kann sich dies in der Ableitung V_1 in einer kleinen q-Zacke darstellen. In der Ableitung V_6 wird eine R-Zacke registriert. Der rechte Ventrikel wird danach normal erregt, sodass sich in Ableitung V_1 eine kleine r-Zacke zeigt. Die verzögerte und damit nachfolgende Erregung des linken Ventrikels wird in der Ableitung V_1 als eine tiefe und breite S-Zacke registriert. In der Ableitung V_6 zeigt sich dies, nach einer kurzen negativen Schwankung, meist als eine zweite und etwas höhere R-Zacke, sodass auch hier eine M-Konfiguration des Kammerkomplexes entsteht (➤ Abb. 6.10).

Die M-Konfiguration des Kammerkomplexes, die aufgrund der verzögerten Erregung des betroffenen Ventrikels zustande kommt, stellt eine auffällige morphologische Veränderung dar, die häufiger zu finden ist. Je nachdem, ob es sich um einen kompletten Rechts- oder Linksschenkelblock handelt, zeigt sich diese Veränderung am deutlichsten in den Ableitungen V_1–V_2 beim Rechtsschenkelblock oder V_5–V_6 beim Linksschenkelblock. Die Akronyme WiLLiaM und MaRRoW als in der Literatur zu findende klassische Merkhilfe können bei der Differenzierung helfen.

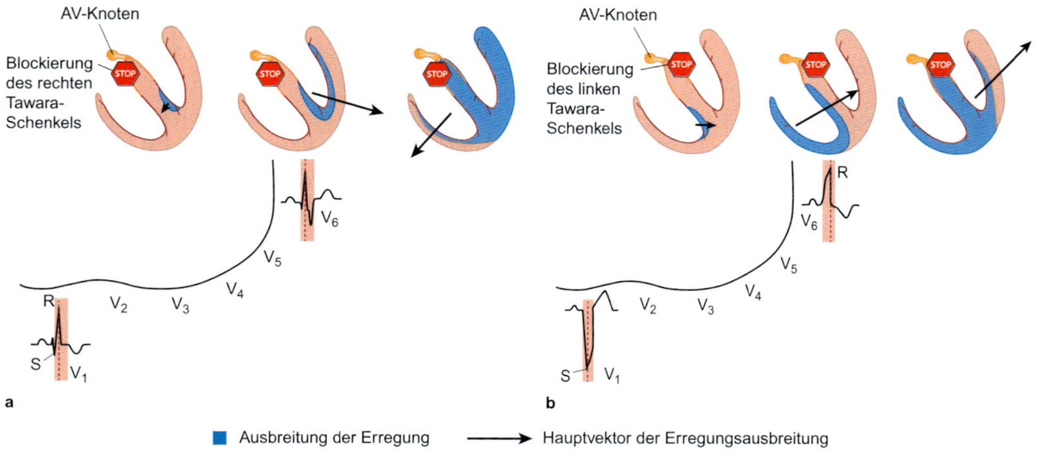

Abb. 6.10 Darstellung des Erregungsablaufes und der zu erwartenden Veränderungen der EKG-Aufzeichnung bei komplettem Rechtsschenkelbock (a) und Linksschenkelblock (b) [L143]

MERKE

Unterscheidung zwischen Rechtsschenkelblock und Linksschenkelblock: WiLLiaM und MaRRoW

Ist der QRS-Komplex in der Ableitung V_1 **W**-förmig und in V_6 **M**-förmig, handelt es sich beim vorliegenden EKG-Bild um einen **L**inksschenkelblock.
Ist der QRS-Komplex in V_1 **M**-förmig und in V_6 **W**-förmig, handelt es sich beim vorliegenden EKG-Bild um einen **R**echtsschenkelblock.
Dabei weisen – und so ergibt die Merkhilfe dann auch einen Sinn – die jeweils mittig stehenden Buchstaben LL und RR schlicht auf die jeweilige Blockierung, nämlich LL für Linksschenkelblock und RR für Rechtsschenkelblock, hin. Um dies hervorzuheben, wurden die Buchstaben hier großgeschrieben.

Eine andere leichtverständliche Merkhilfe zur Unterscheidung von kompletten Rechts- oder Linksschenkelblöcken ist die sog. **Blinker-Regel.** Diese Regel ist assoziiert mit den Bewegungen des Blinkerhebels beim Abbiegen. Der Zusammenhang zum jeweiligen Blockbild bezieht sich dabei auf die vom Autofahrer auszuführende nach oben oder unten gerichtete Bewegung des Blinkerhebels beim Rechts- oder Linksabbiegen. Zur Anwendung der Regel wird die Ableitung V_1 genutzt. Zunächst wird dort der J-Punkt eines Kammerkomplexes markiert. Der Bereich direkt vor dem J-Punkt repräsentiert den elektrischen Vektor des betroffenen und damit verzögert erregten Ventrikel. Dann wird geschaut, ob der Ausschlag im EKG links vor dem J-Punkt positiv oder negativ verläuft (➢ Abb. 6.11).

Abbiegen nach rechts = Rechtsschenkelblock
Zum Abbiegen nach rechts wird der Blinkerhebel nach oben bewegt. Im EKG-Bild der Ableitung V_1 wird also eine Aufwärtsbewegung oder R-Zacke vor dem J-Punkt erkennbar sein. Diese Aufwärtsbewegung entsteht durch die verzögerte Erregung des rechten Ventrikels, wodurch der elektrische Hauptvektor auf die Elektrode V_1 zuläuft und somit einen positiven Ausschlag verursacht.

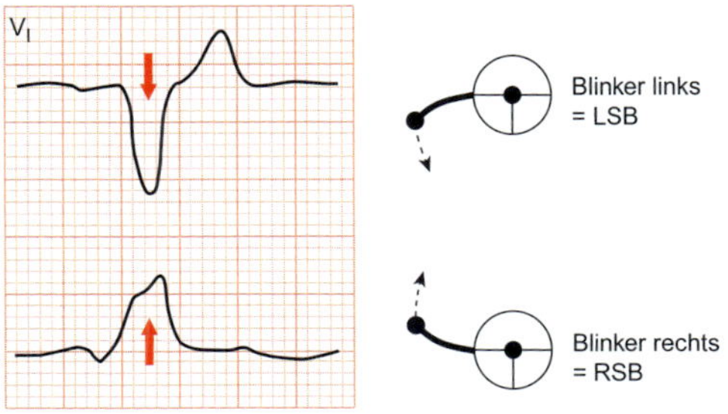

Abb. 6.11 Blinker-Regel zur Differenzierung zwischen Rechts- und Linksschenkelblöcken [L143]

Abbiegen nach links = Linksschenkelblock
Zum Abbiegen nach links wird der Blinkerhebel nach unten bewegt. Im EKG-Bild der Ableitung V_1 wird vor dem J-Punkt eine Abwärtsbewegung, also eine S-Zacke dargestellt sein. Die Abwärtsbewegung entsteht durch die verzögerte Erregung des linken Ventrikels, deren Vektor von der Elektrode V_1 wegläuft und somit zu einem negativen Ausschlag führt.

Liegt die QRS-Dauer zwischen ≥ 111 ms und 119 ms, wird von inkompletten Schenkelblöcken gesprochen. Diese können durch die Blockierung von einem der beiden Faszikel des linken Tawara-Schenkels verursacht werden. Die Differenzierung, ob dabei der linksanteriore oder linksposteriore Faszikel betroffen ist, erfolgt zunächst über die Bestimmung des Lagetyps. Im nächsten Schritt kann die Morphologie der Kammerkomplexe zu weiterer Differenzierung genutzt werden.

Kriterien für einen linksanterioren Faszikelblock (LAFB)
- QRS-Dauer ≥ 111 ms bis 119 ms.
- Elektrische Achse zwischen –45° und –90°.
- aVL zeigt einen qR-Komplex an. V_5–V_6 zeigt normalerweise auch qR-Komplexe.
- Ableitungen II, III und aVF zeigen rS-Komplexe an.
- Ein langsamer R-Zuwachs an den Brustwandableitungen, der R/S-Umschlag ist nach links verschoben oder wird gar nicht erreicht.

Kriterien für einen linksposterioren Faszikelblock (LPFB)
- QRS-Dauer ≥ 111 ms bis 119 ms.
- Elektrische Achse zwischen +80° und +120°.
- rS-Komplexe in Ableitungen I und aVL.
- qR-Komplexe in den inferioren Ableitungen (II, III und aVF).
- Q-Welle ist in Ableitungen III und aVF obligatorisch.
- Ein nach rechts-präkordial verschobener R/S-Umschlag.

6

Wiederholungsfragen

1. Das Erregungsbildungs- und -leitungssystem besteht aus fünf anatomischen Strukturen. Welche dieser Strukturen ist bei sogenannten Schenkelblockierungen am wahrscheinlichsten betroffen?
2. Wie lässt sich mit einfachen Worten der Verlauf der Tawara-Schenkel im Septum beschreiben? Nennen Sie dabei die Besonderheit bezogen auf die beiden Herzhälften.
3. Wie lässt sich der komplette vom inkompletten Schenkelblock abgrenzen? Nennen Sie dabei jeweils die Kriterien für einen kompletten und inkompletten Schenkelblock.
4. Wofür kann man die endgültige Negativbewegung zur Beurteilung einer Schenkelblockierung heranziehen?
5. Welche Ursachen für die Entstehung von Rechtsschenkelblockierungen und Linksschenkelblockierungen kennen Sie?
6. Wie werden Schenkelblockierungen grob gegliedert?
7. Was verstehen Sie unter einem Hemiblock und welche Einteilung kennen Sie?
8. Erläutern Sie die charakteristischen EKG-Veränderungen eines Linksschenkelblocks.
9. Erläutern Sie die charakteristischen EKG-Veränderungen eines Rechtsschenkelblocks.
10. Was besagt die sogenannte Blinker-Regel und wie wird Sie angewendet?

LITERATUR

Braun J, Müller-Wieland D, Renz-Polster H, et al. Basislehrbuch Innere Medizin. 7. A. München: Elsevier, 2022.

Herold G. Innere Medizin 2018. Köln: Gerd Herold Eigenverlag, 2017.

Ohly A, Kiening M. EKG endlich verständlich. Kurzlehrbuch. 4. A. München: Elsevier, 2022.

Schuster HP, Trappe HJ. EKG-Kurs für Isabel. 7. A. Stuttgart: Thieme, 2017.

KAPITEL

7

Matthias Jahn

Myokardischämie und Infarkt

7.1 Akutes Koronarsyndrom

Weltweit ist die **koronare Herzkrankheit (KHK)** immer noch eine der führenden Todesursachen, wobei die Sterblichkeitsrate in Europa zurückgegangen ist. Dies liegt an der verbesserten Versorgung in der präklinischen, aber auch klinischen Phase und einem flächendeckenden Zugriff auf spezialisierte Zentren mit der Möglichkeit für die Durchführung der **perkutanen Koronarintervention (PCI).** Die relative Häufigkeit der ST-Hebungsinfarkte **(STEMI)** hat in den letzten Jahren abgenommen, ist aber bei den Nicht-ST-Hebungsinfarkten **(NSTEMI)** zunehmend.

Der STEMI kommt laut aktueller Studienlage häufiger bei jüngeren als bei älteren Menschen vor und betrifft häufiger Männer als Frauen. Bei Männern unter 65 Jahren tritt ein akutes Koronarsyndrom (ACS) drei- bis viermal häufiger auf. Im Alter über 65 Jahren stellen Frauen mit einem ACS die Mehrheit der Betroffenen dar. Der Myokardinfarkt ist bei Frauen die häufigste Todesursache. Der Anteil der Personen mit NSTEMI ist häufiger (ca. 70 % vs. STEMI 30 %) und betrifft v. a. die ältere Patientenklientel. Beim NSTEMI kann auch ein akuter koronarer Verschluss vorliegen, welcher primär im EKG z. B. als ST-Hebung nicht zu sehen ist und mit einer verzögerten notfallmäßigen Reperfusion und erhöhter Mortalität einhergeht.

Ein weiterer wichtiger Bestandteil der EKG-Diagnostik sind STEMI-Äquivalente bzw. Hochrisiko-EKGs, die nicht selten übersehen werden und frühzeitig identifiziert werden sollten. Aus diesem Grund gab es in der letzten Zeit Forderungen, die Nomenklatur zu ändern. Die ESC-Leitlinie 2023 zum Management des akuten Koronarsyndroms hat jetzt die STEMI-Äquivalente deutlicher erwähnt und neu gewertet. Besondere Hochrisiko-EKGs werden hier hervorgehoben. Im Verlauf des Kapitels wird darauf genauer eingegangen. Dies zeigt, dass zusammen mit den klinischen Befunden die EKG-Diagnostik **und** Wahl der richtigen Zielklinik zur Weiterbehandlung bei Personen mit Brustschmerz eine wichtige Rolle einnehmen.

Der Thoraxschmerz ist ein häufiger Grund für die Beanspruchung des Rettungsdienstes oder das Aufsuchen einer Notaufnahme im Gesundheitssystem und weist eine große Bandbreite möglicher Ursachen auf. In internistischen Notaufnahmen stellt der akute Thoraxschmerz mit einem Anteil von mehr als 15 % aller dort vorstelligen Personen das häufigste Leitsymptom dar. Ein kleiner Anteil der Betroffenen mit Thoraxschmerz hat einen akuten Myokardinfarkt (AMI). Nur in 50 % der Fälle liegt eine kardiale Ursache zugrunde. Der Schwerpunkt in der präklinischen und innerklinischen Notfallversorgung liegt in der klinischen Einschätzung des „Symptoms" Thoraxschmerz. Die Begrifflichkeit Thoraxschmerz steht hierbei für „mehr" als nur Schmerzen in der Brust. In den AHA/ACC/ASE/CHEST/SAEM/SCMR-Guidelines 2021 wurde das Spektrum um **„Anginaäquivalente"** erweitert. Dazu gehören Druck- und Engegefühl in der Brust, in den Schultern, im Nacken, im Arm, im Kiefer, im zwerchfellnahen Oberbauch, aber auch Kurzatmigkeit (Dyspnoe), Palpitationen und Erschöpfung. Besonders bei älteren Menschen ist die „Beschreibung" der Brustbeschwerden ein wertvoller Hinweis zur Ischämiewahrscheinlichkeit. Die Begrifflichkeit „atypischer Thoraxschmerz" sollte insgesamt verlassen werden und durch den Begriff „nichtkardiale Beschwerden" ersetzt werden. Dies macht deutlich, dass die diagnostische Aussagekraft von Anamnese, Befund und diagnostischen Tests richtig bewertet werden muss. Dazu stehen verschiedene Diagnostiktools zur Verfügung. Um den akuten Thoraxschmerz als **Leitsymptom** adäquat versorgen zu können und die Behinderungsrate **(Morbidität)** und Sterblichkeit **(Mortalität)** zu senken, sind Kenntnisse über pathophysiologische Vorgänge und diagnostische Möglichkeiten elementare Bestandteile einer professionellen Versorgung. Viele nichtkardiale Beschwerden können einen Myokardinfarkt simulieren, deshalb ist das EKG zur weiteren gezielten Diagnostik extrem hilfreich. Der schnellstmögliche Ausschluss oder Nachweis anderer **lebensbedrohlicher** und **nicht lebensbedrohlicher Ursachen** für Thoraxschmerzen gehört selbstverständlich neben einer strukturierten ABCDE-Untersuchung (➤ Kap. 4) und gezielten Anamnese dazu. Auch spezialisierte Pflegekräfte z. B. in der Notfallaufnahme bei der Triagierung von Notfallpatientinnen und -patienten, der Chest Pain Unit (CPU) oder auch im Intermediate-Care-(IMC-)Bereich nehmen hierbei bei der Früherkennung von Myokardinfarkten eine wichtige Rolle ein.

Die Ursachen für akute und chronische Thoraxschmerzen sind in der ➤ Tab. 7.1 aufgelistet.

Tab. 7.1 Ursachen für Thoraxschmerzen

Akuter Thoraxschmerz	Chronischer Thoraxschmerz
• Myokardinfarkt • Lungenembolie • Pneumothorax • Perikarditis • Pleuritis oder andere Ursachen für pleuritischen Schmerz • Aortendissektion • Ösophagusruptur, Mallory-Weiss-Syndrom • Gastrointestinale Ursachen: – Cholezystitis, Choledocholithiasis, Cholangitis – Pankreatitis – Infektionen (Virus, Soor, Ösophagitis) • Bandscheibenprolaps • Rippenfraktur, Rippenprellung, sonstige Thoraxtraumen • Herpes zoster	• Angina pectoris • Muskuloskelettale Beschwerden • Gastroösophagealer Reflux (GERD), erosiv (ERD) und nichterosiv (NERD) • Unterschiedliche Ösophaguserkrankungen wie z. B. hypertensiver Ösophagus, Barrett-Ösophagus • Neurologische Ursachen: – Vertebragene Schmerzen (Bandscheibenprolaps, BWS-Syndrom, Nervenwurzelkompression, Spinalkanalstenose etc.) – Herzneurose, Panikstörung • Unspezifische Schmerzen

MERKE

Differenzialdiagnostik bei Thoraxschmerzen

Während der strukturierten Untersuchung und Diagnostik bei Thoraxschmerzen sollten schnellstmöglich die **fünf lebensbedrohlichsten** Ursachen für Thoraxschmerzen ausgeschlossen oder in die Differenzialdiagnostik mit einbezogen werden, die sog. **„Big Five"**:

- Myokardinfarkt
- Lungenembolie
- Aortendissektion
- Pneumothorax
- Ösophagusruptur

7.1.1 Die koronare Herzerkrankung

Die **koronare Herzkrankheit (KHK)** einschließlich ihrer Folgeerkrankungen ist die häufigste Todesursache in den Industrieländern überhaupt mit zunehmender Tendenz. Ungefähr 20 % aller Todesfälle sind in Deutschland Folge der KHK. Der **Myokardinfarkt** ist dabei zur Hälfte beteiligt, die andere Hälfte sind die chronisch kardialen Folgen der KHK wie z. B. die **Herzinsuffizienz.**

Entstehung

Die koronare Herzerkrankung ist die Manifestation der Atherosklerose *(Arteriosklerose)* in den koronaren Gefäßen und eine Erkrankung mit variablem Verlauf.

Verengungen in den **Koronararterien (Koronarstenosen),** verursacht durch Atherosklerose, entstehen überwiegend durch Ablagerungen an den Gefäßwänden, die dann die Durchblutung des Myokards einschränken. Das Tückische an dieser Erkrankung ist, dass sie meist langsam über Jahre hinweg entsteht und zunächst oft asymptomatisch bleibt.

Bei einer Zunahme der Stenose(n) mit daraus resultierendem vermindertem Blutfluss in den Koronargefäßen kommt es dann mit Fortschreiten der Erkrankung zu typischen Symptomen oder Beschwerden bei immer geringeren Belastungen.

Risikofaktoren

Typische Risikofaktoren der koronaren Herzkrankheit können in **nicht beeinflussbare, beeinflussbare** und **ausschlaggebende Faktoren** unterteilt werden (➤ Tab. 7.2).

Tab. 7.2 Unterteilung von typischen Risikofaktoren der Koronaren Herzerkrankung

Nicht beeinflussbar	Beeinflussbar	Ausschlaggebend
• Rasse • Geschlecht • Fortgeschrittenes Alter • Genetische Faktoren (Vererbung)	• Bluthochdruck • Hypercholesterinämie • Hyperlipidämie • Nikotinabusus • Drogenabusus (z. B. Kokain) • Diabetes mellitus • Bewegungsmangel • Übergewicht • Metabolisches Syndrom	• Stress • Entzündungsmarker • Psychosoziale Faktoren • Alkoholmissbrauch

7.1.2 Stabile und instabile Angina pectoris (AP)

Das Leitsymptom der koronaren Herzerkrankung ist die **Angina pectoris** (wörtl. Brustenge) mit dem damit verbundenen typischen retrosternalen Engegefühl oder auch der als dumpf und drückend empfundene Schmerz (viszeraler Schmerz). Die mit der Angina pectoris verbundenen Beschwerden resultieren aus der Stimulation von Nervenendungen durch Laktat und Kohlenstoffdioxid als Abfallprodukten aufgrund einer inadäquaten Blutzufuhr aus einer verengten Koronararterie (Ischämie) zum Herzmuskel (Zelle). Eine Ischämie der Zelle kann durch einen erhöhten myokardialen Sauerstoffbedarf, eine verminderte Sauerstoffversorgung oder beides zusammen auftreten.

Die empfundenen Schmerzen bzw. Beschwerden bei der Angina pectoris oder dem Myokardinfarkt können in den Hals, Unterkiefer bzw. Zähne, Schulter und linken Arm, besonders kleiner Finger (ulnar), aber auch epigastrisch ausstrahlen. Die Schmerzausstrahlung in bestimmte Regionen wird im deutschen Sprachraum auch **Head-Zone** genannt und wurde in der wissenschaftlichen Literatur erstmalig Mitte des 19. Jahrhunderts erwähnt. Je nach Land und medizinischer Fachrichtung werden zur Beschreibung des Phänomens Head-Zonen verschiedene Begrifflichkeiten verwendet: Referred Pain, viszerokutaner

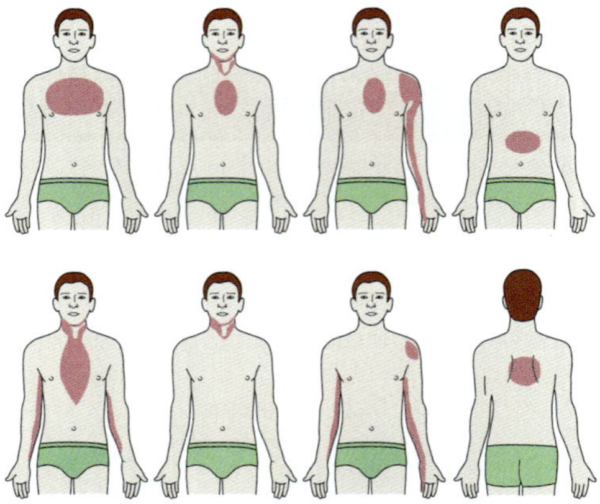

Abb. 7.1 Schmerzausstrahlung bei Angina pectoris [L143]

Reflex, Head-Zone, Mackenzie-Zone u. a. Einzelne Head-Zonen und bestimmte Bereiche innerer Organe wie z. B. das Herz werden über die gleichen Rückenmarkssegmente versorgt und Schmerzempfindungen werden dann in diese zugehörigen Areale projiziert (➤ Abb. 7.1).

MERKE

In einer Arbeit von C. Henke und F. Beissner zum Thema „Illustrationen zum übertragenden Schmerz – Wieviel von Head steckt in den Head-Zonen?" wird festgestellt, dass heutige Darstellungen der Head-Zonen allesamt auf eine Originalabbildung in der deutschen Ausgabe des Chirurgie-Buches „Surgical Applied Anatomy" von Sir Frederick Treves aus dem Jahre 1914 zurückgehen. Die Autoren, aber auch die Illustratoren des Buches haben laut Artikel allerdings nie experimentell über die Head-Zonen geforscht. Die mittlerweile häufigen und bekannten Darstellungen der Head-Zonen beruhen alle auf dieser Abbildung aus 1914 und sind eine Reduktion der exakt erarbeiteten und dokumentierten Ergebnisse von Head und Mackenzie. Laut Autoren ist der Evidenzgrad daher als eher gering einzustufen.

Die Angina pectoris wurde 1976 durch die **Canadian Cardiovascular Society** (CCS) anhand der Beschwerden in vier Schweregrade unterteilt (➤ Tab. 7.3).

Stabile Angina pectoris

Die **stabile (klassische) Angina pectoris** und die damit verbundenen Beschwerden sind den Betroffenen häufig

Tab. 7.3 CCS-Klassifikation (Canadian Cardiovascular Society) der Angina pectoris: Einteilung in Schweregrade [W320]

Grad	Beschwerden
Grad 0	Keine Beschwerden, stumme Ischämie ohne Einschränkung der normalen körperlichen Aktivität
Grad I	Angina pectoris nur bei schwerer körperlicher Anstrengung
Grad II	Geringe Beeinträchtigung durch Angina pectoris bei normaler körperlicher Belastung
Grad IV	Angina pectoris bereits bei geringer körperlicher Belastung oder in Ruhe (instabil, ➤ Kap. 7.1.3)

bekannt. Von der Schwere und dem zeitlichen Verlauf her sind sie relativ konstant und vorhersehbar. Typische auslösende Mechanismen sind z. B. körperliche Anstrengung, psychische Belastung oder Kälteexposition. Die stabile Angina pectoris spricht gut auf die Einnahme von Nitraten an und die Beschwerden klingen nach spätestens < 20 Min. in Ruhe oder nach der Einnahme von Nitraten ab. Beschwerden, die länger als 30 Min. dauern, sind für eine stabile Angina pectoris eher ungewöhnlich.

7.1.3 Akutes Koronarsyndrom (ACS)

Das akute Koronarsyndrom (ACS) ist ein Sammelbegriff für die Akutmanifestation von drei Formen der koronaren Herzkrankheit mit folgenden festgelegten klinischen Syndromen einer akuten Myokardischämie:

- Instabile Angina pectoris (iAP)
- Myokardinfarkt ohne ST-Strecken-Hebung **(NSTEMI)**
- ST-Strecken-Hebungsinfarkt **(STEMI)**

Diese klinischen Syndrome gehören alle zum gleichen Krankheitsprozess. Die klinische Präsentation des ACS wird durch das Ausmaß der koronaren Minderdurchblutung bestimmt. Die koronare Minderdurchblutung wird meist durch eine Ruptur, also das Einreißen einer atheromatösen Plaque in einer Koronararterie ausgelöst (➤ Kap. 7.1.1).

Durch die Ruptur dieser Plaque werden folgende Mechanismen in Gang gesetzt und es kommt zur Verschlechterung der koronaren Durchblutung:

- Einblutung in den Plaques mit Lumenverengung der Arterie durch Anschwellen

- Weitere Verengung des Lumens durch Kontraktion der glatten Gefäßmuskulatur innerhalb der Arterienwand
- Teilweise oder vollständiger Arterienverschluss durch Thrombusbildung an der Plaqueoberfläche

MERKE

Denke an „ACS"!

In den ESC-Guidelines 2023 zum Management des akuten Koronarsyndroms und initialen Assessments wird das Akronym „ACS" erwähnt und hervorgehoben:

- **A**bnormal ECG (abnormales EKG)?
- **C**linical Context (klinischer Kontext)?
- **S**table Patient (stabiler Patient)?

Anhand dieser Befunde bzw. klinischen Eindrücke soll dann die weitere Risikostratifizierung und Behandlungsstrategie erfolgen.

Instabile Angina pectoris (iAP)

Die **instabile Angina pectoris (iAP)** ist auch als Prä-Infarkt-Angina bekannt. Es ist noch kein Herzmuskelgewebe zugrunde gegangen. Der Übergang zum nichtokklusiven Myokardinfarkt bzw. Nicht-ST-Hebungsinfarkt (NOMI, NSTEMI) kann fließend sein und die Betroffenen haben unbehandelt ein erhöhtes Risiko, einen Myokardinfarkt zu erleiden.

Die instabile Angina pectoris ist charakterisiert durch eines oder mehrere der folgenden Kriterien:

- Jede **erstmalig** aufgetretene AP
- Symptome, die **in Ruhe** bestehen und normalerweise länger als 20 Min. andauern
- **Zunahme** von Intensität, Dauer und Häufigkeit der Anfälle (z. B. in den letzten zwei Monaten)
- Schlechtes Ansprechen auf Nitrate

Bei der instabilen Angina pectoris können folgende EKG-Befunde zu sehen sein:

- Ohne Auffälligkeiten (normal)
- Anzeichen einer akuten Myokardischämie mit üblicherweise horizontalen oder deszendierenden (herabsteigenden) ST-Strecken-Senkungen
- Unspezifische Veränderungen wie z. B. T-Wellen-Negativierungen

In der Präklinik ist es fast unmöglich, die instabile Angina pectoris von einem nichtokklusiven Myokardinfarkt zu unterscheiden, da die klinischen Symptome und das EKG identisch sein können. Innerklinisch sind zur Einschätzung der klinische Verlauf und die Laborparameter, v. a. das kardiale **Troponin,** entscheidend.

ACHTUNG

Nitrate dürfen nicht zur Diagnostik eingesetzt werden und dienen ausschließlich therapeutischen Zwecken.

Sonderformen der Angina pectoris

Als Sonderformen sollen hier besonders die **Prinzmetal-Angina,** aber auch die **Walking-through-Angina** und die **Angina nocturna** Erwähnung finden.

Die Prinzmetal-Angina oder auch vasospastische Angina pectoris entsteht durch Spasmus eines Segments einer Koronararterie. Sie tritt in Ruhe auf (oft zwischen Mitternacht und acht Uhr morgens) und zeigt, im Gegensatz zur typischen Angina mit ST-Senkungen, im EKG ST-Hebungen. Diese ST-Hebungen sind jedoch reversibel und haben keinen weiteren Ablauf wie bei einem Myokardinfarkt (Infarktstadien). Die Schmerzepisoden dauern in der Regel nicht länger als einige Minuten und sistieren nach der Gabe von Nitroglycerin. Es ist deshalb wichtig, vor der Gabe von Nitraten ein 12-Kanal-EKG zu schreiben, um evtl. EKG-Veränderungen vor und nach der Gabe von Nitraten zu dokumentieren. In ➤ Abb. 7.2a sind die ST-Hebungen in den Brustwandableitungen zu sehen. Nach Nitratgabe und Sistieren der Symptome sind in einem zweiten EKG wenige Minuten später die ST-Hebungen nicht mehr präsent (➤ Abb. 7.2b). Solch ein EKG-Befund kann die korrekte (Verdachts-)Diagnose **Prinzmetal-Angina** liefern. Dies kann aber lange dauern und zu Arrhythmien, ventrikulären Tachykardien oder zum plötzlichen Herztod führen. Bei längeren Gefäßspasmen kann es auch zu einem Herzinfarkt (Ischämie) kommen. Diese Variante der Angina kann auch bei sonst gesunden und eher jüngeren Menschen mit weniger typischen Risikofaktoren auftreten (40. oder 50. Lebensjahr). Auslöser dieser Koronararterienspastik können u. a. auch körperliche Anstrengung, emotionale Belastung, Hyperventilation oder Kälteexposition sein. Weitere Formen der Angina pectoris sind:

- **Walking-through-Angina:** Als eine Form der Angina pectoris nimmt sie im Verlauf unter körperlicher Belastung ab.
- **Angina nocturna:** Sie tritt aus dem Schlaf heraus auf.

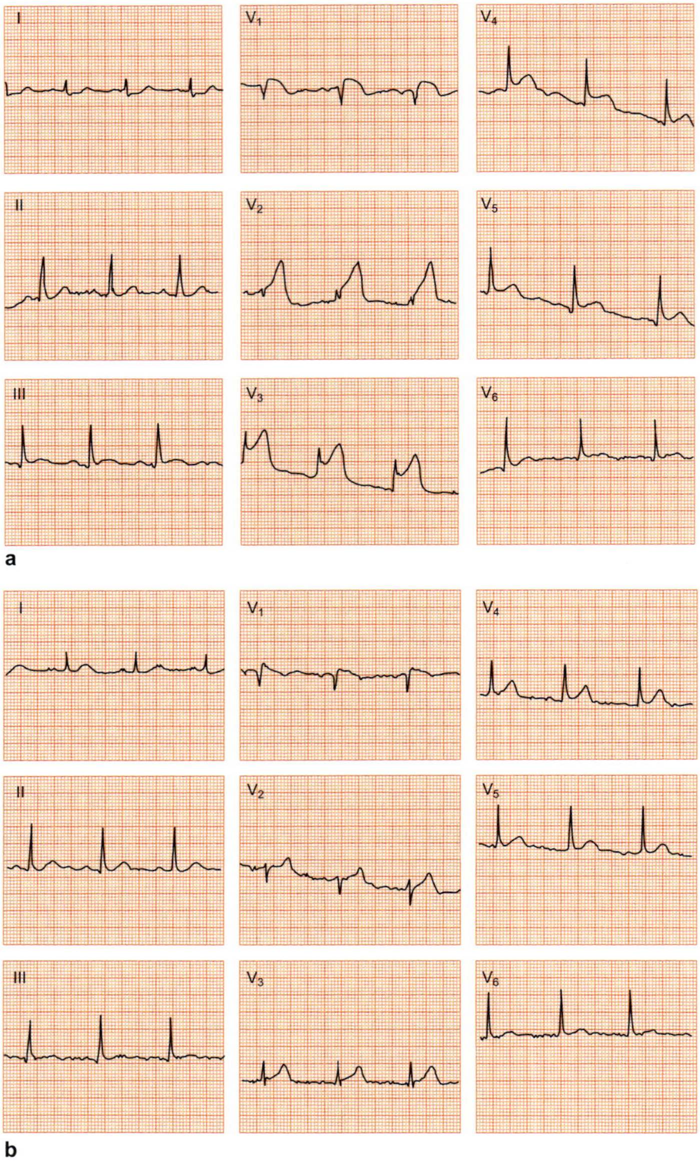

Abb. 7.2 EKG vor (a) und nach (b) Nitrogabe [L231]

Definition akuter Myokardinfarkt (AMI)

In den Guidelines der European Society of Cardiology (ESC) von 2023 ist die Diagnose des akuten Herzinfarkts ausführlich beschrieben. Ein akuter Myokardinfarkt (AMI) ist definiert als Kardiomyozytennekrose im klinischen Kontext aufgrund akuter myokardialer Ischämie.

Hierbei ist eine Kombination von Kriterien erforderlich (Fourth Universal Definition of Myocardial Infarction 2018), um die Diagnose AMI zu stellen (z. B. kardiale Biomarker, EKG-Veränderungen u. Ä.).

Der Myokardinfarkt wird ätiologisch in fünf Typen unterschieden:

1. Ruptur einer atherosklerotischen Plaque, Einreißung oder Dissektion eines Koronargefäßes mit konsekutiver Myokardischämie

2. Sauerstoffminderversorgung des Myokards infolge relativer Minderdurchblutung, z. B. bei Tachyarrhythmie, Bradykardie, Koronarspasmen, Hypotonie, Hypertonie
3. Hochgradiger Verdacht auf Myokardinfarkt (z. B. ST-Hebungen) mit Tod vor definitiver Diagnostik
4. Myokardinfarkt während/nach Herzkatheteruntersuchung
5. Myokardinfarkt während/nach Bypass-Operation

Weitere Sonderformen werden in den ESC-Guidelines unterteilt in:

- Re-Infarkt (definiert als akuter/wiederkehrender Myokardinfarkt innerhalb von 28 Tagen nach Infarktereignis)
- Myokardverletzung und/oder Infarkt assoziiert mit nichtkardialen Prozeduren
- Myokardverletzung und/oder Infarkt assoziiert mit Herzinsuffizienz
- Stressbedingte Kardiomyopathie (Tako-Ttsubo-Syndrom)
- Myokardverletzung und/oder Infarkt assoziiert mit Nierenerkrankung
- Myokardverletzung und/oder Infarkt bei kritisch kranken Personen
- Myokardinfarkt ohne obstruktive Atherosklerose (MINOCA):
  - Aortendissektion mit Beteiligung der Koronararterien
  - Koronarspasmus
  - Spontane Koronardissektion
  - Plaqueruptur
  - Mikrovaskuläre Ursachen wie z. B. akute Mikrozirkulationsstörungen
  - Myokardinfarkt Typ 2

Neue Nomenklatur zur Unterscheidung von Myokardinfarkten

Die Nomenklatur bei der Unterscheidung von Myokardinfarkten (STEMI, NSTEMI) hat sich in den letzten Jahren geändert bzw. es wird mittlerweile anhand aktueller Studienlage empfohlen/gefordert, von **okklusiven Myokardinfarkten (OMI) und nichtokklusiven Myokardinfarkten (NOMI)** zu sprechen. Der Grund dafür ist, dass sich manche ST-Hebungsinfarkte nicht oder nur diskret im EKG zeigen und schnell übersehen werden, aber dennoch zügig behandelt werden müssen (bereits bestehende oder drohende Gefäßokklusion). Myokardinfarkte lassen sich nur in ca. 50 % der Fälle eindeutig im EKG diagnostizieren und sind in den anderen Fällen mit nicht eindeutigen EKG-Veränderungen vergesellschaftet. Auch bei einem Myokardinfarkt ohne ST-Hebung im EKG (Nicht-ST-Hebungs-Myokardinfarkt, NSTEMI) kann ein kompletter Verschluss der infarktrelevanten Koronararterie vorliegen und mit erhöhtem Risiko aufgrund verzögerter Revaskularisierung für die Betroffenen einhergehen. Klassische diagnostische Hinweise wie ST-Hebungen fehlen. Bei einer Minderheit unter den Betroffenen mit NSTEMI kann dennoch ein kompletter Verschluss einer Infarktarterie vorliegen. Aus diesen Gründen sollen im weiteren Verlauf des Kapitels die Begrifflichkeiten okklusiver Myokardinfarkt (OMI) und nichtokklusiver Myokardinfarkt (NOMI) benutzt werden, auch wenn diese Begrifflichkeiten in den aktuellen ESC-Guidelines 2023 zum Management des akuten Koronarsyndroms immer noch nicht erwähnt werden.

Nichtokklusiver Myokardinfarkt (NOMI), Nicht-ST-Strecken-Hebungsinfarkt (NSTEMI)

Bei einem nichtokklusiven Myokardinfarkt bzw. Nicht-ST-Strecken-Hebungsinfarkt ist das betroffene Koronargefäß vorübergehend oder teilweise verschlossen. Auch ein dauerhafter Verschluss mit Ischämie der Innenwand kann bei einem NSTEMI bzw. NOMI vorliegen. Durch Kollateralgefäße kann auch weiterhin eine ausreichende Blutversorgung zur Verhinderung eines totalen Gefäßverschlusses (OMI, STEMI) gewährleistet sein. NOMI sind häufiger anzutreffen als OMI. Die Betroffenen haben in der Regel relevante Begleiterkrankungen und in einigen Fällen ein hohes Risiko für einen kompletten Verschluss eines Koronargefäßes. Hingegen kommt es bei einem STEMI/OMI zu einer transmuralen Ischämie, da bei einem akuten Verschluss einer Koronararterie die gesamte Wand des Muskels betroffen ist. Daher ist hier auch meist der Schmerz intensiver und durch den höheren Gewebsuntergang ist die Komplikationsrate wesentlich höher.

Im **EKG** können bei einem NSTEMI bzw. NOMI folgende Veränderungen zu sehen sein (➤ Abb. 7.3):

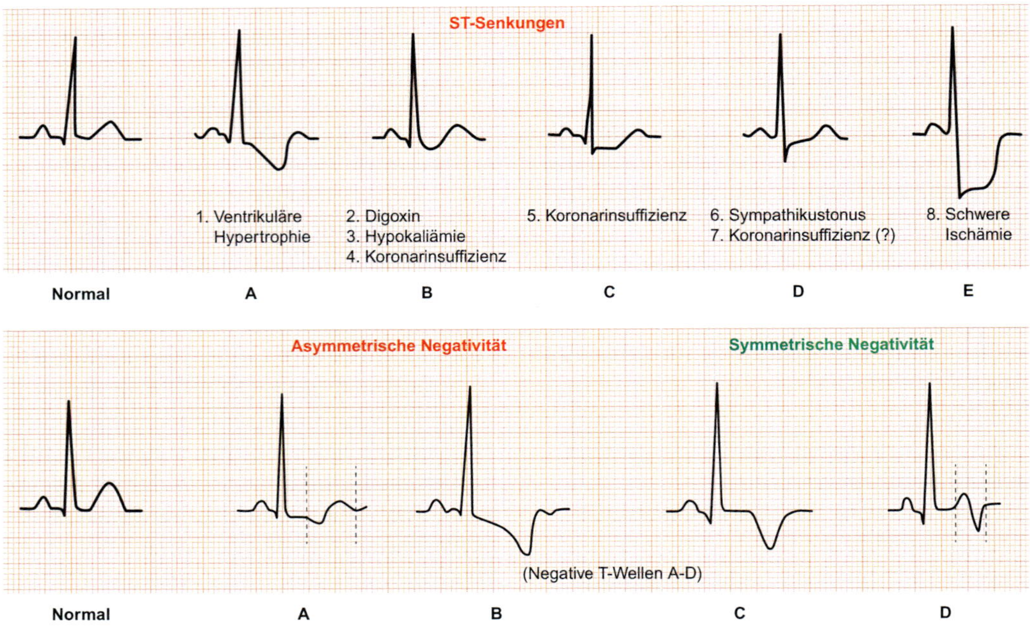

Abb. 7.3 Abbildung von ST-Strecken-Senkung bei schwerer Ischämie, T-Negativierung und biphasische T-Wellen [L143]

- ST-Strecken Senkungen
- T-Negativierungen
- Biphasische T-Wellen

7

ACHTUNG

Das EKG bei einem NSTEMI bzw. NOMI kann auch völlig „normal" aussehen. Bei einem NSTEMI können direkte diagnostische Hinweise im EKG fehlen. Primär erhöhte kardiale Biomarker führen hier zur richtigen Diagnose. Des Weiteren kann es auch zu dynamischen EKG-Veränderungen wie ST-Senkungen und T-Wellen-Veränderungen kommen.

ST-Strecken-Senkungen werden typischerweise durch eine Myokardischämie verursacht. Ein hohes Risiko besteht bei vorhandenen ST-Strecken-Senkungen in multiplen EKG-Ableitungen (Extremitäten- und Brustwandableitungen) und ist besonders hoch im Zusammenhang mit einer ST-Hebung ≥ 1 mm in der Ableitung aVR. Diese Kombination ist besonders gefährlich und zeigt eine akute Stenose des linken Hauptstamms an (➤ Kap. 7.2.5). Eine „symmetrische" T-Negativierung kann meist im Zusammenhang mit einer Myokardischämie, Myokarditis oder bei Myokardzellen-Untergang auftreten. Tritt die T-Wellen-Negativierung biphasisch auf, also in einer positiv-negativen Form, dann hat dies eine hohe Spezifität für eine KHK (➤ Abb. 7.3).

Hochsensitives Troponin

Klinisch wird das Ausmaß der Herzmuskelschädigung durch die Freisetzung von **Troponin** oder der **Herzenzyme** beurteilt. Hierbei ist das Troponin T der vierten Generation vom neuen **hochsensitiven Troponin T (hs-cTN,** auch *hs-cTNT; hs-Troponin, TnThs oder Troponin Ths*) abgelöst worden und bietet eine zuverlässigere Bestimmung im niedrigen Konzentrationsbereich.

Das **hochsensitive Troponin als Laborwert** ist ein herzmuskelspezifischer Biomarker und bedeutend für die Infarkt- und Ischämiediagnostik.

Im Rahmen der innerklinischen Akutdiagnostik bei einem Nicht-ST-Hebungsinfarkt bzw. nichtokklusiven Myokardinfarkt (NSTEMI, NOMI) sind die ESC-Leitlinien hinsichtlich der Messung des Troponins angepasst bzw. geändert worden. Hier wird deutlich der ESC-0/1-h-Rule-out-/-Rule-in-Algorithmus mithilfe der Bestimmung des hochsensitiven Troponins favorisiert. Die Bestimmung des hs-cTN ist eine sog.

Klasse-I-Empfehlung. Der Grund für diese Empfehlung ist, dass der negative prädiktive Wert bezüglich eines Myokardinfarkts höher ist, weil hierbei das „Troponin-blinde" Intervall verkürzt werde. Die Erkennungsrate liegt hierbei laut ESC bei 20–40 %. Eine Alternative zum beschriebenen Vorgehen ist der ESC-0/2-h-Rule-out-/Rule-in-Algorithmus. Der ESC-0/3-h-Rule-out-/-Rule-in-Algorithmus wurde heruntergestuft.

Für die beschrieben hochsensitiven Algorithmen mithilfe der hs-cTN-Bestimmung gelten folgende Aussagen:

- Ausschluss NSTEMI bzw. NOMI bei sehr niedrigen hs-cTN-Werten in der Erstmessung und **keinem** Anstieg in der 1-Stunden-Kontrolle
- NSTEMI (NOMI)-Abklärung bei hohen Ausgangswerten in der Erstmessung und einem Anstieg in der 1-Stunden-Kontrolle

Bei 25 % der Betroffenen mit einem klinisch weiterhin bestehenden Verdacht auf ein akutes Koronarsyndrom sollte eine dritte Messung nach drei Stunden durchgeführt werden. Die jeweiligen Cut-off-Werte werden durch die Leitlinie in Tabellen detailliert aufgeführt. Zu beachten ist hierbei, dass die jeweiligen Cut-off-Werte von Test zu Test unterschiedlich sind.

Die Biomarker Creatin-Kinase (CK), CK-MB, Heart Fatty Acid Binding Protein (h-FABP) und Copeptin werden zur Diagnostik nicht mehr empfohlen.

MERKE

Hochsensitives Troponin (hs-cTn) ng/l:
- Unauffällig: < 14,0
- Observationsbereich: 14,0–50,0
- Pathologisch: > 50,0

Durch das Einschätzen des Risikos wird die weitere Behandlung dieser Patientengruppe mit NOMI v. a. innerklinisch bestimmt. Hierbei finden Faktoren wie dynamische EKG-Veränderungen, ST-Senkungen, hämodynamische Instabilität, Rhythmusstörungen oder Risiko-Scores wie z. B. der TIMI-Risk-Score oder der **GRACE-Score** (➤ Abb. 7.4) besondere Beachtung und sind ausschlaggebend für die weitere Behandlung. Der **TIMI-Risk-Score** z. B. wurde ursprünglich für die Anwendung bei Personen mit OMI entwickelt, um zu entscheiden, ob eine Reperfusionsbehandlung infrage kommt. Mittlerweile ist der TIMI-Score auch für Betroffene mit NOMI oder einem akutem Koronarsyndrom modifiziert worden. Durch den TIMI-Risk-Score ist für die Patientinnen und Patienten mit NOMI oder ACS ein einfaches klinisches Instrument verfügbar, um das 14-Tage-Risiko für die Mortalität, Rezidivinfarkt oder eine signifikante Myokardischämie einzuschätzen (https://timi.org/). Anhand von Punktwerten wird eine Summe (0–7) der Einzelpunktwerte ermittelt und der Patient/die Patientin einer Risikogruppe mit Prozentwert zugeordnet. Ein TIMI-Punktwert von > 5 hat z. B. ein 41 % hohes 14-Tage-Mortalitätsrisiko. Bei stationärer Aufnahme von Betroffenen mit einem akuten Koronarsyndrom eignet sich besonders gut der **GRACE-Score** (www.outcomes-umassmed.org/grace) als Risikoabschätzung (➤ Abb. 7.4). Unter Berücksichtigung von mehreren Risikoparametern (klinische Befunde, Laborwerte, EKG-Veränderungen) wird beim ACS ein Punktewert ermittelt. Liegt das Ergebnis unter 108 Punkten, ist das Risiko der Betroffenen, im Krankenhaus zu versterben, < 1 % (sog. Low-Risk-Patientinnen/-Patienten). Bei 109–140 Punkten errechnet sich ein Mortalitätsrisiko von 1–3 %, > 140 Punkte sind mit einer Sterberate > 3 % assoziiert. Für **Chest Pain Units** wird der Grace-Score

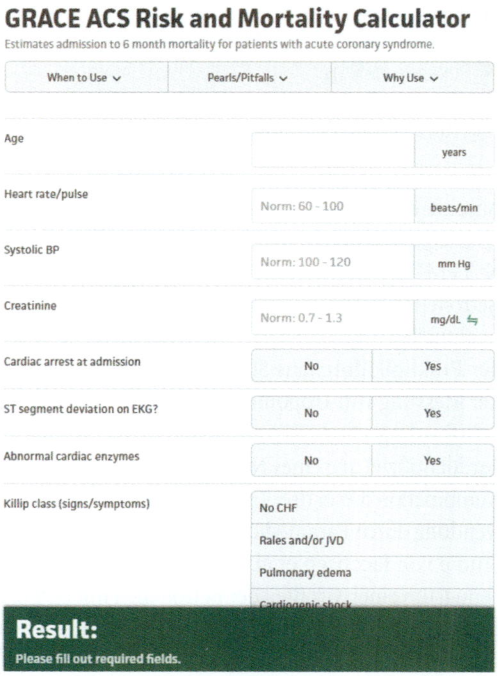

Abb. 7.4 Grace-Score zur Risikostratifizierung von ACS-Patientinnen und -Patienten [V1070]

von der Deutschen Gesellschaft für Kardiologie zur Risikostratifizierung gefordert.

Der NOMI und die instabile Angina pectoris werden auch gemeinsam als **„Nicht-ST-Hebungs-ACS"** bezeichnet. Die Behandlung beider Formen ist im Wesentlichen gleich, unterscheidet sich aber von der weiteren innerklinischen Behandlung eines OMI (sofortige koronare Intervention) deutlich!

Differenzialdiagnostisch kommen ST-Senkungen in folgenden Situationen vor:

- Ventrikuläre Hypertrophie
- Medikamenteninduziert (z. B. Digoxin)
- Elektrolytverschiebungen

MERKE

hs-cTN-Normwerte und -Erhöhungen

Normwerte: hs-cTN < 14 pg/ml (< 0,014 ng/ml)
Verdacht auf Herzmuskelerkrankung, Infarkt nicht auszuschließen: hs-cTN 14–50 pg/ml (0,014–0,05 ng/ml)
Verdacht auf Herzinfarkt: hs-cTN > 50 pg/ml (> 0,05 ng/ml)

ACHTUNG

Nicht-ST-Hebungs-ACS bzw. NOMI

Hohes Risiko bei
- dynamischen EKG-Veränderungen,
- ST-Senkungen,
- hämodynamischer bzw. Rhythmusinstabilität,
- Diabetes mellitus,
- hohem Risiko-Score (z. B. TIMI-Risk-Score, GRACE).

An kurzfristiges Verlaufs-EKG denken!

Abschließend ist anzumerken, dass das 12-Kanal-EKG als Diagnostiktool für die Identifizierung eines NOMI/NSTEMI eine limitierte Sensitivität hat. Bei > 30 % der Betroffenen mit NSTEMI liegt ein „normales" EKG vor. In aktuellen Studien hat sich herausgestellt, dass es in der Präklinik durchaus Sinn macht, das EKG mit einer Messung von Troponin und einer transthorakalen Echokardiografie (TTE) als weiteren Diagnostiktools zur Identifizierung eines NSTEMI zu kombinieren. Die Kombination dieser drei Tools in der präklinischen Anwendung durch Paramedics war in einer norwegischen Studie von Jacobsen et al. für Kardiologen suffizient genug, um einen Großteil der Betroffenen mit NSTEMI herauszufiltern. Die TTE könnte für Rettungsfachpersonal in Zukunft zusammen mit der mittlerweile weitverbreiteten Telemedizin eine gute Möglichkeit darstellen, Personen mit NSTEMI frühzeitiger einer Klinik mit kardiologischer Abteilung und PCI-Möglichkeit zuzuführen.

Cardiac Electrical Biomarker (CEB®)

Ein weiterer neuer Messwert vergleichbar mit dem hochsensitiven Troponin ist der **Cardiac Electrical Biomarker (CEB®)**, der über EKG-Elektroden abgeleitet werden kann. Durch eine kontinuierliche spezielle Messung des elektrischen Felds können Myokardischämien ohne zusätzliche Elektroden erkannt werden. Folgende Einteilung des CEB-Wertes wird hierbei abgebildet:

- CEB < 65 (grün) = normale bipolare elektrische Herzaktivität
- CEB 66–94 (orange) = unklare Aussage zu multipolaren Störungen der elektrischen Herzaktivität
- CEB > 95 (rot) = multipolare Störungen der elektrischen Herzaktivität; klarer Indikator für eine akute Myokardischämie

Zurzeit bietet die Firma Corpuls® diese Möglichkeit der erweiterten Diagnostik durch 22 Kanäle mit dem ECGmax und corpuls.mission LIVE an. Ob dieser Messwert relevant ist, muss die Zukunft zeigen.

Okklusiver Myokardinfarkt (OMI), ST-Hebungsinfarkt (STEMI)

Der okklusive Myokardinfarkt (OMI) mit dem Verschluss einer verantwortlichen Koronararterie ist das Worst-Case-Szenario bei Betroffenen mit ACS. Ohne schnellstmögliche Eröffnung der verantwortlichen Koronararterie kommt es zu einer fortlaufenden Schädigung des Myokards.

Die diagnostische Grundlage für einen OMI bildet die typische Klinik mit **Brustschmerzen und EKG-Hinweisen einer Okklusion, ST-Hebungen,** einem **Linksschenkelblock (LSB)** mit Brustschmerzen oder einem **Rechtsschenkelblock (RSB)** mit Brustschmerzen im 12-Kanal-EKG.

Aufgrund von langjährigen Vorerkrankungen wie z. B. Diabetes mellitus kann die typische Klinik (z. B. Brustschmerz) fehlen und die Betroffenen können infarktuntypische Beschwerden präsentieren. Eine gründliche und strukturierte Untersuchung inklusive Anamnese mit **frühzeitiger** Ableitung eines 12-Kanal-EKGs ist deshalb obligat.

MERKE

Der typische Brustschmerz fehlt in ca. 25 % aller Infarkte, v. a. bei Diabetes mellitus.

Warum sieht man im EKG ST-Hebungen?

Der Verschluss einer Koronararterie führt in den subepikardialen (intramyokardialen) Gebieten zu einer Verzögerung der Depolarisation. Im ➤ Kap. 3 wurde bereits erläutert, wie die physiologische Muskelerregung des Myokards abläuft (Vektortheorie) und im EKG dargestellt werden kann. Die absterbende Muskelmasse kann von der Depolarisationswelle folglich nicht mehr erfasst werden. Die Muskulatur im infarzierten Bereich ist immer noch elektrisch aktiv und elektropositiv. Die EKG-Ableitungen („direkte Beobachter") über dem Infarktbereich registrieren nun statt der zu erwartenden isoelektrischen ST-Strecke einen „Verletzungsstrom", also eine ST-Hebung. ST-Hebungen finden sich daher nur in den EKG-Ableitungen, die als „direkte Beobachter" in Richtung des Herzinfarkts zeigen. In den gegenüberliegenden **spiegelbildlichen (reziproken)** Ableitungen sieht man im Regelfall ST-Senkungen.

MERKE

Um besonders den OMI frühzeitig zu erkennen, muss bei **allen** Patientinnen und Patienten mit ACS innerhalb der ersten 10 Min. nach Erstkontakt ein 12-Kanal-EKG registriert werden. Das Kleben von Extremitätenableitungen allein ist nicht ausreichend!

Ein ST-Hebungsinfarkt durchläuft verschiedene Stadien. ST-Strecken Hebungen, verursacht durch einen Myokardinfarkt, sind dynamisch und verändern sich im Verlauf. Durch die Myokardschädigung sind im EKG zu einem späteren Zeitpunkt auch **Q-Zacken** oder ein **R-Verlust** zu sehen. Dies zeigt, wie wichtig es ist, regelmäßig Verlauf-EKG-Aufzeichnungen anzufertigen.

ACHTUNG

Dass eine ST-Hebung immer aus der R-Zacke kommen muss und nicht aus der S-Zacke, ist falsch, obwohl man diese Aussage immer wieder hört. Bei den Vorderwandinfarkten z. B. kommen die ST-Hebungen meist aus der S-Zacke, weil diese in den entsprechenden Ableitungen vorhanden sind.

Eine **ischämisch verursachte ST-Hebung** zeichnet sich u. a. durch folgende Merkmale aus:

- Morphologie:
  - **Konvex** (von unten aufgewölbt) und plateauförmig
  - **Konkav** (von oben eingedellt) → eher ungewöhnlich, eher typisch für eine Perimyokarditis
- Vorhandensein von ST-Strecken-Senkungen in den spiegelbildlichen EKG-Ableitungen (reziprok).
- Eine durch Myokardischämie verursachte ST-Hebung verläuft dynamisch und mehrere im Verlauf angefertigte EKG-Aufzeichnungen zeigen üblicherweise eine Verschlechterung.
- Das ST-Segment bei einem STEMI entspringt vom absteigenden Teil des QRS-Komplexes.

➤ Abb. 7.5 zeigt Beispiele für die unterschiedliche Morphologie von ST-Hebungen.

Die kontinuierliche und engmaschige EKG-Überwachung bei einem okklusiven Myokardinfarkt, wie auch bei allen anderen Patientinnen und Patienten mit der Verdachtsdiagnose ACS, versteht sich von selbst, da diese Patientengruppe besonders während der Akutphase ein beträchtliches Risiko für **Kammertachykardien (VT)** und **Kammerflimmern (VF)** hat. Deshalb versterben diese Betroffenen auch oft am plötzlichen Herztod.

Praxistipp

Um bei malignen Herzrhythmusstörungen während der Versorgung schnellstmöglich intervenieren zu können, empfiehlt es sich, besonders bei der Versorgung von Betroffenen mit OMI/STEMI frühzeitig die Defibrillationselektroden (Fast-Patches) zu kleben. Dieses Vorgehen führt zu einer schnelleren Defibrillation ohne Zeitverzögerung.

Es gibt **weitere Ursachen für ST-Strecken-Hebungen.** Diese sollten bei der gesamten Patientenbeurteilung und Differenzialdiagnostik Beachtung finden:

- Linksventrikuläre Hypertrophie
- Linksschenkelblock
- Akute Perikarditis
- Hyperkaliämie
- Hyperkalzämie
- Hypothermie
- Herzwandaneurysma

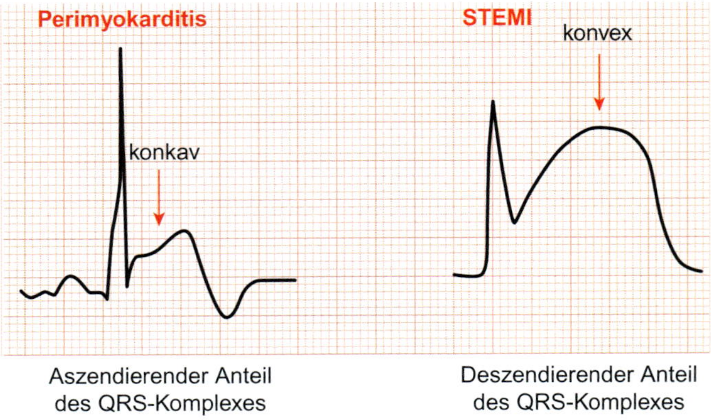

Abb. 7.5 ST-Hebungen mit unterschiedlicher Morphologie [L143]

- Ventrikulärer Rhythmus
- Brugada-Syndrom
- Akute zerebrale Blutungen (SAB)
- Frühzeitige Repolarisation (Early Repolarisation, ERP)

7.1.4 Infarktstadien

Man unterscheidet folgende fünf Infarktstadien mit ihren typischen zeitlichen Verlaufsänderungen. Diese bestimmen die EKG-Kurve im Verlauf eines akuten **transmuralen Myokardinfarkts** (➤ Abb. 7.6):

- **Stadium 0 (perakutes Frühstadium):** unmittelbar nach Beginn der Myokardischämie, gelegentlich Phänomen des „Erstickungs-T" (hoch und gleichschenklig), Dauer: Minuten
- **Stadium 1 (akutes Stadium):** signifikante ST-Hebung im EKG als Ausdruck eines „Verletzungsstroms" und Läsion, Dauer: Stunden bis Tage
- **Stadium 2 (subakutes Stadium):** ST-Hebungen, Nekrosezeichen und terminale T-Negativierung
- **Stadium 3 (Folgestadium):** Nekrosezeichen (R-Reduktion, tiefe Q-Zacke), isoelektrische ST-Strecke (Rückbildung der ST-Hebung), terminale T-Negativierung, Beginn nach ca. 2–3 Wochen
- **Stadium 4 (chronisches Stadium):** Nekrosezeichen (große Q-Zacke > ¼ von R), isoelektrische ST-Strecke, evtl. positive T-Welle, Beginn nach 3–5 Monaten

7.2 EKG bei Brustschmerz: 12-Kanal-EKG-Diagnostik beim akuten Koronarsyndrom

7.2.1 Infarktdiagnostik

Es gibt viele Ursachen für akute Brustschmerzen, wobei nichtkardial bedingte Beschwerden auch Brustschmerzen simulieren können. Insofern ist das EKG ein sehr gutes und nützliches diagnostisches Hilfsmittel, wenn es auch nur eines von vielen Diagnostiktools bei der Bewertung von Brustschmerzen ist.

Die Anamnese, Patientenhistorie und die körperliche Untersuchung erfolgen an erster Stelle, da z. B. in der Akutphase eines Myokardinfarkts das EKG noch „normal" aussehen kann.

Die Grundlage zur Infarktdiagnostik ist das **12-Kanal-EKG.** Neben einer guten Anamnese und Patientenuntersuchung ist dies die

Schlüsseluntersuchung, um einen Myokardinfarkt zu diagnostizieren. Sie ist entscheidend, um z. B. einen OMI zu erkennen und die weitere Therapie zu beginnen.

Dazu gehören die supportive und medikamentöse Versorgung und die unverzügliche Weiterversorgung in einem Herzkatheterlabor mit der Möglichkeit zur **primären perkutanen koronaren Intervention (PCI)** oder ggf. Durchführung einer präklinischen **Fibrinolyse-Therapie.**

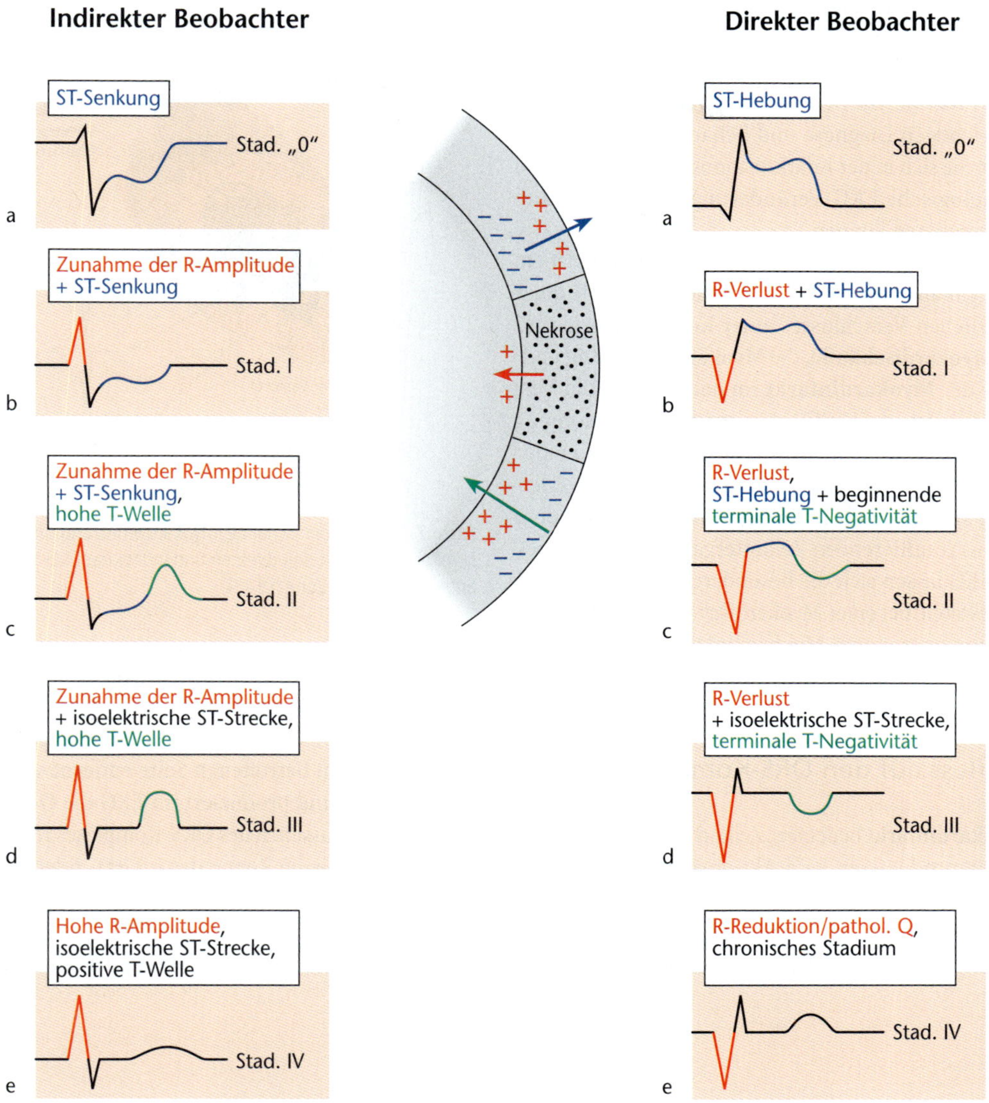

Abb. 7.6 Infarktstadien mit morphologischen Veränderungen im Verlauf eines transmuralen Infarkts [L106]

MERKE

20–50 % der initial angefertigten EKG-Aufzeichnungen zeigen bei Betroffenen mit Myokardischämie oder Infarkt unspezifische Abnormalitäten. Bis zu 10 % der EKG-Auswertungen in der Akutphase können noch „normal" sein. Das Anfertigen von Verlaufs-EKG-Aufzeichnungen kann deshalb sehr hilfreich sein!

7.2.2 Pathophysiologische EKG-Veränderungen

In der Notfallversorgung ist es wichtig, Personen mit z. B. okklusivem Myokardinfarkt (OMI) anhand der EKG-Beurteilung zu identifizieren, um eine adäquate und zielgerichtete Therapie mit all ihren Konsequenzen einzuleiten.

Aber auch andere Hinweise im EKG wie z. B. Veränderungen des QRS-Komplexes sind zu beachten und geben Rückschlüsse auf pathologische myokardiale Prozesse. Die Betroffenen werden wesentlich von der richtigen Diagnose und Behandlung profitieren, wenn Sie sich in der Infarktdiagnostik sicher sind und pathologische EKG-Veränderungen erkennen und interpretieren können.

Alle Zellen benötigen Sauerstoff, um zu überleben. Dies gilt auch für die Myokardzellen. Resultate eines plötzlichen Verschlusses einer Koronararterie sind die **Myokardischämie,** die **Myokardverletzung** und/oder der **Myokardinfarkt** im entsprechenden Versorgungsgebiet. Dies führt zu einer Unterversorgung der Zellen mit Sauerstoff (Ischämie) und zu einer Azidose. Die Myokardischämie und Myokardverletzung sind reversibel, der Myokardinfarkt mit dem daraus resultierenden Zelluntergang ist irreversibel. Im EKG lassen sich die besonderen Merkmale einer Infarktzone bei einer Myokardischämie, Myokardverletzung oder einem Myokardinfarkt darstellen und zeigen (➤ Abb. 7.7).

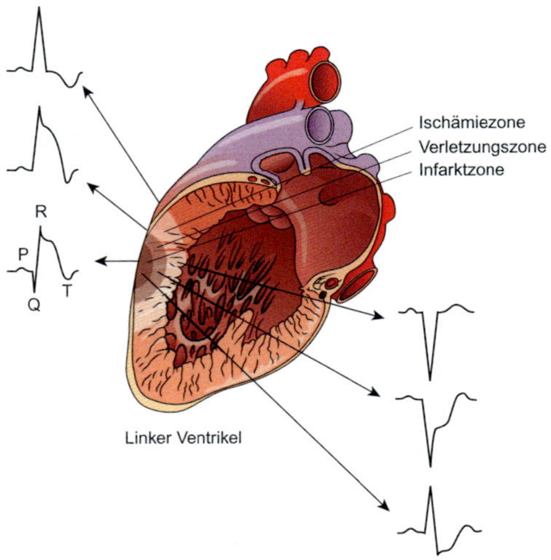

Abb. 7.7 Zonen der Ischämie, Myokardverletzung und Myokardinfarkt mit den direkten und indirekten EKG-Veränderungen jeder Zone [L143]

Einfluss auf den QRS-Komplex

Myokardinfarkt bedeutet „Zelltod" und abgestorbene Zellen produzieren kein Aktionspotenzial. Sie sind deshalb elektrisch neutral. Den infarzierten und toten Myokardbereich kann man sich als durchsichtiges „Fenster" vorstellen. Die durch dieses Fenster oder den betroffenen Infarktbereich schauende Elektrode registriert dann das gegenüberliegende Myokardgewebe (➤ Abb. 7.8). Der positive Vektor der gegenüberliegenden, nicht betroffenen Seite entfernt sich von der Elektrode und produziert im EKG die **Q-Zacke.** Das restliche Aussehen des QRS-Komplexes resultiert aus den umgebenen Zonen des Infarkt- oder Verletzungsbezirks.

Der QRS-Komplex verändert also bei einem Myokardinfarkt sein Aussehen im EKG und ist ein Zeichen

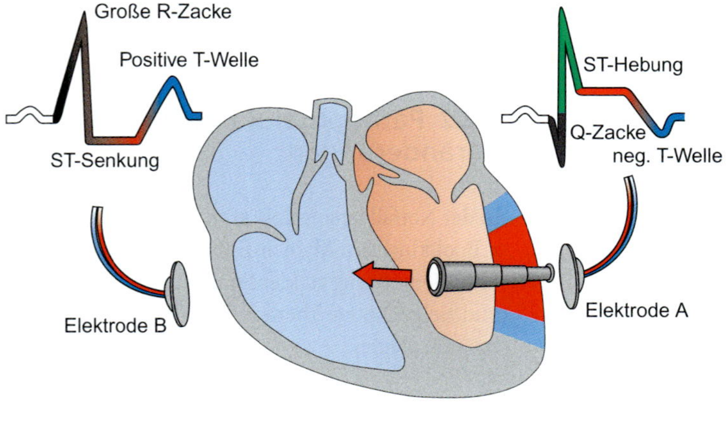

Abb. 7.8 EKG-Darstellung der jeweiligen betrachtenden Elektrode A („direkter Beobachter") und B („indirekter Beobachter") [L143]

von myokardialer Nekrose oder Narbenbildung. Eine wichtige Beobachtung ist, dass der QRS-Komplex in der Negativität versinkt. Die Q-Zacke wird negativ und die Größe (Amplitude) der R-Zacke wird kleiner (R-Verlust). Um solche Veränderungen im EKG festzustellen, ist es wichtig, das normale Erscheinungsbild des QRS-Komplexes zu kennen: Kleine Q-Zacken können z. B. bei völlig gesunden Menschen in den Ableitungen I, II, III, aVL, V_5 und V_6 vorkommen. Man sollte auch wissen, dass Q-Zacken bei frischen, aber auch bei alten Myokardinfarkten vorkommen. Dies ist z. B. interessant bei Patientinnen und Patienten ohne entsprechende Akutsymptomatik, aber mit eben dieser Auffälligkeit im EKG.

Zusammenfassend können folgende Veränderungen im QRS-Komplex bei einem Myokardinfarkt auftreten (➤ Abb. 7.9):

- Verkleinerung der Amplitude (Größe) einer vorhandenen R-Zacke, sog. R-Reduktion
- Eine vorhandene Q-Zacke wird tiefer (negativer)
- Neubildung einer Q-Zacke

Diese pathologischen Veränderungen im QRS-Komplex findet man in den Ableitungen, die genau diesen betroffenen Teil des Myokards betrachten. Durch die erworbenen Kenntnisse der EKG-Ableitungen und den Bezug auf die Betrachtung der anatomischen Bezirke des Myokards kann man den Infarkt relativ einfach lokalisieren.

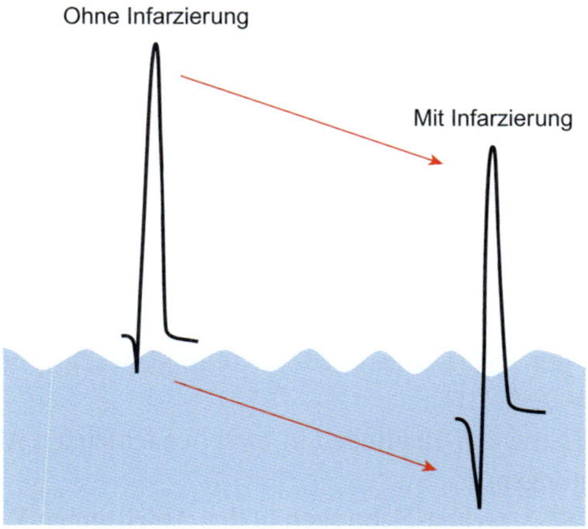

Abb. 7.9 Veränderung der Q-Zacke und R-Zacke bei Myokardinfarkt: Der QRS-Komplex „versinkt in der Negativität". Dies bedeutet: Die Amplitude der R-Zacke wird kleiner. Die Q-Zacke wird tiefer oder eine neue Q-Zacke bildet sich. [L143]

MERKE

Die Q-Zacke ist der erste Teil im QRS-Komplex und hat normalerweise eine Breite von 0,03 Sek. und eine Tiefe von 0,2–0,3 mV (➤ Kap. 3.2.2). Eine Q-Zacke oder das sog. **Pardeé-Q** wird als pathologisch beschrieben, wenn sie **breiter** und **tiefer** ist. Die festgeschriebenen pathologischen Kriterien sind eine Breite (Dauer) von > 0,04 Sek. und eine Größe (Amplitude) von ≥ ¼ der höchsten R-Zacke.

In den EKG-Ableitungen I, II, III, aVL, V_5 und V_6 können kleine Q-Zacken bei gesunden Menschen vorkommen. In den Ableitungen V_5 und V_6 entstehen sie physiologisch infolge der Septumerregung.

Das pathologische Q kann in folgenden Situationen vorkommen und ist in den Ableitungen V_1 bis V_3 zu sehen (➤ Abb. 7.9):

- Myokardinfarkt
- Hypertrophie
- Herzwandaneurysma
- Linksanteriorer Hemiblock (LAH)

Einfluss auf die ST-Strecke

Bei einer **Myokardischämie** kann man sich den betroffenen Myokardbezirk keilförmig vorstellen. Im Endokard ist der Keil schmaler und wird weiter und größer in Richtung Epikard. Aufgrund des größten Abstands von den großen Koronararterien und dem nur noch kleinen Gefäßdiameter ist der endokardnahe Bereich (Einstrahlen der Gefäße von epikardial nach endokardial) immer am schlechtesten mit Sauerstoff versorgt (Prinzip der letzten Wiese). Im Rahmen einer Stenose oder eines Verschlusses der Koronararterien ist der endokardnahe Bereich kritisch mit Sauerstoff versorgt und wird ischämisch (➤ Abb. 7.10). Das ischämische Muskelgewebe ist stärker negativ geladen als der noch umgebene „gesunde" Anteil. Dies spiegelt sich im EKG als **ST-Senkung** wider.

Die **Myokardverletzung** kann man sich ähnlich der Myokardischämie mit dem keilförmigen Verlauf vorstellen. Allerdings findet in der Verletzungszone keine vollständige Repolarisation statt und man registriert im EKG **ST-Hebungen.** Die T-Welle bleibt aufgrund der abnormalen Repolarisation entlang des verletzten und ischämischen Myokards negativ.

Das betroffene Gebiet, das beim STEMI nicht mehr durch die verschlossene Arterie versorgt wird, durchläuft verschiedene Stadien. Diese Stadien können im EKG beobachtet werden (➤ Kap. 7.2.3).

7

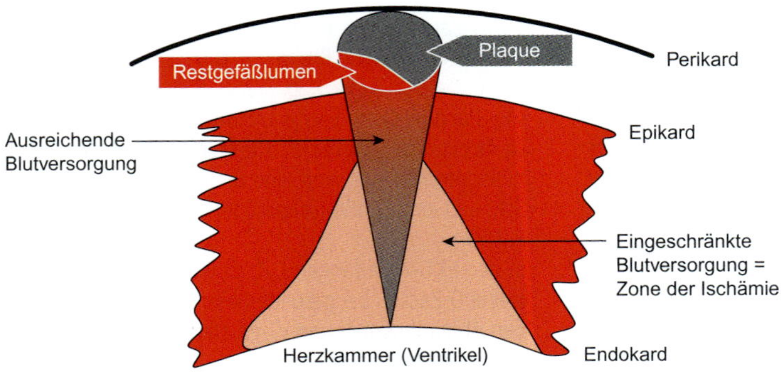

Abb. 7.10 Keilförmige Darstellung des Myokards von epikardnah bis endokardnah [L143]

Bei einem **Myokardinfarkt** als Erscheinungsform des akuten Koronarsyndroms verändert sich also nicht nur der QRS-Komplex, sondern auch das ST-Segment.

MERKE

ST-Segment-Veränderungen im Sinne von Hebungen oder Senkungen sind meist vorübergehend. Eine ST-Strecken-Hebung ist Zeichen einer akuten Ischämie (transmuraler Schaden, über die gesamte Wanddicke) und nicht als Zeichen der Infarzierung zu sehen. Eine ST-Strecken-Senkung ist ein Hinweis auf eine Innenschichtischämie.
Entstehung ST-Hebung: Aufgrund der Verschiebung „überschüssiger" negativer Ladung vom gesunden Myokard aus (unterschiedliche Vektoren) in das immer noch positiv geladene Infarktareal entsteht in Beziehung zu den entsprechenden Ableitungsvektoren eine ST-Hebung.

Es ist wichtig zu wissen, dass z. B. bei einer Perimyokarditis normalerweise auch ST-Hebungen zu finden sind (➤ Kap. 8.1.3). Die Perimyokarditis ist aber im Gegensatz zum Herzinfarkt eine diffuse Erkrankung und beschränkt sich nicht auf das Versorgungsgebiet einer Koronararterie. Deshalb können ST/T-Veränderungen z. B. in allen Extremitätenableitungen oder auch in (fast) allen Brustwandableitungen auftreten.

Der Unterschied zum Herzinfarkt ist bei der Perimyokarditis das konkave und nicht das konvexe Aussehen der ST-Hebung. Zusätzlich entspringt das ST-Segment bei der Perimyokarditis normalerweise aus dem aufsteigenden Teil des QRS-Komplexes und nicht wie beim STEMI aus dem absteigenden Teil des QRS-Komplexes. Dies macht deutlich, dass ST-Strecken-Veränderungen immer gemeinsam mit dem QRS-Komplex bewertet werden sollten.

ACHTUNG

ST-Strecken-Veränderungen immer gemeinsam mit dem QRS-Komplex bewerten.

Zusammenfassend sind folgende EKG-Veränderungen wichtige Zeichen eines Myokardinfarkts:

- ST-Hebungen = Myokardverletzung (transmuraler Schaden)
- ST-Senkungen = Myokardischämie
- Tiefe symmetrische negative T-Wellen = Myokardischämie
- Pathologische Q-Zacken = Myokardnekrose

Bewertung und Kriterien der ST-Strecken-Hebung beim mit ACS

Europäische und internationale Fachgesellschaften wie z. B. die **European Society of Cardiology (ESC),** der **European Resuscitation Council (ERC),** die **Deutsche Gesellschaft für Kardiologie (DKG)** oder die **American Heart Association (AHA)** veröffentlichen in regelmäßigen Abständen aktuelle Leitlinien. Dazu gehören auch die Leitlinien zur Erkennung und Behandlung von Personen mit STEMI.

Die Kriterien für eine ST-Strecken-Hebung im 12-Kanal-EKG, gemessen ab dem **J-Punkt,** werden in der ESC-Leitlinie 2023 wie folgt beschrieben (➤ Abb. 7.11):

ST-Strecken-Hebungen in zwei benachbarten Ableitungen:

- **ST-Strecken-Hebungen in den Ableitungen V_2 bis V_3**
  - ≥ 2,5 mm (0,25 mV) bei Männern unter 40 Jahren

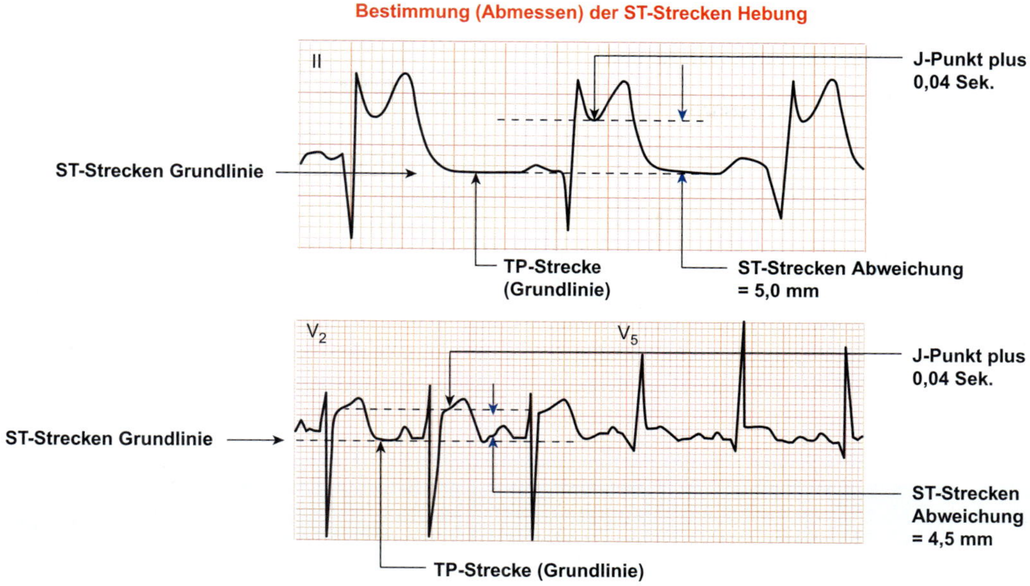

Abb. 7.11 Bestimmung der ST-Strecken-Hebung [L143]

  - ≥ 2 mm (0,2 mV) bei Männern über 40 Jahren
  - ≥ 1,5 mm (0,15 mV) bei Frauen unabhängig vom Alter
- **ST-Strecken-Hebungen ≥ 1 mm (0,1 mV) in zwei benachbarten Ableitungen in allen anderen** Ableitungsabschnitten (Extremitäten- und Brustwandableitungen außer V_2 bis V_3), wenn kein Linksschenkelblock (LSB) oder eine linksventrikuläre Hypertrophie vorliegt
- **Linksschenkelblock** (➤ Kap. 5.2.10) mit anhaltenden klinischen Ischämiesymptomen (ACS + breiter QRS-Komplex)
- **Rechtsschenkelblock** mit anhaltenden klinischen Ischämiesymptomen (ACS + breiter QRS-Komplex)

Auch die EKG-Diagnostik während der Akutphase bei besonderen Patientengruppen mit Myokardinfarkt sollte Beachtung finden und wird in den Leitlinien des ESC beschrieben. Folgendes ist hierbei zu beachten:

- Bei einem **inferioren Infarkt V_3R und V_4R ableiten,** um einen **rechtsventrikulären Infarkt** zu identifizieren.
- Bei **ST-Strecken-Senkungen in V_1 bis V_3 (v. a. bei positiven T-Wellen) V_7 bis V_9** ableiten, um einen **posterioren Myokardinfarkt** zu identifizieren. ST-Strecken-Hebungen von ≥ 0,5 mm (0,05 mV) sind hier signifikant und werden als STEMI gewertet.
- **Stenose der linken Koronararterie:** ST-Senkungen ≥ 1 mm (0,1 mV) in acht oder mehr Ableitungen (inferolaterale ST-Senkungen), verbunden mit ST-Hebungen in den Ableitungen aVR und V_1, deuten auf eine **Multigefäßischämie** oder eine **Stenose des linken Hauptastes** (linke Koronararterie, LAD) hin, v. a. bei hämodynamischer Instabilität.
- Die Standardkalibrierung zur Infarktdiagnostik des EKG ist in der ESC-Leitlinie mit 10 mm/mV angegeben. Dies entspricht vertikal 0,1 mV pro 1 mm-Kästchen im EKG-Papier. Die Kalibrierung kann bei feinen EKG-Veränderungen, aber auch zur besseren Auswertung auf z. B. 20 mm/mV eingestellt werden. Bei einigen EKG-Geräten wie z. B. dem Corpuls[3] wird bei einem 12-Kanal-Ausdruck am Ende des Ausdrucks je nach Einstellung eine Vergrößerung/ein Ausschnitt als „repräsentativer Schlag" mit einer Kalibrierung von 0,5 mV angezeigt. Dies ist eine weitere hilfreiche Option bei der Befundung von Ruhe-EKG-Aufzeichnungen.

7

Praxistipp

Zur Auswertung von feinen EKG-Veränderungen empfiehlt sich eine Amplitudeneinstellung von 20 mm/mV.

7.2.3 Infarktlokalisation

Um einen möglichen Myokardinfarkt anhand des 12-Kanal-EKGs lokalisieren zu können, müssen die Versorgungsgebiete der entsprechenden Koronararterien bekannt sein. Wenn der Zusammenhang der EKG-Ableitungen (direkte und indirekte „Beobachter") und die Versorgungsgebiete der Koronararterie verstanden sind, kann anhand der EKG-Interpretation bei einem ST-Hebungsinfarkt (STEMI) das betroffene Infarktgebiet zugeordnet werden.

Eine Übersicht der Beobachter und der betroffenen anatomischen Infarktgebiete ist in ➤ Tab. 7.4 zu sehen.

Die beschriebenen Charakteristika oder besonderen Hinweise im EKG folgen nicht immer dem gleichen Muster. Wenn aber Methoden wie z. B. das Kleben von modifizierten Ableitungen verstanden worden sind, können diese im individuellen Patientensetting angewendet und ausgewertet werden.

Tab. 7.4 Infarktlokalisation und anatomische Zuordnung anhand der EKG-Ableitungen

Betroffenes Infarktgebiet	Direkte Beobachter	Indirekte Beobachter	Betroffene Koronararterie	Komplikationen
Anterior (Vorderwand)	V_3, V_4	V_7, V_8, V_9	Linke Koronararterie: Diagonalast RIVA (LAD)	LV-Fehlfunktion, akute Herzinsuffizienz, Schenkelblöcke, AV-Block Grad III
Anteroseptal (Vorderwandseptum) His-Bündel, Tawara-Schenkel	V_1, V_2, V_3, V_4	V_7, V_8, V_9	Linke Koronararterie: • Diagonalast RIVA (LAD) • Septalast RIVA (LAD)	AV-Blöcke, Schenkelblöcke
Anterolateral (Vorderseitenwand)	I, aVL, V_3, V_4, V_5, V_6	II, III, aVF, V_7, V_8, V_9	Linke Koronararterie: • Diagonalast RIVA (LAD) und/oder • RCX	LV-Fehlfunktion, AV-Knoten-Blöcke
Inferior (Unterwand) Posterior (Hinterwand)	II, III, aVF	I, aVL	Rechte Koronararterie: • Posterior absteigender Ast (ca. 85 %) oder • Linke Koronararterie – RCX (ca. 15 %)	Hypotension, hohe Sensitivität auf Nitro und Morphin!
Lateral (Seitenwand)	I, aVL, V_5, V_6	II, III, aVF	Linke Koronararterie: • Diagonalast RIVA (LAD) und/oder • RCX Rechte Koronararterie	LV-Fehlfunktion, AV-Knoten-Blöcke
Septal (Septum)	V_1, V_2	V_7, V_8, V_9	Linke Koronararterie: Septalast RIVA (LAD)	AV-Blöcke, Schenkelblöcke
Posterior (Hinterwand)	V_7, V_8, V_9	V_1, V_2, V_3	Rechte Koronararterie oder RCX	LV-Fehlfunktion
Rechtsventrikulär	V_1R–V_6R	I, aVL	Rechte Koronararterie (proximale Äste)	Hypotension, hohe Sensitivität auf Nitro und Morphin!

RIVA = Ramus interventricularis anterior; LAD =left arteria descending; RCX = Ramus circumflexus; LV =linker Ventrikel

Direkte Beobachter

Im Standard 12-Kanal-EKG schauen sich die Extremitäten- und Brustwandableitungen als „direkte Beobachter" verschiedene Herzregionen an: Die Ableitungen **II, III und aVF** betrachten zusammen die Herzregion, die durch die **rechte Koronararterie (RCA)** versorgt wird. Die Ableitungen I, aVL, V_1, V_2, V_3, V_4, V_5 und V_6 schauen sich als „direkte Beobachter" die Herzregion an, die durch die **linke Koronararterie (LCA)** und die abgehenden Äste **Ramus interventricularis anterior (RIVA bzw. left arteria descending, LAD)** und Ramus circumflexus (**RCX**) versorgt werden. Bei einem Verschluss der **LCA** und Bestimmung der Infarktgröße betrachtet man also diese Ableitungen (V_1 bis V_6, I und aVL) und achtet auf entsprechende Hinweise (ST-Hebungen) im EKG. Je mehr Veränderungen in den acht Ableitungen zu sehen sind, die den septalen, anterioren und/oder den lateralen Bereich des Herzens betrachten, umso größer ist z. B. das Infarktgebiet.

Indirekte Beobachter

Mit den erworbenen Kenntnissen über die topografischen Beziehungen der 12 Ableitungen im EKG anhand des Cabrera-Kreises bzw. der Cabrera-Kugel (➤ Kap. 3.3.1) verstehen Sie, dass die Ableitungen, die gegenüber (gegenseitig/reziprok) dem Infarktgeschehen sitzen, (indirekte Beobachter), Infarktzeichen spiegelbildlich sehen. Die ST-Hebungen z. B. in den Ableitungen II, III und aVF bei einem inferioren Infarkt zeigen sich in den Ableitungen I und aVL als ST-Senkung.

Ebenso gilt dies für das pathologische Q bzw. die R-Reduktion als Zunahme der R-Amplitude und die terminale T-Negativität als spitz-positive T-Welle.

Zusammenhängende Ableitungen

Infarkthinweisende Veränderungen wie z. B. ST-Strecken-Hebungen im EKG sind signifikant, wenn diese in anatomisch mindestens **zwei** zusammenhängenden Ableitungen zu sehen sind. Zusammenhängende Ableitungen schauen sich denselben benachbarten anatomischen Bereich des Herzens an oder sind in den Brustwandableitungen numerisch aufeinanderfolgend.

Die Ableitungen II, III und aVF z. B. haben die gleiche farbliche Kodierung, da sie die gleiche anatomische Region im EKG betrachten (➤ Abb. 7.12). Genauso „betrachten" die Ableitungen I, aVL, V_5 und V_6 denselben anatomischen Bezirk (laterale Wand des linken Ventrikels). Dies gilt auch für die modifizierten Ableitungen V_1R bis V_6R und V_7 bis V_9.

In ➤ Abb. 7.13 wird deutlich, welche anatomischen Bezirke des Myokards durch die Standardbrustwandableitungen V_1 bis V_6 dargestellt werden.

Die Bestimmung des betroffenen Infarktgebiets anhand des EKGs ist also sehr gut möglich, aber nicht immer zu 100 % richtig. Was im EKG z. B. nach einem lateralen Infarkt aussieht, kann letztendlich auch ein

I hoch lateral	aVR	V_1 septal
II inferior	aVL hoch lateral	V_2 septal
III inferior	aVF inferior	V_3 anterior
V_4 anterior	V_7 posterior	V_4R rechtsventrikulär
V_5 lateral	V_8 posterior	V_5R rechtsventrikulär
V_6 lateral	V_9 posterior	V_6R rechtsventrikulär

Abb. 7.12 Zusammenhängende EKG-Ableitungen farblich kodiert [L143]

7

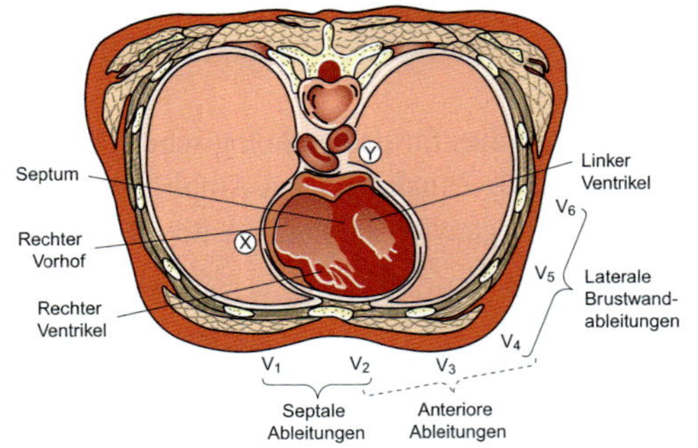

Abb. 7.13 Standardbrustwandableitungen und anatomische Betrachtung. Beachten Sie, dass weder der rechtsventrikuläre Anteil des Myokards (X) noch der inferobasale (posteriore) Anteil des linken Ventrikels (Y) durch die Standard-Brustwandableitungen betrachtet werden. [L143]

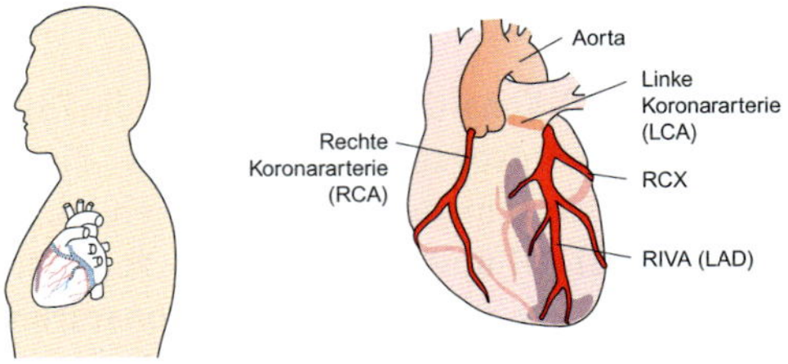

I Lateral	aVR	V_1 Septum	V_4 Anterior
II Inferior	aVL Lateral	V_2 Septum	V_5 Lateral
III Inferior	aVF Inferior	V_3 Anterior	V_6 Lateral

Abb. 7.14 Septaler Infarkt [L143]

anteriorer Infarkt sein. Faktoren wie die Lage der betroffenen Person oder anatomische Unterschiede (sog. Lagetypen) können dies beeinflussen. In ➤ Tab. 7.4 sind die Infarktlokalisation und anatomische Zuordnung anhand der EKG-Ableitungen zusammenfassend übersichtlich dargestellt.

7.2.4 Septaler Infarkt

Einen einleitenden Überblick gibt ➤ Abb. 7.14.

Die Ableitungen V_1 und V_2 „betrachten" den septalen Bereich des linken Ventrikels, der durch den RIVA versorgt wird. Hier sind auch das His-Bündel und die Tawara-Schenkel lokalisiert, die ebenso durch den RIVA versorgt werden. Ein Verschluss in diesem Bereich kann zu einem Rechtsschenkel- oder Linksschenkelblock und AV-Blockierungen Grad II oder III führen. Isolierte Infarkte des Septums spiegeln sich in den Ableitungen V_1 und V_2 wider. Ist auch der anteriore Bereich des Myokards betroffen, werden ST-Hebungen in den Ableitungen V_1 bis V_4 registriert. In ➤ Abb. 7.15 ist als Beispiel ein septaler Infarkt mit ST-Hebungen in den Ableitungen V_1 bis V_2 zu sehen.

7.2.5 Vorderwandinfarkt (anterior)

Einen einleitenden Überblick gibt ➤ Abb. 7.16.

Der Vorderwandinfarkt gilt aufgrund der möglichen Infarzierung größerer Anteile des Myokards als einer der Infarkte, die neben lebensbedrohlichen Komplikationen durchaus auch großen Einfluss auf

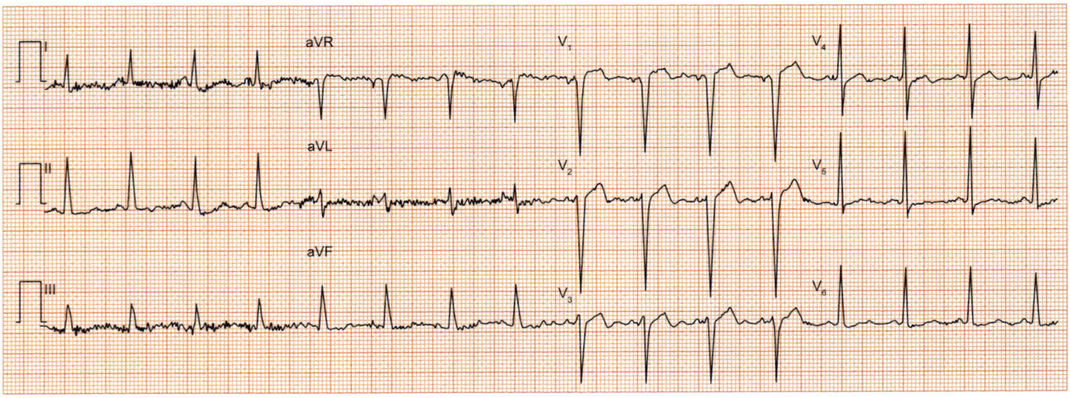

Abb. 7.15 Septaler Infarkt mit ST-Hebungen in den Ableitungen V_1 und V_2 [L231]

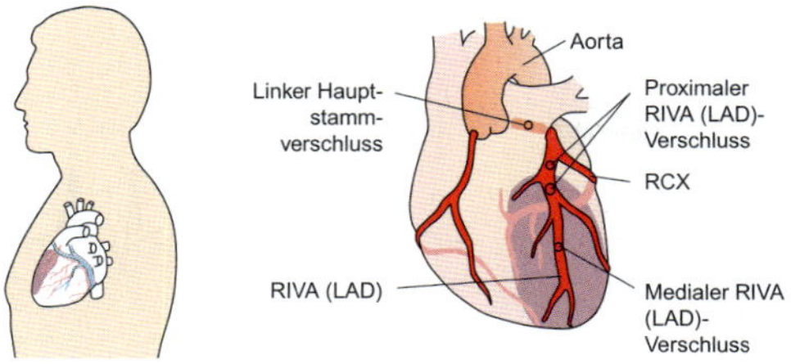

I Lateral	aVR	V_1 Septum	V_4 Anterior
II Inferior	aVL Lateral	V_2 Septum	V_5 Lateral
III Inferior	aVF Inferior	V_3 Anterior	V_6 Lateral

Abb. 7.16 Anteriorer Infarkt [L143]

die spätere Lebensqualität der Betroffenen haben können. Der **Ramus interventricularis anterior (RIVA)** als wichtiger Versorgungsast der Vorderwand hat einen Anteil von ca. 40 % der Blutversorgung des Myokards und versorgt einen wichtigen Bereich des **linken Ventrikels.** Ein Verschluss dieses Gefäßes kann zu Komplikationen wie z. B. malignen Herzrhythmusstörungen, kardiogenem Schock oder Pumpversagen führen. Ein Totalverschluss des linken Hauptstamms führt ohne sofortige Reperfusion in der Regel zum kardiogenen Schock oder zu einem plötzlichen Herztod. Herzrhythmusstörungen wie Vorhofflimmern/-flattern oder ventrikuläre Extrasystolen sind auch zu beobachten. Durch die Sympathikusstimulierung kommt es bei Vorderwandinfarkten u. a. auch häufig zu Sinustachykardien und/oder zu hohen Blutdruckwerten. Deshalb ist es besonders wichtig, diesen wichtigen Myokardinfarkt frühzeitig zu erkennen, adäquat zu therapieren und einer schnellstmöglichen Reperfusionstherapie zuzuführen.

Die Ableitungen V_3 und V_4 „betrachten" als direkte „Beobachter" die Herzvorderwand und den linken Ventrikel. Die linke Koronararterie versorgt zwei wichtige abgehende Gefäße, den Ramus interventricularis anterior (RIVA, engl. LAD) und den Ramus circumflexus (RCX). Der RIVA kann in unterschiedlichen Höhen verschlossen sein. Der Vorderwandinfarkt spielt sich daher selten isoliert ab, sondern tritt häufig mit septalen oder lateralen Infarktkombinationen auf. Ist dieses Gefäß z. B. sehr weit oben (proximal) und ist zusätzlich noch der septal abgehende Ast betroffen, spricht man von einem **Anteroseptalinfarkt.** ST-Hebungen werden in den Ableitungen V_1 bis V_4 registriert (➤ Abb. 7.17). Bei einem proximalen Verschluss des RIVA **und** Beteiligung des Ramus marginalis des RCX werden ST-Hebungen in den Ableitungen I, aVL, V_3 bis V_6 registriert **(anterolateraler Infarkt).** Ist der RIVA soweit proximal verschlossen, dass der septale und der diagonale Ast betroffen sind, so spricht man von einem ausgedehnten anteroseptal-lateralen Infarkt. Hier kann man dann zusätzlich in den Ableitungen V_7 bis V_9 als indirekten Beobachtern ST-Senkungen registrieren. Die Extremitätenableitungen zeigen hier keine spiegelbildlichen Veränderungen, da sie den STEMI-Vektor nicht direkt oder indirekt betrachten. Auch der größte Anteil der Tawara-Schenkel wird durch den RIVA versorgt. Folglich kann es bei einem Verschluss zu Schenkelblockierungen kommen. Daher ist es wichtig, einen neu aufgetretenen Linksschenkelblock möglichst zu identifizieren.

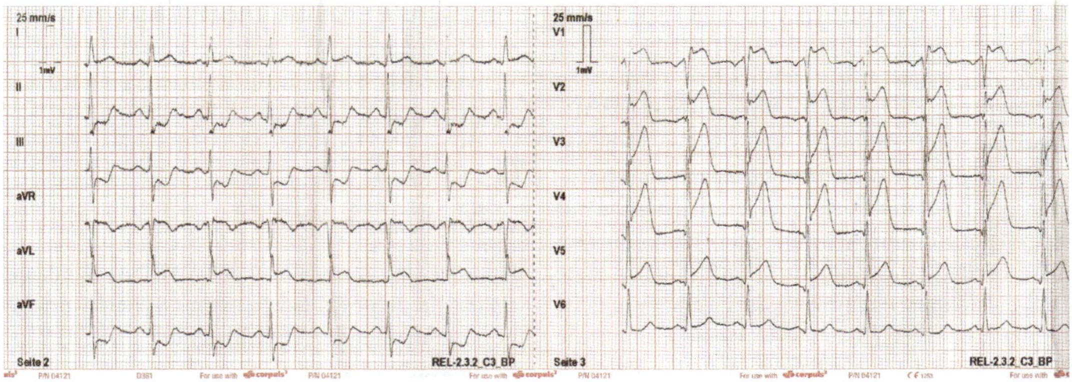

Abb. 7.17 Ausgedehnter anteroseptaler Infarkt [O1090]

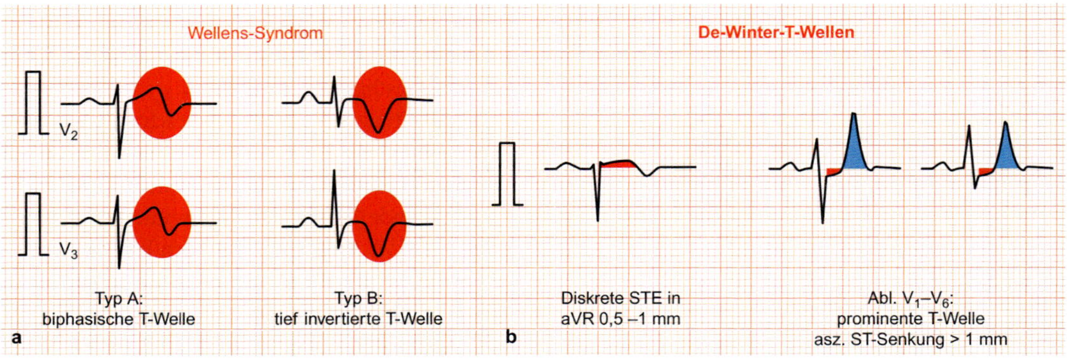

Abb. 7.18 De-Winter-ST/T-Zeichen (a) und Wellens-Syndrom Typ A/B (b) [F781-015]

STEMI-Äquivalente – Hochrisiko-EKG

Nicht immer zeigt der Vorderwandinfarkt typische EKG-Veränderungen wie ST-Hebungen in den dazugehörigen EKG-Ableitungen. Es gibt weitere wichtige, zum Teil auch nicht geläufige Hinweise und Hochrisiko-Zeichen im EKG, die mit einem akuten Verschluss oder hochgradiger Stenose des RIVA oder des Hauptstamms vergesellschaftet sind. Diese weiteren atypischen EKG-Merkmale (STEMI-Äquivalente) wie z. B. das Wellens-Syndrom oder das De-Winter-ST/T-Zeichen sollen hier näher beschrieben werden, da sie bei der Identifikation eines Vorderwandinfarkts hilfreich sein können. In den ESC-Guidelines 2023 zum Management des akuten Koronarsyndroms wurden diese Hochrisiko-EKGs allerdings unter den Kriterien eines nichtokklusiven Myokardinfarkts bzw. Nicht-ST-Strecken-Hebungsinfarkts neu aufgenommen.

De-Winter-ST/T-Zeichen

Das De-Winter-ST/T-Zeichen als Hinweis für einen hochgradigen Verdacht auf einen LAD-Verschluss (RIVA), benannt nach dem holländischen Kardiologen Robbert J. de Winter, ist ein **Vorderwand-STEMI-Äquivalent ohne typische ST-Strecken-Hebung.** Es kommt bei ca. 2 % der Betroffenen mit einer hochgradigen LAD(RIVA)-Koronararterienstenose mit minimaler Restdurchblutung vor. Häufig bleiben diese Veränderungen bis zur Reperfusion bestehen. Die genaue Ursache für diese EKG-Veränderung ist nicht abschließend geklärt. Es wird eine anatomische Anomalie der Purkinje-Fasern, meist im Rahmen einer ausgedehnten Myokardischämie, vermutet. Eine weitere Erklärung für diese speziellen EKG-Veränderungen ist die Ausbildung einer subendokardialen Ischämie mit Ausbreitung bis hin zum Subepikardium. Die typischen EKG-Merkmale sind ST-Senkungen von 1–3 mm und ein Übergang in hohe prominente T-Wellen in den präkordialen (anterioren) Ableitungen (➤ Abb. 7.18).

MERKE

Diagnostische Kriterien De-Winter-ST/T-Zeichen in den Vorderwandableitungen V_1 bis V_6

- Hohe, prominente symmetrische T-Wellen in den präkordialen Ableitungen
- ST-Senkungen von > 1 mm in den präkordialen Ableitungen, gemessen ab dem J-Punkt
- Keine ST-Hebungen in den präkordialen Ableitungen
- ST-Hebung von 0,5–1 mm in der Ableitung aVR

Da dieses spezielle Zeichen im EKG nur bei ca. 2 % der Betroffenen vorkommt, kann es durch fehlende Kenntnis übersehen werden und zu einer Unterversorgung dieser Hochrisikogruppe führen (z. B. fehlende Aktivierung des Herzkatheterlabors). In Studien waren diese Personen deutlich jünger, männlich und zeigten gehäuft eine Hypercholesterinämie im Vergleich mit den klassischen STEMI-Patientengruppen.

Wellens-Zeichen

Beim Wellens-Zeichen oder auch **Wellens-Syndrom** als Hochrisiko-EKG bzw. weiteres STEMI-Korrelat liegt ein **drohender Verschluss der LAD(RIVA)-Koronararterie** vor. Es beschreibt eine Spezialform des akuten Koronarsyndroms. Typischerweise tritt dieses Zeichen in der schmerzfreien Phase nach z. B. einem Angina-pectoris-Anfall auf und wird in zwei verschiedene Formen (Wellens-Typ A und Typ B) unterschieden. Die kardialen Laborparameter sind normal oder nur leicht erhöht.

Diese Patientengruppe hat ein hohes Risiko für einen im Verlauf ausgedehnten Vorderwandinfarkt. In der Koronarangiografie lässt sich eine Stenose eher proximal darstellen.

Bei dem **Wellens-Zeichen Typ A** (25 % der Betroffenen) findet man in den Ableitungen V_2 bis V_3 biphasische T-Wellen (positiv-negativer Verlauf) (➤ Abb. 7.18).

Bei der häufigeren Form (**Typ B**) kann man bei ca. 76 % der Fälle tief negative T-Wellen in den Ableitungen V_2 bis V_3 sehen.

Wenn die hochgradige Stenose weiterhin offen bleibt, verändern sich die T-Wellen nach einiger Zeit vom Typ A in einen Typ B. Die beschriebenen EKG-Veränderungen können sich auch auf alle Brustwandableitungen (V_1 bis V_6) ausdehnen.

Praxistipp

Da das Wellens-Zeichen üblicherweise in der schmerzfreien Phase nach z. B. einem Angina-pectoris-Anfall auftritt, ist es wichtig, Verlaufs-EKG-Aufzeichnungen zu dokumentieren. Trotz erreichter Schmerzfreiheit mit oder ohne Medikation kommt es in vielen Fällen zu einem ausgedehnten Vorderwandinfarkt ohne rechtzeitige Veranlassung einer Koronarangiografie.

MERKE

Diagnostische Kriterien des Wellens-Zeichen nach Rhinehart et al. (2002)

- Tief negative oder biphasische T-Wellen in den Ableitungen V_2 bis V_3 (kann sich auf die Ableitungen V_1 bis V_6 ausdehnen)
- Isoelektrisches oder minimal angehobenes ST-Segment (< 1 mm)
- Fehlende präkordiale pathologische Q-Wellen
- Fehlender R-Verlust: erhaltene präkordiale R-Wellen-Progression (Zunahme der R-Zacke von $V_1 \rightarrow V_5/V_6$)
- EKG-Veränderungen im beschwerdefreien Intervall
- Normale oder nur leicht erhöhte kardiale Labormarker

ST-Hebungen in den Ableitungen aVR und V_1

Es gibt zusätzliche **atypische Hinweise** im EKG, die mit anhaltenden Symptomen und myokardialer Ischämie einhergehen. So kann z. B. ein akuter proximaler RIVA-Verschluss oder eine Hauptstammstenose durch die **isolierte Ableitung aVR** angezeigt werden. Diese atypischen Hinweise sollten geschulte Fachkräfte in der Infarktdiagnostik beachten. Nach den gängigen Leitlinien sollen zwei benachbarte Ableitungen zur STEMI-Diagnose ab dem J-Punkt gemessen werden, dies gilt nicht für die Ableitung aVR. Eine geschlechts- oder altersspezifische Einordnung entfällt ebenfalls. Eine ST-Strecken-Hebung von ≥ 1 mm in der Ableitung aVR und/oder gekoppelt mit ST-Hebungen in der Ableitung V_1 deutet auf eine linke Hauptstammstenose oder einen proximalen RIVA-Verschluss hin, insbesondere wenn zusätzlich ST-Senkungen ≥ 1 mm in sechs oder mehr Ableitungen zu sehen sind (➤ Abb. 7.19). Diese Hinweise im EKG können aber auch eine schwere 3-Gefäß-KHK anzeigen.

U-Wellen im EKG: Hinweis auf myokardiale Ischämie

Die U-Welle tritt normalerweise in **positiver Form** auf und kann ein Hinweis auf eine myokardiale Ischämie sein, wenn sie **negativ** ist. Negative U-Wellen sind ein sehr spezifisches Zeichen für eine myokardiale Ischämie (➤ Abb. 7.20). Sie sind ein früher Marker bei der instabilen Angina pectoris und einem sich entwickelnden Myokardinfarkt und zeigen eine ≥ 75%-ige Stenose des RIVA an. U-Wellen findet man eher in den lateralen Ableitungen I und aVL sowie in den Ableitungen V_5 und V_6.

MERKE

Negative U-Wellen in Zusammenhang mit Brustschmerz sind ein sehr spezifisches Zeichen für myokardiale Ischämie. Besonders in Kombination mit einer bestehenden KHK sind sie mit einer ≥ 75%-igen Stenose des RIVA vergesellschaftet.

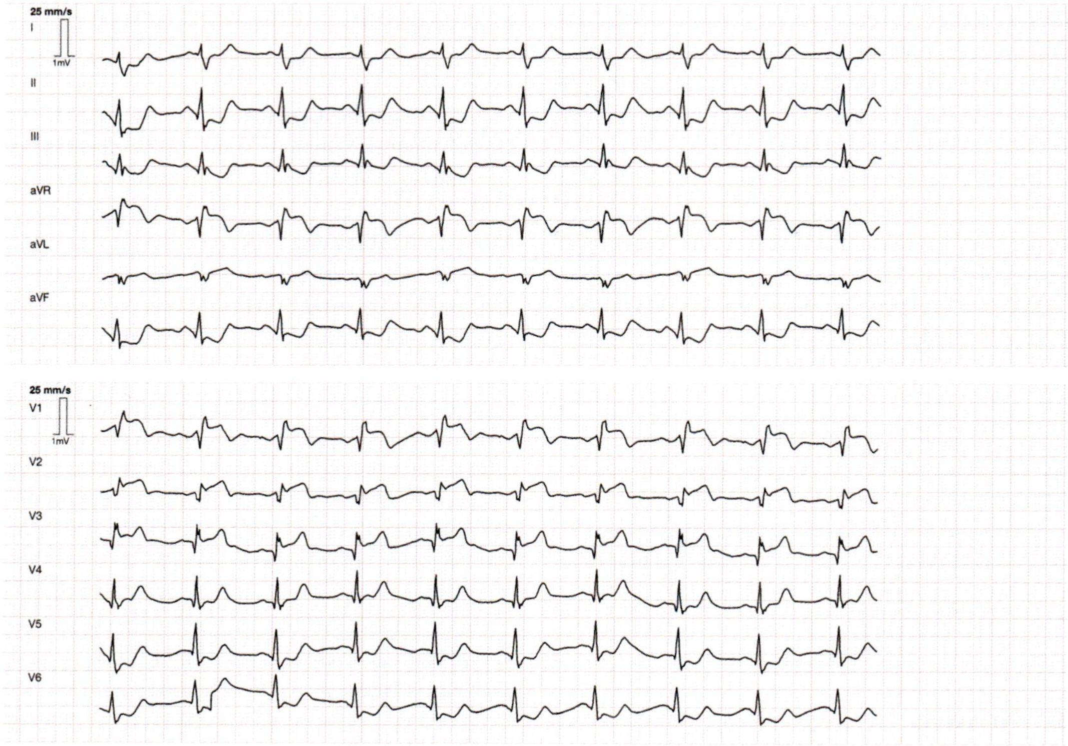

Abb. 7.19 ST-Hebungen in den Ableitungen aVR und V_1 (zusätzlich noch V_2 und V_3) und ST-Senkungen in den Ableitungen I, II, III, aVF und V_4-V_6 als Hinweis für eine Hauptstammstenose oder proximalen Verschluss des Ramus interventricularis anterior (RIVA) [P426/L143]

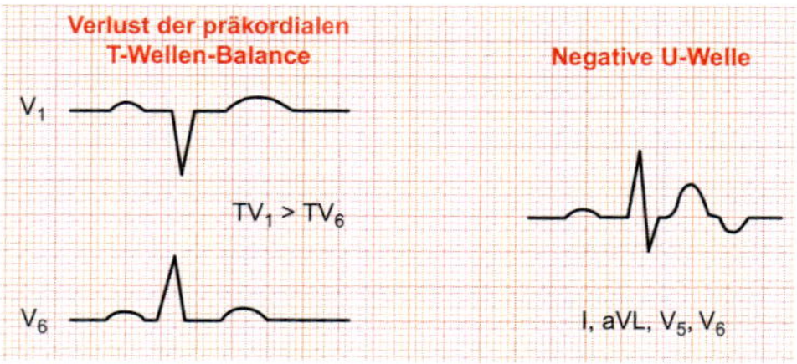

Abb. 7.20 EKG mit Verlust der präkordialen T-Wellen-Balance und EKG mit negativer U-Welle [L143]

Negative U-Wellen können auch bei anderen Krankheiten vorkommen. Hauptursachen sind:

- Arterieller Hypertonus
- Kardiomyopathien
- Long-QT-Syndrom
- Herzklappenfehler der Aorten- bzw. Mitralklappe
- Hyperthyreose

Erhöhte T-Welle: ein weiteres atypisches Zeichen

Ein weiterer atypischer und subtiler Hinweis im EKG für eine KHK ist die **erhöhte T-Welle in der Ableitung V_1.** Besonders interessant ist dieses Zeichen, wenn es zum sog. **Verlust der präkordialen T-Wellen-Balance** kommt.

Das Zeichen gilt als positiv, wenn die Amplitude der T-Welle in der Ableitung V_1 größer ist als in der Ableitung V_6.

Liegt eine dazugehörige klinische Symptomatik vor und ist im EKG eine positive T-Welle mit Verlust der präkordialen T-Wellen-Balance zu sehen, so ist an eine KHK bzw. auch dringend an eine akute Ischämie zu denken (➤ Abb. 7.20). Die akute Ischämie betrifft hier in der Regel den RIVA.

MERKE

Die T-Welle ist bei herzgesunden Menschen in der Ableitung V_1 häufiger negativ (besonders bei Frauen). Auch in den Ableitungen III und aVF kann die T-Welle negativ sein, ohne dass dies eine pathologische Bedeutung hat. Des Weiteren kann ein positives T mit hoher Amplitude bei besonders schlanken Personen vorkommen.

Checkliste für (drohende) OMI (modifiziert nach Fessele et al. 2020)

- Klassischer STEMI
- Strikt posteriorer STEMI
- Strikt rechtsventrikulärer STEMI
- (Mod.) Sgarbossa- oder Barcelona-Kriterien bei LSB und Schrittmacher-EKG
- Hauptstammstenose mit ST-Hebung in aVR und multiplen ST-Senkungen
- Wellens-Syndrom
- De-Winter-T-Wellen
- Semi-STEMI: diskrete (noch) nicht signifikante ST-Hebungen und kontralaterale ST-Senkungen und typische Klinik
- Inversion der T-Welle in I/aVL als erstes Zeichen eines frischen inferioren STEMI
- Verlust präkordialer T-Wellen-Balance (T in $V_1 > T$ in V_6)
- Negative U-Wellen

ACHTUNG

25 % der NSTEMI sind okklusive Myokardinfarkte und werden möglicherweise verzögert einer Reperfusionstherapie zugeführt!

Praxistipp

OMI Toolbox Application für das Smartphone:
Die Feststellung der Ursache für ST-Hebungen im EKG aufgrund eines Myokardinfarkts oder anderer Diagnosen wie z. B. die Linksherzhypertrophie oder alte Myokardinfarkte und deren Unterscheidung kann herausfordernd und schwierig sein. Ebenso müssen STEMI-Äquivalente im EKG frühzeitig herausgefiltert werden und sind nicht immer einfach zu erkennen. Aus diesem Grund haben verschiedene Ärzte rund um Stephen W. Smith eine „OMI Toolbox" als App zum Download für das Smartphone entwickelt, die im Apple Store oder Google Play Store heruntergeladen werden kann. Unter folgendem Link sind dazu alle Informationen zu finden: http://hqmeded-ecg.blogspot.com/2023/03/our-omi-toolbox-application-is-out-now.html

7.2.6 Inferiorer Infarkt

Einen einleitenden Überblick gibt ➤ Abb. 7.21.

Die Ableitungen II, III und aVF „betrachten" den inferioren (unteren) Bereich des linken Ventrikels. Häufig wird hier auch fälschlicherweise der Begriff „Hinterwandinfarkt" benutzt. Bei den meisten Menschen wird der inferiore Anteil des linken Ventrikels durch den posterioren Abschnitt der rechten Koronararterie („Rechtsversorger") versorgt. Bei einem Verschluss der RCA proximal des Ramus marginalis dextra spricht man von einem **inferioren Infarkt mit Rechtsherzbeteiligung.** Distal des Ramus marginalis dextra spricht man von einem inferioren Infarkt mit Rechtsventrikelbeteiligung. Spiegelbildliche Veränderungen sind in den Ableitungen I und aVL zu sehen. Bei einigen Menschen wird die inferiore Herzwand durch den posterioren Anteil des RCX versorgt („Linksversorger").

Da die RCA auch wichtige Strukturen der Reizleitung versorgt, muss bei den inferioren Infarkten auch mit bradykarden Rhythmusstörungen oder AV-Blockierungen gerechnet werden. Dieser Infarkt ist deshalb je nach Ausdehnung des Infarktgebiets mit diesen Komplikationen vergesellschaftet. Ein EKG-Beispiel für diesen Infarkt ist in ➤ Abb. 7.22 zu sehen.

ACHTUNG

Durch die RCA werden wichtige Strukturen der Reizleitung versorgt. Deshalb ist bei den inferioren Infarkten auch mit bradykarden Rhythmusstörungen oder AV-Blockierungen als Komplikationen zu rechnen!

Besonderheit EKG-Diagnostik inferiorer Infarkt – ST-Hebung nur in Ableitung III

Wie bereits in ➤ Kap. 7.2.3 beschrieben, ist die korrekte Bestimmung des Infarktgebiets anhand der Elektrodenposition (anatomische Zuordnung anhand EKG-Ableitungen) und entsprechender ST-Hebungen unzuverlässig. Die Forderung in der Infarktdiagnostik

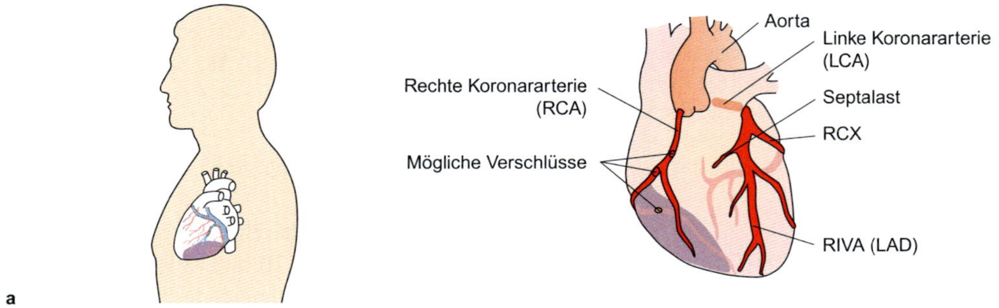

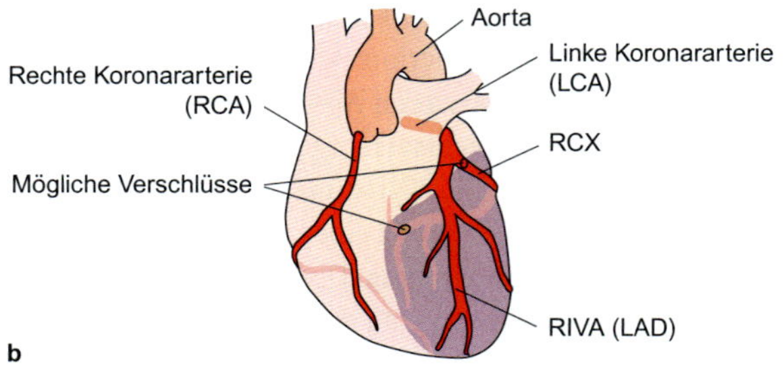

I Lateral	aVR	V_1 Septum	V_4 Anterior
II Inferior	aVL Lateral	V_2 Septum	V_5 Lateral
III Inferior	aVF Inferior	V_3 Anterior	V_6 Lateral

Abb. 7.21 Inferiorer Infarkt [L143]

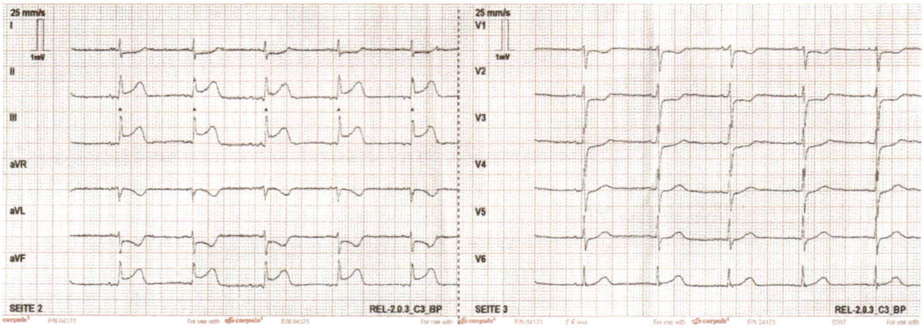

Abb. 7.22 Akuter inferiorer Infarkt. Zu beachten sind die ST-Hebungen in den Ableitungen II, III und aVF und die spiegelbildlichen ST-Senkungen in den Ableitungen I und aVL. [O1090]

nach ST-Hebungen in mindestens zwei zusammenhängenden Ableitungen stützt sich oft auf theoretische Erklärungen und muss nicht immer korrekt sein, besonders wenn eine infarktbedingt verschlossene Arterie mehrere Myokardgebiete versorgt. Dies kann hier zu atypischen EKG-Mustern mit ST-Hebungen führen. In einer retrospektiven Studie von Aslanger et al. wurden neue EKG-Kriterien erstellt, die streng genommen einem NOMI entsprechen würden. Hierbei liegt aber ein akuter inferiorer Infarkt mit Verschluss oder Beinahe-Verschluss des RCX vor, der leicht übersehen werden kann und zu einer verzögerten Versorgung führt. Beobachtet werden konnte auch, dass Menschen mit diesen EKG-Auffälligkeiten und inferiorem Infarktereignis zusätzlich eine kritische Mehrgefäßerkrankung und im Verlauf eine erhöhte Mortalität aufzeigten. Folgende Kriterien müssen hierbei laut Studie vorliegen:

1. ST-Hebung in der Ableitung III
2. ST-Senkungen in den Ableitungen V_4–V_6 mit terminal positiver oder negativer T-Welle
3. ST-Strecke in Ableitung V_1 höher als ST in V_2

Die Ursache dieses besonderen EKG-Musters mit ST-Hebung nur in Ableitung III liegt laut Studie an der

Verschiebung bzw. Umlenkung des ST-Vektors mehr nach rechts aufgrund der Summation des ST-Vektors des akuten inferioren Infarkts **und** der subendokardialen Ischämie aufgrund der gleichzeitig vorliegenden kritischen Mehrgefäßerkrankung.

Diese besonderen EKG-Kriterien können ggf. als weiteres diagnostisches Kriterium für einen akuten inferioren OMI (häufiger RCX-Verschluss als RCA-Verschluss) verwendet werden und deuten oft auch auf das Vorliegen von hochgradigen Stenosen in mehreren Koronargefäßen hin – mit der Indikation für eine Notfall-PCI.

7.2.7 Rechtsventrikulärer Infarkt

Einen einleitenden Überblick gibt ➤ Abb. 7.23.

Ein **rechtsventrikulärer** Infarkt (RVI) sollte in Betracht gezogen werden, wenn ST-Hebungen in den Ableitungen II, III und aVF zu sehen sind. Ein proximaler Verschluss der RCA führt hier zu einem Infarkt mit Beteiligung des rechten Ventrikels und des inferioren Anteils des Myokards. Ist nur der Abgang der RCA betroffen, so kommt es zu einem isolierten rechtsventrikulären Infarkt. Um mit dem EKG den rechten Ventrikel zu betrachten, müssen hier modifizierte Brustwandableitungen eingesetzt werden. Abgeleitet werden V_3R bis V_6R. Üblicherweise reicht die Ableitung V_4R aus. So erspart man sich das komplette „Umkleben" der Elektroden. Eine ST-Hebung in der Ableitung V_4R bestätigt den rechtsventrikulären Infarkt. In ➤ Abb. 7.24 ist solch ein ausgedehnter inferiorer Infarkt mit rechtsventrikulärer Beteiligung zu sehen.

Eine Besonderheit bei diesem Infarkt ist, dass nicht nur die Veränderungen im EKG, sondern auch **klinische Hinweise** in dieser besonderen Patientengruppe anzutreffen sind. Die klinischen Symptome bei einem Infarkt mit rechtsventrikulärer Beteiligung umfassen folgende **klassische Trias:** Hypotension, Jugularvenenstauung und vesikuläre klare Atemgeräu-

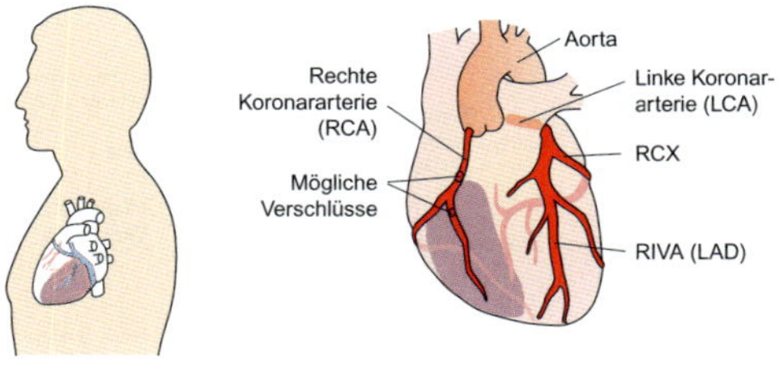

I Lateral	aVR	V_1 Septum	V_4 Anterior	V_4R Rechtsventrikulär
II Inferior	aVL Lateral	V_2 Septum	V_5 Lateral	V_5R Rechtsventrikulär
III Inferior	aVF Inferior	V_3 Anterior	V_6 Lateral	V_6R Rechtsventrikulär

Abb. 7.23 Rechtsventrikulärer Infarkt [L143]

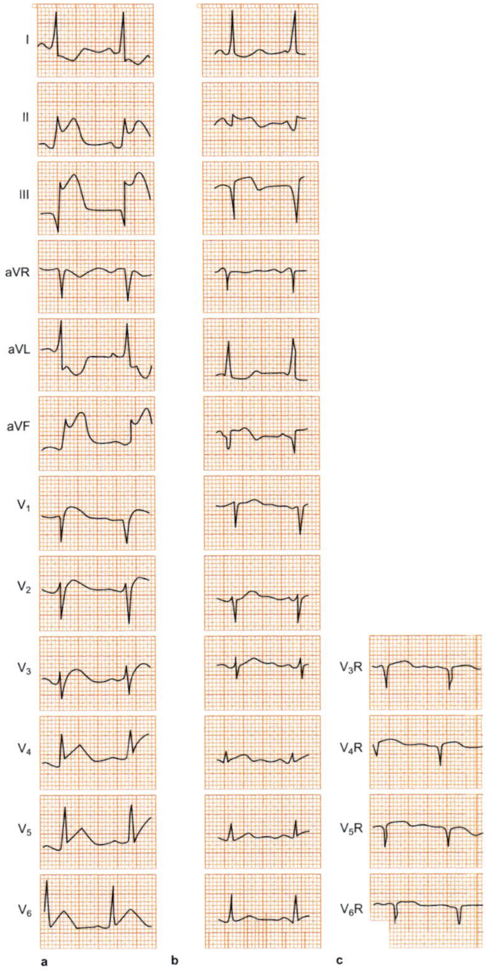

Abb. 7.24 Inferiorer Infarkt mit rechtsventrikulärer Beteiligung:
a) Während der Akutphase
b) Bei Aufnahme Klinik
c) Rechtsventrikuläre Ableitungen mit ST-Hebungen und Nachweis einer rechtsventrikulären Infarktbeteiligung. [L231]

sche ohne Hinweis auf ein Lungenödem. Diese Trias ist bei ungefähr 10–15 % aller Personen mit rechtsventrikulärem Infarkt anzutreffen.

Bei einem Infarkt mit rechtsventrikulärer Beteiligung kommt es zu einem verringerten kardialen Output. Die Folgen sind ein abfallender Blutdruck (Hypotension) und eine Stauung im zentralvenösen System (Jugularvenenstauung). Ursache dafür ist, dass der rechte Ventrikel nicht ausreichend Blut in den pulmonalen Kreislauf pumpt (Vorlast) und somit weniger Blut den linken Ventrikel erreicht. Bei der Versorgung dieser kritischen Patientenklientel macht man sich durch eine Volumengabe den sog. **Frank-Starling-Mechanismus** zunutze. Dies führt zu einem besseren Preload und einer daraus resultierenden Verbesserung des kardialen Outputs (Afterload) mit Anstieg des Blutdrucks. Auf Vorlastsenker wie Nitroglycerin ist zu verzichten! Morphin sollte bei diesen speziellen Infarkten vorsichtig eingesetzt werden.

MERKE

Der Frank-Starling-Mechanismus, benannt nach dem deutschen Physiologen Otto Frank (1865–1944) und dem britischen Physiologen Ernest Henry Starling (1866–1927), beschreibt den Zusammenhang der Füllung und der Auswurfleistung der Herzkammern am Ende der Diastole. Durch Zunahme der Füllung der Vorhöfe durch z. B. Volumengabe (Preload-Erhöhung) werden die Muskelfasern mehr gedehnt und können sich dadurch stärker kontrahieren. Dies führt zu einer besseren Auswurfleistung (Afterload) und das Schlagvolumen steigt (Anstieg Blutdruck).

Die klassischen Komplikationen bei diesen Patientinnen und Patienten sind also Hypotension und kardiogener Schock. Wenn man sich die Anatomie der Koronargefäße mit den Versorgungsgebieten anschaut, weiß man, dass auch das Reizleitungssystem betroffen sein kann, was zu AV-Blockierungen, Vorhofflimmern oder -flattern führen kann. Auch AV-Blöcke sind bei der Hälfte der Personen mit Herzinfarkt und rechtsventrikulärer Beteiligung anzutreffen. Statistisch weisen ungefähr 30–50 % der Betroffenen mit einem inferioren Infarkt eine rechtsventrikuläre Beteiligung auf.

Praxistipp

In einigen Fällen ist es möglich, einen möglichen rechtsventrikulären Infarkt schon anhand der Brustwandableitungen V_1 und V_2 zu erkennen (recht spezifisch, wenig sensitiv). Bei der modifizierten Klebetechnik zur Erkennung einer rechtsventrikulären Beteiligung ändert sich die Ableitung V_1 in V_2R und die Ableitung V_2 in V_1R.
Bei einem inferioren Infarkt mit rechtsventrikulärer Beteiligung sieht man ST-Hebungen in V_1 und V_2. Ein RVI ist vermutlich dann vorhanden, wenn die ST-Hebung in V_1 größer ist als in V_2. Umgekehrt ist dies bei einem septalen Infarkt, bei dem die ST-Hebung in V_2 größer als in V_1 ist.

7.2.8 Seitenwandinfarkt (lateraler Infarkt)

Einen einleitenden Überblick gibt ➤ Abb. 7.25.

Betrachtet man den Cabrera-Kreis (➤ Kap. 3.3.1) und den entsprechenden Vektor mit den Ableitungen bei einem lateralen Infarkt, so „betrachten“ die Ableitungen I, aVL, V_5 und V_6 genau diesen Bereich des Myokards. Eine ST-Hebung in diesen Ableitungen spricht für einen rein lateralen Infarkt, da die seitliche Wand des linken Ventrikels vom RIVA, Ramus circumflexus oder bei entsprechendem Versorgertyp von der rechten Koronararterie versorgt wird.

Laterale Infarkte kommen häufig bei ausgedehnten anterioren Infarkten oder inferioren Infarkten vor (➤ Abb. 7.26). Isolierte laterale Infarkte treten normalerweise bei einem Verschluss des Ramus circumflexus auf und werden regelmäßig übersehen. Sind ST-Hebungen in den Ableitungen I, aVL, V_5 und V_6 zu sehen, spricht man von **hoch lateralen Infarkten.** Diese sind mit spiegelbildlichen ST-Senkungen in

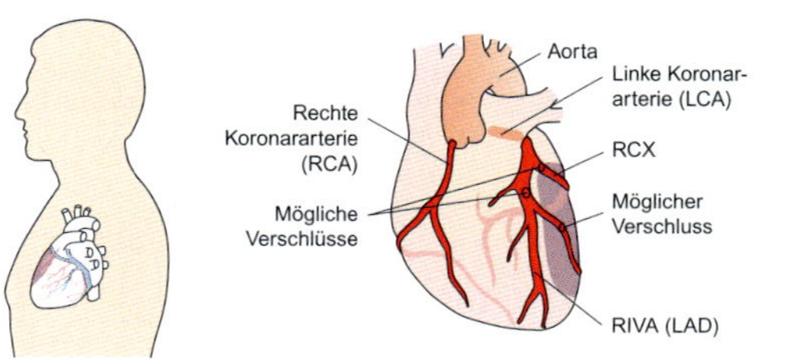

I Lateral	aVR	V_1 Septum	V_4 Anterior
II Inferior	aVL Lateral	V_2 Septum	V_5 Lateral
III Inferior	aVF Inferior	V_3 Anterior	V_6 Lateral

Abb. 7.25 Lateraler Infarkt [L143]

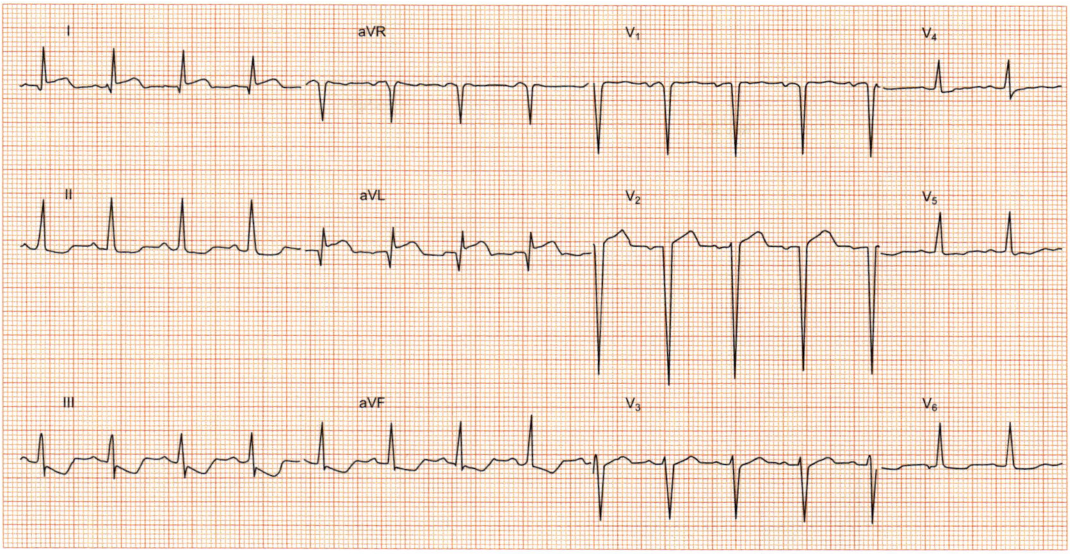

Abb. 7.26 Lateraler Infarkt im EKG [L231]

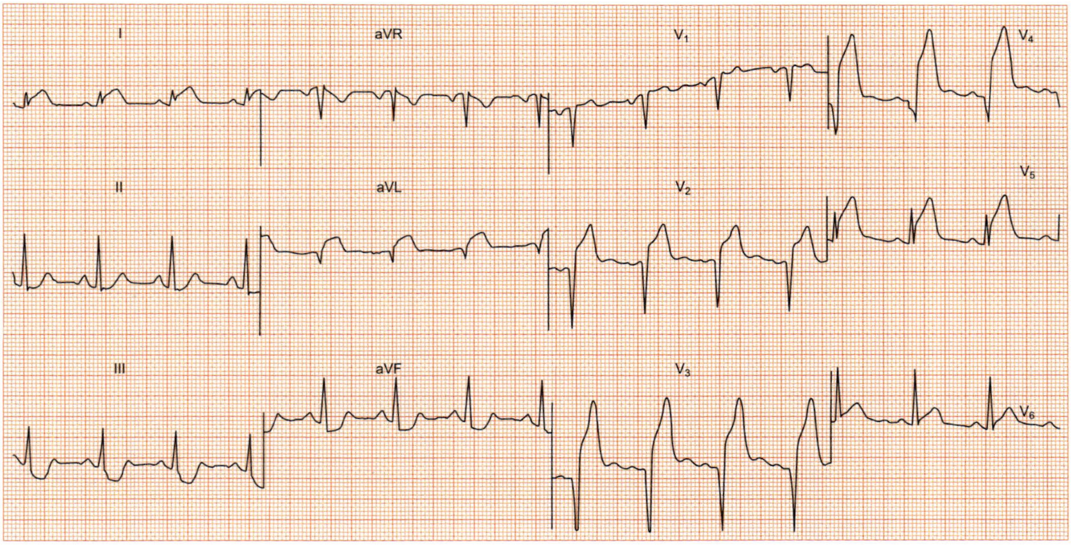

Abb. 7.27 Anterolateraler Infarkt [L231]

den inferioren Ableitungen II, III und aVF vergesellschaftet. Üblicherweise ist die seitliche Wand durch einen proximalen Verschluss des RIVA (anterolateral, ➤ Abb. 7.27) oder Verschluss eines Abgangs der RCA (inferolateral) betroffen.

MERKE

Laterale Infarkte können isoliert oder in Kombination mit anterioren, anteroseptalen, inferioren, rechtsventrikulären oder posterioren Infarkten auftreten.

7.2.9 Inferobasaler Infarkt (posteriorer Infarkt)

Einen einleitenden Überblick gibt ➤ Abb. 7.28.

Inferobasale (posteriore) Infarkte treten normalerweise in Verbindung mit einem inferioren oder lateralen Infarkt auf. Die inferobasale Wand des linken Ventrikels wird in den meisten Fällen durch die RCA versorgt, bei einigen Betroffenen (verschiedene Versorgertypen) auch durch den Ramus circumflexus

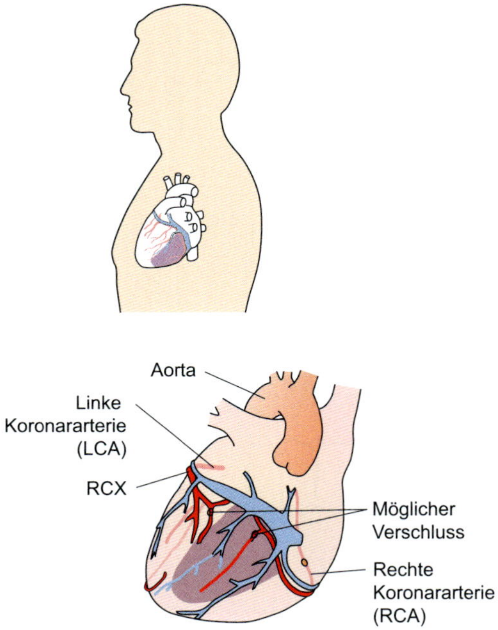

I Lateral	aVR	V_1 Septum	V_4 Anterior	V_7 Posterior
II Inferior	aVL Lateral	V_2 Septum	V_5 Lateral	V_8 Posterior
III Inferior	aVF Inferior	V_3 Anterior	V_6 Lateral	V_9 Posterior

Abb. 7.28 Posteriorer Infarkt [L143]

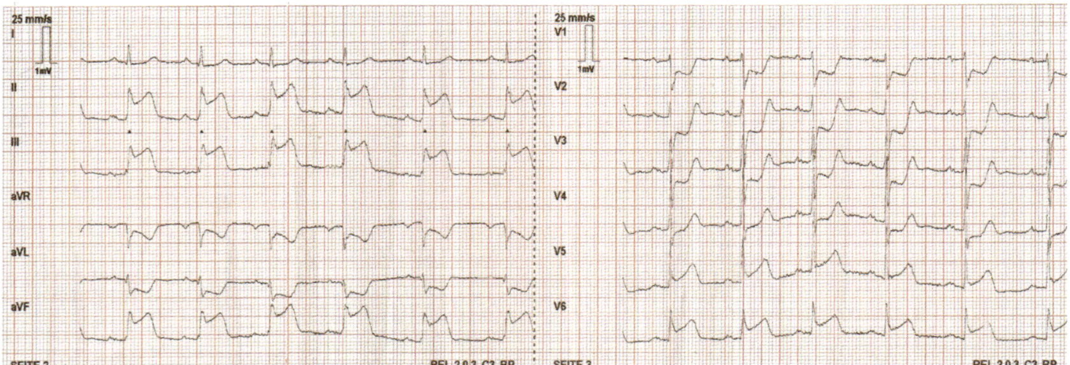

Abb. 7.29 EKG mit inferobasalem (posteriorem) Infarkt [O1090]

(RCX). Wird die inferobasale Wand primär durch die RCA versorgt, kann es bei einem Verschluss dieser Koronararterie ebenfalls zu Herzrhythmusstörungen kommen, da hier auch der Sinusknoten, der AV-Knoten oder das His-Bündel betroffen sein können. Eine wichtige „Besonderheit" dieses Infarkts ist, dass die Standard-12-Kanal-Brustwandableitungen den inferobasalen Bereich nicht „betrachten". Hier kommen die modifizierten Ableitungen V_7 bis V_9 zum Einsatz, um den **posterioren Anteil** des Myokards im EKG darzustellen. Spiegelbildliche Veränderungen im Sinne von ST-Senkungen können in den anterioren Ableitungen V_1 bis V_3 registriert werden. Auch sind **hohe R-Zacken** in diesen Ableitungen zu sehen (➤ Abb. 7.29).

Eine gute Möglichkeit, den Infarkt im EKG zu interpretieren, ist der **„Spiegeltest":** Hierzu wird das ausgedruckte EKG einfach auf den Kopf gestellt. Nun sieht man die R-Zacke als Q-Zacke und die ST-Senkungen sind als ST-Hebungen zu sehen. Ein isolierter Hinterwandinfarkt (posterior) ist gegeben bei isolierten ST-Strecken-Senkungen von ≥ 0,5 mm in den Ableitungen V_1 bis V_3 und ST-Hebungen von ≥ 0,5 m in den hinteren Brustwandableitungen V_7 bisV_9.

Praxistipp

Bei Patientinnen und Patienten mit ACS und registrierten ST-Senkungen in den Ableitungen V_1 bis V_3 ist es ratsam, zusätzlich die Ableitungen V_7 bis V_9 zu kleben, um einen isolierten posterioren Infarkt zu identifizieren!

MERKE

Kriterien isolierter posteriorer Infarkt

- ST-Strecken-Senkungen von ≥ 0,5 mm in den Ableitungen V_1 bis V_3
- ST-Strecken-Hebungen ≥ 0,5 mm in den Ableitungen V_7 bis V_9

7.2.10 „Spezielle Infarktdiagnostik" – seltene Hochrisiko-EKGs

Primäres Kammerflimmern (PVF) kann als potenzielle Komplikation in der frühen Phase eines okklusiven Myokardinfarkts (OMI/STEMI) jederzeit auftreten. Mehrere elektrokardiografische STEMI-Muster sind mit PVF und einer Kurzzeitsterblichkeit verbunden *(high in-hospital mortality).* Hierzu gehören z. B. das sog. **Shark-Fin-Zeichen** und das **Tombstone-Zeichen.** Diese besonderen EKG-Muster können schnell als Breitkomplextachykardie oder als Zeichen einer Hyperkaliämie gedeutet werden. Das EKG spielt also auch bei diesen besonderen Formen der ST-Veränderungen als diagnostisches Tool eine zentrale Rolle bei der frühzeitigen Behandlung eines AMI. Darüber hinaus kann das EKG hilfreiche Informationen über die Prognose bei AMI in Bezug auf arrhythmische oder hämodynamische Komplikationen und die Mortalität liefern.

Shark-Fin-Zeichen

Die Formen der ST-Strecke bei einem okklusiven Myokardinfarkt variieren erheblich. Eine weitere EKG-Veränderung mit schlechter Prognose ist das sog. **Shark-Fin-Zeichen** (➤ Abb. 7.30). Diese massiven EKG-Veränderungen (Amplitude ≥ 1 mV) ähneln hier einer Haifischflosse. Bei einer zu schnellen Betrachtung des EKGs können diese besonderen Veränderungen schnell übersehen werden und als breite QRS-Komplexe fehlinterpretiert werden. Das Problem hierbei ist, dass der QRS-Komplex zusammen mit der T-Welle aufgrund einer **extremen** ST-Hebung verschmilzt und beide nicht voneinander zu unterscheiden sind. Die Literatur hierzu ist spärlich und besteht im Wesentlichen aus Fallberichten. Dies ist der Grund für die unbekannte Inzidenz. In einer Studie von Cipriani et al. hatten nur 1,4 % der Betroffenen diese besondere Form der extremen EKG-Veränderung.

In der Literatur sind noch weitere Bezeichnungen wie **die Lambda-Welle** (Lambda-Wave, dreieckförmiges Lambda-Aussehen, griech.: neutrum) oder

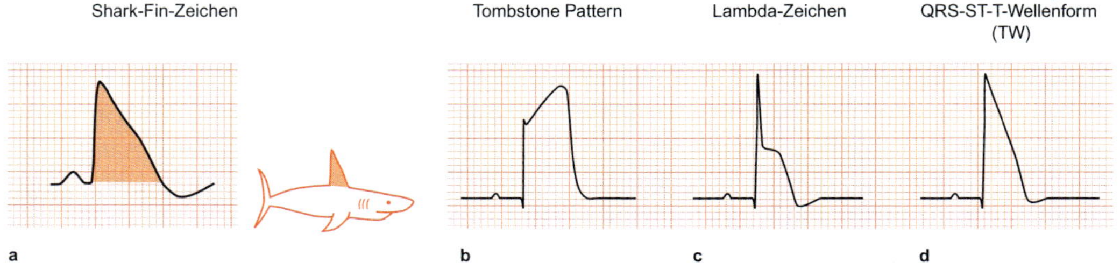

Abb. 7.30 Verschiedene Formen einer extremen ST-Hebung – Hochrisiko-EKG [L143]
a) Shark-Fin-Zeichen
b) Tombstone Pattern
c) Lambda-Zeichen
d) Trianguläre QRS-ST-T-Wellenform (TW)

7

die **trianguläre QRS-ST-T-Wellenform (TW)** zu finden.

Ein Begriff, der auch zu finden ist, um die Morphologie der Haifischflossen zu beschreiben, sind „Giant-R-Waves" (Riesen-R-Wellen). Der Begriff „Riesen-Welle" ist allerdings problematisch, weil dieser auch in der Literatur verwendet wird, um sich auf R-Wellen zu beziehen, die nur leicht ausgeprägt sind und dem besonderen EKG-Phänomen „Shark Fin" in Größe oder Morphologie nicht ähneln. Das EKG-Phänomen Shark Fin ist ein elektrokardiografisches Zeichen für einen subakuten/akuten Koronarverschluss mit schlechter Prognose (hohes Sterberisiko aufgrund von Herzstillstand, kardiogenem Schock) und ist besonders häufig in einer Post-/Peri-Arrest-Situation zu finden.

Am häufigsten betroffen sind hierbei der linke Hauptstamm, der LAD oder der proximale RCX, v. a. bei fehlender Kollateralversorgung. Diese Komplexe manifestieren sich in meist mehreren zusammenhängenden EKG-Ableitungen, die der Koronaranatomie entsprechen, und stellen eine transmurale Ischämie mit daraus resultierenden Komplikationen (eingeschränkte Pumpfunktion linker Ventrikel, kardiogener Schock …) dar.

Tombstone-ST-Hebung

Eine weitere Form der extrem veränderten ST-Hebung ist die **Tombstone-ST-Hebung (kastenartige ST-Hebung),** die an einen aufrecht stehenden Grabstein erinnert (➤ Abb. 7.30). Die ST-Hebung ist hierbei positiv konvex geformt, wobei die Spitze oftmals höher ist als die vorangegangene R-Zacke (Verlust der R-Zacke) mit einer Dauer von < 0,04 Sek. und minimaler Amplitude. Die ST-Hebung ist hierbei < 5 mm. Die tombstoneförmige ST-Veränderung ist allerdings auch ohne Myokardinfarkt zu finden. Diese besondere Variante des Tombstone-Zeichens wird in einem Bericht von Littman et al. als **„Spiked-Helmet-Zeichen"** beschrieben und ist zu finden bei kritisch kranken Personen ohne Nachweis einer myokardialen Schädigung (➤ Abb. 7.31).

Die Ursache bzw. der Mechanismus dieser EKG-Veränderung ist noch nicht ganz klar. Als mögliche Ursache wird ein erhöhter intrathorakaler oder intraabdominaler Druck angenommen.

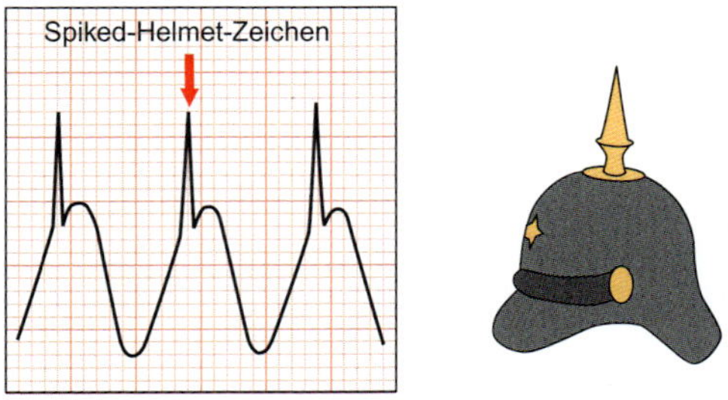

Abb. 7.31 Spiked-Helmet-Zeichen [L143]

7.2.11 Infarktdiagnostik bei Personen mit Linksschenkelblock oder Schrittmacher-EKG

Die Identifizierung eines STEMI im EKG bei Linksschenkelblock oder Schrittmacher-EKG (ventrikuläre Stimulation) ist für viele in der Notfallmedizin Tätige eine Schwierigkeit oder Herausforderung. Lange galt der Mythos, dass bei einem Linksschenkelblock oder bei Menschen mit einem Herzschrittmacher kein Infarkt diagnostiziert werden kann. Durchaus kann die Ischämiediagnostik in solchen Fällen Schwierigkeiten bereiten, aber unmöglich ist sie nicht. Mit speziellen Kriterien und Formeln kann die Infarktdiagnostik bei bestehendem Linksschenkelblock oder Schrittmacher-Stimulation möglich sein. Je nach Ableitung kann z. B. die ST-Hebung durch die Linksschenkelblock-bedingte ST-Senkung aufgehoben oder eine ST-Hebung durch den Linksschenkelblock überlagert sein.

Sgarbossa-Kriterien

Die Sgarbossa-Kriterien stellen eine Möglichkeit dar, um bei Betroffenen mit ACS einen STEMI zu diagnostizieren. Bei den Sgarbossa-Kriterien sind die ST-Segmente konkordant (Sgarbossa A und B) bzw. extrem diskordant (C). Ein normaler Linksschenkelblock hat diskordante ST-Segmente und T-Wellen (➤ Abb. 7.32).

Die Sgarbossa-Kriterien gelten als STEMI-Äquivalent und werden wie folgt definiert (➤ Abb. 7.33):

- **Sgarbossa A:** konkordante (gleiche Ausschlagrichtung) ST-Strecken-Hebung > 1 mm in mindestens einer Ableitung (5 Punkte)

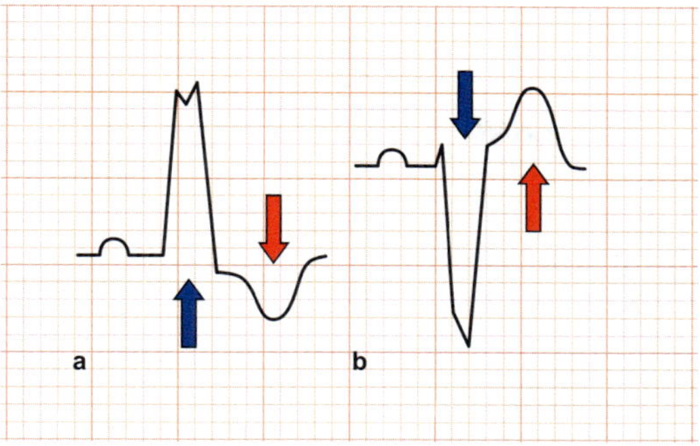

Abb. 7.32 Diskordante ST-Segmente und T-Wellen bei Linksschenkelblock und Schrittmacher, normales Aussehen [L143]

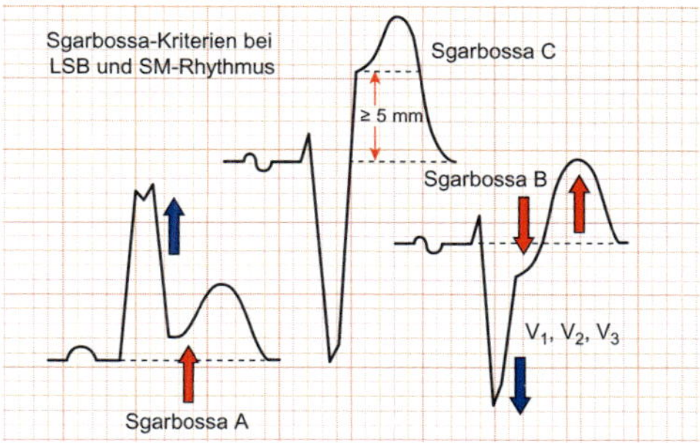

Abb. 7.33 Sgarbossa-Kriterien [L143]

- **Sgarbossa B:** konkordante ST-Strecken-Senkung von mindestens 1 mm in den Ableitungen V_1, V_2 oder V_3 (3 Punkte)
- **Sgarbossa C:** ST-Strecken-Hebung ≥ 5 mm in einer Ableitung mit diskordanter (entgegengesetzter) Ausschlagrichtung im QRS-Komplex (2 Punkte)

Ab einer Sgarbossa-Punktzahl von ≥ 3 Punkten kann man eine einigermaßen zuverlässige Aussage treffen. Die Spezifität für das Vorliegen eines Myokardinfarkts wird mit 98 % und die Sensitivität mit 20 % angegeben.

Indes zeigen nicht alle koronaren Verschlüsse z. B. eine diskordante ST-Hebung von > 5 mm und nicht alle Menschen mit dieser ST-Strecken-Veränderung haben einen akuten STEMI (Sensitivität und Spezifität).

Noch sensitiver in der Diagnostik ist das **modifizierte Sgarbossa-Kriterium nach Smith**. Es wurde entwickelt, um die Genauigkeit der Diagnostik zu verbessern (➤ Abb. 7.34). Die wichtigste Änderung

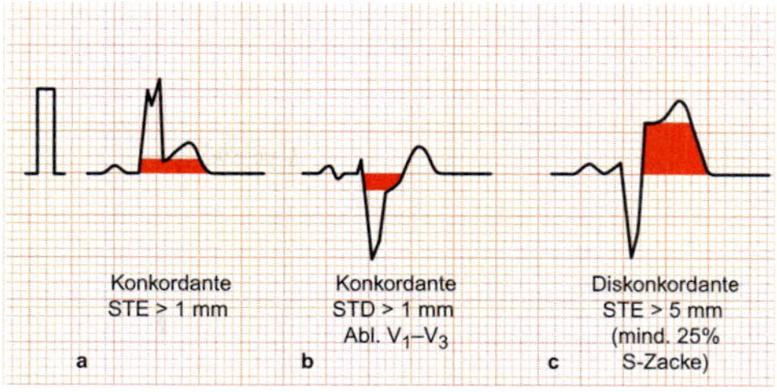

Abb. 7.34 Modifizierte Sgarbossa-Kriterien nach Smith [F781-015/L143]

in den Kriterien ist die exzessive ST-Strecken-Hebung von > 5 mm in einer Ableitung mit diskordanter Ausschlagrichtung (Sgarbossa-Kriterium C).

Die **modifizierten Sgarbossa-Kriterien** nach Smith werden wie folgt definiert:

- Konkordante (gleiche Richtung wie QRS) ST-Hebungen von > 1 mm in ≥ 1 Ableitung (5 Punkte)
- Konkordante ST-Senkungen von > 1 mm, gemessen ab dem J-Punkt in den Ableitungen V_1, V_2 oder V_3 (3 Punkte)
- ST-Hebung von ≥ 25 % (¼) von der Größe der S-Zacke davor (ausgegangen von der Grundlinie) in irgendeiner Ableitung

Nicht anwendbar sind die modifizierten Sgarbossa-Kriterien bei extremer Tachykardie, Lungenödem und Hypertonie.

Barcelona-Kriterien zur Infarktdiagnostik bei LSB

Die Barcelona-Kriterien zur Infarktdiagnostik bei einem Linksschenkelblock sind eine weitere Möglichkeit, um ein mögliches Infarktgeschehen zu werten. Durch Di Marco et al. wurde in einer Analyse nachgewiesen, dass 63 % der Betroffenen mit einem LSB unnötig einer notfallmäßigen Herzkatheteruntersuchung unterzogen wurden. Mit dem Ziel, die Sensitivität der LSB-Infarktdiagnostik zu erhöhen, wurden neue Kriterien entwickelt. In dem neuen Barcelona-Algorithmus wurden die Kriterien zur Beurteilung von Personen mit LSB-Kriterien in der Diagnostik angepasst bzw. verändert (➤ Abb. 7.35). Während in den Sgarbossa-Kriterien die konkordante ST-Senkung ≥ 1 mm (0,1 mV) in den Brustwandableitungen V_1 bis V_3 als Infarktzeichen gewertet wird, ist dies bei den

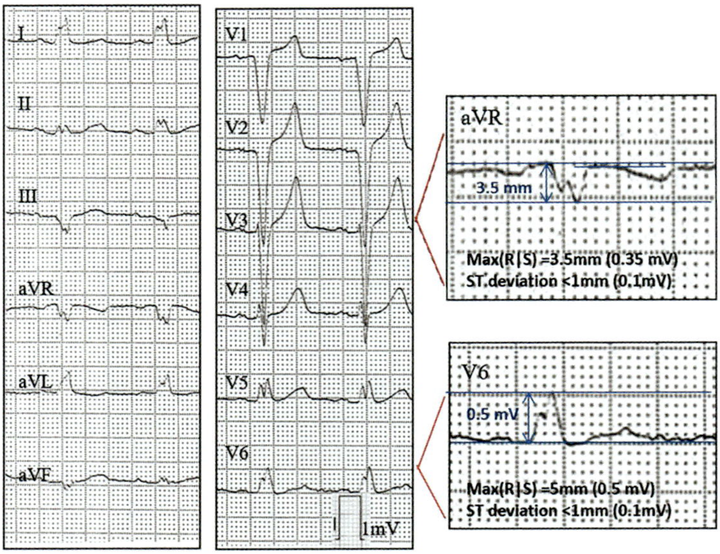

Abb. 7.35 Barcelona-Kriterien [H225-003]

Barcelona-Kriterien auf **alle** Ableitungen erweitert worden. Eine weitere Anpassung und absolut neues Kriterium ist die Bewertung der exzessiven diskordanten ST-Abweichung. Hier wird ein Infarkt gewertet, wenn die ST-Abweichung ≥ 1 mm (0,1 mV) und der QRS-Komplex ≤ 6 mm (0,6 mV) ist. Auch hier werden alle Ableitungen einbezogen.

Folgende Kriterien sind zusammenfassend in der Befundung anhand der Barcelona-Kriterien zu beachten und werten dies als Infarkt bei LSB (mindestens einer von drei Punkten muss zutreffen):

- Konkordante ST-Veränderung ≥ 1 mm, gilt für jede Ableitung
  - Konkordante ST-Senkung ≥ 1 mm (0,1 mV)
  - Konkordante ST-Hebung ≥ 1 mm (0,1 mV)
  - Diskonkordante ST-Veränderungen ≥ 1 mm (0,1 mV), wenn QRS ≤ 6 mm (0,6 mV)

Die Barcelona-Kriterien sind ein Score mit der höchsten Sensitivität (93–95 %). Als Hilfestellung macht es also durchaus Sinn, diese Kriterien in die Entscheidungsfindung einzubeziehen, obwohl die ESC-Leitlinien empfehlen, jeglichen LSB mit ACS-Symptomatik (unabhängig von der Bestehensdauer) als STEMI zu werten. Allerdings ist es sinnvoll, anhand einfacher Kriterien mit guter Sensitivität und Spezifität eine Überversorgung zu vermeiden. Es wird in der Analyse von Di Marco et al. auch erwähnt, dass die Barcelona-Kriterien allein nicht ausreichen, um eine Myokardinfarkt-Diagnose bei LSB zu stellen. Sie können aber ein weiteres Tool zur Optimierung der Infarktdiagnostik bei Patientinnen und Patienten mit LSB und Verdacht auf Myokardinfarkt sein.

Chapman-Zeichen

Eine weitere Möglichkeit zur Infarktdiagnostik bei einem Linksschenkelblock ist das Chapman-Zeichen. Bei diesem kann man in den Ableitungen I, aVL oder V_6 einen geknoteten/gekerbten Aufwärtsschenkel der R-Zacke sehen (➤ Abb. 7.36). Das Chapman-Zeichen hat eine niedrige Sensitivität, aber eine hohe Spezifität von ca. 90 %.

7.2.12 STEMI-Imitation: Emery-Phänomen

Nicht immer sind ST-Hebungen Hinweise für einen Myokardinfarkt. Unterschiedliche Erkrankungen wie z. B. Elektrolytentgleisungen, Kardiomyopathien, eine Myokarditis oder das Brugada-Syndrom können ST-Hebungen im EKG zeigen. Ein besonderes EKG-Phänomen ist das sog. Emery-Phänomen, das einen ST-Hebungsinfarkt simuliert (STEMI Mimics) und hier erwähnt werden soll. Normalerweise muss es für jede atriale

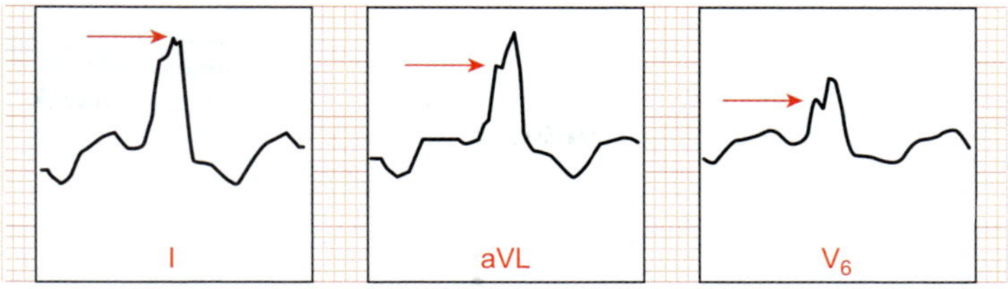

Abb. 7.36 Chapman-Zeichen mit Knoten/Einkerbung im Aufwärtsschenkel der R-Zacke (siehe Pfeil) [L143]

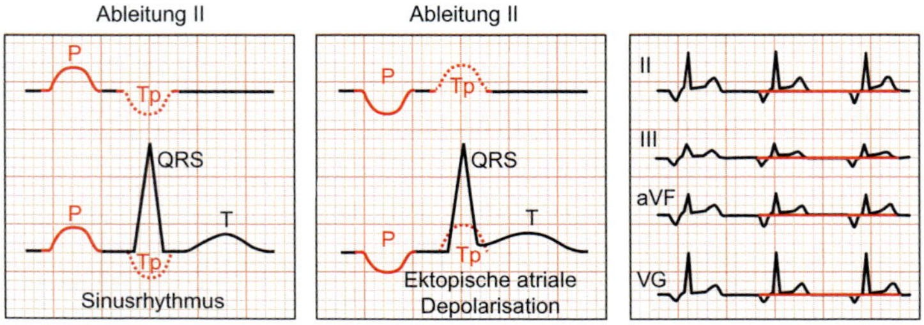

Abb. 7.37 Emery-Phänomen [L143]

P-Welle eine atriale T-Welle geben. Dabei sind die P-Wellen des Sinusknotens in den Extremitätenableitungen im Normalfall positiv und das „T des P" ist negativ und im EKG nicht zu erkennen, da es während des QRS-Komplexes auftritt. Bei ektopischer atrialer Depolarisation und negativer P-Welle im EKG wird das „T des P" positiv und kann das Ende des QRS-Komplexes im EKG verzerren und somit eine ST-Hebung simulieren. Dieses Phänomen ist im Rahmen einer langsamen atrialen ektopen Erregung zu beobachten (➤ Abb. 7.37).

7.3 Notfallversorgung des akuten Koronarsyndroms

7.3.1 Notfallbehandlung und allgemeine Maßnahmen

Die Notfallbehandlung von Personen mit akutem Koronarsyndrom richtet sich nach aktuellen Guidelines und Empfehlungen der verschiedenen Fachgesellschaften (Deutsche Gesellschaft für Kardiologie – DGK, European Society of Cardiology – ESC und European Resuscitation Council – ERC). Bei der Versorgung von Menschen mit ACS sollten daher innerklinisch Versorgungspfade zur Verfügung stehen.

Logistik

Einen großen Stellenwert in der Versorgung beim ACS nimmt die Logistik ein. Hier kann bereits der Rettungsdienst durch organisatorische Maßnahmen und entsprechende Versorgungspfade helfen, eine Verzögerung der Versorgung zu vermeiden. Durch z. B. die frühzeitige **Aktivierung eines Herzkatheterlabors** bei der Diagnose OMI/STEMI kann die weitere Versorgung deutlich zeitoptimierter ablaufen und unnötige Verzögerungen in der Behandlung werden umgangen. In den Leitlinien ist eine klare Vorgehensweise zur Verbesserung der klinischen Ergebnisse von Patientinnen und Patienten mit OMI gefordert. Dies betrifft v. a. die Kommunikation und das Zusammenarbeiten zwischen den Krankenhäusern. Hier ist eine aktive Zusammenarbeit der Kardiologie mit allen Beteiligten gefordert.

Hauptmerkmale eines gut **funktionierenden Netzwerks** bei der Versorgung von okklusiven Myokardinfarkten sind:

- Klare Definition der geografischen Versorgungsgebiete
- Qualitätsmanagement mit gemeinsam schriftlich fixierten Protokollen
- Prähospitale Triage durch den Rettungsdienst:
  - Zuweisung in ein geeignetes Krankenhaus mit PCI-Möglichkeit

7

- Umgehung von Krankenhäusern ohne PCI-Möglichkeit oder ohne 24-Stunden-/7-Tage-Programm einer primären PCI
- Bei Ankunft im geeigneten Krankenhaus direktes Verbringen in das Herzkatheterlabor unter Umgehung der Notaufnahme (*door-to-ballon time, door-to-wire time*)
- Betreuung von Betroffenen, die in einem Krankenhaus ohne PCI-Angebot vorstellig werden, in einem geeigneten, überwachten Bereich bis zum Transport in ein PCI-Zentrum
- Wenn Betroffene primär durch den Rettungsdienst ohne OMI-Diagnose in ein Nicht-PCI-Krankenhaus transportiert werden, sollte der Rettungsdienst auf eine Diagnose warten und dann den Transport in ein PCI-Zentrum fortführen, um eine unnötige Verzögerung in der Versorgung zu vermeiden.

Dies zeigt deutlich die Wichtigkeit der Verkürzung der Ischämiedauer durch eine gut funktionierende Logistik aller, die an der Versorgung der Betroffenen beteiligt sind.

MERKE

Die Dauer der Ischämie wird durch **vier** wesentliche Faktoren beeinflusst:

1. Beginn der Symptome und Eintreffen des Rettungsdienstes
2. Eintreffen des Rettungsdienstes beim Patienten/der Patientin und Ankunft des Rettungsdienstes in der Notaufnahme
3. Aufnahme in der Notaufnahme mit eventuell weiterer EKG-Beurteilung und Erstversorgung
4. Notaufnahme und weitere Versorgung im Herzkatheterlabor (*door to balloon, door to wire*)

Risikostratifizierungstools für unspezifische Brustschmerzen in der Präklinik

Marburger Herz-Score

Eigentlich für die hausärztliche Anamnese entwickelt, ist der sog. **Marburger Herz-Score** (➤ Tab. 7.5) eine gute Möglichkeit, anhand einer kurzen Checkliste und gezielter Fragen bei Menschen mit Brustschmerzen die Wahrscheinlichkeit einer koronaren Herzerkrankung (KHK) als ursächlichen Grund einzuschätzen. Auch im innerklinischen Setting (z. B. in der Notaufnahme) kann dieser Score auch durch das Pflegepersonal, z. B. in der Triagierung von Betroffenen gut angewendet werden. Anhand von fünf rasch zu erfassenden Kriterien bzw. Fragestellungen kann eine schnelle Orientierung erfolgen. Bei einer Punktzahl ≤ 2 erscheint eine weitere Diagnostik zur Abklärung einer KHK als nicht sinnvoll.

Tab. 7.5 Marburger Herz-Score [W1099-002]

Kriterien	Ja	Nein
Höheres Alter: Männer ≥ 55 Jahre Frauen ≥ 65 Jahre	1 Punkt	0 Punkte
Vermutet der Patient/die Patientin eine Herzerkrankung als Ursache? Beispiele für Fragestellungen bei Betroffenen ohne bekannte KHK: • *„Verstehe ich richtig: Sie vermuten, dass die Beschwerden etwas mit dem Herzen zu tun haben?"* • *„Kommt der Schmerz vom Herzen?"*	1 Punkt	0 Punkte
Sind die Schmerzen abhängig von einer körperlichen Belastung?	1 Punkt	0 Punkte
Sind die Schmerzen durch Palpation reproduzierbar?	0 Punkte	1 Punkt
Ist bereits eine vaskuläre Erkrankung bekannt?	1 Punkt	0 Punkte
Bewertung für die Wahrscheinlichkeit einer KHK: 0/1 Punkte: sehr gering (< 1 %) 2 Punkte: gering (2 %) 3 Punkte: mittel (17 %) 4/5 Punkte: hoch (50 %)		

Bei Vorliegen folgender Kriterien ist dieser Score ein sinnvolles Tool zur Risikobewertung und Einschätzung:

- Brustschmerzen anterior unabhängig von der konkreten Lokalisation oder Ausstrahlung
- Brustschmerzen, die neu aufgetreten oder verändert sind
- Alter > 18 Jahre
- Bekannte KHK oder keine bekannte KHK in der Vorgeschichte

HEART Score

Als Risikostratifizierungstool für unspezifische Brustschmerzen ist der **HEART Score** (➤ Tab. 7.6) ein einfaches und hilfreiches Tool, um v. a. die Low-Risk-

Tab. 7.6 HEART Score (Risikostratifizierung für Brustschmerz nach Backus et al. 2013) [F358-001]

Anamnese	Differenzierungsgrad	Punkte
Krankengeschichte (**H**istory)	Typische Beschwerden Mäßig typisch Atypische Beschwerden	2 1 0
EKG	Signifikante ST-Streckenveränderung Unspezifische Veränderungen, LSB/Schrittmacher Normal	2 1 0
Alter	> 65 Jahre 45–65 Jahre < 45 Jahre	2 1 0
Risikofaktoren	≥ 3 Risikofaktoren oder atherosklerotische Vorerkrankung 1 oder 2 Risikofaktoren Keine bekannten Risikofaktoren	2 1 0
Troponin	≥ 3 × oberer Normwert 1–2 × oberer Normwert Im Normalbereich	2 1 0
Summe		

Kardiovaskuläre Risikofaktoren:
- Hypercholesterinämie – positive Familienanamnese
- Arterieller Hypertonus – Diabetes mellitus
- Rauchen – Adipositas (BMI > 30)

Patientinnen und -Patienten in der Notaufnahme zu identifizieren. Der HEART Score ist mittlerweile gut validiert, zuverlässig und lässt sich schnell und einfach anwenden. Als modifizierte Variante für die Präklinik ist durch Sagel et al. der **pre-HEART Score** entwickelt worden. Hier wurde das Geschlecht als eigener Bereich und Risikofaktor anstelle der kardiovaskulären Risikofaktoren in die Berechnung aufgenommen. Bei der präklinischen Entscheidung, ob eine Hospitalisierung notwendig ist, zeigte sich der Score gegenüber der ursprünglichen Variante als überlegen.

MERKE

Auf der Internetseite www.heartscore.nl sind alle nützlichen Informationen zum HEART Score zu finden, wie z. B. Links zu Smartphone-Applikationen oder Videos mit Anleitungen in unterschiedlichen Sprachen.

Auswertung: Nach Berechnung des HEART Scores können drei Patientengruppen unterteilt werden:

- **0–3 Punkte:** Der Patient/die Patientin kann früh entlassen werden und hat ein sehr geringes Risiko (1,6 %) für einen Myokardinfarkt bzw. ein Major Adverse Cardiac Event (MACE).
- **4–6 Punkte:** Der Patient/die Patientin hat ein Risiko von 13 % für ein MACE und sollte zur weiteren kardiologischen Diagnostik (Suche nach Hinweisen einer koronaren Ischämie) hospitalisiert werden.
- **≥ 7 Punkte:** Der Patient/die Patientin hat ein Risiko von 70 % für ein MACE und muss schnellstmöglich kardiologisch, auch invasiv (z. B. koronare Revaskularisation) behandelt werden.

ACHTUNG

Es gibt von der Europäischen Gesellschaft für Kardiologie (ESC) auch einen HEART Score (www.heartscore.org/en_GB). Dieser Score behandelt aber das kardiovaskuläre Risikoprofil bzw. soll die primäre Prävention von Herz-Kreislauf-Erkrankungen fördern. Es existieren also zwei gleich lautende Scores mit (fast) gleichem Themengebiet!

Innerklinische Notfallversorgung

Die innerklinische Versorgung des akuten Koronarsyndroms orientiert sich primär am Patientenzustand (Klinik) und folgt dem ABCDE-Schema (➤ Kap. 4).

Die frühzeitige Ableitung eines 12-Kanal-EKGs ist obligat und sollte in den ersten **10 Min.** nach Patientenkontakt erfolgen.

Anhand der Beurteilung des 12-Kanal-EKGs können die Betroffenen in eine von **drei Kategorien** eingeteilt werden:

1. Betroffene mit **okklusivem Myokardinfarkt (OMI/STEMI):** Bei ST-Hebungen in mindestens zwei oder mehreren zusammenhängenden Ableitungen oder bei einem Linksschenkelblock/Rechtsschenkelblock mit ACS-Symptomatik oder STEMI-Äquivalenten sollte eine schnellstmögliche Reperfusionstherapie mittels perkutaner Koronarintervention (PCI) angestrebt werden.
2. Betroffene mit **nichtokklusivem Myokardinfarkt (NOMI/NSTEMI):** ST-Senkungen oder vorübergehende ST-Segment-/T-Wellen-Veränderungen, verbunden mit Brustschmerz, zeigen eine Myokardischämie an. Dies sind Indikatoren für eine Hochrisikosituation mit instabiler Angina pectoris/NSTEMI. Diese Personen sollten z. B.

einer Chest Pain Unit, wie sie schon in vielen Kliniken mit kardiologischer Anbindung existiert, zur weiteren Behandlung und Überwachung zugeführt werden.
3. Betroffene mit **Angina pectoris** und unauffälligem EKG.

Oberstes Ziel der Versorgung von Menschen mit ACS ist die **Aufrechterhaltung der Vitalfunktionen** mit der Behandlung von evtl. auftretenden lebensbedrohlichen Zwischenfällen und der Verhinderung von schweren kardialen Komplikationen.

Die primären Ziele bei der Versorgung von Menschen mit ACS sind deshalb:
- Reduzierung der Infarktgröße (Nekrose), Schutz der Ventrikelfunktion und Verhinderung von Herzversagen
- Verhinderung von schweren kardialen Komplikationen (*major adverse cardiac events,* MACE): kardial bedingter Tod, nicht tödlicher Myokardinfarkt, Bypass-OP, Hospitalisierung wegen Herzinsuffizienz oder erneuter perkutaner transluminaler Koronarangioplastie (PTCA)
- Behandlung von lebensbedrohlichen Komplikationen des ACS wie z. B. Kammerflimmern (VF) oder pulslose ventrikuläre Tachykardie (pVT), symptomatische Bradykardien und instabile Tachykardien, Lungenödem oder kardiogener Schock

7

MERKE

Zur Vermeidung von MACE und zur frühzeitigen Erkennung eines NOMI macht es Sinn, nicht nur die frühzeitige Ableitung eines 12-Kanal-EKG in die Diagnostik einzubeziehen, sondern auch Point-of-Care-Tests (POCT) wie Troponin und die transthorakale Echokardiografie.

Natürlich hat auch der Patientenkomfort im Sinne einer flankierenden Symptomlinderung, wie z. B. die Schmerzbekämpfung, einen hohen Stellenwert. Die Linderung von begleitenden Beschwerden erfordert häufig die kombinierte Anwendung von supportivem Sauerstoff bei Luftnot, die Gabe von Nitroglycerin oder Opiaten wie z. B. Morphin bei Brustschmerz. Die Verabreichung von Schmerzmitteln reduziert die Angst, den myokardialen Sauerstoffbedarf und die Gefahr von Herzrhythmusstörungen. Die Gabe von Thrombozytenaggregationshemmern oder Antikoagulanzien spielt auch eine wichtige Rolle und richtet sich nach den aktuellen Leitlinien oder lokalen Protokollen.

Medikamentöse Therapie in der Akutversorgung

Sauerstoff

Die kurze Phase der Akutversorgung wird durch die Leitlinien zur Sauerstofftherapie leider ohne besonderen Fokus erfasst.

Alle während der initialen ABCDE-Beurteilung **als „kritisch krank" eingestuften Personen** sollten zunächst hochdosiert Sauerstoff erhalten (15 l/Min. über High-flow-Maske mit Reservoirsystem), um einer Hypoxie vorzubeugen. Dadurch wird sichergestellt, dass die Betroffenen bei einer Zustandsverschlechterung ausreichend präoxygeniert sind. Im Rahmen der Neubeurteilung muss dann selbstverständlich die Sauerstofftherapie bei valider SpO_2-Messung angepasst werden. Bei spontan atmenden Patientinnen und Patienten ohne Hyperkapnierisiko liegt der Zielwert laut S3-Leitlinie zur Therapie mit Sauerstoff bei 92–96 %. Diese Zielwerte gelten auch für beatmete Patientinnen und Patienten (gilt auch für Heimbeatmete) unabhängig vom Hyperkapnierisiko. Bei Hyperkapnierisiko liegt der Zielwert bei 88–92 %. Eine durchgängige Überwachung, die bei Spontanatmung auch durch eine Kapnografie möglich ist, relativiert die Sorge einer unerkannten Verschlechterung durch hyperkapnische Ateminsuffizienz. Patientinnen und Patienten mit vermutetem ACS und Brustschmerz benötigen keinen zusätzlichen Sauerstoff, wenn nicht Zeichen von Hypoxie, Atemnot oder Herzinsuffizienz vorliegen. Die Leitlinie aus 8/2023 der ESC empfiehlt einen Beginn der Sauerstofftherapie erst bei einer Sauerstoffsättigung von < 90 % oder Anzeichen von Luftnot (Hypoxämie). Bei nicht hypoxischen Patientinnen und Patienten und einer Sauerstoffsättigung > 90 % wird eine Sauerstoffgabe nicht empfohlen.

Laut aktueller Studienlage gibt es zunehmend Hinweise, dass eine **Hyperoxie** für Menschen mit unkompliziertem Herzinfarkt schädlich sein kann. In einer Studie aus 2017 (DETO2X-AMI) wurde aber eine Schädigung durch Sauerstoffgabe widerlegt. In einer auf dem ESC-Kongress 2019 in Paris vorgestellten Studie (New Zealand Oxygen Therapy in Acute Coronary Syndromes, NZOTACS) mit mehr als 40.000 Personen unter Sauerstofftherapie bei ACS wurde dies belegt. Diese verschiedenen Aussagen führen immer wieder zu Missverständnissen und teilweise wird Menschen mit ACS der Sauerstoff vorenthalten.

Unter anderem wird in der S3-Leitlinie „Sauerstoff in der Akuttherapie bei Erwachsenen" folgendes Vorgehen beschrieben:

Bei kritischen Patientinnen und Patienten mit Atemnot und nicht validem Pulsoxymetrie-Signal (z. B. schlechte Ableitungsqualität der photoplethysmografischen Pulskurve) soll Sauerstoff hochdosiert gegeben werden. Bei nichtkritischen Patientinnen und Patienten während der Akutversorgung soll laut der Leitlinie unter Beachtung der Indikation eine zielgerichtete Sauerstofftherapie erfolgen. Bei Atemnot sollen zusätzlich folgende wichtige Parameter beurteilt und in die Einschätzung der Patientinnen und Patienten einbezogen werden:

- Atemfrequenz, Atemtätigkeit, Atemanstrengung (z. B. Einziehungen)
- Wenn System vorhanden: Kapnografie bei spontan atmenden Patientinnen und Patienten
- Pulsfrequenz
- Temperatur
- Vigilanz anhand WASB- bzw. AVPU-Schema oder Bestimmung des Glasgow Coma Score (CGS)
- Blutdruck (Achtung: kein valider Wert)

Die Sauerstoffgabe erfolgt nicht aufgrund der Atemnot als Symptom, sondern wird nur verabreicht, um einer Hypoxämie entgegenzuwirken. Besonders wichtig ist es, schnellstmöglich die Ursache der Hypoxämie zu identifizieren und zu behandeln.

MERKE

Bei validen Messwerten (O_2-Sättigung [SpO_2], Blutgasanalyse) soll die Sauerstoffgabe zur Vermeidung einer Hyperoxämie an Zielwerte angepasst werden.

Thrombozytenaggregationshemmung und Antikoagulation

Weitere pharmakologische Maßnahmen während der Versorgung eines akuten Koronarsyndroms umfassen als wichtige Maßnahme auch die Thrombozytenaggregationshemmung und die Antikoagulation, um das weitere Thrombenwachstum im betroffenen Koronargefäß zu verhindern und somit die Infarktgröße zu verringern. In einigen Fällen kann es auch wieder zu einer spontanen Eröffnung des Gefäßes kommen. Hierzu wird durch die aktuellen Leitlinien **Acetylsalicylsäure** (ASS, Aspirin®, Aspisol®) in einer Dosierung von 150–300 mg oral als Tablette oder 75–250 mg intravenös empfohlen.

Heparin (5000 i. E.) zur antithrombotischen Therapie sollte bei okklusiven Myokardinfarkten bzw. STEMI-ACS erwogen werden und mit unfraktioniertem Heparin (UFH) oder niedermolekularem Heparin (Low Molecular Weight Heparin, LMWH) erfolgen.

Analgesie und Anxiolyse

Die Schmerzfreiheit von Betroffenen mit ACS ist von besonderer Bedeutung. Opiate wie z. B. **Morphin** sind hier geeignete Medikamente. Der positive Nebeneffekt von Morphin ist das venöse Pooling (Morphin wirkt auf das venöse Gefäßsystem vasodilatierend) mit konsekutiver Senkung der Vorlast.

Morphin i. v. soll titriert verabreicht werden, bis Schmerzfreiheit eintritt. Eine übermäßige Sedierung oder Atemdepression soll vermieden werden. Zur Anxiolyse kann eine milde Sedierung mit z. B. Benzodiazepinen erfolgen.

ACHTUNG

Prothrombotische Wirkung (Aggregation von Blutplättchen) von NSAR bei Langzeitgebrauch: Bei chronischem Langzeitgebrauch von NSAR wie z. B. Paracetamol in zu hohen Dosen kann es zu einer selektiven peripheren COX-2-Hemmung kommen, was zu typischen Nebenwirkungen wie Bluthochdruck oder kardiovaskulären Komplikationen führen kann.

MERKE

Die Schmerzlinderung ist von besonderer Wichtigkeit und dient nicht nur dem Patientenkomfort! Schmerz ist assoziiert mit Aktivierung des Sympathikus, was zur **Vasokonstriktion** führt und damit zur erhöhten Arbeitstätigkeit des Myokards mit daraus resultierendem gesteigertem Sauerstoffverbrauch.

Betablocker

Bei fehlenden Zeichen einer Linksherzinsuffizienz bzw. ohne kardiogenen Schock und vorliegendem okklusivem Myokardinfarkt können auch Betablocker bei erhöhter Herzfrequenz und Hypertonie fraktioniert (z. B. 1 mg Metoprolol i. v.) eingesetzt werden.

Eine routinemäßige Gabe wird nicht empfohlen. Betablocker reduzieren die Herzfrequenz, setzen die Kontraktilität herab und senken den Blutdruck, was zur Reduktion des myokardialen Sauerstoffverbrauchs führt.

Auch die Inzidenz von malignen Herzrhythmusstörungen, besonders Kammerflimmern, kann durch Betablocker gesenkt werden. Der Effekt beruht auf einer Reduktion der Katecholamineffekte, dem Anheben der Flimmerschwelle und der Verringerung der ischämieassoziierten Arrhythmien. In einigen Studien wurde nach Gabe von Betablockern (METOCARD-CNIC-Studie, BEAT-AMI-Studie) eine Reduzierung der Infarktgröße festgestellt. Allerdings gibt es auch eine widersprüchliche Studie (EARLY-BAMI-Studie), welche die positiven Effekte einer Gabe von Betablockern dämpft.

Zur weiteren Klärung des klinischen Vorteils einer vor PCI eingeleiteten Gabe von Betablockern wird eine zuverlässige Studie gefordert. Aktuelle Studien befassen sich v. a. mit der Gabe von oralen Betablockern nach Herzinfarkt.

Praxistipp

AHAB-Akronym als Merkhilfe zur medikamentösen Therapie bei OMI/STEMI:

- **A**SS
- **H**eparin
- **A**nalgesie (Morphin) falls notwendig/Anxiolyse (z. B. Benzodiazepin)
- **B**etablocker, wenn RR > 120 mmHg syst., fehlende Zeichen einer Herzinsuffizienz bzw. keine vorliegenden Kontraindikationen

Nitroglycerin

Nitroglycerin als sublinguales Glyceroltrinitrat kann bei Brustschmerzen verabreicht werden. Bei Symptomverbesserung nach Nitratgabe soll ein Verlaufs-EKG angefertigt werden. Eine komplette Normalisierung der ST-Hebungen deutet auf einen Koronarspasmus hin.

Nitrate sollten nicht verabreicht werden bei hypotonen Personen, deutlicher Brady- oder Tachykardie, ausgedehntem RV-Infarkt, bekannter Aortenstenose oder Einnahme von PDE-5-Hemmern in den letzten 24 bis 48 Stunden.

7.3.2 Koronare Reperfusionstherapie

Perkutane Koronarintervention (PCI)

Die zuverlässigste Methode der Versorgung von Menschen mit OMI ist die koronare Reperfusionstherapie mittels **perkutaner koronarer Intervention (Percutaneous Coronary Intervention, PCI).** Mittlerweile ist dies die wichtigste weiterführende Behandlung bei OMI. Die Koronarangiografie mit oder ohne Implantierung eines Stents (PCI) ist bei OMI die bevorzugte Behandlung und sollte in einem Zentrum mit hohen Patientenzahlen und erfahrenen Anwendern durchgeführt werden. Faktoren wie eine zeitoptimierte Behandlung spielen eine große Rolle und müssen beachtet werden (➤ Abb. 7.38). Beispielsweise sollte die Zeitspanne zwischen medizinischem Erstkontakt durch z. B. den Rettungsdienst und erster Ballondilatation („First medical contact-to-ballon"-Zeit) zur Eröffnung des betroffenen Infarktgefäßes nach Auftreten der Brustschmerzen und Alarmierung des Rettungsdienstes innerhalb von zwei Stunden kürzer als 90 Minuten sein. Dazu gehören auch eine fehlerfreie Kommunikation und Anmeldung der Betroffenen. Nur so kann die Rettungskette gut funktionieren und Morbidität und Mortalität können gesenkt werden. Eine frühe Revaskularisation innerhalb von 24 Stunden wird in den aktuellen ESC-Guidelines bei folgenden Betroffenen mit oder ohne Hoch-Risiko-Merkmale empfohlen:

- Bestätigter NSTEMI gemäß ESC-Algorithmus
- EKG-Dynamik (Veränderungen der ST-Strecke oder T-Wellen)
- Hoher Grace-Score (> 140)
- Hämodynamische Instabilität oder Schock
- Anhaltende Beschwerden oder Schmerzpersistenz trotz adäquater Therapie
- Lebensbedrohliche Arrhythmien oder Herz-Kreislauf-Stillstand
- Mechanische Komplikationen
- Akute kardiale Dekompensation infolge anhaltender kardialer Ischämie

Eine verlässliche und zeitlich optimale Reperfusionstherapie kann also nur durch dieses Vorgehen eingehalten werden. Neben der zeitoptimierten Behandlung und Auswahl des richtigen Krankenhauses mit Herz-

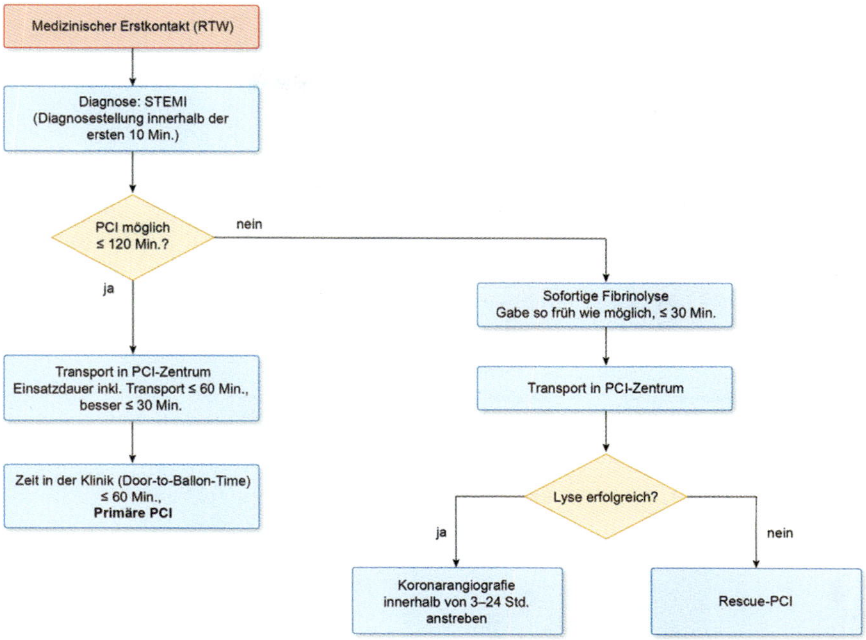

Abb. 7.38 Zeitliche Zielvorgaben, gerechnet vom medizinischem Erstkontakt. Erst bei > 120 Min. bis zum Beginn der PCI ist eine präklinische Lysetherapie indiziert. [P100/L143]

katheteranbindung sollte weiterführend der **krankenhausinterne Prozess** optimal ablaufen. Das Katheterlabor muss täglich rund um die Uhr (24/7) erreichbar sein und eine Versorgung der Betroffenen innerhalb von 20 Minuten gewährleisten. Ein Transport durch den Rettungsdienst direkt in das Herzkatheterlabor sollte das vorrangige Ziel sein. Die Zeitspanne bis zur Gefäßeröffnung kann dadurch deutlich reduziert werden („Door-to-ballon-Zeit").

Es ist teilweise schwierig zu unterscheiden, welche Personen zusätzlich von einer frühzeitigen Reperfusionstherapie profitieren. Es ist daher wichtig, Betroffene mit Hochrisiko-EKG-Befunden frühzeitig zu identifizieren.

MERKE

Time is muscle!

Je früher die Durchblutung des Herzmuskels durch Eröffnung des Koronargefäßes wieder hergestellt wird, desto geringer ist der bleibende Schaden. Verzögerungen der Zeitspanne von medizinischem Erstkontakt bis zur Ballondilatation über 90 Min. gehen mit einer erhöhten Mortalität einher (➤ Abb. 7.38).

Bei der primären **PCI (PPCI)** wird mittels Koronarangiografie das betroffene Gefäß dargestellt und der Verschluss identifiziert. Danach wird ein Führungsdraht in das Gefäß und durch den verschließenden Thrombus vorgeschoben. Darüber wird ein Ballonkatheter geschoben, um die Arterie durch Aufdehnen des Ballons mit hohem Druck (Ballondilatation = perkutane transluminale Koronarangioplastie, **PTCA**) zu öffnen. Auch werden bei frischen Verschlüssen häufig vor der PTCA Aspirationskatheter zum Absaugen von Thromben eingesetzt. Um einen erneuten Verschluss des Gefäßes zu verringern, wird anschließend ein Stent im betroffenen Abschnitt der Koronararterie durch Einpressen in das Endothel platziert. Diese Stents sind teilweise auch medikamentös beschichtet (➤ Abb. 7.39, ➤ Abb. 7.40, ➤ Abb. 7.41).

Lysetherapie

Eine Fibrinolyse-Therapie stellt eine weitere Option in der Versorgung des akuten Myokardinfarkts dar. Bei der Lysetherapie wird intravenös ein Fibrinolytikum,

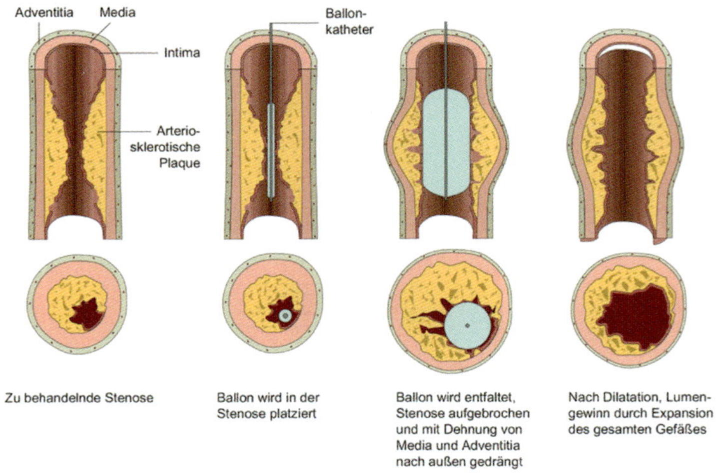

Abb. 7.39 Durchführung der PTCA (perkutane transluminale Koronarangioplastie) [L115]

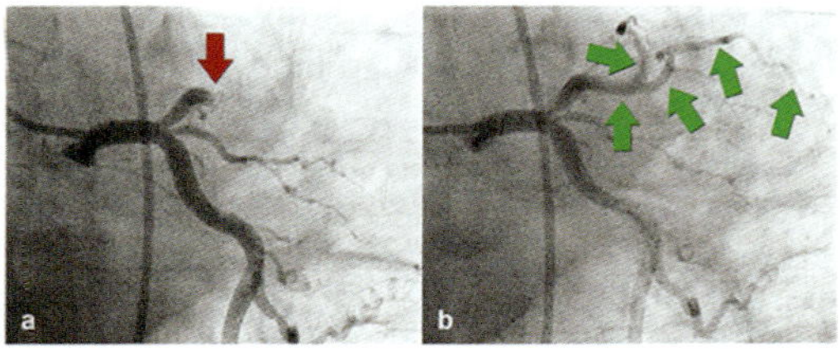

Abb. 7.40 Koronarangiografie vor (a) und nach (b) PTCA des verschlossenen Koronargefäßes und Implantation eines Stents [P100/L143]

wie z. B. Tenecteplase = Metalyse®, Alteplase = Actilyse®, zur Auflösung von Thromben injiziert. Da Fibrinolytika systemisch und nicht nur lokal wirken, ist die allgemeine Blutungsgefahr stark erhöht. Zu berücksichtigen sind deshalb auch im Notfall mögliche Kontraindikationen gemäß Herstellerangaben und aktuellen Leitlinien.

Aufgrund der mittlerweile hohen Dichte an Herzkatheterlaboren mit 24-Stunden-Bereitschaft, die vom Rettungsdienst angefahren werden können und rasch verfügbar sind, ist dies aber mittlerweile eine eher selten durchgeführte Therapie und hat an Bedeutung verloren. Nur noch in Regionen, in denen eine primäre PCI-Strategie nicht innerhalb von 120 Min. zu erreichen ist, bleibt die Fibrinolyse eine Therapieoption. Wenn bei ordnungsgemäßer Indikation die Lysetherapie innerhalb der ersten Stunden nach Beginn der Brustschmerzen durchgeführt wird, kann auch mit dieser Therapieoption die Mortalität des

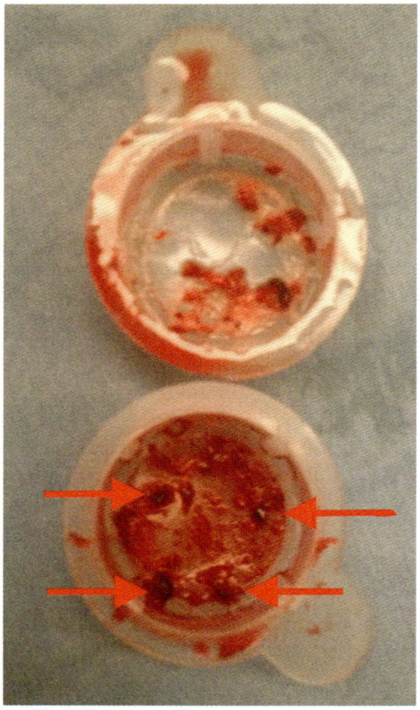

Abb. 7.41 Entfernte frische Thromben nach Behandlung mit einem Aspirationskatheter [M1001]

Myokardinfarkts deutlich reduziert werden. Kontraindikationen zur Lysetherapie bei Myokardinfarkt sind in ➤ Tab. 7.7 aufgelistet.

Eine frühzeitige Reperfusion kann also auch durch eine präklinisch durchgeführte Lysetherapie erreicht werden und ist v. a. sinnvoll, wenn die Transportzeiten in ein geeignetes Krankenhaus sehr lang sind. Ein

Tab. 7.7 Kontraindikationen zur Lysetherapie bei akutem Myokardinfarkt

Absolute Kontraindikationen	Relative Kontraindikationen
• Hämorrhagischer Schlaganfall zu beliebigem Zeitpunkt • Ischämischer Schlaganfall in den letzten 6 Monaten • Neoplasie oder Schädigung des zentralen Nervensystems • Kürzliche (< 3 Wochen) größere Operationen, Kopfverletzung oder wesentliches Trauma • Bestehende innere Blutungen (außer Menstruation) oder gastrointestinale Blutung innerhalb des letzten Monats • Bekannte oder vermutete Aortendissektion • Bekannte hämorrhagische Diathese (Blutungsneigung) • Traumatische Reanimation < 3 Wochen	• Therapierefaktäre Hypertonie (systolischer Blutdruck > 180 mmHg) • Transitorisch ischämische Attacke (TIA) in den letzten 6 Monaten • Therapie mit oralen Antikoagulanzien • Schwangerschaft oder < 1 Woche nach Entbindung • Nicht komprimierbare Gefäßpunktionsstelle • Aktives peptisches Magengeschwür • Fortgeschrittene Lebererkrankung • Bakterielle Endokarditis • Bekannte allergische Reaktion auf die zum Einsatz kommende fibrinolytische Substanz

Hauptvorteil der präklinischen Fibrinolysetherapie liegt darin, dass weder ein Herzkatheterlabor noch ein in der Durchführung der Herzkatheteruntersuchung erfahrener Kardiologe erforderlich sind. Bei längeren Transportzeiten oder Nichterreichbarkeit eines Herzkatheterlabors wäre dies eine mögliche Alternative in der Versorgung des akuten Myokardinfarkts.

MERKE

Bei 20–30 % der Betrofenen mit OMI oder STEMI und durchgeführter Fibrinolyse-Therapie wird keine Reperfusion erreicht.

Während der Durchführung einer Lysetherapie müssen die Betroffenen weiterhin engmaschig kontrolliert werden. Es empfiehlt sich, in regelmäßigen Abständen, spätestens aber nach 60–90 Min. ein weiteres 12-Kanal-EKG zu schreiben. Ein Rückgang der ST-Strecken-Hebungen um mehr als 50 % spricht für eine Wiedereröffnung des betroffenen Infarktgefäßes. Die Schmerzbeurteilung, v. a. nach Analgesie mit Opiaten, ist kein guter Parameter für die Beurteilung eines Erfolgs.

Wenn eine Fibrinolyse erwogen wird, ist ein anschließender Transport in ein PCI-fähiges Zentrum zwingend erforderlich, da bei Versagen einer Fibrinolyse oder bei Hinweisen einer Reokklusion (ST-Streckenhebung, hämodynamische oder elektrische Instabilität, Verschlechterung der Ischämie) eine sofortige Koronarangiografie oder ggf. eine Rescue-PCI erforderlich ist. Laut ES-Guidelines wird selbst bei erfolgreicher Fibrinolyse eine routinemäßige frühe Angiografie (2–24 h nach Lyse) bei nicht vorliegenden Kontraindikationen empfohlen. Für die Versorgung der Betroffenen durch Pflegekräfte ist zu beachten, dass vor einer geplanten Lyse **keine** i. m. Injektionen durchgeführt werden dürfen, da sonst eine Lyse nicht durchgeführt werden darf. Dies gilt selbstverständlich auch nach einer erfolgten Lysetherapie. Die Anlage eines Dauerkatheters oder venöser/arterieller Zugänge hat, wenn es die Lysetherapie nicht verzögert, vorher zu erfolgen. Wichtig ist, während der pflegerischen Versorgung nach erfolgter Lyse darauf zu achten, dass keine Blutungshinweise oder andere Komplikationen vorliegen. Eine regelmäßige Verlaufskontrolle und Patientenbeobachtung nebst Monitoring ist hier obligat.

Wiederholungsfragen

1. Was sind die fünf lebensbedrohlichsten Ursachen (sog. Big Five) von Thoraxschmerzen?
2. Welche klinischen Syndrome der Akutmanifestation der koronaren Herzkrankheit fallen unter den Sammelbegriff ACS?
3. Warum ist die engmaschige EKG-Überwachung v. a. bei Personen mit okklusivem Myokardinfarkt (OMI/STEMI) wichtig?
4. Was sind zusammenhängende Ableitungen und welcher anatomische Bereich wird durch die entsprechenden Ableitungen betrachtet?
5. Was sind Hauptmerkmale für ein gut funktionierendes Netzwerk bei der Versorgung von Personen mit okklusivem Myokardinfarkt (OMI/STEMI)?
6. Welche EKG-Veränderungen können bei einem nichtokklusiven Myokardinfarkt (NOMI/NSTEMI) registriert werden?

7. Was bildet die diagnostische Grundlage für einen okklusiven Myokardinfarkt (OMI/STEMI)?
8. Zählen Sie differenzialdiagnostisch weitere Ursachen für ST-Strecken-Hebungen auf.
9. Welche Veränderungen im QRS-Komplex können bei einem Myokardinfarkt auftreten?
10. Listen Sie atypische elektrokardiografische Hinweise bei einem Vorderwandinfarkt auf.

LITERATUR

Aehlert B. ECGs Made Easy. 5th ed. St. Louis: Elsevier/Mosby, 2012.

Aslanger E, Yıldırımtürk Ö, Şims¸ek B, et al. A new electrocardiographic pattern indicating inferior myocardial infarction. J Electrocardiol. 2020; 61: 41-46.

Backus, BE, Six AJ, Kelder JC, et al. A prospective validation of the HEART score for chest pain patients at the emergency department. Int J Cardiol. 2013; 168(3): 2153-2158.

Bhatt DL, Lopes RD, Harrington RA. Diagnosis and Treatment of Acute Coronary Syndromes: A Review. JAMA. 2022; 327(7): 662-675.

Bösner S, Haasenritter J, Becker A, et al. Ruling out coronary artery disease in primary care: development and validation of a simple prediction rule. CMAJ. 2010; 182(12): 1295-1300.

Henke C, Beissner F. Illustrationen zum übertragenden Schmerz – Wieviel von Head steckt in den Head-Zonen, Schmerz. 2011; 25: 132-139.

Cipriani A, D'Amico G, Brunetti G, et al. Electrocardiographic predictors of primary ventricular fibrillation and 30-day mortality in patients presenting with ST-segment elevation myocardial infarction. J Clin Med. 2021; 10(24): 5933.

Deutsche Gesellschaft für Pneumologie und Beatmungsmedizin e.V. (DGP) et al. AWMF-S3-Leitlinie Sauerstoff in der Akuttherapie beim Erwachsenen, Version 1.0, 2021, AWMF-Registernummer: 020-021. https://register.awmf.org/de/leitlinien/detail/020-021.

de Winter RJ, Verouden NJ, Wellens HJ, et al. Interventional cardiology group of the academic medical C. A new sign of proximal LAD occlusion. N Engl J Med. 2008; 359(19): 2071-2073.

de Winter RW, Adams R, Verouden NJ, et al. Precordial junctional ST-segment depression with tall symmetric T-waves signifying proximal LAD occlusion. Case reports of STEMI equivalence. J Electrocardiol. 2016; 49(1):76-80.

Di Marco A, Rodriguez M, Cinca J, et al. New electrocardiographic algorithm for the diagnosis of acute myocardial infarction in patients with left bundle branch block. J Am Heart Assoc. 2020; 9:e015573.

Dönitz S, Flake F (Hrsg.). Mensch, Körper, Krankheit für den Rettungsdienst. 2. A. München: Elsevier, 2018.

Er F, Dahlem KM, Nia AM, et al. Randomized control of sympathetic drive with continuous intravenous Esmolol in patients with acute ST-segment elevation myocardial infarction: The BEtA-Blocker Therapy in Acute Myocardial Infarction (BEAT-AMI) Trial. J Am Cardiol Intv. 2016; 9(3): 231-240.

European Society of Cardiology (ESC), ESC Press Office. Oxygen is neither beneficial nor harmful in patients with acute coronary syndrome. NZOTACS trial presented in a Hot Line Session today at ESC Congress 2019 together with WCC. Press Release 01 Sep 2019.

European Society of Cardiology (ESC). 2020 ESC Guidelines for the management of acute coronary syndrome in patients presenting without persistent ST-segment elevation, European Heart Journal. 2021; 42: 1289-1367.

European Society of Cardiology (ESC). 2023 ESC Guidelines for the management of acute coronary syndromes, European Heart Journal. 2023; 44(38): 3720-3826.

European Resuscitation Council (ERC). Erweiterte lebensrettende Maßnahmen für Erwachsene. Leitlinien des European Resuscitation Council 2021. Notfall Rettungsmed. 2021; 24: 406-446.

Fessele K, Fandler M, Gotthardt P. Diagnostische Prozeduren. In: Fleischmann T, Hohenstein C (Hrsg.). Klinische Notfallmedizin Band 2 Skills. 2. A. München: Elsevier, 2021, S. 79 ff.

Fleischmann T, Hohenstein C (Hrsg.). FAQ Klinische Notfallmedizin. München: Elsevier, 2016, S. 85 ff.

Gottlieb, J. Sauerstoff in der Akuttherapie. Z Pneumologie. 2022; 19: 403-414.

Grautoff S. Typische atypische EKGs bei Vorderwandinfarkt. Med Klin Intensivmed Notfmed. 2017; 112(8): 703-707.

Grusnick HM. EKG-Interpretation in der Notfallmedizin – ein handlungsorientierter EKG-Kurs, 1. A. Lübeck: Deutscher Berufsverband Rettungsdienst e.V. (DBRD), 2024.

Grusnick HM, Gottlieb J. Sauerstoff pro und contra – eine Frage der Strategie. Elsevier Emergency. 2023; 2: 40-46.

Gulati M, Levy P, et al. 2021 AHA/ACC/ASE/CHEST/SAEM/SCCT/SCMR Guideline for the Evaluation and Diagnosis of Chest Pain. J Am Coll Cardiol. 2021; 78 (22): e187-e285.

Hinkelbein J, Genzwürker H. Formeln und Scores in Anästhesie, Intensivmedizin, Notfallmedizin und Schmerztherapie. 2. A. Berlin: Medizinisch Wissenschaftliche Verlagsgesellschaft, 2016. S. 523 f.

Hofmann R, James SK, Jernberg T, et al. Oxygen therapy in suspected acute myocardial infarction. New Eng J Med. 2017; 377: 1240-1249.

Jacobsen L, Grenne B, Olsen RB, Jortveit J. Feasibility of prehospital identification of non-ST-elevation myocardial infarction by ECG, troponin and echocardiography. Emerg Med J. 2022; 39(9):679-684.

Jahn M, Löwe F, Praetz M (Hrsg.). Untersuchung und Diagnostik für Rettungsdienst und Notfallmedizin. München: Elsevier, 2023.

Jaiswal AK, Shah S. Shark fin electrocardiogram: a deadly electrocardiogram pattern in ST-elevation myocardial infarction (STEMI). Cureus. 2021; 13(6): e15989.

Jóźwiak-Bebenista M, Nowak JZ: Paracetamol: mechanism of action, applications and safety concern. Acta Pol Pharm. 2014; 71: 11-23.

Kühn P, Lang C, Wiesbauer F. EKG lesen, verstehen, beherrschen. Band II: Rhythmusdiagnose. Wien: facultas, 2016.

Larsen R. Akutes Koronarsyndrom (ACS) und akuter Myokardinfarkt. In: Larsen R (Hrsg.). Anästhesie und Intensivmedizin für die Fachpflege. 9. A. Heidelberg: Springer, 2016, S. 680-690.

Littmann L, Monroe MH. Tombstone ST elevation without myocardial infarction: a variant of the "spiked helmet" sign? Am J Med. 2013; 126(8):e9-e10.

Luxem J, Runggaldier K, et al. (Hrsg.). Notfallsanitäter heute. 6. A. München: Elsevier, 2016. S. 590 ff.

Macfarlane PW. New ECG criteria for acute myocardial infarction in patients with left bundle branch block. J Am Heart Assoc. 2020; 9: e017119.

Markovchick VJ, Pons PT, Bakes KM, et al. Emergency Medicine SECRETS. 6th ed. Philadelphia, PA: Elsevier, 2016.

Meyers HP, Bracey A, Lee D, et al. Comparison of the ST-elevation myocardial infarction (STEMI) vs. NSTEMI and occlusion MI (OMI) vs. NOMI paradigms of acute MI. J Emerg Med. 2021; 60(3): 273-284.

Ohly A, Kiening M. EKG endlich verständlich. Kurzlehrbuch. 3. A. München: Elsevier, 2018.

Pendell Meyers H, Bracey A, Lee D, et al. Accuracy of OMI ECG findings versus STEMI criteria for diagnosis of acute coronary occlusion myocardial infarction. Int J Cardiol Heart Vasc. 2021; 33:100767.

Phalen T, Aehlert B. The 12-Lead ECG in Acute Coronary Syndromes. 4th ed. St. Louis: Elsevier/Mosby, 2018.

Pizzaro G, Fernandéz-Friera L, Fuster V, et al. Long-term benefit of early pre-reperfusion metoprolol administration in patients with acute myocardial infarction: results from the METOCARD-CNIC trial (Effect of Metoprolol in Cardioprotection During an Acute Myocardial Infarction). J Am Coll Cardiol. 2014; 63(22): 2356-2362-.

Rhinehardt J, Brady WJ, Perron AD, et al. Electrocardiographic manifestations of Wellens' syndrome. Am J Emerg Med. 2002; 20: 638-643.

Roffi M, Patrono C, Collet JP, et al. 2015 ESC Guidelines for the management of acute coronary syndromes in patients presenting without persistent ST-segment elevation. Rev Esp Cardiol. 2015; 68(12): 1125.

Roolvink V, Rasoul S, Ottervanger JP, et al. Rationale and design of a double-blind, multicenter, randomized, placebo-controlled clinical trial of early administration of intravenous beta-blockers in patients with ST-elevation myocardial infarction before primary percutaneous coronary intervention: EARLY beta-blocker administration before primary PCI in patients with ST-elevation myocardial infarction trial". Am Heart J. 2014; 168: 661.

Sagel D, Vlaar PJ, van Roosmalen R, et al. Prehospital risk stratification in patients with chest pain. Emerg Med J. 2021; 38: 814-819.

Sinha MK, Dasgupta D, Lyons JP. "Tombstone" ST segment elevation of acute myocardial infarction. Postgrad Med J. 2004; 80(943):276.

Smith SW, Dodd KW, Henry TD et al.: Diagnosis of ST-elevation myocardial infarction in the presence of left bundle branch block with the ST-elevation to S-wave ratio in a modified Sgarbossa rule. Ann Emerg Med. 2012; 60(6): 766-776.

Stierle U. Klinikleitfaden Kardiologie. 6. A. München: Elsevier, 2017. S. 43 ff.

Stockburger M, Maier B, Fröhlich G, et al. The emergency medical care of patients with acute myocardial infarction – results from the First Medical Contact Study in the context of the Berlin Myocardial Infarction Registry. Dtsch Ärztebl Int. 2016; 113(29-39): 497-502.

Strebel I, Twerenbold R, Boeddinghaus J et a. Diagnostic value of the cardiac electrical biomarker, a novel ECG marker indicating myocardial injury, in patients with symptoms suggestive of non-ST-elevation myocardial infarction. Ann Noninvasive Electrocardiol. 2018; 23(4): e12538.

Thiele H, Bauersachs J, Mehilli J, et al. Kommentar zu den 2020er Leitlinien der Europäischen Gesellschaft für Kardiologie (ESC) zum Management des akuten Koronarsyndroms bei Patienten ohne persistierende ST-Strecken-Hebung. Kardiologe. 2021; 15: 19-31.

Thygesen K, Alpert JS, Jaffe AS et al., Executive Group on behalf of the Joint European Society of Cardiology (ESC)/American College of Cardiology (ACC)/American Heart Association (AHA)/World Heart Federation (WHF) Task Force for the Universal Definition of Myocardial Infarction. Fourth universal definition of myocardial infarction (2018). J Am Coll Cardiol. 2018; 72(18): 2231-2264.

Verouden NJ, Koch KT, Peters RJ, et al. Persistend precordial „hyperacute" T-waves signify proximal left anterior descending artery occlusion. Heart 2009; 95(20): 1701-1706.

Zhang Q, Zhao Y, Huang X. Acute inferior occlusion myocardial infarction with a solitary ST-elevation in lead III: A case report. J Electrocardiol. 2022; 72: 35-38.

Internetquellen (letzter Zugriff: 18.01.2025)

Bojana U (2015). Is this a STEMI or an optical illusion? www.ekgrhythm.com/2015/10/is-this-stemi-or-optical-illusion-by-dr.html.

Bouthillet T. ECG Medical Training. com. Making sense of Sgarbossa's criteria – chest pain and left bundle branch block – Part 3. www.ecgmedicaltraining.com/making-sense-of-sgarbossas-criteria-chest-pain-and-left-bundle-branch-block-part-3.

Bundesärztekammer, Kassenärztliche Bundesvereinigung, Arbeitsgemeinschaft der Wissenschaftlichen Medizinischen Fachgesellschaften (Hrsg.). Nationale Versorgungs-Leitlinie Chronische KHK. Langfassung 2024 Version 7.0. AWMF-Register-Nr.: nvl-004. https://register.awmf.org/de/leitlinien/detail/nvl-004.

Canadian Cardiovascular Society. Canadian Cardiovascular grading of angina pectoris. https://ccs.ca/app/uploads/2020/12/Ang_Gui_1976.pdf.

corpuls.world (o. J.) ECGmax – die corpuls-Revolution des EKG. https://corpuls.world/produkte/ecgmax/.

corpuls.science Magazin Juli 2020). https://corpuls.world/emagazines/corpuls-science-202007.php.

Deutscher Berufsverband Rettungsdienst e. V. (DBRD). Stellungnahme des Deutschen Berufsverbandes Rettungsdienst zur Sauerstoffgabe bei Notfallpatienten in der Akutversorgung. www.dbrd.de/images/aktuelles/2017/DBRD_Stellungnahme_Sauerstoffgabe_bei_Notfallpatienten_20190407.pdf.

Grunert D (2020). Linksschenkelblock: EKG-Kriterien erweitert. www.aerzteblatt.de/archiv/216101/Linksschenkelblock-EKG-Kriterien-erweitert.

herzkurven® (o. J.). Blockbild? www.herzkurven.com/ekquiz/blockbild/.

ECG Guru (2010). Bundle branch block. www.ecgguru.com/content/bundle-branch-block.

Smith S (2018). "Shark Fin": A deadly ECG sign that you must know! https://hqmeded-ecg.blogspot.com/2018/06/shark-fin-deadly-ecg-sign-that-you-must.html.

Smith, S., et al. (2018). The OMI Manifesto. http://hqmeded-ecg.blogspot.com/2018/04/the-omi-manifesto.html.

The Heart score (o. J.). www.heartscore.nl/

Wülker A (2022). Patienten mit Brustschmerz in die Klinik schicken? www.medical-tribune.de/medizin-und-forschung/artikel/patienten-mit-brustschmerz-in-die-klinik-schicken.

KAPITEL

8 Relevante Erkrankungen und ihre EKG-Veränderungen

Mareike Soltau

8.1 Entzündliche Erkrankungen des Herzens

Entzündliche Veränderungen am Herzen betreffen meistens eine einzelne Schicht des Herzens. Ausbreitungen auf andere Schichten sind jedoch möglich und besonders häufig als Kombination einer **Herzmuskelentzündung (Myokarditis)** und **Herzbeutelentzündung (Perikarditis)** anzutreffen. Das Endokard ist schlecht durchblutet, sodass Entzündungsbotenstoffe bei einer Myokarditis kaum über die kleinsten Blutgefäße des Myokards zum Endokard gelangen. Jedoch können sich in der Blutbahn zirkulierende Bakterien am Endokard anlagern. Im Bereich der Herzklappen kommt es oft zu Verwirbelungen des Blutstroms. Daher sind die Herzklappen prädestiniert, hierdurch infiziert zu werden.

8.1.1 Endokarditis

Ursachen

Die Endokarditis ist eine **Entzündung der Herzinnenschicht** und spielt sich oft an den Herzklappen ab. Bestimmte Bakterien finden an den Herzklappen ein ideales Wachstumsmilieu. Lagern sie sich dort ab, bilden sie einen schützenden Film **(Biofilm)** um sich und verhindern so ein Abtöten durch das Immunsystem. Sie können sich vermehren und dadurch den Blutstrom durch die Herzklappe und den Klappenschluss beeinträchtigen. Strömungsturbulenzen und Störungen der Klappenfunktion sind die Folge. Außerdem können Teile der Bakterienkolonie mit dem Blutstrom mitgerissen werden und als **septische Emboli** Durchblutungsstörungen in anderen Organen wie z. B. dem Gehirn oder der Milz hervorrufen. In seltenen Fällen kann eine Endokarditis auch pilzbedingt sein. Dies betrifft vor allem schwer vorerkrankte Menschen.

Praxistipp

Bei der Entnahme von Blutkulturen muss immer steril gearbeitet werden und es sollen mindestens zwei, besser drei aerobe und anaerobe Fläschchen beimpft werden. Es muss trotz liegendem Zugang neu punktiert werden. Hierdurch wird eine Kontamination mit Hautkeimen, die gleichzeitig auch als Endokarditiserreger in Frage kommen, ausgeschlossen. Durch die höhere Anzahl an Blutkulturen kann der Erfolg beim Erregernachweis (der in 10 % der Fälle nicht gelingt) gesteigert werden und so eine zielgerichtete Antibiotikagabe erfolgen.

Ist eine Herzklappe durch einen Herzfehler oder nach einem künstlichen Klappenersatz vorgeschädigt, kann es leichter zu einer Endokarditis kommen. Die bakterielle Endokarditis spielt sich überwiegend linkskardial an der Mitral- und der Aortenklappe ab. Eine Rechtsherzendokarditis kann bei intravenösem Drogenabusus oder einliegenden Gefäßkathetern wie einem ZVK auftreten. Des Weiteren können Bakterien aus dem Mund-Rachen-Raum bspw. im Rahmen einer Mandelentzündung oder nach zahnärztlichen Eingriffen in die Blutbahn verschleppt werden und so an die Herzklappen gelangen.

Es sind sowohl akute als auch subakute Herzklappenentzündungen möglich. Im Fall einer akuten Endokarditis kommt es öfter zu septischen Krankheitsverläufen, akutem Klappenausriss oder septischer Streuung von Bakterien in andere Organe. Die Letalität im Krankenhaus ist mit 15–30 % sehr hoch.

Symptome

Fieber, Herzinsuffizienzzeichen und sichtbare Durchblutungsstörungen der Haut durch septische Emboli sind klassische Zeichen einer akuten Endokarditis. Sie sind jedoch weder spezifisch noch bei jeder Person vorhanden. Es können vor allem bei subakuten Verläufen auch diffuse Symptome wie Appetitlosigkeit, Gewichtsverlust, Muskel- und Gelenkschmerzen und vermehrtes Schwitzen bestehen. Somit ist die klinische Diagnose einer Endokarditis schwierig. Auskultatorisch findet man bei vielen Betroffenen durch den gestörten Blutstrom auf Klappenebene ein neues Herzgeräusch.

EKG-Diagnostik

Eine Endokarditis selbst verursacht keine EKG-Veränderungen, ihre Komplikationen hingegen schon. Die Infektion kann sich auf das darunter liegende Myokard ausbreiten und einen **Myokardabszess** bilden. Hierdurch kann das Gewebe reißen. Der Abszess kann auch den AV-Knoten und andere Leitungsbahnen umfassen. Erregungsleitung und -ausbreitung können optisch im EKG wie bei einem Herzinfarkt beeinträchtigt sein. AV- und Schenkelblockierungen sind möglich. T-Negativierungen treten bei Myokardabszessen durch die gestörte Erregungsrückbildung im Bereich des Abszesses auf. Ein Herzinfarkt kann durch einen septischen Embolus in den Koronararterien entstehen.

Unspezifische Veränderungen des EKGs sind ebenfalls möglich. Insgesamt wird eine Endokarditis nicht spezifisch im EKG nachgewiesen, sondern durch eine Echokardiografie diagnostiziert.

8.1.2 Myokarditis

Ursachen

Auch die Myokarditis wird häufig durch Krankheitserreger verursacht. Im Gegensatz zur Endokarditis sind hier oft Viren die Auslöser. Parasiten, Bakterien, Pilze oder nichtinfektiöse Erkrankungen können ebenfalls eine Myokarditis herbeiführen. ➤ Tab. 8.1 gibt einen Überblick über mögliche Ursachen.

Tab. 8.1 Beispiele für Ursachen einer Myokarditis

Infektiöse Ursachen	Nichtinfektiöse Ursachen
Parvovirus B19 (PB19)	Systemischer Lupus erythematodes
Herpesvirus 6 (HHV6)	Rheumatoide Arthritis
Coronavirus (SARS-CoV-2)	mRNA-Impfung
Enteroviren	Kokain
Borrelien	Methyl-Dopa (Antiparkinsonmedikament)
Trichinen	Ethanol

Symptome

Die Symptome einer Myokarditis sind unspezifisch. Sie kann fast symptomfrei ablaufen, Leitsymptom ist jedoch der **Thoraxschmerz,** der oftmals Angina-pectoris-Beschwerden (➤ Kap. 7.1.2) ähnelt, aber auch pleuritischen Charakter haben kann. Denn die Myokarditis kann isoliert oder unter Beteiligung des Perikards auftreten. Auch eine neu aufgetretene Herzinsuffizienz ohne andere Ursache oder neu aufgetretene Herzrhythmusstörungen (HRST) während oder nach einem leichten Infekt sind klassische klinische Zeichen.

Man nimmt an, dass viele Menschen mit unklarer chronischer Herzinsuffizienz in ihrem Leben eine stille Myokarditis durchlaufen haben.

In der Regel heilt eine Myokarditis folgenlos ab. Jedoch treten auch Fälle von fulminantem Herzversagen auf, die einer raschen Herztransplantation bedürfen. In Autopsiestudien wurde sie als häufige Ursache des plötzlichen Herztods bei ca. einem Viertel der Verstorbenen nachgewiesen. Im Jahr 2017 wurde durch Herz-MRT-Untersuchungen herausgefunden, dass 6-mal mehr Personen mit Thoraxschmerzen, erhöhten Troponinwerten im Blut und unauffälligem Herzkatheterbefund an einer Myokarditis leiden, als bisher angenommen wurde.

EKG-Diagnostik

Die Diagnose erfolgt klassisch nach Ausschluss anderer Differenzialdiagnosen mit mikroskopischen Analysen von entnommenen Myokardbiopsien. Mittlerweile hat das **Herz-MRT** zur Diagnosestellung an Bedeutung gewonnen.

Zirka 75 % der Personen mit Myokarditis haben EKG-Veränderungen, die jedoch unspezifisch sind und einem Herzinfarkt-EKG ähneln können (➤ Tab. 8.2).

ACHTUNG

Eine Myokarditis kommt in allen Altersklassen vor, betrifft allerdings gehäuft jüngere Männer und Jungen. Diese sind gefährdet, übersehen zu werden. Denn die meisten von ihnen weisen kein kardiovaskuläres Risikoprofil auf, viele leiden unter einer leichten Erkältung, sodass Brustschmerzen hier fälschlicherweise als Bagatelle fehlgedeutet werden könnten. Eine sehr genaue Anamnese kann zusammen mit einer Troponinbestimmung bei der Differenzialdiagnostik helfen.

8.1.3 Perikarditis

Ursachen

Die Perikarditis wird am häufigsten durch Viren ausgelöst. Aber auch durch Tuberkulose, Urämie bei fortgeschrittener Niereninsuffizienz, nach einem Herzin-

Tab. 8.2 EKG-Veränderungen bei Myokarditis und Herzinfarkt im Vergleich

EKG-Veränderung	Myokarditis	Herzinfarkt
ST-Streckenveränderung	Häufig Eher nicht regional Häufig in I, II, aVL, V_3 bis V_5 oder II, III, aVF, V_4 bis V_6	Regionale ST-Streckenhebungen, ST-Streckensenkungen in den entgegengesetzten Ableitungen
T-Negativierungen	Häufigste EKG-Veränderung, terminal oder präterminal	Häufig, klassisch im späteren Stadium oder nach abgelaufenem Infarkt
Leitungsblöcke (Links-, Rechtsschenkelblock, Hemiblock)	Häufiger Links- als Rechtsschenkelblock	Linksschenkelblock
Pathologische Q-Zacken	Möglich	Möglich
AV-Blockierungen	Möglich, eher selten	Vor allem beim rechtsventrikulären Infarkt
Vorhofflimmern	Selten	Gelegentlich
Normales EKG	Bei ca. jeder dritten Person	Beim NSTEMI möglich

NSTEMI: Nicht-ST-Streckenhebungsinfarkt

farkt oder nach Thoraxtrauma kann eine Perikarditis auftreten. Insgesamt gibt es viele Krankheitsbilder, die eine begleitende Perikarditis verursachen – darunter auch Krebserkrankungen und Autoimmunkrankheiten.

Es gibt akute oder chronische Verläufe. Die **akute Perikarditis** zeichnet sich durch einen eher plötzlichen Symptombeginn und eine Dauer von 4–6 Wochen aus. Bei einer **chronischen Perikarditis** können die Beschwerden diffus sein. Ist das Perikard dauerhaft entzündet, kann es vernarben und so das Herz in seiner Beweglichkeit einschränken **(Panzerherz).** Auch Kalkablagerungen sind möglich. Hieraus resultiert eine diastolische Funktionsstörung mit ähnlichen Zeichen wie bei der Rechtsherzinsuffizienz. Bei langer Erkrankungsdauer kann der Herzmuskel atrophieren.

Symptome

Das Leitsymptom der akuten Perikarditis ist ein eher stechender, pleuritischer, **retrosternaler Thoraxschmerz,** der klassischerweise atemabhängig ist und bei Inspiration, Husten und in Flachlagerung zunimmt. Zusätzliche Symptome können sein:

- Fieber
- Dyspnoe
- Tachykardie

Bei ca. 60 % der Betroffenen tritt ein Perikarderguss auf. Hier zeigt sich oft eine deutlich mildere Schmerzsymptomatik. Generell kann die anamnestische Abgrenzung zum Angina-pectoris-Brustschmerz trotz des scheinbar klar unterschiedlichen Schmerzcharakters schwierig sein. Nimmt der Erguss an Größe zu, kann es zu einer lebensbedrohlichen Perikardtamponade kommen, die in der Regel immer eine Notfallsituation darstellt.

Zirka 5 % der Personen, die mit Brustschmerzen behandelt werden und keinen Herzinfarkt haben, leiden unter einer Perikarditis. Männer sind doppelt so häufig betroffen wie Frauen. Die Erkrankung tritt v. a. zwischen dem 40. und 60. Lebensjahr auf.

Komplikationen können durch eine höhergradige Myokardbeteiligung auftreten mit dem Risiko für Herzrhythmusstörungen (HRST) und eine Herzinsuffizienz. Die akute Perikarditis kann folgenlos abheilen oder auch Rezidive bilden. In einigen Fällen geht sie in eine chronische Perikarditis über. Das Risiko hierfür wird von der auslösenden Grunderkrankung bestimmt. Es gibt jedoch auch Personen, bei denen kein Auslöser gefunden werden kann. Hier spricht man von einer **idiopathischen Perikarditis.**

EKG-Diagnostik

Das EKG weist bei 60 % der Personen mit einer Perikarditis Veränderungen auf. Diese sind Ausdruck der epikardialen Entzündung und zeigen damit streng genommen eine Myokardbeteiligung an. Dennoch kann das Ausmaß der Myokardbeteiligung stark variieren (Perimyokarditis oder Myoperikarditis, ➤ Kap. 8.1.2).

Im Akutstadium zeigt das EKG bei der akuten Perikarditis klassischerweise konkave ST-Hebungen in V_2 bis V_6, I, II, aVL, aVF und reziproke ST-Senkungen in aVR und V_1 (➤ Abb. 8.1). Hebungen in Ableitung III kommen nicht vor und eine regionale Zuordnung zu einem koronararteriellen Versorgungsgebiet ist nicht möglich. **Das ist ein wesentliches Unterscheidungsmerkmal zum Herzinfarkt mit ST-Streckenhebung.** Gleichzeitig sind Senkungen der PQ-Strecke in Anwesenheit von ST-Hebungen sichtbar. Dies kann die Identifikation der isoelektrischen Grundlinie erschweren. T-Negativierungen in den Ableitungen, in denen ST-Hebungen zu sehen sind, treten nicht auf. Ebenso kommen bei der Perikarditis keine pathologischen Q-Zacken vor (➤ Tab. 8.3).

Im Folgestadium bilden sich die ST-Hebungen zurück. Es treten diffuse T-Negativierungen auf, die Monate fortbestehen können. Schließlich normalisiert sich das EKG in der Regel.

8.2 Kardiomyopathien und Ionenkanalerkrankungen

8.2.1 Kardiomyopathien

Kardiomyopathie bedeutet „Erkrankung des Herzmuskels“, die eine Funktionsstörung des Myokards verursacht. Dahinter verbirgt sich eine Reihe von Erkrankungen mit unterschiedlichen Auslösern. Viele Kardiomyopathien sind erblich bedingt. Man unter-

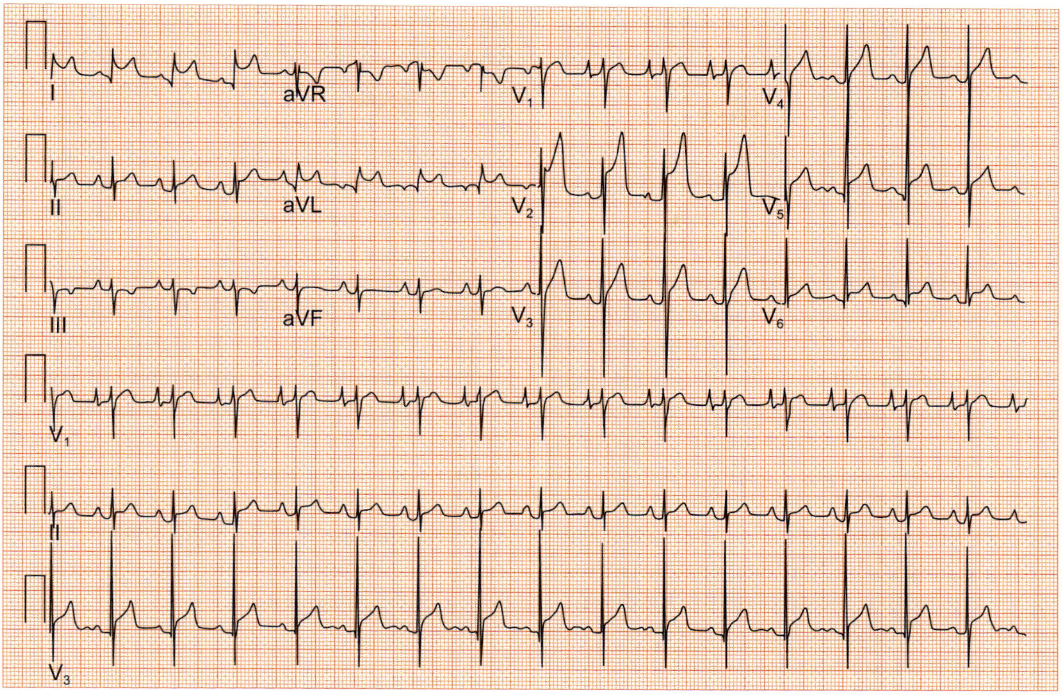

Abb. 8.1 EKG bei einer akuten Perikarditis. Zu sehen sind die typischen, eher konkaven ST-Hebungen z. B. in V_2. Die ST-Hebungen sind keinem koronararteriellen Versorgungsgebiet zuzuordnen. [L231]

Tab. 8.3 EKG-Veränderungen bei Perikarditis und Herzinfarkt im Vergleich

EKG-Veränderung	Perikarditis	Herzinfarkt
ST-Hebungen	Eher konkave ST-Hebungen in V_2 bis V_6, I, II, aVL, aVF; keine Hebungen in V_1, III und aVR; keine Zuordnung zu einer Koronararterie möglich	Versorgungsgebiet-spezifische, konkave oder konvexe ST-Hebungen oder -Senkungen
PQ-Senkungen	Typisch in I, II, aVL, aVF, V_5, V_6; PQ-Hebungen in aVR	Keine
QRS-Komplex-Verbreiterung	Keine	Möglich
Pathologische Q-Zacken	Keine	Möglich
T-Negativierungen	Im Spätstadium nach einiger Zeit	Möglich
Herzrhythmusstörungen	Keine	Möglich

scheidet **hypertrophe, restriktive** und **dilatative Kardiomyopathien.** Letztere sind oft die Endphase einer koronaren Herzerkrankung oder entstehen nach einer Myokarditis (➤ Kap. 8.1.2). Sie sind außerdem die häufigste Ursache für eine Herztransplantation. Manche Kardiomyopathien treten nur phasenweise auf, wie die **Tako-Tsubo-Kardiomyopathie** und die **peripartale Kardiomyopathie.**

Das elektrische Leitsystem des Herzens erfordert ein fein abgestimmtes Öffnen und Schließen von Ionenkanälen. Ist hier ein Kanal genetisch bedingt verändert, kann es zu Störungen der elektrischen Reizleitung kommen. Ionenkanaldefekte stellen ein erhöhtes Risiko für den plötzlichen Herztod dar und sind häufig Ursache für Herz-Kreislauf-Stillstände scheinbar gesunder junger Menschen.

Kardiomyopathien können angeboren oder erworben sein. Sie umfassen eine Gruppe von häufigen und seltenen Erkrankungen, bei denen oft Umwelteinflüsse und genetische Prädisposition aufeinandertreffen.

8

Klinischer Ausprägungsgrad und Alter bei Diagnosestellung können auch innerhalb der Erkrankungen sehr unterschiedlich sein.

Hypertrophe Kardiomyopathie (HCM)

Die hypertrophe Kardiomyopathie (HCM) ist die häufigste Erbkrankheit des Herzens. Man nimmt an, dass sie bei 1 von 500 Menschen vorliegt. Sie ist zudem die häufigste Ursache für den **plötzlichen Herztod** junger Sportler, betrifft aber alle Altersklassen vom Kind bis zum älteren Erwachsenen. Viele verschiedene Mutationen sind als Ursache für ihre Entstehung bekannt. Pathophysiologisch handelt es sich um eine asymmetrische Hypertrophie des linken Ventrikels und des Septums. Dabei gibt es zwei Formen: die **hypertrophe obstruktive Kardiomyopathie** (HOCM) und die **hypertrophe nichtobstruktive Kardiomyopathie** (HNCM). Erstere ist häufiger und zeichnet sich durch eine Verengung des linksventrikulären Ausflusstrakts aus. Durch hypertrophierte Areale des Ventrikelseptums kommt es bei der Myokardkontraktion zu einem Vorwölben der ohnehin schon verdickten Muskulatur in die Ausstrombahn des Blutes Richtung Aorta. Die Menge des ausgeworfenen Blutes, also das **Schlagvolumen,** wird reduziert und somit vermindert sich das Herzzeitvolumen. Dies tritt insbesondere unter Belastung auf, wenn der Körper versucht, die Inotropie des Herzens zu steigern. Auch die Gabe von Katecholaminen kann durch Zunahme der Inotropie eine Verschlimmerung der Obstruktion bewirken.

Im Verlauf der Erkrankung kann es zu ischämischen Myokardnekrosen und -fibrosen in den endokardnahen Schichten kommen, denn das Myokard wird von außen nach innen durch Blutgefäße versorgt. Vernarben die inneren Myokardschichten **(Fibrose),** kann eine Erweiterung der Herzhöhlen entstehen. Durch die Verdickung des Myokards und die Fibrosebildung entwickelt das Herz eine Störung der diastolischen Funktion: Die Dehnbarkeit des Herzmuskels ist reduziert und die Entspannung des Herzens in der Diastole braucht länger als beim Gesunden.

Symptome

Symptome dieser chronischen Erkrankung können fehlen oder scheinbar banal sein. Ein sehr häufiges Symptom ist die Dyspnoe. Auch Angina-pectoris-Beschwerden und Synkopen können auftreten, ebenso wie ventrikuläre Arrhythmien. Schlaganfälle sind möglich, denn Personen mit einer hypertrophen Kardiomyopathie haben häufiger Vorhofflimmern, das einen Risikofaktor für Schlaganfälle darstellt. Zeichen einer Linksherzinsuffizienz finden sich bei fortgeschrittener Erkrankung.

Insbesondere bei Synkopen, ventrikulären Arrhythmien, familiärer Vorgeschichte mit plötzlichem Herztod, Blutdruckabfall unter Belastung und bekannter linksventrikulärer Hypertrophie ist Vorsicht geboten. Alle diese Faktoren stellen Risikofaktoren für den plötzlichen Herztod bei Personen mit hypertropher Kardiomyopathie dar. Da die Erkrankung nicht bei allen Betroffenen bekannt ist, können sie beispielsweise mit einer Synkope erstmals in Erscheinung treten. Die Anamnese hilft hier sehr, die betroffene Person richtig einzuschätzen.

MERKE

Die hypertrophe obstruktive Kardiomyopathie kann ein plötzliches Low-Cardiac-Output-Syndrom hervorrufen. Hierbei fällt die Herzauswurfleistung durch Verengung des linksventrikulären Ausflusstrakts akut rapide ab. Dies kann eine Synkope verursachen. Synkopen bei Patienten mit HCM sind ein Warnsignal und mit einem erhöhten Risiko für den plötzlichen Herztod verbunden.

Die Sterblichkeit liegt bei 1 % pro Jahr und kann bei Vorliegen von Risikofaktoren auf 5 % steigen. Die meisten Betroffenen sterben an ventrikulären Arrhythmien.

EKG-Diagnostik

Das EKG stellt eine gute nichtinvasive Möglichkeit dar, Hinweise auf eine HCM oder HOCM zu finden. Zirka 90 % der Personen mit hypertropher Kardiomyopathie weisen EKG-Veränderungen auf (➤ Abb. 8.2).

Klassischerweise sind Zeichen einer linksventrikulären Hypertrophie zu sehen (➤ Kap. 8.3.2) mit entsprechenden Veränderungen des R-Aufbaus in den Brustwandableitungen und großen QRS-Komplexamplituden. Die meisten Betroffenen haben einen Linkslagetyp oder einen überdrehten Linkstyp. Zirka 10 % der Betroffenen haben ein **Vorhofflimmern** aufgrund einer chronischen Dehnung des linken Vorhofs durch zurückgestautes Blut.

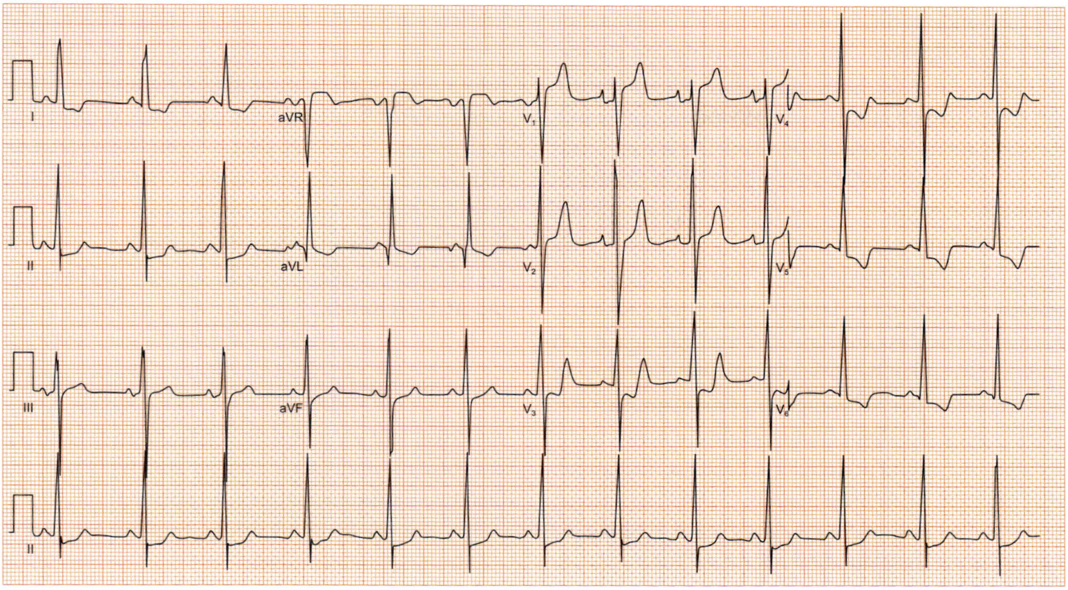

Abb. 8.2 Typisches 12-Kanal-EKG mit charakteristischen Veränderungen bei einem Patienten mit hypertroph obstruktiver Kardiomyopathie (HOCM) [L231]

Die Q-Zacke stellt die septale Depolarisation dar und eine Ventrikelseptumhypertrophie ist charakteristisch für die hypertrophe Kardiomyopathie. Somit sind pathologische Q-Zacken hier häufig zu finden.

Die T-Welle kann negativ sein, ST-Senkungen sind ebenfalls möglich als Zeichen einer relativen Myokardischämie. Die Mehrzahl der Betroffenen hat gelegentlich komplexe ventrikuläre Extrasystolen oder ventrikuläre Tachykardien. Diese können eventuell im 12-Kanal-EKG gesehen werden. Die QT-Zeit ist oft verlängert, was ein Risiko für tödliche Arrhythmien darstellt.

Mit dem EKG kann eine hypertrophe Kardiomyopathie nicht ausgeschlossen werden, auch hier ist eine Echokardiografie erforderlich. Das EKG bietet aber Anhaltspunkte und kann zusammen mit Symptomen und Anamnese den Verdacht auf diese Erkrankung erhärten.

Dilatative Kardiomyopathie (DCM)

Ursachen

Hierunter versteht man eine Kardiomyopathie mit Erweiterung der Herzhöhlen, stark reduzierter Pumpfunktion des Herzens und im Verlauf auch Abnahme der Myokarddicke. Es handelt sich um die häufigste Form der Kardiomyopathien. Bei ca. 50 % der Betroffenen kann keine Ursache für die Kardiomyopathie gefunden werden. Man geht davon aus, dass viele von ihnen eine asymptomatische Myokarditis durchlaufen haben und die dilatative Kardiomyopathie ein Folgezustand daraus ist. Bei einem Drittel der Fälle spielen genetische Einflüsse eine Rolle. Viele Patientinnen und Patienten entwickeln in Folge einer anderen Erkrankung eine dilatative Kardiomyopathie.

Männer erkranken doppelt so oft wie Frauen. Häufige Ursache ist die **koronare Herzkrankheit (KHK),** die durch dauerhafte Minderdurchblutung der Herzmuskelzellen deren Absterben hervorruft. Sie werden ersetzt durch Narbengewebe. Auch die **alkoholinduzierte (= ethyltoxische) dilatative Kardiomyopathie** ist relativ häufig – insbesondere bei langjährigem regelmäßigem Konsum von mehr als 80 g Alkohol pro Tag. Ein Glas Wein enthält bereits ca. 9 g und Alkohol wirkt direkt schädigend auf die Zellen des Herzens.

Auch Medikamente können die Herzmuskelzellen schädigen und dadurch eine dilatative Kardiomyopathie auslösen. Hierzu zählen v. a. **Chemotherapeutika,** aber auch **trizyklische Antidepressiva** und **illegale Drogen** wie Kokain.

8

Eine Sonderform der dilatativen Kardiomyopathie stellt die **peripartale Kardiomyopathie** dar. Hierbei tritt gegen Ende der Schwangerschaft oder innerhalb des ersten halben Jahres nach Entbindung eine rasch fortschreitende Herzinsuffizienz auf. Die genaue Ursache ist unbekannt. Möglicherweise spielt das Hormon **Prolaktin** hier eine Rolle, das für die Milchproduktion in der Stillzeit verantwortlich ist. Es existieren große regionale Unterschiede in den Häufigkeitsangaben und die tatsächliche Häufigkeit ist nicht bekannt. Man schätzt, dass in den USA und Europa 1 von 4000 Gebärenden betroffen ist. Risikofaktoren sind höheres Alter der Schwangeren, Präeklampsie oder Schwangerschaftshypertonus, mehrere Schwangerschaften zuvor und prolongierte Tokolyse. Es handelt sich um eine Ausschlussdiagnose. Die Prognose ist sehr variabel und reicht von kompletter Heilung bis hin zur Herztransplantation oder zum Tod.

Die Mortalität der peripartalen Kardiomyopathie liegt insgesamt bei 30–60 %. Bei Folgeschwangerschaften beträgt das Risiko einer erneuten Erkrankung ungefähr 50 %.

Es können bei einer dilatativen Kardiomyopathie Thromben in den Herzhöhlen durch den reduzierten Blutfluss aufgrund des eingeschränkten Herzauswurfs entstehen. Hiervon können sich Emboli lösen und im ganzen Körper arterielle Gefäßverschlüsse hervorrufen, z. B. Schlaganfälle. Deshalb werden viele Betroffene therapeutisch antikoaguliert.

Symptome

Die Symptomatik ist geprägt von klassischen Herzinsuffizienzzeichen. Die Betroffenen präsentieren sich mit biventrikulären kardialen Dekompensationszeichen – beispielsweise einem Lungenödem oder Ödemen am Körper. Je nachdem, wie ausgeprägt die Pumpfunktionseinschränkung ist, kann der Patient oder die Patientin deutliche Schockzeichen aufweisen. Auch gestaute Halsvenen sind aufgrund des rechtsventrikulären Pumpversagens möglich. In der Anamnese ist vielleicht schon eine Herzinsuffizienz bekannt oder die Medikamentenliste der betroffenen Person enthält typische Herzinsuffizienzmedikamente wie **Diuretika** und **ACE-Hemmer.**

EKG-Diagnostik

Das EKG kann verschiedene Veränderungen aufweisen. Folgende drei Veränderungen sind typisch für die dilatative Kardiomyopathie (➤ Abb. 8.3):

- QRS-Komplexe mit niedriger Amplitude in den Extremitätenableitungen
- QRS-Komplexe mit größeren Amplituden in den Brustwandableitungen
- Stark verzögerter R-Aufbau

Des Weiteren können ventrikuläre Arrhythmien auftreten, an denen die Betroffenen auch versterben können. Deshalb haben viele dieser Patientinnen und Patienten bereits einen implantierten internen Defibrillator (ICD, ➤ Kap. 10.1.1).

Arrhythmogene rechtsventrikuläre Kardiomyopathie (ARVCM)

Ursachen

Diese meist genetisch bedingte Erkrankung ist neben der hypertrophen Kardiomyopathie eine der häufigsten Ursachen für den plötzlichen Herztod junger Per-

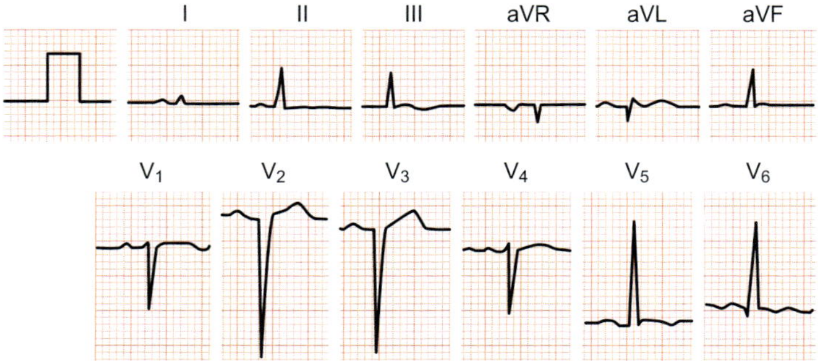

Abb. 8.3 EKG eines Patienten mit schwerer dilatativer Kardiomyopathie. Man erkennt eine niedrige QRS-Amplitude in den Extremitätenableitungen und einen sehr verzögerten R-Aufbau mit nach links verschobenem R/S-Umschlag bei relativ hoher Amplitude der QRS-Komplexe in den Brustwandableitungen. [L143]

sonen. Durch einen Umbau der Herzmuskelzellen in fettig-fibröses Gewebe ohne Kontraktionsfunktion kommt es zu einem erhöhten Risiko für HRST. Die fettige Degeneration betrifft vorwiegend den rechten Ventrikel, bei einigen Betroffenen aber auch das linke Herz.

Die Erkrankung wird vorwiegend autosomal-dominant, aber auch autosomal-rezessiv vererbt. Es kann also anamnestische Hinweise zu frühen plötzlichen Todesfällen innerhalb der Familie geben. Zirka 1 von 2500 bis 1 von 5000 Menschen leidet unter dieser Erkrankung.

Symptome und EKG-Diagnostik

Die Symptomatik ist variabel. Sie reicht von Müdigkeit und Abgeschlagenheit bis zu Palpitationen und Synkopen – klassischerweise beginnend in der Pubertät. Brustschmerzen und Schwindel können Ausdruck ventrikulärer HRST sein. Manche Betroffene sind asymptomatisch. Alle Patientinnen und Patienten weisen (vor allem bei Belastung) ein erhöhtes Risiko für den plötzlichen Herztod auf. Der Verlauf der Erkrankung ist unterschiedlich und es kann mit der Zeit zu einer Herzinsuffizienz kommen. Insbesondere Synkopen und ein junges Alter zeigen ein hohes Risiko für ein plötzliches Versterben an.

Im EKG zeigen sich eher subtile Veränderungen. Eine Niedervoltage in den Extremitätenableitungen, eine abgeflachte T-Welle in den inferolateralen EKG-Ableitungen oder eine invertierte T-Welle in den rechtspräkordialen Ableitungen sind typische Befunde. Weitere typische Befunde sind auch die Ausbildung einer **Epsilon Welle** (➤ Abb. 8.4) in Ableitung V_1 bis ggf. V_3 und eine Verbreiterung des QRS-Komplexes in den rechtspräkordialen Ableitungen als Ausdruck einer regionalen rechtsventrikulären Leitungsverzögerung.

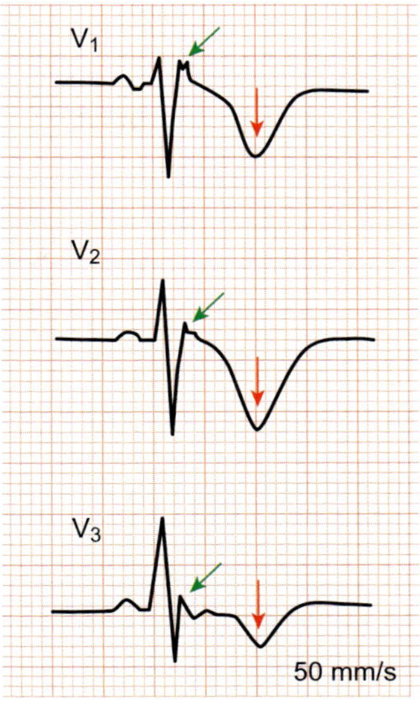

Abb. 8.4 Epsilon Welle bei ARVCM [L143]

Tako-Tsubo-Kardiomyopathie

Ursachen

Die Tako-Tsubo-Kardiomyopathie bezeichnet eine passagere Funktionsstörung des linken Ventrikels nach einem stressauslösenden Ereignis und wurde erstmals 1990 von Sato beschrieben. Sie tritt klassischerweise bei älteren Frauen jenseits der Menopause (in > 90 % der Fälle) nach einem emotional belastenden Erlebnis auf. Die Tako-Tsubo-Kardiomyopathie wird aus diesem Grund auch **Broken-Heart-Syndrom** genannt. Tako-Tsubo ist das japanische Wort für ein Gefäß, mit dem Tintenfische gefangen werden. Der Name spielt auf die optische Ähnlichkeit dieser Falle und der Ventrikelform in der Angiografie während der Systole an (➤ Abb. 8.5).

Die genaue Ursache der Erkrankung ist unbekannt. Möglicherweise liegen pathologische Veränderungen der koronararteriellen Kleinstgefäße vor. Auch stressbedingt stark erhöhte körpereigene Katecholaminspiegel könnten eine Rolle bei der Entstehung der Erkrankung spielen.

Zirka 2 % der Personen mit der Arbeitsdiagnose „akutes Koronarsyndrom" leiden unter dieser eher seltenen Erkrankung. Sie gilt als **erworbene Kardiomyopathie.** Ein Stressauslöser ist anamnestisch nicht immer herauszufinden. ➤ Tab. 8.4 fasst einige mögliche Ursachen zusammen. Dabei ist die individuelle Reaktion auf ein Ereignis ausschlaggebend.

Denn nicht nur emotionale, sondern auch körperliche Stressoren wie eine Operation kommen als Auslöser infrage. Ungefähr 90 % der Betroffenen sind weiblich und im Durchschnitt über 60 Jahre alt. Es sind jedoch auch Fälle bei Kindern beschrieben.

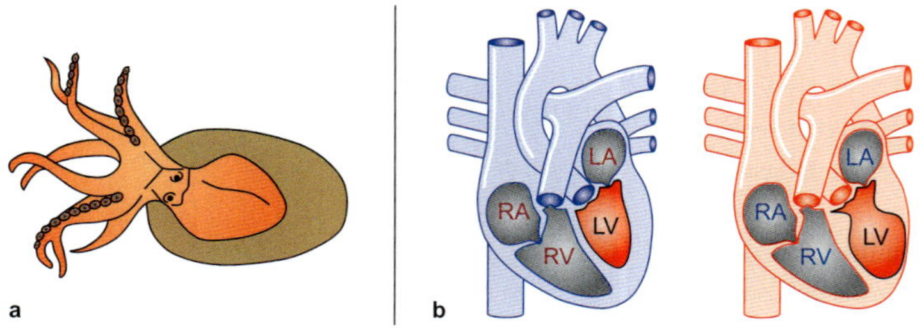

Abb. 8.5 Tako-Tsubo-Kardiomyopathie (sog. *apical ballooning*) [L231]
a) Japanische Tintenfischfalle
b) Normaler linker Ventrikel nach Kontraktion (links) und Ventrikelform bei Tako-Tsubo-Kardiomyopathie (rechts)

Tab. 8.4 Mögliche Auslöser einer Tako-Tsubo-Kardiomyopathie

Emotionale Stressoren	Körperliche Stressoren
• Tod eines Angehörigen • Finanzielle Notlagen • Arbeitsplatzverlust • Plötzlicher Wohnungsverlust • Andere Existenzkrisen	• Große Operationen • Schwere Infektionen • Alkohol- oder Drogenentzug • Starkes Schmerzsyndrom • Schweres Trauma

Symptome und EKG-Diagnostik

Klinisch ist es kaum möglich, eine Tako-Tsubo-Kardiomyopathie von einem akuten Koronarsyndrom zu unterscheiden. Die Betroffenen berichten von Brustschmerzen oder Luftnot ähnlich wie beim Herzinfarkt.

Im EKG kommt es v. a. zu Veränderungen der ST-Strecke und der T-Welle und das EKG sieht oftmals annähernd so aus wie bei einem anterioren Herzinfarkt. Pathologische Q-Zacken treten bei der Tako-Tsubo-Kardiomyopathie seltener auf als beim Herzinfarkt. Reziproke ST-Streckensenkungen in den inferioren Ableitungen fehlen oft trotz Hebungen in den anterioren Ableitungen. Tiefe T-Negativierungen in den Brustwandableitungen sind typisch, kommen aber nicht bei allen Betroffenen vor. Das QT-Intervall ist oft stark verlängert, sodass sogar Torsade-de-pointes-Tachykardien auftreten können wie beim Long-QT-Syndrom, insbesondere in der ersten Phase der Erkrankung. Das EKG durchläuft dynamische Veränderungen während des Krankheitsverlaufs und normalisiert sich schließlich wieder nach einigen Tagen.

Der Verlauf der Erkrankung ist variabel. In der akuten Phase kann eine zunehmende Herzinsuffizienz auftreten, die eine intensivmedizinische Behandlung erfordert. Durch die Wandbewegungsstörungen v. a. im Bereich der Herzspitze ist die Geschwindigkeit des Blutstroms hier reduziert. Es können Thromben entstehen, die als Emboli in den Körperkreislauf gelangen können und hier Ischämien (z. B. Schlaganfälle) auslösen.

Laborchemisch wird in der Klinik oft nur eine dezente Erhöhung des Troponins festgestellt oder es liegt im Normbereich. Es besteht oft eine Diskrepanz zwischen nur leicht erhöhtem Troponin und massiven Wandbewegungsstörungen in der Echokardiografie, die eigentlich auf einen großen Myokardschaden hinweisen. Letztlich kann die Diagnose Tako-Tsubo-Kardiomyopathie erst nach Ausschluss eines Herzinfarkts bzw. einer signifikanten koronaren Herzerkrankung gestellt werden.

8.2.2 Ionenkanalerkrankungen

Die Ionenkanäle der Herzmuskelzellen sind mit ihrer Verteilung für den elektrischen Stromfluss am Herzen verantwortlich. Bei der Depolarisierung öffnen sich Natriumkanäle. Die Herzmuskelzellen werden im Anschluss durch ein Öffnen von Kaliumkanälen repolarisiert und stehen für eine erneute Depolarisierung zur Verfügung. Verschiedene Mutationen können das Öffnen und Schließen der Ionenkanäle modifizieren und so zu HRST führen. Die wichtigsten klinischen Resultate sind das **Long-QT-Syndrom, Short-QT-Syndrom, Brugada-Syndrom** und die **katecholaminerge polymorphe ventrikuläre Tachykardie (CPVT).**

Die CPVT ist eine anfallsartige polymorphe Kammertachykardie, die bei jüngeren Erwachsenen, Jugendlichen und Kindern bei körperlicher und seelischer Belastung auftreten kann. Von Synkopen oder „Krampfanfällen" beim Sport wird regelhaft berichtet. Das Risiko für einen plötzlichen Herztod ist bei dieser sehr seltenen Erkrankung erhöht.

Das Short-QT-Syndrom ist ebenfalls selten und wird durch Mutationen des Kaliumkanals hervorgerufen, der für die Myokardrepolarisierung verantwortlich ist. Es resultiert eine sehr kurze QT-Zeit mit nicht erkennbarer ST-Strecke. Auch hier besteht ein erhöhtes Risiko für den plötzlichen Herztod, oft mit positiver Familienanamnese. Möglicherweise ist das Short-QT-Syndrom auch für einige Fälle des **plötzlichen Kindstodes** (Sudden Infant Death Syndrome, SIDS) verantwortlich. Personen mit Short-QT-Syndrom haben oft Vorhofflimmern, sodass dieses bei ungewöhnlich jungen Menschen immer eine genaue Betrachtung der QT-Zeit erfordert.

Long-QT-Syndrom

Ursachen

Eine Verlängerung des QT-Intervalls ist oftmals erworben. Auslöser eines erworbenen Long-QT-Syndroms sind häufig Arzneimittel, die die QT-Zeit verlängern und v. a. in Kombination miteinander maligne ventrikuläre Arrhythmien mit Herz-Kreislauf-Stillständen hervorrufen können. Eine gute Übersicht über QT-Zeit-verlängernde Medikamente bietet die Internetseite www.crediblemeds.org.

MERKE
Viele im klinischen Kontext und im Pflegeheim verordnete Medikamente wie Dimenhydrinat (Vomex®) oder Melperon verlängern die QT-Zeit mit dem Risiko für HRST. Nach Absetzen der Medikation normalisiert sich bei den Betroffenen die QT-Zeit wieder.

Das angeborene Long-QT-Syndrom ist mit einer Prävalenz von 1:5000 nicht selten. Hierbei handelt es sich um Mutationen in Kalium- oder Natriumkanälen. Die Kaliumkanäle öffnen sich, wenn ein Schwellenpotenzial überschritten ist. Der Kaliumausstrom aus der Zelle bewirkt eine Repolarisation. Im EKG ist dies als T-Welle zu erkennen. Wenn an Kaliumkanälen genetisch bedingte Funktionseinschränkungen vorliegen, verlängert sich die Zeit, bis die Zellen vollständig repolarisiert sind. Im EKG wird die QT-Zeit länger, ebenso wie die frequenzkorrigierte QT-Zeit (QTc-Zeit, ➤ Kap. 3.2.2). Gefährlich wird es, wenn bei langer QT-Zeit in der Phase der relativen Refraktärzeit ein elektrischer Reiz die Zelle trifft und sie in dieser Phase depolarisiert wird. Dann läuft die Erregung nicht geordnet im Zellverband ab und es kann durch ventrikuläre Tachykardien tödliche Verläufe geben.

Bei Mutationen des Natriumkanals kommt es gegen Ende des QRS-Komplexes zu einem langsamen zusätzlichen Natriumeinstrom in die Zelle mit den gleichen Folgen für die elektrische Aktivität der Zelle.

EKG-Diagnostik

Im EKG sind bei Personen mit Long-QT-Syndrom bis auf eine lange QT- bzw. QTc-Zeit keine Auffälligkeiten zu sehen. Hier werden oft QTc-Werte > 500 ms erreicht (➤ Abb. 8.6). Allein reicht dieser Befund für die Diagnose nicht aus. Relevant ist, ob Symptome vorliegen, die auf maligne HRST hindeuten können. Das klassische Leitsymptom ist, wie bei vielen Herzerkrankungen, die **Synkope** durch ventrikuläre Arrhythmien. Insbesondere Synkopen unter Belastung oder emotionalem Stress, aber auch ausgelöst durch laute Geräusche sind verdächtig. Bei einigen genetischen Formen des Long-QT-Syndroms hat sich zudem das Schwimmen als Arrhythmie-Trigger erwiesen. Plötzliche Todesfälle im Schlaf insbesondere bei Jüngeren sind ebenfalls klassisch. In der Anamnese lohnt sich eine genaue Familienanamnese. Oftmals kommen Auffälligkeiten hier erst im Verlauf heraus, weil die Betroffenen manch einem Erlebnis keine Bedeutung beimessen und sich erst bei genauerem Nachfragen an Vorkommnisse erinnern.

Unbehandelt stirbt mehr als die Hälfte der Betroffenen am plötzlichen Herztod. Therapeutisch ist die Senkung der Herzfrequenz bei Menschen mit angeborenem Long-QT-Syndrom das erste Ziel, z. B. mit Betablockern. Dies reduziert die Wahrscheinlichkeit, dass Zellen in ihrer relativen Refraktärzeit erneut erregt werden und maligne Arrhythmien auslösen. Sind Personen mit einem Long-QT-Syndrom bereits symptomatisch, wird ihnen in der Regel ein ICD implantiert.

MERKE
Amiodaron verlängert die QT-Zeit und ist bei Patientinnen und Patienten mit Torsade-de-pointes-Tachykardien infolge eines Long-QT-Syndroms nicht zielführend. Vor der Gabe von Amiodaron bei einer ventrikulären Tachykardie sollte daher die Möglichkeit eines angeborenen oder erworbenen Long-QT-Syndroms anamnestisch abgeklärt werden.

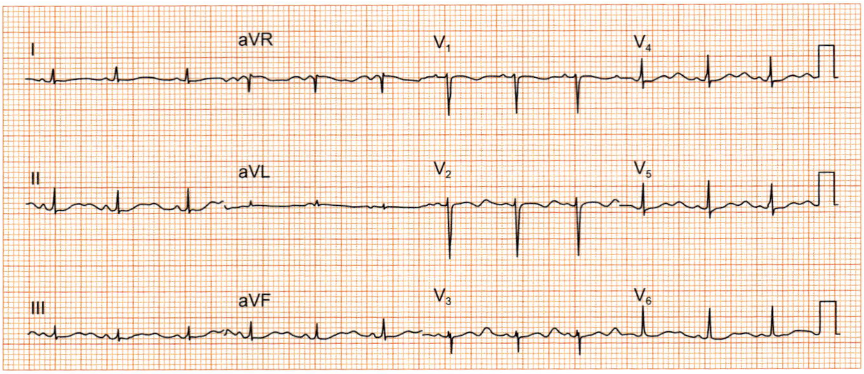

Abb. 8.6 Long-QT-Syndrom bei einem 18-jährigen Patienten. Die QTc-Zeit beträgt hier 506 ms. Zu sehen sind auch U-Wellen im Anschluss an die T-Welle. Es existiert eine familiäre Vorgeschichte plötzlicher Herztodesfälle. [L231]

Brugada-Syndrom

Ursachen und EKG-Diagnostik

Das Brugada-Syndrom ist wie das Long-QT-Syndrom eine Repolarisationsstörung und wurde 1992 erstmals von Pedro und Josep Brugada beschrieben. Es handelt sich um einen **Ionenkanaldefekt,** der ebenso wie das Long-QT-Syndrom ventrikuläre Arrhythmien und plötzliche Herztodesfälle begünstigt. Er bewirkt einen reduzierten Effekt des I_{to}-Kanalstroms, eines an der frühen Repolarisation beteiligten Kaliumkanals.

Das Brugada-Muster im EKG liegt nicht dauerhaft vor, sondern wechselt sich mit normalen EKG-Phasen ab. Für die Diagnose relevant sind die Ableitungen V_1 und V_2. Hier liegen beim Brugada-Syndrom rechtschenkelblockartige QRS-Komplexe mit anschließender gewölbter ST-Streckenhebung von > 2 mm vor (➤ Abb. 8.7). Die ST-Hebungen beim Brugada-Syndrom liegen oft auch in V_3 vor, wo keine Veränderungen des QRS-Komplexes vorhanden sind. Zudem haben viele Betroffene andere Leitungsverzögerungen im EKG wie eine Verlängerung der PQ-Zeit.

Es sind bei Betroffenen verschiedene Trigger für das Umspringen des EKG in ein Brugada-Muster bekannt. Unter anderem können Fieber und alle Zustände, die einen erhöhten Vagotonus auslösen, diese EKG-Veränderung verursachen. Der N. vagus ist beispielsweise nach einem üppigen Essen, im Schlaf oder in Ruhe verstärkt aktiv. Auch Alkohol, Cannabis und verschiedene Medikamente können die typischen EKG-Veränderungen auslösen. Zu Letzteren gehören v. a. **Antiarrhythmika der Klasse I** (➤ Kap. 11), die in Deutschland nur noch selten benutzt werden. Sie können bei V. a. Brugada-Syndrom in Form eines Provokationstests diagnostisch eingesetzt werden.

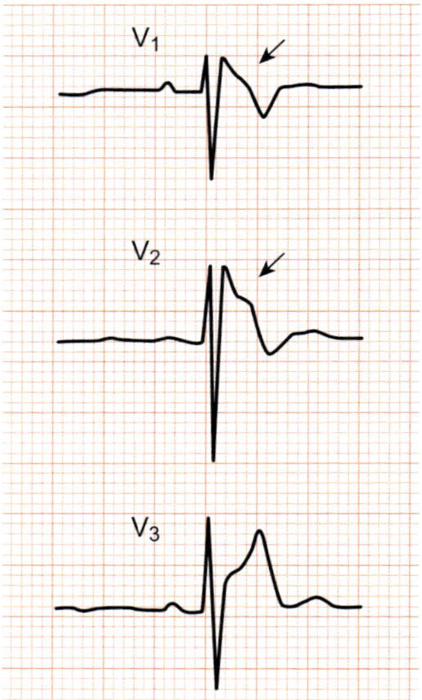

Abb. 8.7 Typisches Brugada-Muster in V_1 bis V_3. Hier erkennt man deutlich, dass es sich um ein rechtsschenkelblockartiges Bild, jedoch mit ST-Streckenhebung, handelt, das in Wirklichkeit eine Osborn-Welle ist. Die Veränderungen sind durch den gestörten I_{to}-Kanalstrom verursacht. Eine ST-Hebung tritt beim klassischen Rechtsschenkelblock nicht auf. [L143]

Praxistipp

Eine Übersicht über Medikamente, die bei Personen mit Brugada-Syndrom gemieden werden sollten, gibt die Internetseite www.brugadadrugs.org.

Die genaue Häufigkeit des Brugada-Syndroms ist nicht bekannt. Sie wird auf 1:2000 bis 1:5000 geschätzt. Männer sind häufiger betroffen als Frauen. Klassisches Leitsymptom ist wie bei vielen kardialen Erkrankungen die **Synkope,** viele Betroffene sind jedoch asymptomatisch. Synkopen sind die Folge von malignen ventrikulären Arrhythmien bis hin zum Herz-Kreislauf-Stillstand. Auch fremdanamnestisch berichtete Episoden von Schnappatmung im Schlaf sind möglich. Verdächtig sind plötzliche Todesfälle aus völliger Gesundheit bei Menschen zwischen 30 und 45 Jahren, klassischerweise im Schlaf. Es lohnt sich daher die Frage nach derartigen Todesfällen in der Familie eines Patienten oder einer Patientin mit Zustand nach Synkope. Besonders häufig kommt das Brugada-Syndrom in Südostasien und Japan vor. Hier zählt es zu den häufigsten Todesursachen von Männern unter 50 Jahren.

ACHTUNG

Kardiogene Synkopen sind mit einer Sterblichkeit von bis zu 33 % assoziiert. Das EKG bietet eine gute Möglichkeit, kardiale Ursachen einer Synkope herauszufinden und Menschen nach lebensbedrohlichen Herzkrankheiten zu screenen.

8.3 Herzhypertrophien

Herzmuskelgewebe passt sich durch Zunahme der Muskelmasse an, wenn es dauerhaft gegen hohen Druck arbeiten muss **(Druckbelastung)** oder dauerhaft ein höheres Volumen pumpen muss **(Volumenbelastung).** Im EKG kann man diese Veränderung sehen, denn viel Muskelmasse bedeutet eine höhere Amplitude.

Die Hypertrophie kann den linken oder rechten Vorhof betreffen oder beide. Ebenso können die linke oder die rechte Kammer hypertrophiert sein.

8.3.1 Vorhofhypertrophien

Die Muskelkontraktion des Vorhofmyokards trägt nur zu einem kleinen Teil zur Vorhofentleerung während der Diastole bei. Denn die Vorhöfe bestehen normalerweise aus relativ wenig Muskulatur und

Tab. 8.5 Ursachen von Vorhofhypertrophien

Rechter Vorhof	Linker Vorhof
• Pulmonalklappenstenose • Pulmonale Hypertonie • Schwere chronische Lungenerkrankung (Cor pulmonale) • Trikuspidalklappeninsuffizienz, -stenose • Vorhofseptumdefekt (ASD) • Ebstein-Anomalie (kombinierter angeborener Herzfehler mit Trikuspidalklappenfehlbildung und oft persistierendem Foramen ovale oder ASD)	• Mitralklappenstenose, -insuffizienz • Aortenklappenstenose, -insuffizienz • Chronische diastolische Funktionsstörung des linken Ventrikels • Kardiomyopathien • KHK • Hypertensive Herzerkrankung

sind dadurch gut dehnbar. Sie können sich an eine kurzfristige Zunahme der Füllung gut anpassen. Bei dauerhafter Volumenbelastung verlängern sich die Herzmuskelfasern und ihre kontraktilen Elemente nehmen zu. Dadurch nehmen Amplitude und/oder Dauer der P-Welle zu. Diese bildet im EKG die Vorhoferregung ab. ➤ Tab. 8.5 zeigt mögliche Ursachen von Vorhofhypertrophien.

Rechtsatriale Hypertrophie

Der rechte Vorhof befindet sich wie der rechte Ventrikel im venösen Niederdrucksystem des Körperkreislaufs. Somit treten rechtsatriale Veränderungen in der Regel nicht isoliert auf, sondern in Kombination mit rechtsventrikulären Auffälligkeiten.

EKG-Diagnostik

Der rechte Vorhof depolarisiert vor dem linken. Somit dauert es auch bei rechtsatrialer Hypertrophie nicht unbedingt länger, alle Vorhofmuskelzellen zu erregen. Die Dauer der P-Welle ist daher in der Regel normal und liegt unter 0,12 Sek. Die Erregung läuft schematisch betrachtet von rechts oben nach links unten über den rechten Vorhof. Deshalb sind die inferioren Ableitungen II, III, aVF besonders gut geeignet, den rechten Vorhof zu beurteilen. Mehr Muskulatur bedeutet in dem Fall mehr Amplitude der P-Welle. Sie ist ungewöhnlich hoch (> 0,25 mV) und hat ein eher spitzes Aussehen. Früher wurde dieses veränderte P bei rechtsatrialer Hypertrophie **P pulmonale** genannt.

Denn schwere Lungenerkrankungen führen zu einer chronischen Rechtsherzbelastung.

Heutzutage wird von **P dextroatriale** gesprochen, um der Vielfalt an ursächlichen Erkrankungen Rechnung zu tragen.

Linksatriale Hypertrophie

EKG-Diagnostik

Der linke Vorhof wird nach dem rechten Vorhof depolarisiert. Nimmt hier die Muskulatur zu, verlängert sich die im EKG sichtbare Depolarisationszeit der Vorhöfe entsprechend. Das ist an einer verlängerten P-Wellen-Dauer mit über 0,12 Sek. bei normaler Höhe < 0,25 mV zu erkennen. Gelegentlich ist die P-Welle auf ihrem eigentlich höchsten Punkt eingekerbt. Sie kann außerdem eine normale oder erhöhte Amplitude haben. Zu bedenken ist jedoch, dass eine verlängerte P-Welle nicht zwingend Folge einer linksatrialen Hypertrophie ist.

Beurteilen kann man die P-Welle mit der Frage nach linksatrialer Hypertrophie am besten in den Extremitätenableitungen. In V_1 sieht man gelegentlich eine biphasische P-Welle. Der positive Anteil am Anfang bildet die rechtsatriale Depolarisation ab. Der negative zweite Teil der P-Welle zeigt die verlängerte linksatriale Depolarisation.

Eine Vergrößerung des linken Vorhofs ist die Hauptursache für Vorhofflimmern. Auch bei Personen mit intermittierendem Vorhofflimmern sieht man häufig in Phasen mit Sinusrhythmus eine verlängerte P-Welle.

Der linke Vorhof kann durch eine Linksherzinsuffizienz volumenüberladen werden. Durch die starke Vorhofdehnung entsteht hier oft Vorhofflimmern, häufig sogar eine **Tachyarrhythmia absoluta (TAA, ➤ Kap. 5.2.1).**

Seltener liegt eine Stenose der Mitralklappe der Volumenüberladung des linken Vorhofs zugrunde. Das Blut kann durch die enge Mitralklappe kaum weitergepumpt werden. Im Extremfall staut sich hier das Blut bis zum rechten Herzen und es kommt zur Rechtsherzbelastung.

Früher war die Mitralklappenstenose eine häufigere Diagnose und so wurde die typisch veränderte P-Welle **P mitrale** genannt. Heutzutage spricht man von einem **P sinistroatriale.**

Biatriale Hypertrophie

Eine schwere Linksherzinsuffizienz kann das rechte Herz derart belasten, dass es über eine Volumenüberlastung des rechten Ventrikels auch zur Rechtsherzinsuffizienz kommt. Im späteren Stadium staut sich das Volumen auch in den rechten Vorhof zurück. Es resultiert eine biventrikuläre Herzinsuffizienz, die beide Vorhöfe involviert.

EKG-Diagnostik

Im EKG ist daher eine Kombination der oben genannten EKG-Merkmale zu sehen (➤ Abb. 8.8):

- Hohes P in II, III, aVF
- Verlängerte P-Dauer
- Biphasisches P mit deutlich negativer Komponente in V_1

8.3.2 Ventrikuläre Hypertrophien

Ventrikuläre Herzmuskelhypertrophien entstehen durch chronische Druck- oder Volumenbelastung des Ventrikelmyokards. Diese müssen nicht immer alle Teile der Herzwand betreffen. Auch isolierte Bereiche können betroffen sein, beispielsweise nur das Ventrikelseptum.

Wird der Ventrikel dauerhaft durch zu viel Volumen belastet, passen sich die Kardiomyozyten (Herzmuskelzellen) an. Sie werden länger und die Menge kontraktiler Elemente nimmt zu, v. a. an den Stellen, wo besonders viel Volumen auf die Ventrikelwand drückt. Es entsteht eine **exzentrische Herzmuskelhypertrophie.**

Anders verhält es sich bei einer chronischen Druckbelastung des Ventrikels. Der Druck ist innerhalb des Ventrikels überall gleich. Muss der Ventrikel dauerhaft gegen einen hohen Druck arbeiten, verdickt sich die Muskulatur gleichmäßig **(konzentrische Herzmuskelhypertrophie).** Die kontraktilen Elemente in den Zellen nehmen ebenfalls zu und insgesamt wird der Herzmuskel kräftiger, um weiterhin ein ausreichendes Schlagvolumen zu produzieren.

Nebenwirkung der Ventrikelhypertrophie ist jedoch, dass die Entspannung in der Diastole eingeschränkt wird. Außerdem wird der Herzmuskel von außen nach innen durch Kleinstgefäße mit Blut ver-

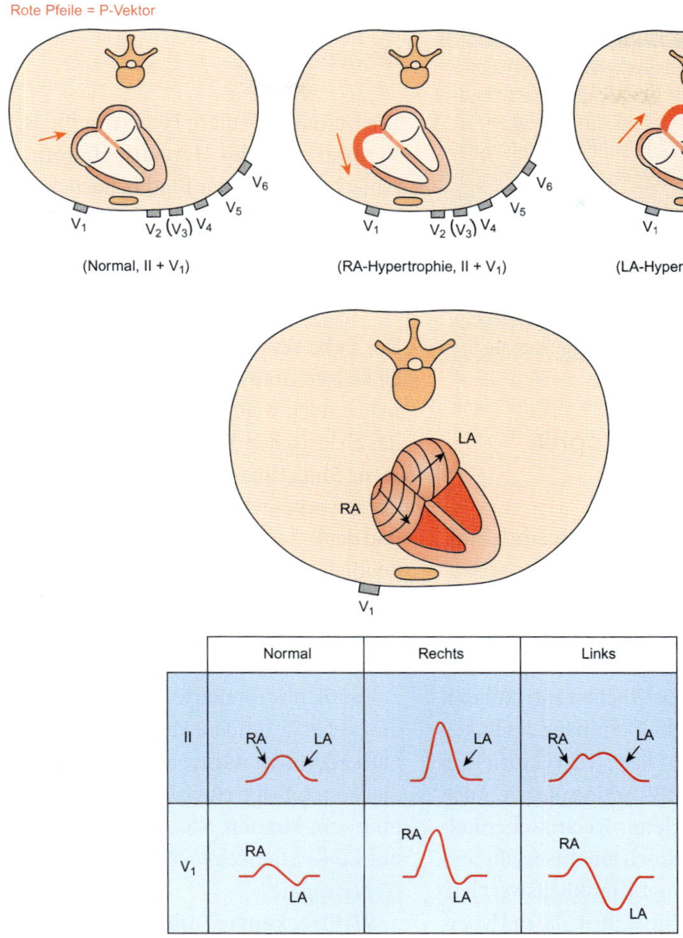

Abb. 8.8 Rechtsatriale und linksatriale Hypertrophie im Vergleich und EKG-Merkmale in den Ableitungen II und V_1 [L143]

sorgt. Bei Zunahme der Wanddicke reicht irgendwann die Durchblutung der endokardnahen Herzmuskelzellen nicht mehr aus und sie sterben ab, vernarben und können sich nicht mehr kontrahieren. Die Fähigkeit des Herzens, gegen den hohen Druck anzupumpen, schwindet. Es kommt schleichend zur kardialen Dekompensation und im Verlauf zur Ventrikeldilatation. Diese erhöht das Risiko für ventrikuläre Arrhythmien. Somit können Betroffene mit dilatiertem Ventrikel nicht nur an einer dekompensierten Herzinsuffizienz, sondern auch an letalen Arrhythmien sterben und bekommen daher mitunter prophylaktisch einen ICD (➤ Kap. 10) implantiert.

Akute Belastungen verursachen keine typischen EKG-Veränderungen. Sie führen rasch zu einem Herzversagen: Das Herz hat keine Zeit, sich auf die Belastung einzustellen und sein Gewebe entsprechend umzubauen.

Eine chronische Belastung wird durch die Myokardhypertrophie sichtbar. Hier gilt wie auch bei der Vorhofhypertrophie, dass mehr Myokard auch eine höhere Amplitude bedeutet – in diesem Fall des QRS-Komplexes, der die Kammererregung abbildet. Die Diagnose einer Ventrikelhypertrophie wird mittels Echokardiografie gestellt. Im EKG können jedoch je nach Ausprägung der Hypertrophie klassische Hinweise darauf vorhanden sein.

➤ Tab. 8.6 gibt einen Überblick über mögliche Ursachen von rechts- und linksventrikulären Hypertrophien.

Tab. 8.6 Ursachen von ventrikulären Hypertrophien

Linker Ventrikel	Rechter Ventrikel
• Arterieller Hypertonus • Aortenklappenstenose, -insuffizienz • Mitralklappeninsuffizienz • Hypertrophe obstruktive Kardiomyopathie • „Sportlerherz" • Morbus Fabry (Speicherkrankheit) • Amyloidose	• Linksherzinsuffizienz mit chronischem Blutrückstau zum rechten Herzen • Z. n. Lungenembolie oder chronisch-rezidivierende Lungenembolien • Chronische schwere Lungenerkrankung • Pulmonalklappenstenose • Ventrikelseptumdefekt • Mitralklappenstenose

Rechtsventrikuläre Hypertrophie

EKG-Diagnostik

Normalerweise ist der linke Ventrikel wesentlich muskelreicher als der rechte. Somit zeigt der Depolarisationsvektor insgesamt vom rechten Ventrikel weg und zum linken hin. ➤ Abb. 8.9 verdeutlicht, was passiert, wenn der rechte Ventrikel an Muskelmasse zunimmt.

Bei deutlicher Zunahme der rechtsventrikulären Muskulatur wird die elektrische Dominanz des linken Ventrikels im EKG geringer, was sich vektoriell in einem deutlich größeren R in V_1 widerspiegelt. Auch ein kompletter oder inkompletter **Rechtsschenkelblock** kann vorliegen, was jedoch ein unspezifisches Zeichen ist und nicht unbedingt Krankheitswert hat.

Mögliche Zeichen einer rechtsventrikulären Hypertrophie (RVH) im EKG sind:

- Ungewöhnlich großes R in V_1 (reines R oder Rs- bzw. qR-Komplex)
- Rechtsschenkelblock
- Steiltyp, Rechtslagetyp
- R/S-Umschlag bei V_2/V_3 oder primär R > S in V_1
- T-Negativierungen in V_1 bis V_3
- $R_{V1} + S_{V6}$ oder $R_{V2} + S_{V6} > 1{,}05$ mV (positiver Sokolow-Lyon-Index)

Der Punkt, an dem das R höher ist als das S tief, verlagert sich in Richtung rechtspräkordiale Ableitungen. Hierbei spricht man vom **R/S-Umschlag,** er liegt bei Gesunden zwischen V_3 und V_4.

Linksventrikuläre Hypertrophie

Ursachen

Die linksventrikuläre Hypertrophie ist eine häufige Veränderung des Herzens. Hauptursache ist ein schlecht eingestellter Bluthochdruck, der eine dauerhafte Druckbelastung des Herzens darstellt.

EKG-Diagnostik

Der linke Ventrikel ist bereits bei Gesunden im EKG elektrisch dominant. Nimmt hier nun die Muskelmasse noch weiter zu, ändert sich am üblichen Weg der elektrischen Erregung wenig. Jedoch ist deutlich mehr Muskelmasse vorhanden, was die Amplituden der S-Zacke in den rechtspräkordialen Ableitungen und der R-Zacke in den linkspräkordialen Ableitungen deutlich erhöht.

Auch die Dauer der Ventrikelerregung kann verlängert sein, was sich in einer Verbreiterung des QRS-Komplexes zeigt.

Deutlich verbreiterte QRS-Komplexe deuten allerdings eher auf andere Pathologien hin, z. B. Schenkelblockaden oder intraventrikuläre Leitungsstörungen, die jedoch Folge einer linksventrikulären Hypertrophie sein können. So haben die meisten Personen mit Linksschenkelblock auch eine linksventrikuläre Hypertrophie.

ST-Streckenveränderungen oder **T-Negativierungen** sind bei Linksherzhypertrophie häufig. Die pathophysiologische Ursache hierfür ist nicht bekannt. Klassischerweise treten präterminale T-Negativierungen mit ST-Streckensenkungen in den EKG-Ableitungen auf, die zum linken Ventrikel hinweisen (I, II, aVL, V_4 bis V_6). Dazu passend können in aVR ST-Hebungen vorliegen.

Bei Personen mit linksventrikulärer Hypertrophie verlagert sich die elektrische Herzachse nach links. Ein Linkslagetyp ist hier die Regel. Bei ausgeprägter linksventrikulärer Belastung wird auch der linke Vorhof belastet. Somit können Zeichen einer linksatrialen Hypertrophie vorliegen (s. o.).

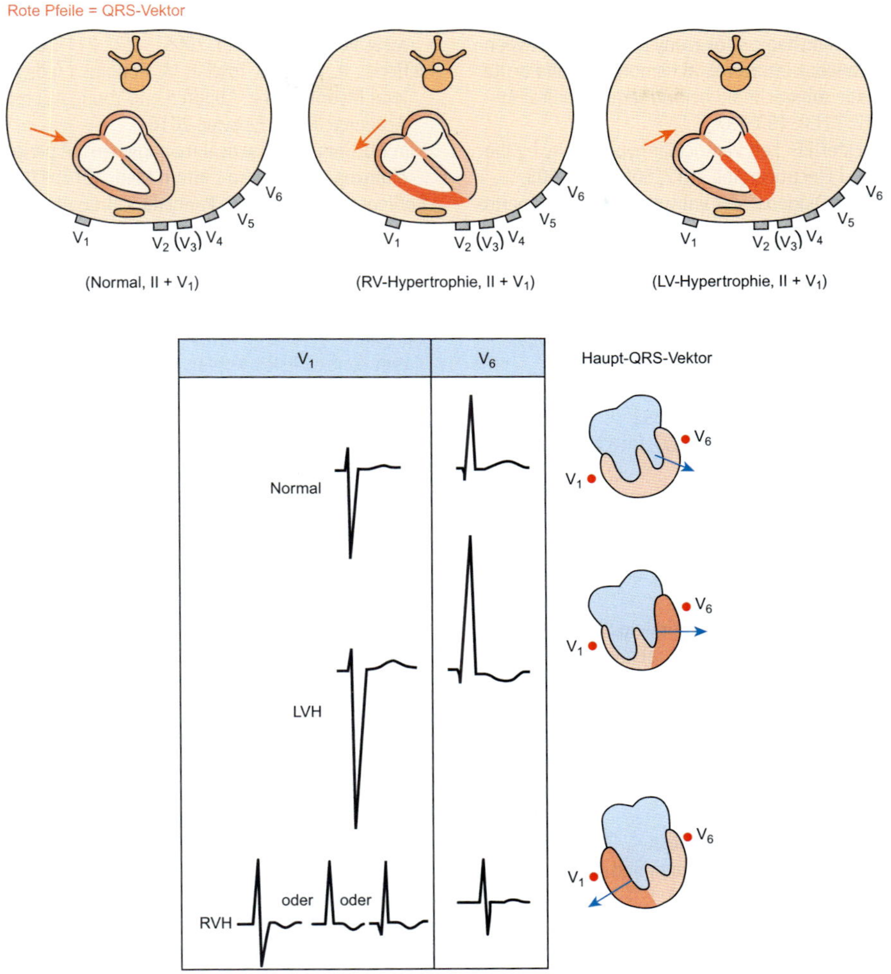

Abb. 8.9 Linksventrikuläre und rechtsventrikuläre Hypertrophie im Vergleich und EKG-Merkmale in den Ableitungen V_1 und V_6 [L143]

Wiederholungsfragen

1. Nennen Sie drei häufige Ursachen für den plötzlichen Herztod.
2. Welche Faktoren können die Entstehung einer dilatativen Kardiomyopathie verursachen?
3. Was sind Warnhinweise für ein erhöhtes Risiko des plötzlichen Herztodes bei Kardiomyopathien und Ionenkanalerkrankungen?
4. Welche Unterscheidungsmerkmale zwischen einer Perikarditis und einem Herzinfarkt gibt es?
5. Wie kann man eine Myokarditis erkennen?
6. Was ist eine Tako-Tsubo-Kardiomyopathie?
7. Welche Symptome deuten auf eine Endokarditis hin?
8. Welche EKG-Veränderungen weisen auf eine Rechtsherzhypertrophie hin?
9. Erläutern Sie, warum manchen Menschen mit Kardiomyopathien ein prophylaktischer ICD implantiert wird.
10. Nennen Sie drei Gründe für ST-Streckenveränderungen im EKG.

LITERATUR

Amin OSM, Al-Bajalan SJ, Mubarak A. QTc interval prolongation and hemorrhagic stroke: any difference between acute spontaneous intracerebral hemorrhage and acute non-traumatic subarachnoid hemorrhage? Medical Archives. 2017; 71(3): 193-197.,

Bacharova L, Estes EH. Left ventricular hypertrophy by the surface ECG. J Electrocardiol. 2017; 50(6): 906-908.

Bangha-Szabo D. Diagnose der linksventrikulären Hypertrophie und Abgrenzung von der hypertrophen Kardiomyopathie im Body-Surface-Potential-Mapping nach Krenzke. Dissertation, Medizinische Fakultät Charité Berlin, 2013. https://refubium.fu-berlin.de/bitstream/handle/fub188/10887/Diss_Bangha-Szabo.pdf (letzter Zugriff: 20.01.2025).

Cerrone M. Controversies in Brugada syndrome. Trends Cardiovasc Med. 2018; 28(4): 284-292.

Cohen J, Powderly WG, Opal SM (eds.). Infectious Diseases. Volume 1. 3rd ed. Elsevier, 2017.,

Corrado D, Marra MP, Zorzi A, et al. Diagnosis of arrhythmogenic cardiomyopathy: The Padua criteria. Int J Cardiol. 2020; 319: 106-114.

Da Silva RMFL. Syncope: epidemiology, etiology, and prognosis. Front Physiol. 2014; 5: 471.

Deluigi CC, Ong P, Hill S, et al. ECG findings in comparison to cardiovascular MR imaging in viral myokarditis. Int J Cardiol. 2013; 165(1): 100-106.

Doctor NS, Shah AB, Coplan N, et al. Acute pericarditis. Prog Cardiovasc Dis. 2017; 59(4): 349-359.

Gatzoulis MA, Webb GD, Daubeney PEF (eds.). Diagnosis and Managment of Adult Congenital Heart Disease. 3rd ed. Philadelphia, PA: Elsevier, 2017.,

Goldberger AL, Goldberger ZD, Shvilkin A. Goldberger's Clinical Electrocardiography: A Simplified Approach. 10th ed. Philadelphia, PA: Elsevier, 2023.

Goldenberg I, Moss AJ. Long QT syndrom. J Am Coll Cardiol. 2008; 51(24): 2291-2300.

Hall A, O'Kane R. The extracranial consequences of subarachnoid hemorrhage. World Neurosurg. 2018; 109: 381-392.

Herold G, et al. Innere Medizin 2018. Köln: Gerd Herold Eigenverlag, 2017.

Hlaing T, DiMino T, Kowey PR, Yan G-X. ECG repolarization waves: their genesis and clinical implications. Ann Noninvasive Electrocardiol. 2005; 10(2): 211-223.

Jefferies JL, Blaxal B, Towbin JA, Robbins J (eds.). Cardioskeletal Myopathies in Children and Young Adults. London: Academic Press, Elsevier, 2016.,

Kim MJ, Shin MS. Practical management of peripartum cardiomyopathy. Korean J Intern Med. 2017; 32(3): 393-403.

Korlipara H, Korlipara G, Pentyala S. Brugada syndrome. Acta Cardiol. 2021; 76(8): 805-824.

Lata I, Gupta R, Sahu S, et al. Emergency management of decompensated peripartum cardiomyopathy. J Emerg Trauma Shock. 2009; 2(2): 124-128.

Liu T, Zeng J, Yan G-X. J wave syndromes: history and current controversies. Korean Circ J. 2016; 46(5): 601-609.

Maleki M, Alizadehasl A, Haghjoo M (eds.). Practical Cardiology. 2nd ed. Missouri, MO: Elsevier, 2021.

Marschner CA, Shaw KE, Tijmes FS, et al. Myocarditis following COVID-19 vaccination. Heart Failure Clinics, 2023; 19(2): 251-264.

Ogura R, Hiasa Y, Takahashi T, et al. Specific findings of the standard 12-lead ECG in patients with‚Takotsubo' cardiomyopathy. Circ J. 2003; 67(8): 687-690.

Ono R, Falcão LM. Takotsubo cardiomyopathy systematic review: pathophysiologic process, clinical presentation and diagnostic approach to Takotsubo cardiomyopathy. Int J Cardiol. 2016; 209: 196-205.

Patriki D, Gresser E, Manka R, et al. Approximation of true incidence of myocarditis by systematic screening of patients with cardiac magnetic resonance imaging after exclusion of significant coronary artery disease. Eur Heart J, 2017(7); 38 (Supplement) 710.

Stierle U. Klinikleitfaden Kardiologie. 7. A. München: Elsevier, 2020.

Tomé G, Freitas J. Induced Brugada syndrome: possible sources of arrhythmogenesis. Rev Port Cardiol. 2017; 36(12): 945-956.

Internetquellen

orpha.net (o. J.) Hereditäre isolierte arrhythmogene Kardiomyopathie. www.orpha.net/de/disease/detail/217656 (letzter Zugriff: 08.02.2025).

KAPITEL

9

Mareike Soltau

Elektrolyte und Drogen: Auswirkungen auf das EKG

9.1 Effekte von Elektrolyten auf das EKG

Die Elektrolytwerte werden im Blut normalerweise fein reguliert und in einem engen Normbereich gehalten. Medikamente, Störungen des Hormonhaushalts oder Verluste über den Gastrointestinaltrakt können zu Verschiebungen der Elektrolyte führen und damit lebensbedrohliche Herz-Kreislauf-Störungen oder neurologische Defizite hervorrufen. Schwere Entgleisungen können sogar zum Tod führen.

Verschiedene Elektrolyte wirken am Aktionspotenzial des Herzens mit. Veränderte Blutspiegel wirken sich somit auf die elektrischen Prozesse am Herzen aus. EKG-Veränderungen sind möglich, treten jedoch normalerweise erst bei schwereren Entgleisungen auf.

9.1.1 Störungen des Kaliumhaushalts

Hypokaliämie

Kalium strömt am Ende des Aktionspotenzials in die Zelle ein und führt damit eine **Repolarisation** der Herzmuskelzellen herbei. Die Repolarisation wird im EKG durch die **ST-Strecke** bzw. die **T-Welle** abgebildet. Störungen des Kaliumhaushalts führen somit zu Veränderungen der T-Welle und der ST-Strecke (➤ Abb. 9.1).

Die Veränderungen reichen von diskreten Zeichen bis hin zu deutlichen ST-Senkungen. Manche Betroffenen haben lediglich eine abgeflachte, fast isoelektrische T-Welle, während bei anderen eine zusätzliche U-Welle nach der T-Welle auftritt (➤ Abb. 9.2). Diese kann sogar die Amplitude der T-Welle überschreiten und Probleme bei der Messung des QT-Intervalls hervorrufen. Die QT-Zeit an sich ist unverändert. Aszendierende und deszendierende ST-Streckensenkungen sind möglich, auch T-Negativierungen kommen vor.

Ein relativ häufiger Befund bei schwerer Hypokaliämie sind **tachykarde Herzrhythmusstörungen** (HRST). Tachykardes Vorhofflimmern oder schnell übergeleitetes Vorhofflattern können zu hämodynamischen Problemen führen. In diesen Fällen ist es sinnvoll, nach Ursachen für eine mögliche Hypokaliämie zu suchen. Die Einnahme von Schleifendiuretika wie Furosemid oder Torasemid, aber auch häufiges Erbrechen senken den Kaliumspiegel und können somit der Grund für diese HRST sein. Dies findet man in einer strukturierten Anamnese meist heraus.

Hyperkaliämie

Eine schwere Hyperkaliämie kann aufgrund der verringerten Zellerregbarkeit zu schweren Bradykardien und durch eine gestörte Refraktärperiode zu ventrikulären Tachykardien oder Kammerflimmern führen

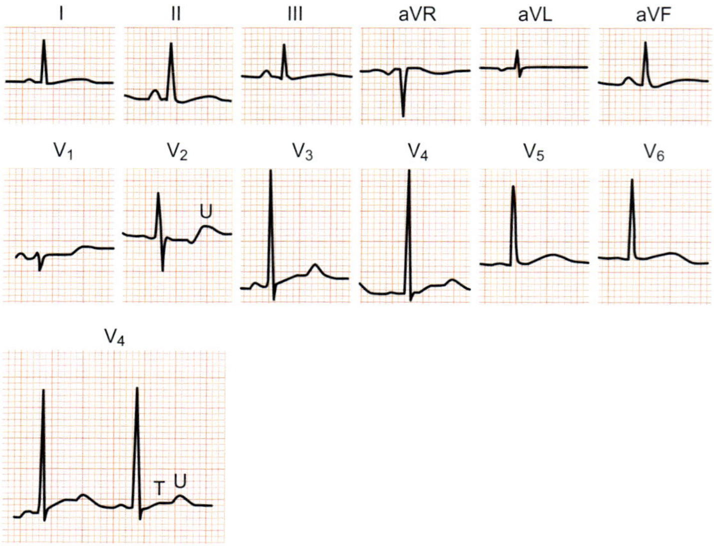

Abb. 9.1 EKG eines Patienten mit einer schweren Hypokaliämie [L143]

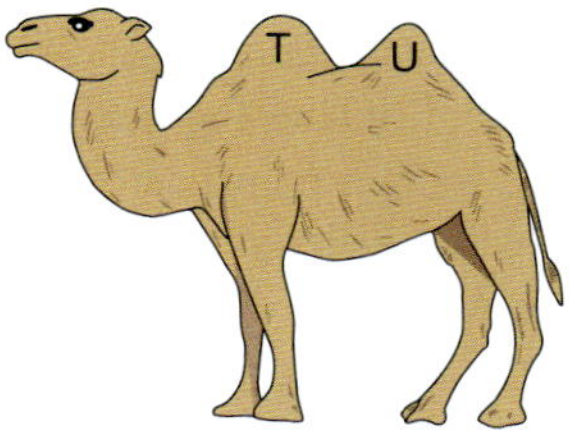

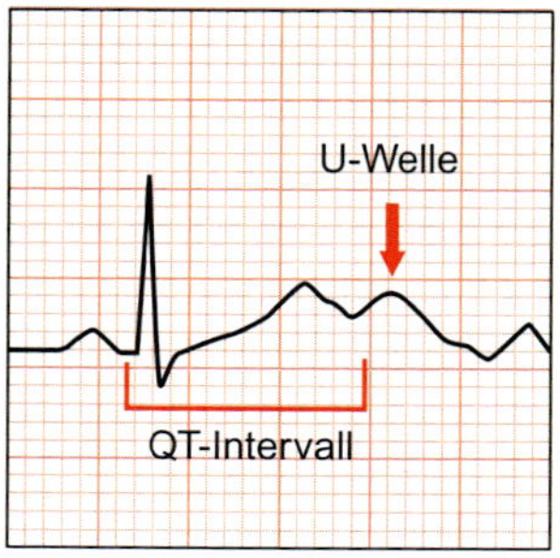

Abb. 9.2 U-Wellen bei Hypokaliämie [L143]

und somit lebensbedrohlich sein. Der Kaliumspiegel ist deshalb fein reguliert und wird v. a. durch die Ausscheidung über die Niere gesteuert. Somit kann eine Hyperkaliämie nur dann auftreten, wenn die Aufnahme die Ausscheidungsfähigkeit der Niere übersteigt. Bei Menschen mit Nierenversagen oder chronischer Niereninsuffizienz kann daher ein zu hoher Kaliumspiegel entstehen und eine **Dialyse** notwendig werden. Aber auch bei leichteren Nierenfunktionsstörungen kann durch die übermäßige Zufuhr von Kalium ein Anstieg des Kaliumspiegels auftreten. Zu guter Letzt gibt es auch Medikamente, die den Kaliumspiegel erhöhen können. Insbesondere die Kombination von **ACE-Hemmern** mit **kaliumsparenden Diuretika** kann schwere Hyperkaliämien mit HRST hervorrufen. Daher liefert die Anamnese die entscheidenden Hinweise auf Ursachen für Störungen des Kaliumhaushalts. Das EKG kann helfen, den Schweregrad einer möglichen Hyperkaliämie abzuschätzen. Denn liegen bereits EKG-Veränderungen vor, handelt es sich um eine potenziell lebensbedrohliche Entgleisung.

EKG-Diagnostik

Bei einer **leichten Hyperkaliämie** ist das EKG oftmals unauffällig. Steigt der Kaliumspiegel weiter an, treten zunächst Veränderungen der Repolarisation auf: Die T-Welle wird spitz und ihre Amplitude vergrößert sich. Ein zeltförmiges hohes T ist somit ein markantes, wenn auch unspezifisches Zeichen bei hohen Kaliumspiegeln.

Bei **schwerer Hyperkaliämie** wird auch die Depolarisation gestört. Das PQ-Intervall verlängert sich, die P-Welle wird kleiner oder verschwindet ganz. Auch die intraventrikuläre elektrische Leitung wird

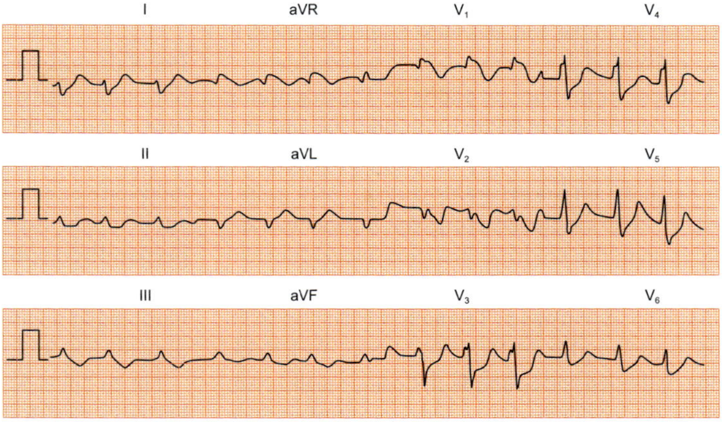

Abb. 9.3 EKG bei einer schweren Hyperkaliämie. Typisch sind die ungewöhnlich deformierten, breiten QRS-Komplexe und die fehlenden P-Wellen. [L231]

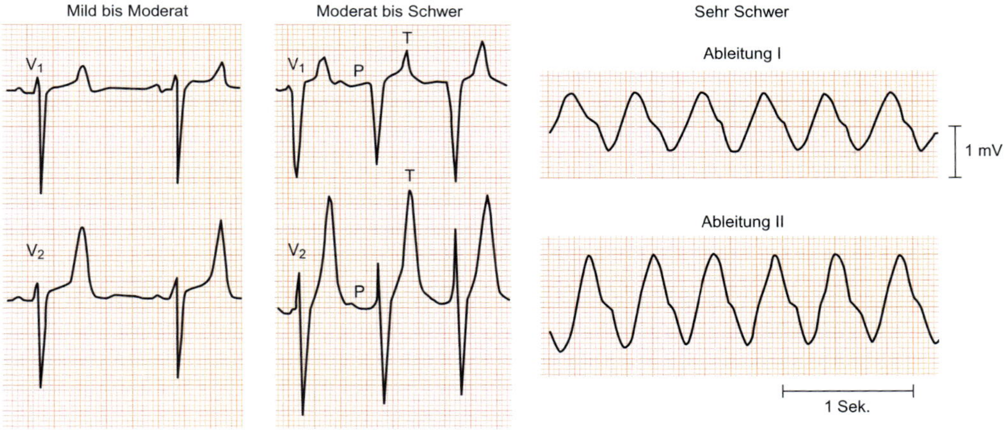

Abb. 9.4 EKG-Veränderungen bei Hyperkaliämie in Abhängigkeit von der Höhe des Kaliumspiegels [L143]

gestört. Der QRS-Komplex wird breiter und deformiert (➤ Abb. 9.3). Es können ventrikuläre HRST entstehen, eine Sinusbradykardie oder bradykardes Vorhofflimmern sind ebenfalls möglich. ➤ Abb. 9.4 zeigt, wie sich das EKG bei steigendem Kaliumwert verändert.

Die Diagnose einer Elektrolytstörung wird immer durch eine **Blutentnahme** gestellt. Bei höhergradigen Abweichungen des Kaliumspiegels ist die Person monitorpflichtig.

▌▌ Praxistipp

Therapie der Hyperkaliämie:

- 2,5 mg Salbutamol inhalativ
- 20–40 mg Furosemid i. v.
- 1 g Kalziumglukonat i. v. zur Membranstabilisierung zum Schutz vor HRST
- 25 g Glukose + 10 IE Insulin als Kurzinfusion über 15–30 Minuten
- Ggf. Notfalldialyse ▌▌

9.1.2 Störungen des Kalziumhaushalts

Hypokalzämie

Kalzium ist eines der positiv geladenen Ionen, die beim Aktionspotenzial der Schrittmacherzellen am Herzen eine tragende Rolle spielen und hier hauptverantwortlich für die Depolarisation sind. Im Arbeitsmyokard ist es das Ion, das elektrische und mechanische Aktivität der Herzmuskelzellen verbindet.

Kalzium ist im Blut zur Hälfte an Plasmaeiweiße gebunden. Die andere Hälfte ist ungebunden und nur dieser freie Anteil kann die physiologischen Aufgaben des Kalziums im Körper wahrnehmen. Dazu gehört in erster Linie die Stabilisierung von Ruhemembranpotenzialen. Ein niedriger Kalziumspiegel führt zu einer Übererregbarkeit des Nervensystems und der Muskulatur. Es entstehen **Tetanien** wie die klassische Pfötchenstellung bei der Hyperventilation. Auch **Kribbelparästhesien** und **Krampfanfälle** sind möglich. Am Herzen werden durch niedrige Kalziumspiegel wichtige Kaliumkanäle gehemmt. Diese sind an der Repolarisation beteiligt. Ein niedriger Kalziumspiegel erschwert und verlängert also die Repolarisation. Außerdem ist bei niedrigen Kalziumwerten die Herzkraft geschwächt.

Diuretika können den Kalziumspiegel senken. Die häufigste Ursache einer Hypokalzämie ist die Hyperventilation. Durch Abatmen von CO_2 entsteht eine respiratorische Alkalose, die zum Teil metabolisch kompensiert wird. Hierfür werden H^+-Ionen aus ihrer Plasmaeiweißbindung gelöst. Um die elektrische Ladung der Plasmaeiweißmoleküle gleich zu halten, werden die frei gewordenen Bindungsstellen mit den ebenfalls positiv geladenen Kalziumionen besetzt. Der Spiegel des freien und damit physiologisch wirksamen Kalziums sinkt und führt zu den typischen Symptomen (s. o.).

EKG-Diagnostik

Im EKG kommt es aufgrund der Beeinträchtigung der Repolarisation zu einer QTc-Zeitverlängerung. Denn die ST-Strecke ist deutlich länger bei normal konfigurierter T-Welle. Die Hypokalzämie ist also eine von vielen Ursachen einer QT-Zeitverlängerung (➤ Kap. 8.2.2).

Bevor EKG-Veränderungen auftreten, zeigen die Betroffenen neurologische Ausfälle (s. o.). Eine verlängerte QTc-Zeit kann bei diesen Personen einen ersten Hinweis auf eine Störung des Kalziumstoffwechsels geben. Die Diagnose wird laborchemisch nach Blutentnahme gestellt. Hilfreich kann eine Messung des exspiratorischen CO_2 auch beim spontan atmenden Menschen sein, um eine Hyperventilation auszuschließen oder zu bestätigen.

Hyperkalzämie

Der Kalziumspiegel wird hormonell reguliert. Bei Kalziummangel wird Kalzium aus dem Knochen freigesetzt, sodass der Spiegel im Blut konstant gehalten wird. Kommt es jedoch zu Störungen in diesem Hormonstoffwechsel, weil zu viel des sog. **Parathormons** aus den Nebenschilddrüsen ausgeschüttet wird **(Hyperparathyreoidismus),** können hyperkalzämische Krisen entstehen. Auch manche Tumorerkrankungen und Medikamente (z. B. Thiaziddiuretika) können ursächlich hierfür sein.

Ein zu hoher Kalziumspiegel führt zu einer muskulären Schwäche bis hin zu Paresen. Zentralnervöse Symptome wie Bewusstseinseinschränkungen, Verwirrtheit oder psychische Auffälligkeiten sind häufig.

EKG-Diagnostik

Am Herzen führt eine Hyperkalzämie zu einer Übererregbarkeit. Im EKG zeigt sich eine stark verkürzte QTc-Zeit durch Verkürzung der ST-Strecke. Die T-Welle kann auf den ersten Blick direkt aus dem S hervorgehen ohne sichtbare ST-Strecke. Eine Osborn-Welle ist möglich. Hierbei handelt es sich um eine kleinere oder größere positive Welle nach der S-Zacke, die am besten in den Brustwandableitungen gesehen werden kann.

Auch hier gilt wie bei allen Elektrolytverschiebungen, dass die Diagnose nur laborchemisch gestellt werden kann.

9.1.3 Störungen des Magnesiumhaushalts

Hypomagnesiämie

Magnesium ist ein wichtiges Elektrolyt in verschiedenen Prozessen des Energiestoffwechsels, spielt aber auch bei der elektrischen Herzaktion eine wichtige Rolle. Ein Magnesiummangel tritt in der Regel in Kombination mit anderen Elektrolytstörungen auf, v. a. mit einer Hypokaliämie. Somit sind isolierte EKG-Veränderungen eines Magnesiummangels im EKG nicht klar zu definieren.

Magnesium ist ein **Kalziumantagonist.** Es reduziert die Inotropie, stellt die Blutgefäße weit und kann dadurch bei intravenöser Gabe Hitzeempfinden und

Hypotonien auslösen. Es verkürzt die QTc-Zeit und kann auch als Medikament der ersten Wahl gegen Torsade-de-pointes-Tachykardien (➤ Kap. 5.2.2) verwendet werden. Bei schwerer Bronchoobstruktion wirkt es entspannend auf die glatte Bronchialmuskulatur.

EKG-Diagnostik

Ein niedriger Magnesiumspiegel resultiert in einer **Verlängerung des QT-Intervalls (➤ Kap. 8.2.2)**, messbar an einer verlängerten QTc-Zeit. Er kann die Folgen einer Hypokaliämie auf die elektrische Herztätigkeit noch verstärken (s. o.).

Hypermagnesiämie

Eine Hypermagnesiämie ist sehr selten und kann bei Niereninsuffizienz durch übermäßige Magnesiumeinnahme auftreten. Bradykarde HRST und verbreiterte QRS-Komplexe sind möglich.

9.2 Effekte von Drogen und Medikamenten auf das EKG

Dieses Kapitel beschäftigt sich mit EKG-Veränderungen, die mit dem Konsum von Drogen, aber auch mit der Einnahme bestimmter Medikamente einhergehen. Bei den Medikamenten können die Wirkungen am Herzen Nebenwirkung oder auch Hauptwirkung sein.

9.2.1 Illegale und legale Drogen

Die Herztätigkeit wird über den Sympathikus und den Parasympathikus an die jeweiligen Bedürfnisse des Organismus angepasst. Beide werden im Gehirn auf Ebenen reguliert, die nicht dem willkürlichen Zugriff unterliegen. Die Aktivität des autonomen oder vegetativen Nervensystems ist deshalb nicht willkürlich steuerbar.

Der **Hypothalamus** koordiniert als wichtigste übergeordnete Hirnregion weite Teile des vegetativen Nervensystems. Hier wird unter anderem die körperliche Reaktion auf emotionalen Stress veranlasst. Auch der **Hirnstamm** ist ein wichtiger Teil des ZNS, wenn es um die Regulation von Sympathikus und Parasympathikus geht. Er kann teilweise losgelöst vom restlichen Gehirn ein- und ausgehende vegetative Impulse aufeinander abstimmen.

In neuronalen Netzwerken werden vorrangige Informationen auf zwei Arten verstärkt übermittelt: Aktivierende (exzitatorische) Neurotransmitter wie **Glutamat** bewirken einen stärkeren Stromfluss über die Nervenbahn. Hemmende (inhibitorische) Neurotransmitter wie **Gammahydroxybuttersäure** (GABA) hemmen den Stromfluss über andere Nervenbahnen ähnlich einer Ampelschaltung. An GABA-Rezeptoren entfalten viele sedierende Substanzen ihre Wirkung, unter anderem Benzodiazepine.

Zusätzlich zu hemmenden und aktivierenden Stoffen gibt es **diffuse modulatorische Systeme** im Gehirn, die aus dem Hirnstamm Projektionen in verschiedenste Bereiche des Gehirns senden. Sie modulieren hier die Netzwerkaktivitäten und können damit allgemeine Prozesse wie Schlaf, Aufmerksamkeit, Emotionen und Aktivität von Sympathikus und Parasympathikus beeinflussen. Jedes System benutzt einen eigenen Neurotransmitter: **Noradrenalin, Serotonin, Acetylcholin** oder **Dopamin.** Das dopaminerge System enthält unter anderem ein Belohnungssystem und ist dadurch vermutlich maßgeblich an der Pathophysiologie von Suchterkrankungen beteiligt.

Die meisten **bewusstseinsverändernden Drogen** wirken auf die diffus modulatorischen Systeme ein. Sie sorgen dadurch für Veränderungen, die nicht einem einzelnen Hirnareal zugeordnet werden können, sondern globaler Natur sind. Ein häufiges Prinzip ist hierbei, dass die Wiederaufnahme der Neurotransmitter in die Zelle gehemmt wird. Dadurch wirkt der Transmitter länger, seine Elimination ist gestört.

Die **Neurotransmitter der modulatorischen Systeme** finden sich nicht nur im Gehirn, wo Drogen konsumierende Menschen sich die typische Wirkung erhoffen. Sie spielen auch in Synapsen anderer Körperregionen eine Rolle – v. a. in Teilen des vegetativen Nervensystems. Hier kommt es bei Drogeneinnahme zu Nebenwirkungen. Bei **Noradrenalin** und **Dopamin** handelt es sich um Katecholamine. **Acetylcholin** übermittelt alle Aktionen des Parasympathikus. **Serotonin** ist ein Gewebehormon, das außerdem im Blut vorkommt. Es fördert die Blutgerinnung durch vermehrte Blutplättchenaggregation und steigert über Vasokonstriktion den Blutdruck. Es begünstigt Übelkeit und Erbrechen, aber auch eine Steigerung der Darmtätigkeit.

Im Folgenden werden EKG-Veränderungen bestimmter Drogen beschrieben.

Kokain

Wirkmechanismus

Kokain wird über die Nasen- oder Mundschleimhäute eingenommen und resorbiert. Als „Crack“ wird es auch geraucht oder intravenös eingenommen. Es wirkt über das **dopaminerge** und **noradrenerge** System im Gehirn und verursacht ein Gefühl der Leistungsfähigkeit, Aktivität und Euphorie zusammen mit einem gesteigerten Selbstwertgefühl. Das Urteilsvermögen wird eingeschränkt. Bei dauerhaftem Missbrauch beschleunigt Kokain die Entstehung von Arteriosklerose.

Die Wirkungen von Kokain beruhen sowohl auf sympathomimetischen Effekten als auch auf einer direkten **Blockade von Natriumkanälen** – auch am Herzen. Dies erklärt, warum trotz der eigentlich sympathomimetischen Eigenschaften bradykarde HRST bei Einnahme von Kokain beschrieben sind. Es wirkt in diesem Fall wie ein Klasse-I-Antiarrhythmikum (➤ Kap. 11.1.1, ➤ Kap. 11.2). Des Weiteren besitzt es thrombosefördernde Eigenschaften.

Ungefähr die Hälfte aller Personen, die nach Kokaineinnahme in die Notaufnahme kommen, hat kardiovaskuläre Nebenwirkungen. Denn Kokain besitzt kardiotoxische Eigenschaften. Es erhöht durch seine sympathomimetischen Eigenschaften den myokardialen Sauerstoffverbrauch, während seine prothrombotische Wirkung **Myokardischämien** verursachen kann. Angina-pectoris-Beschwerden können auch erst mehrere Stunden nach Kokainkonsum auftreten. Das Risiko für einen Herzinfarkt ist jedoch v. a. in der ersten Stunde nach Einnahme mehr als 20-fach erhöht. Hierbei ist wichtig, dass Herzinfarkte auch ohne bekannte KHK oder sogar nach Ausschluss einer KHK mittels Herzkatheter auftreten können. Denn Koronarspasmen und Thrombosen in den Herzkranzgefäßen ohne Plaqueruptur sind typisch für den Herzinfarkt nach Kokaineinnahme.

EKG-Diagnostik

Am häufigsten verursacht Kokain eine Sinustachykardie. Bei schwerer Intoxikation können auch eine Bradykardie (s. o.) oder Arrhythmien entstehen. Mehr als die Hälfte der Personen mit Brustschmerzen nach Kokainabusus hat EKG-Veränderungen. Hierbei handelt es sich in der Regel um Myokardischämiezeichen. Bei chronischem Kokaingebrauch kann eine linksventrikuläre Hypertrophie entstehen mit entsprechenden Veränderungen im EKG (➤ Kap. 8.3.2). Auch eine dilatative Kardiomyopathie ist möglich, vermutlich durch die regelmäßigen Katecholaminexzesse im Körper nach Kokaineinnahme und deren toxische Wirkung auf das Myokard. Vernarbungen auf mikroskopischer Ebene (Fibrose) sind Teil der Kardiomyopathie-Entstehung. Sie können Ursprung ventrikulärer Arrhythmien sein. Kokain ist auch ein möglicher Auslöser eines **Brugada-Musters** im EKG (➤ Kap. 8.2.2).

Amphetamine

Wirkmechanismus

Wie Kokain zählen auch die Amphetamine zu den sympathomimetischen Drogen. Amphetamin wird als **Speed** missbräuchlich konsumiert. Metamphetamin **(Crystal Meth)** und **Ecstasy** (3,4-Methylendioxy-N-Methylamphetamin, MDMA) gehören ebenfalls zu den Amphetaminen.

Amphetamine wirken über das **dopaminerge, noradrenerge** und **serotonerge** modulatorische System im Gehirn. Sie steigern die Freisetzung der Transmitter und hemmen ihre Wiederaufnahme aus dem synaptischen Spalt. Dadurch wirken sie auf viele verschiedene streng regulierte Hirnfunktionen wie Schlaf, Appetit, Wachheit, Thermoregulation und das vegetative Nervensystem. Halluzinationen und euphorische Gefühle sind häufig. Fatale Verläufe durch Nebenwirkungen können auch bei einmaligem Konsum auftreten.

Amphetamine können einen plötzlichen Herztod verursachen – vermutlich durch eine exzessiv gesteigerte Katecholaminausschüttung, die ventrikuläre Arrhythmien verursacht. Die Körpertemperatur kann stark ansteigen und eine **Rhabdomyolyse** (Zerstörung großer Mengen an Skelettmuskulatur) verursachen. Die Rhabdomyolyse führt dazu, dass der Organismus mit Zellzerfallsprodukten überschwemmt wird. Ein Nierenversagen ist häufig die Folge, auch ein Multiorganversagen ist möglich. Vor allem Ecstasy kann ein schweres Lungenödem auslösen. Dies ist teilweise auf eine stark gesteigerte Flüssigkeitszufuhr zurückzuführen. Durch die Erhöhung der Körpertemperatur und ein gestörtes Empfinden von Appetit und Durst steigert die betroffene Person ihre Trinkmenge und der Körper wird mit Flüssigkeit überlastet. Diese kann auch Elektrolytverschiebungen bewirken, die ein Hirnödem begünstigen.

Werden Amphetamine dauerhaft eingenommen, ist der Körper auch permanent erhöhten Transmitterwerten ausgesetzt. Für Serotonin ist bekannt, dass es bei dauerhaft erhöhten Spiegeln durch Gefäßwandverdickung pulmonalarterieller Blutgefäße einen **pulmonalarteriellen Hypertonus** hervorruft. Crystal Meth und Ecstasy bewirken bei chronischem Gebrauch, dass sich das Herzklappengewebe verdickt. Auch dadurch kann der Druck im Lungenkreislauf dauerhaft ansteigen. Eine **chronische Rechtsherzbelastung** ist die Folge.

Wie bei Kokain können die hohen Katecholaminspiegel nach Amphetamineinnahme Myokardischämien hervorrufen. Bei dauerhaftem Gebrauch sind Kardiomyopathien und eine linksventrikuläre Hypertrophie möglich. Durch Fibrosebildung im Myokard können Ursprungsorte für ventrikuläre Arrhythmien entstehen.

EKG-Diagnostik

Die Folgen für das Herz-Kreislauf-System durch akute und chronische Exposition gegenüber Amphetaminen erklären bereits, welche EKG-Veränderungen auftreten können. Häufig liegt eine Sinustachykardie vor. Auch infarkttypische Zeichen sind möglich, ebenso wie lebensbedrohliche Arrhythmien. Denn Amphetamine führen nicht nur zu einer Myokardfibrose, sondern auch zu einer verlängerten QTc-Zeit. Bei Dauerkonsumierenden lohnt sich die Suche nach Rechtsherzbelastungszeichen, v. a. wenn diese sich mit dem Leitsymptom **Dyspnoe** präsentieren.

❚❚ Praxistipp

Kokain und Amphetamine können bei dauerhaftem Missbrauch eine linksventrikuläre Hypertrophie verursachen. Es ist jedoch auch bei einmaligem Konsum und kardialen Nebenwirkungen sinnvoll, nach linksventrikulären Hypertrophiezeichen zu suchen, denn im EKG wird oft der erste Hinweis auf eine hypertroph-obstruktive Kardiomyopathie (HOCM, ➤ Kap.8.2.1) gefunden. Personen mit HOCM, die Amphetamine oder andere sympathomimetische Drogen konsumiert haben, haben ein hohes Risiko für einen plötzlichen Herztod. Diese Menschen benötigen eine besondere Überwachung und sind vital gefährdet.

Im Gegensatz zu Kokain und Amphetaminen führt die Einnahme von LSD oder Magic Mushrooms (Wirkstoff Psilocybin) nur zu einer minimalen Sympathikussteigerung. Moderate Erhöhungen von Herzfrequenz (HF) und Blutdruck sind die Folge. Es existieren einzelne Fallberichte über Gefäßspasmen nach LSD-Einnahme. EKG-Veränderungen sind hier jedoch nicht bekannt. ❚❚

Opiate

Wirkmechanismus

Opiate haben eine euphorisierende Wirkung und verursachen eine starke körperliche Abhängigkeit. Beides trägt dazu bei, dass diese Wirkstoffgruppe ein erhebliches Suchtpotenzial besitzt – auch bei Benutzung als Analgetika. Opiate hemmen bei Überdosierung über Opioidrezeptoren die Atemtätigkeit und bewirken eine Vigilanzminderung. Beides zusammen ruft eine potenziell tödliche Hypoxie hervor.

Gleichzeitig hemmen Opiate den Sympathikotonus und bewirken ein Überwiegen des Parasympathikus. Die HF wird verlangsamt. Ein venöses Pooling durch venöse Vasodilatation reduziert die Vorlast. Der Blutdruck sinkt, da der Körper die reduzierte Vorlast bei Opiatintoxikation nicht durch eine Tachykardie kompensieren kann.

Vor allem Heroin kann eine irreversible Kardiomyopathie auslösen. Außerdem sind einige der Personen mit intravenösem Opiatabusus HIV-positiv. HIV ist ein bekannter Auslöser für eine Myokarditis und eine Kardiomyopathie.

EKG-Diagnostik

Im EKG findet man bei einer Opiatintoxikation keine spezifischen Zeichen. Eine Bradykardie ist häufig, auch bei guter Oxygenierung. Der dauerhafte Gebrauch von Heroin, aber auch von Methadon, kann die QTc-Zeit verlängern und dadurch zu tödlichen ventrikulären Tachykardien prädisponieren.

Cannabis

Wirkmechanismus

Der Wirkstoff aller Formen von Cannabisprodukten ist **Tetrahydrocannabinol** (THC). Es wirkt auf das **Endocannabinoidsystem** des Körpers. Dieses System besteht aus zwei Cannabinoidrezeptoren, dem CB1- und dem CB2-Rezeptor. Der CB1-Rezeptor kommt im ZNS vor und ist für die psychotropen Eigenschaften von Cannabis verantwortlich. Körpereigene und extern zugeführte Cannabinoide bewirken in den Basalganglien eine Modulation der Neurotransmitterfreisetzung und wirken daher unter anderem auf Lernprozesse, Appetit, Bewegungskontrolle und Gewohnheitsbildung ein. Sie modulieren die Schmerzwahrnehmung und Cannabisprodukte sind daher mittlerweile in der **Therapie chronischer Schmerzen** in Deutschland zugelassen. CB-Rezeptoren gibt es im Körper jedoch auch außerhalb des ZNS, unter anderem am Herzen, an den Blutgefäßen und im Magendarmtrakt. Dem CB2-Rezeptor werden hier schützende Eigenschaften bei Herz-Kreislauf-Erkrankungen und eine positive immunmodulatorische Wirkung zugesprochen.

Der missbräuchliche Cannabiskonsum steigert das Herzinfarktrisiko um ungefähr das Fünffache durch sympathomimetische und gerinnungsfördernde Eigenschaften. Es fördert Thrombosen und destabilisiert Gefäßplaques. Beim Rauchen eines Joints wird mehr Kohlenmonoxid aufgenommen als bei einer Zigarette und der prozentuale Wert des Carboxyhämoglobins steigt deutlich stärker an. Kohlenmonoxid hat eine direkte kardiotoxische Wirkung.

Die weitaus häufigste Nebenwirkung sind Psychosen, die auch schon nach kurzzeitigem Gebrauch und bei Einnahme der gesetzlich erlaubten Cannabismenge auftreten können.

EKG-Diagnostik

Im EKG kann es zu unspezifischen Veränderungen kommen. Die Amplitude und Länge der P-Welle kann erhöht sein und ST-Streckenveränderungen sind möglich. Es existieren Berichte, dass Cannabis die Entstehung von Vorhofflimmern und -flattern begünstigen kann. Nicht zuletzt kann Cannabis auch die typischen EKG-Veränderungen des **Brugada-Syndroms** auslösen (➢ Kap. 8.2.2).

Inhalation von Lösungsmitteln

Wirkmechanismus

Aromatische Kohlenwasserstoffe wie Toluol, aber auch Halogenalkane, Aceton, Butan oder Propan können missbräuchlich inhaliert werden, um ein Rauschgefühl auszulösen.

Die Substanzen wirken nur sehr kurz, da sie nach der Aufnahme über die Atemwege sehr rasch in der Leber verstoffwechselt werden. Sie sind in Nagellackentferner, Klebstoffen, Treibstoffen, Haarspray und Reinigungsmitteln enthalten. Die Wirkung beruht auf einer Modulation des **dopaminergen** und **serotonergen** Systems und an GABA-Rezeptoren im Gehirn.

Das sog. Schnüffeln hat schädlichen Einfluss auf das Herz-Kreislauf-System und der Begriff **Sudden Sniffing Death Syndrome**" (plötzlicher Tod durch Schnüffeln) beschreibt die fatalen Folgen dieser Suchterkrankung. Die Ursache des Syndroms ist unbekannt und es kann bereits nach einmaligem Abusus auftreten. Eine mögliche Ursache ist die gesteigerte Katecholaminempfindlichkeit des Myokards durch aromatische Kohlenwasserstoffe, sodass bereits normale Adrenalinspiegel tödliche Arrhythmien auslösen können. Bei chronischem Missbrauch kann eine dilatative Kardiomyopathie (➢ Kap. 8.2.1) mit Herzinsuffizienz entstehen.

EKG-Diagnostik

Im EKG können eine hohe P-Welle, eine Verbreiterung des QRS-Komplexes oder eine verlängerte QTc-Zeit zu sehen sein. Manche der Substanzen blockieren Natriumkanäle am Herzen. Es können daher auch schwere Bradykardien z. B. durch AV-Blockierungen auftreten. Andere Stoffe verändern die Magnesium- und Kaliumspiegel am Herzen und machen den Ventrikel dadurch elektrisch empfindlicher. Kammerflimmern und andere ventrikuläre HRST können spontan auftreten.

Energydrinks

Wirkmechanismus

Energydrinks enthalten ein Gemisch aus **sympathomimetischen Substanzen.** Der Koffeingehalt ist deutlich höher als in Kaffee und die Zusammensetzung nicht gesetzlich reguliert. In den letzten Jahren haben sich Fallberichte über Herz-Kreislauf-Stillstände nach Konsum von Energydrinks gehäuft. Eine aktuelle retrospektive US-amerikanische Studie konnte bei 5 % der Überlebenden nach einem plötzlichen Herztodereignis ohne erklärbare Ursache einen Konsum von Energydrinks im Vorwege identifizieren. Bei diesen Personen lag überwiegend ein defibrillierbarer Herzrhythmus vor. Menschen, die nach dem Konsum dieser Getränke über Herz-Kreislauf-Probleme klagen, sollten daher am Monitor überwacht werden.

Ketamin

Ketamin wirkt im Gehirn hemmend auf den **NMDA-Rezeptor** und verändert die Schmerzbewertung im Thalamus. Gleichzeitig werden auch andere eintreffende Informationen aus dem Körper moduliert, was ein verändertes Körpergefühl und Halluzinationen verursachen kann. Ersteres wird von Patientinnen und Patienten teilweise als unangenehm empfunden, weshalb es bei medizinischer Anwendung zur Analgesie mit Midazolam kombiniert wird. Ketamin hemmt die Wiederaufnahme der Neurotransmitter im modulatorischen Serotonin- und Noradrenalinsystem. Eine Steigerung der Sympathikusaktivität ist die Folge. Diese fällt jedoch deutlich geringer aus als bei Kokain und Amphetaminen.

Am Herzen werden Schlagvolumen, HF und Herzmuskelarbeit gesteigert. Deshalb wird Ketamin eine Begünstigung von Myokardischämien zugesprochen. Jedoch existieren keine Daten, die ein erhöhtes Risiko von Herzinfarkten nach Einnahme von Ketamin nachweisen. EKG-Veränderungen durch Ketamin sind nicht bekannt.

9.2.2 Medikamente

Klassische Antiarrhythmika

Wirkmechanismus

Die klassischen Antiarrhythmika werden in vier Klassen (➤ Kap. 11.1.1) unterteilt, da sie unterschiedlich auf die elektrische Herztätigkeit wirken. Die Klasse I wird noch weiter unterteilt in drei Gruppen. Trotz ihres Namens haben viele Antiarrhythmika selbst arrhythmiefördernde Eigenschaften (proarrhythmogene Effekte).

Tab. 9.1 Antiarrhythmika und ihre Effekte auf das EKG

Klasse (Beispiel)	Wirkungsweise	EKG-Effekt
IA (Ajmalin) IB (Lidocain) IC (Flecainid)	Blockade von spannungsabhängigen Natriumkanälen Kaliumkanalblockade (IA)	QRS-Verbreiterung, PQ-Zeitverlängerung, Senkung der HF QTc-Verlängerung (Klasse IA)
II (Metoprolol)	Blockade von β-Rezeptoren	PQ-Zeitverlängerung, Senkung der HF, AV-Blockierung
III (Amiodaron)	Blockade von Kaliumkanälen	PQ-Zeitverlängerung, Senkung der HF, QRS-Verbreiterung, QTc-Verlängerung
IV (Verapamil)	Blockade von L-Typ-Kalziumkanälen	Senkung der HF, PQ-Zeitverlängerung

EKG-Diagnostik

➤ Tab. 9.1 zeigt eine Übersicht über die verschiedenen Antiarrhythmikaklassen, ihre Wirkungsweise und ihren Einfluss auf das EKG.

Weitere Antiarrhythmika

Es gibt noch weitere Antiarrhythmika, die nicht in die oben genannten Klassen eingeteilt werden können. Dazu gehören Magnesium und Digitalispräparate, aber auch neuere Medikamente wie Ivabradin. Ivabradin bewirkt eine isolierte Senkung der HF ohne eine Wirkung auf den AV-Knoten oder den Blutdruck.

Digitalispräparate führen zu typischen EKG-Veränderungen. Sie besitzen eine geringe therapeutische Breite, sodass der Grat zwischen Wirkspiegel und toxischem Spiegel sehr schmal und v. a. individuell ist. Der Digitalisspiegel kann sich durch verschiedene andere Medikamente oder Zustände im Körper erhöhen, sodass auch bei langjähriger Einnahme bei gleichbleibender Dosierung eine Intoxikation auftreten kann.

Digitalispräparate werden auch **Herzglykoside** genannt. Zu ihnen gehören Digoxin und Digitoxin. Der Wirkstoff ist auch in Fingerhut und in Maiglöckchen enthalten, weshalb diese Pflanzen giftig sind. Beide Wirkstoffe werden vorwiegend über die Niere ausgeschieden – Digoxin fast ausschließlich. Bei Niereninsuffizienz kann Digitoxin kompensatorisch von der Leber abgebaut werden.

Digitalispräparate bewirken eine Steigerung der Inotropie und bremsen gleichzeitig die Sinusknotenaktivität und AV-Überleitung. Damit kann beispielsweise bei Vorhofflimmern erreicht werden, dass eine schnelle Überleitung auf den Ventrikel unterbunden und die Frequenz gebremst wird. Gerade bei Personen mit Herzinsuffizienz sind die positiv inotropen Eigenschaften günstig.

Ein Nachteil ist die sehr geringe therapeutische Breite, die zusätzlich von variablen Begleitkonditionen der Betroffenen abhängt, beispielsweise von veränderten Elektrolytspiegeln im Blut (vor allem Kalium und Magnesium), Hypoxämie, Nierenfunktion oder dem Vorliegen einer Myokardischämie. Im hohen Alter steigt die Empfindlichkeit noch weiter an. Die Bedeutung der Herzglykoside hat über die Jahre wegen der Risiken und guter Alternativen abgenommen.

EKG-Diagnostik

MERKE

Auch ohne Vergiftung gibt es bei normalen therapeutischen Spiegeln typische Effekte von Herzglykosiden auf das EKG. Es ist sinnvoll, diese EKG-Zeichen zu kennen, die v. a. aus markanten ST-Streckenveränderungen bestehen. Denn Personen, die Digitalispräparate einnehmen, haben kardiale Vorerkrankungen und oft auch ein Risikoprofil für Myokardischämien. Erregungsrückbildungsstörungen bedeuten bei diesen Patientinnen und Patienten nicht zwangsweise, dass ein Herzinfarkt vorliegt.

Die ST-Strecke ist bei Digitaliswirkung muldenförmig abgesenkt. Das ist am besten in den Ableitungen I, aVL, V_5 und V_6 zu sehen (➤ Abb. 9.5). Auch biphasische T-Negativierungen kommen vor.

Klinische Vergiftungsanzeichen können unspezifisch sein und sich durch Übelkeit, Lethargie, verändertes Farbensehen oder ein allgemeines Schwächegefühl bemerkbar machen. Am Herzen sind alle Arten von Arrhythmien möglich. AV- und SA-Blockierungen kommen ebenso vor wie polymorphe ventrikuläre Tachykardien und Kammerflimmern. Ein ventrikulärer Bigeminus ist bei Digitalisintoxikation typisch, ebenso wie eine Vorhoftachykardie mit 2:1-AV-Überleitung. Anamnese und EKG können helfen, die Wahrscheinlichkeit einer Digitalisintoxikation abzuschätzen, wenn der Patient oder die Patientin dieses Medikament einnimmt.

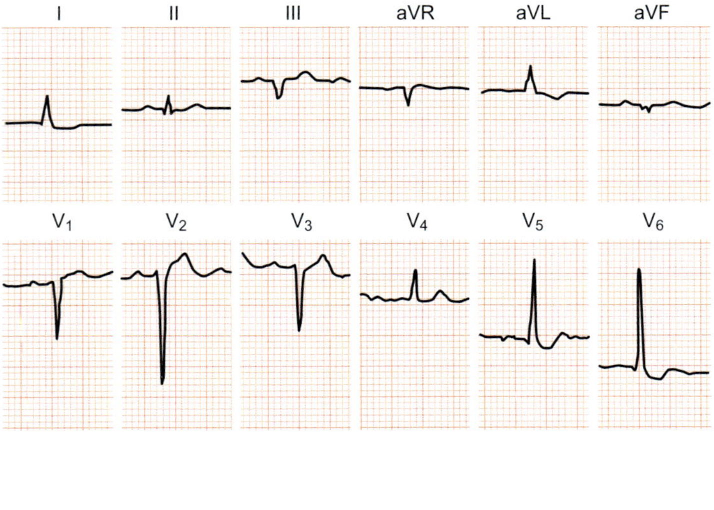

Abb. 9.5 EKG bei Digitalisdauertherapie. Insbesondere V_5 und V_6 zeigen das klassische Bild der muldenförmigen ST-Senkung. [L143]

Antidepressiva

Antidepressiva werden zur Behandlung von Depressionen und chronischen Schmerzen eingesetzt. Einige haben zudem weitere Indikationsgebiete wie die Behandlung von ADHS. Es gibt verschiedene Wirkstoffgruppen, wie ➤ Tab. 9.2 zeigt.

Allen ist gemein, dass sie keine spezifischen Effekte auf das EKG haben. Sie können je nach Wirkstoff bei Überdosierung jedoch ein Serotoninsyndrom oder ein anticholinerges Syndrom hervorrufen. Antidepressiva sind bei suizidaler Tablettenüberdosierung gebräuchliche Substanzen.

Sowohl beim Serotoninsyndrom als auch beim anticholinergen Syndrom kann eine Sinustachykardie auftreten und die Herzmuskelzellen werden empfindlicher für ventrikuläre Arrhythmien durch das Überwiegen der Sympathikuswirkung über den Parasympathikus.

Tab. 9.2 Übersicht über gebräuchliche Antidepressiva

Wirkstoffgruppe	Beispielmedikamente
Trizyklische Antidepressiva	Amitriptylin, Opipramol, Doxepin, Imipramin, Clomipramin
Selektive Serotonin-Wiederaufnahmehemmer (SSRI)	Sertralin, Citalopram, Fluoxetin, Escitalopram, Vortioxetin
Serotonin-Noradrenalin-Wiederaufnahmehemmer (SNRI)	Venlafaxin, Duloxetin
Noradrenalin-Wiederaufnahmehemmer (NRI)	Reboxetin, Atomoxetin
Monoaminooxidase-Hemmer (MAO-Hemmer)	Moclobemid, Tranylcypromin
Tetrazyklische Antidepressiva	Mirtazapin
Selektive Noradrenalin-Dopamin-Wiederaufnahmehemmer (SNDRI)	Bupropion

MERKE

Bei einer Überdosierung mit trizyklischen Antidepressiva sollte ein EKG geschrieben werden, um die QRS-Komplexdauer zu bestimmen. Eine tachykarde HF ist mit einer längeren QRS-Dauer und QTc-Zeit verbunden, die sich mit abnehmender HF wieder normalisieren können. Mit steigender QRS-Zeit steigt das Risiko für lebensbedrohliche ventrikuläre HRST und die Betroffenen sind trotz milder klinischer Symptomatik möglicherweise weiterhin monitorpflichtig.

Wiederholungsfragen

1. Warum steigert Kokain das Infarktrisiko?
2. Welchen Effekt hat die missbräuchliche Inhalation von Lösungsmitteln?
3. Was sind klassische Symptome eines Amphetaminmissbrauchs?
4. Warum müssen Personen mit höhergradigen Veränderungen des Kaliumspiegels am Monitor überwacht werden?
5. Welche Effekte haben Energydrinks auf das Myokard?
6. Warum ist die EKG-Diagnostik bei Personen mit dauerhafter Digitalispräparateinnahme erschwert?
7. Warum sind Menschen mit hypertroph-obstruktiver Kardiomyopathie (HOCM) besonders gefährdet, wenn sie Kokain oder Amphetamine konsumieren?
8. Welche EKG-Befunde weisen auf die Einnahme von Betablockern hin?
9. Welche Notfallmaßnahmen können therapeutisch ergriffen werden, wenn jemand eine lebensbedrohliche Hyperkaliämie hat?
10. Welche Auswirkungen hat eine Hyperkalzämie auf das Herz und das EKG?

LITERATUR

Chan TC, Brady WJ, Harrigan RA, et al. (eds.). ECG in Emergency Medicine and Acute Care. Philadelphia, PA: Elsevier, 2005.

Davis MI, Crittenden JR, Feng AY, et al. The cannabinoid-1 receptor is abundantly expressed in striatal striosomes and striosome-dendron bouquets of the substantia nigra. PLoS One. 2018; 13(2): e191436.

Enriquez A, Frankel DS. Arrhythmogenic effects of energy drinks. J Cardiovasc Electrophysiol. 2017; 28(6): 711-717.

Foianini A, Wiegand TJ, Benowitz N. What is the role of lidocaine or phenytoin in tricyclic antidepressant-induced cardiotoxicity? Clin Toxicol (Phila). 2010; 48(4): 325-330.

Garrett P, Klupfel S. Esmolol for intractable ventricular arrhythmias in major amitriptyline toxicity. BMJ Case Rep. 2022; 15(7): e248373.

Glauser J. Tricyclic antidepressant poisoning. Cleve Clin J Med. 2000; 67(10): 704-718.

Goldberger AL, Goldberger ZD, Shvilkin A. Goldberger's Clinical Electrocardiography: A Simplified Approach. 10th ed. Philadelphia, PA: Elsevier, 203.

Kashfi S, Sharma S. Hair spray induced cardiomyopathy. Eur J Case Rep Intern Med. 2022; 9(4): 003313.

Lott C, Truhlář A, Alfonzo A, et al. Kreislaufstillstand unter besonderen Umständen. Leitlinien des European Resuscitation Council 2021. Notfall + Rettungsmed. 2021; 24: 447-523.

Martinez KA, Bains S, Neves R, et al. Sudden cardiac arrest occuring in temporal proximity to energy drink consumption. Hearth Rhythm. 2024; 21(7): 1083-1088.

Ramachandran S (ed.). The Heart and Toxins. London: Academic Press, 2015.

Woolf AD, Erdman AR, Nelson LS. Tricyclic antidepressant poisoning: an evidence-based consensus guideline for out-of-hospital management. Clin Toxicol (Phila). 2007; 45(3): 203-233.

Zipes D, Jalife J, Stevenson W. Cardiac Electrophysiology: From Cell to Bedside. 8th ed. Philadelphia, PA: Elsevier, 2021.

9

KAPITEL

10 EKG bei Herzschrittmacher

Matthias Jahn

Herzschrittmachersysteme werden immer öfter, v. a. bei älteren Menschen, implantiert. Innerhalb der Kardiologie ist die **Schrittmachertherapie** mittlerweile ein Spezialgebiet und hat sich seit Erfindung und erster Implantation von Schrittmachern (SM) in der Mitte des vorigen Jahrhunderts immer weiterentwickelt. Einer der ersten Herzschrittmacher z. B. bestand aus einem Gleichstromgenerator mit Stromunterbrecher und wog damals 7 kg. Über eine eingeführte Nadelelektrode sollte der Herzschlag stimuliert werden. Seitdem gibt es erhebliche Fortschritte in der Technologie. Die Lebensdauer der Batterie, die Elektronik, die Stimulationselektroden und die Programmierbarkeit haben sich durch regelmäßige technologische Fortschritte stetig verändert und verbessert.

Die Hauptindikation zur Implantation eines Herzschrittmachers sind alle Formen **bradykarder Herzrhythmusstörungen (HRST)** (➤ Kap. 5.1). Der Ursprung der Störung kann in **der Reizleitung** oder **der Reizbildung** liegen. Eine Hauptursache für bradykarde HRST ist die **Sinusknotendysfunktion.** Bekannt ist diese Dysfunktion des Sinusknotens auch als **Sick-Sinus-Syndrom (SSS)** (➤ Kap. 5.1.2). Aber auch tachykarde HRST (➤ Kap. 5.2) mit Ursprung im Sinusknoten und Vorhof können heutzutage durch Herzschrittmacher behandelt werden. Weitere Einsatzgebiete des Herzschrittmachers sind Leitungsstörungen zwischen Vorhof und Kammer wie z. B. der **AV-Block 3. Grades** (➤ Kap. 5.1.3). Herzschrittmacher mit Einbezug von Vorhof und Kammer wirken sich auf die **Hämodynamik** besonders günstig aus. Bei stark eingeschränkter Pumpfunktion des linken Ventrikels kann zur Verbesserung auch eine **kardiale Resynchronisationstherapie** mit bi- oder linksventrikulärer Stimulation durchgeführt werden.

In den Leitlinien der European Society of Cardiology (ESC) werden zwei Hauptformen von Bradykardien mit möglicher Schrittmacherindikation und den dazugehörigen pathologischen HRST unterschieden:

- **Andauernde (persistierende) Bradykardie:**
  - Sinusknotensyndrom
  - AV-Block (Sinusrhythmus, Vorhofflimmern)
- **Wiederkehrende bzw. mit Unterbrechung auftretende (intermittierende) Bradykardie:**

- EKG-dokumentiert:
  - Intrinsisch: paroxysmaler AV-Block, sinuatrialer Block und Sinusarrest (einschließlich der Bradykarden-Tachykarden-Form des Sinusknotensyndrom), Vorhofflimmern mit langsamer Ventrikelfrequenz
  - Extrinsisch (funktionell): vagal induzierter Sinusarrest oder AV-Block, idiopathischer AV-Block, Adenosin-Überempfindlichkeit
- Vermutet (nicht EKG-dokumentiert)
  - Schenkelblock
  - Reflexsynkope: Karotissinussyndrom, neurokardiale Synkope
  - Unklare Synkope

Die intermittierende Bradykardie kann – wie in ➤ Abb. 10.1 dargestellt – das Ergebnis einer Vielzahl von intrinsischen und extrinsischen pathologischen Prozessen sein. Persistierende Bradykardien deuten hierbei in der Regel auf intrinsische Erkrankungen des Sinusknotengewebes oder des atrioventrikulären (AV) Erregungsleitungssystem hin. Die Indikation zur Schrittmachertherapie ist bei Männern vorrangig der AV-Block, bei Frauen eher ein kranker Sinusknoten oder Vorhofflimmern mit bradykarder Überleitung.

Anamnese und körperliche Untersuchung

Bradykarde HRST können passager, medikamentös induziert und spontan reversibel sein. Vor der Schrittmacherindikation muss immer die zugrunde liegende Ursache therapiert werden. Typische Medikamente, die eine Bradykardie oder Erregungsleitungsstörung verursachen können, sind:

- Betablocker
- Antihypertensiva: z. B. Nicht-Dihydropyridin-Kalziumkanalblocker oder Clonidin
- Antiarrhythmika: z. B. Amidoaron, Sotalol, Adenosin, Flecainid

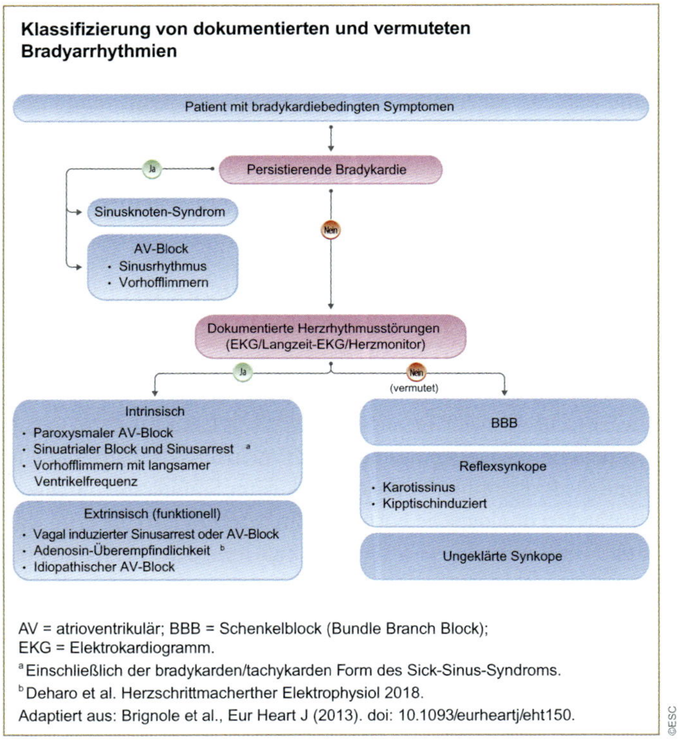

Abb. 10.1 Klassifizierung von dokumentierten und vermuteten Bradyarrhythmien laut ESC-Guidelines [W854-034]

10

- Psychoaktive und neuroaktive Medikamente: z. B. Donepezil, Lithium, trizyklische Antidepressiva, Opioid-Analgetika
- Sonstige: z. B. Muskelrelaxanzien, Cannabis, Propofol, Ticragrelor
- Chemotherapeutika: z. B. Arsentrioxid, Bortezomib, Rituximab

Als Ursachen der Bradykardie werden in den ESC-Guidelines zusammenfassend genannt:

- **Intrinsisch**
  - Infarkt/Ischämie
  - Infiltrative Kardiomyopathien
  - Kollagene Gefäßerkrankungen
  - Entzündliche Erkrankungen
  - Herzchirurgische Eingriffe, Strahlentherapie, beabsichtigter oder iatrogener AV-Block, Ablation einer Sinus-Tachykardie
- **Extrinsisch**
  - Körperliches Training (Sport)
  - Vagusreflex
  - Auswirkungen von Medikamenten
  - Idiopathischer paroxysmaler AV-Block
  - Elektrolytstörungen
  - Stoffwechselstörungen
  - Neurologische Störungen

Ein besonderer Fokus in den Leitlinien liegt daher auf der Anamnese und körperlichen Untersuchung bei der Erstuntersuchung zur Abklärung von Menschen mit vermuteter oder nachgewiesener Bradykardie oder Erkrankung des Erregungsleitungssystems. (➤ Abb. 10.2) Hervorgehoben wird auch das Erkennen von strukturellen Herzerkrankungen.

Für die innerklinische Notfallversorgung sind v. a. **akute symptomatische bradykarde Herzrhythmusstörungen** relevant, die sich medikamentös nicht ausreichend therapieren lassen, aber auch Kreislaufstillstände und Peri-Arrest-Rhythmen, bei denen der Einsatz eines präklinischen Schrittmachers lebensrettend sein kann. Das Erkennen von Schrittmacherfehlfunktionen oder Ausfällen kann eine weitere wichtige Kompetenz des Pflegepersonals bei der Versorgung von Menschen mit Herzschrittmachern sein. Grundkenntnisse und die Beurteilung von Schrittmacher-EKGs sind deshalb notwendige Bestandteile in der innerklinischen Notfallversorgung dieser Patientengruppen.

MERKE

Klassische bradykarde Herzrhythmusstörungen mit Schrittmacherindikation sind:

- Symptomatische Bradykardien
- Sick-Sinus-Syndrom
- Sinusarrest
- Erworbener AV-Block 2. Grades Typ II oder 3. Grades
- Karotis-Sinus-Syndrom mit wiederholten Synkopen oder Beinahe-Synkopen

In den ECS-Leitlinien wird besonders die Bedeutung des implantierbaren Ereignisrekorders *(„implantable loop recorder")* für die ambulante Langzeitrhythmusüberwachung und Diagnostik von seltenen unerklärlichen Synkopen aufgrund bradykarder HRST als vermuteter Ursache erwähnt.

10.1 Schrittmachersysteme

Die Schrittmachersysteme werden in zwei wesentlich unterschiedliche Hauptstimulationsformen unterteilt:

- **Interne Herzschrittmacher mit „invasiver Stimulation":** temporäre transvenöse Schrittmacherstimulation und permanente Stimulation mit einem implantierten Schrittmacher
- **Externe Herzschrittmacher mit „nichtinvasiver Stimulation":**
  - Faustschlagstimulation, sog. Percussion Pacing → **Cave:** veraltet, nicht mehr empfohlen
  - Transkutane Schrittmacherstimulation

Weitere Stimulationsformen sind der **epikardiale Schrittmacher** z. B. bei Menschen mit kongenitalen Anomalien oder der Unmöglichkeit eines venösen Zugangs zum Herzen, die **kardiale Resynchronisationsgstherapie (CRT)** oder neue alternative Methoden wie die **Stimulation des Reizleitungssystems** oder **sondenlose Stimulation.**

Die interne SM-Therapie als invasive Methode wird in der klinischen Versorgung bei chronischen HRST angewendet. Anhand bestimmter Kriterien bei bradykarden HRST wird die Indikation für die Implantation eines Herzschrittmachers gestellt.

Die externe Schrittmachertherapie als nichtinvasive Methode kann klinisch sowie präklinisch angewendet werden und ist eine Option bei der Akutversorgung

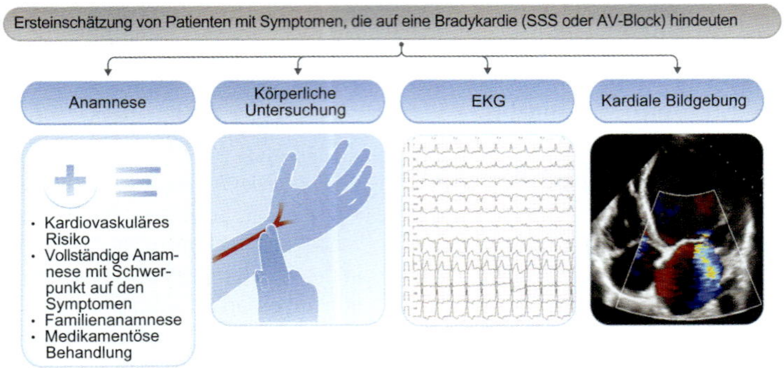

Abb. 10.2 Ersteinschätzung von Betroffenen mit Symptomen, die auf eine Bradykardie hinweisen (ESC- Guidelines 2021) [W854-034]

von Menschen mit symptomatischen bradykarden HRST oder Beinahe-Kreislauf-Stillständen, sog. **Peri-Arrest-Situationen.**

10.1.1 Interne Schrittmachertherapie: invasive Stimulation

Transvenöse (temporäre) Schrittmacherstimulation

Bei der transvenösen Anwendung (temporäre Schrittmacherstimulation) wird eine Schrittmachersonde venös eingeschwemmt und im rechten Ventrikel, möglichst in der Herzspitze **(Apex),** platziert. Dadurch ist die Gefahr einer **Sondendislokation** am geringsten. Die Schlaufe der Sonde soll hierbei groß genug sein, um einen Wechsel der Körperhaltung oder eine tiefe Inspiration zu kompensieren. Über einen externen Generator (Schrittmachergerät) mit Batterien wird dann durch Einstellung von Frequenz (HF/Min.), Output (mA) und Sensitivität (mV) stimuliert. Durch Erhöhung oder Erniedrigung der Spannung wird zunächst die minimal erforderliche Stromspannung zur ventrikulären Stimulation ermittelt. Die Mindestspannung oder auch **(Stimulations-)Reizschwelle** sollte nach dem Positionieren der Sonde idealerweise < 1 V betragen. Höhere Reizschwellen deuten auf einen schlechten Kontakt mit dem Endokard hin bzw. auf eine **Sondendislokation.** Die modernen Geräte arbeiten im **bipolaren Modus.** Dies bedeutet, dass an der Spitze der Sonde zwei Elektroden mit ca. 1 cm Abstand angebracht sind. Jede einzelne Elektrode ist mit einer Leitung nach außen und separaten Anschlüssen mit Steckkontakten verbunden, die dann mit Kabeln an das Schrittmachergehäuse angeschlossen werden können. Temporäre transvenöse-Schrittmachersonden werden innerklinisch z. B. bei Personen mit lebensbedrohlichen bradykarden HRST eingesetzt. Eine notfallmäßig implantierte vorrübergehende (passagere) Schrittmachersonde während einer perkutanen transkoronaren Angioplastie (PTCA) im Rahmen eines Myokardinfarkts mit kreislaufrelevanter bradykarder HRST ist in ➤ Abb. 10.3 zu sehen.

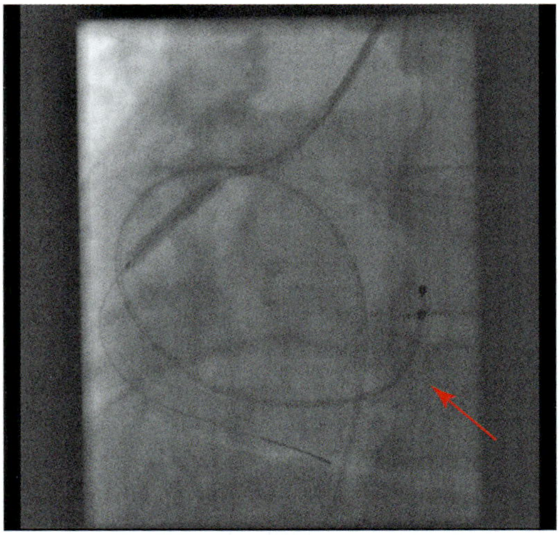

Abb. 10.3 Notfallmäßig platzierte passagere transvenöse Schrittmachersonde während perkutaner transkoronarer Angioplastie(PTCA)-Prozedur bei ST-Hebungsinfarkt (STEMI) (siehe Pfeil) [M1001]

10

Fehlfunktionen oder Ausfälle von transvenösen Schrittmachersystemen können zum Kreislaufstillstand führen. Drei Möglichkeiten einer Fehlfunktion können diese Geräte aufweisen:

- Zu hohe Reizschwelle durch schlechten Sondenkontakt im Endokard
- Unterbrechung der elektrischen Kopplung durch Kontaktverlust an Verbindungen der Kabel (Steckkontakte, Steckanschlüsse)
- Elektrodendislokation durch eine zu kleine oder zu große Schlaufe der Schrittmachersonde im Apex des rechten Ventrikels

Pflegerische Aufgaben bei der Versorgung von Menschen mit passagerem transvenösem Schrittmacher

Bei der pflegerischen Versorgung von Personen mit einem transvenösen Schrittmacher sind einige Besonderheiten zu beachten. Nach der Anlage eines transvenösen Schrittmachers muss der Katheter sicher und hautschonend fixiert werden, um einer Dislokation vorzubeugen. Nicht benötigte Elektroden müssen sicher abgeklebt oder mit Schutzkappen verschlossen werden. Im Rahmen der (intensiv)pflegerischen Versorgung ist zu beachten, dass durch den SM auch eine Mitstimulation des Diaphragmas möglich sein kann. Dies kann z. B. am Respirator zu einer falsch erkannten Spontanatmung führen (triggern). Auch kleinere Änderungen der Einstellungen am SM führen zu Veränderungen von Herzzeitvolumen (HZV) und Blutdruck. Deshalb ist darauf zu achten, dass das Stimulationsgerät stets verschlossen ist.

Nicht selten erfolgt die Anlage eines passageren Schrittmachers während der Akutversorgung nach Myokardinfarkt im Herzkatheterlabor. In den aktuellen Leitlinien bezüglich der Lagerungstherapie und Frühmobilisation sind die Voraussetzungen zur Frühmobilisation bei z. B. noch liegender arterieller Schleuse klar formuliert. Die Mobilisation sollte früh und symptomadaptiert erfolgen. Die Mobilisierung ist aber zusätzlich abhängig von der jeweiligen Kreislaufsituation **und** den jeweiligen verbliebenden Zugängen und Ableitungen. Nach Anlage eines passageren Schrittmachers ist je nach Punktionsort die Mobilisierung anzupassen. Bei einem transvenösen Zugang zur Anlage eines passageren Schrittmachers über die V. jugularis interna oder die V. subclavia ist keine strenge Immobilisierung notwendig. Bei angeordneter Bettruhe sind die Hilfestellungen bei den Aktivitäten des täglichen Lebens (ATLs) zu beachten und pflegerische Maßnahmen (z. B. Lagerungstherapie) anzupassen.

Zu den weiteren pflegerischen Aufgaben während der intensivmedizinischen Versorgung gehört eine regelmäßige Patienteneinschätzung, die klar formuliert werden sollte. Dazu gehören:

- strukturierte, umfassende klinische und apparative Patienteneinschätzung anhand des ABCDE-Schemas (➤ Kap. 4) im Rahmen des täglichen Bettplatzchecks,
- Re-Evaluation anhand des ABCDE-Schemas bei Veränderung des Patientenzustands.

Das ABCDE-Schema sollte durch weitergebildete Pflegefachpersonen eigenverantwortlich und selbstständig durchgeführt werden, mit Einleitung geeigneter Erstmaßnahmen im Rahmen der Organisationsvorgaben.

Permanente (implantierte) Schrittmacherstimulation

Bei der internen Schrittmachertherapie (permanenter Schrittmacher) handelt es sich um **Einkammer- oder Zweikammersysteme,** die bei Indikation implantiert werden. Die Begrifflichkeit „Kammer" steht hierbei für den rechten Vorhof oder den rechten Ventrikel. Die Schrittmacheraggregate aus gewebeverträglichen Gehäusen werden meist subkutan unterhalb der linken oder der rechten Klavikula platziert (➤ Abb. 10.4). Im Aggregat selbst sind die Batterie (Akku) und die durch einen von extern aufgelegten Magneten programmierbare Elektronik enthalten. Die Größe des Aggregats kann man mit der einer Taschenuhr vergleichen. Nach erfolgreicher Implantation können die Geräte beschwerdefrei meist über Jahre hinweg belassen werden. Die typische Implantationsnarbe fällt spätestens bei der körperlichen Untersuchung auf. Einen Schrittmacherausweis mit allen wichtigen Informationen zum Gerät tragen die Betroffenen in der Regel bei sich, und die wichtigsten Details wie z. B. die restliche Akkulaufleistung sind ihnen meist bekannt.

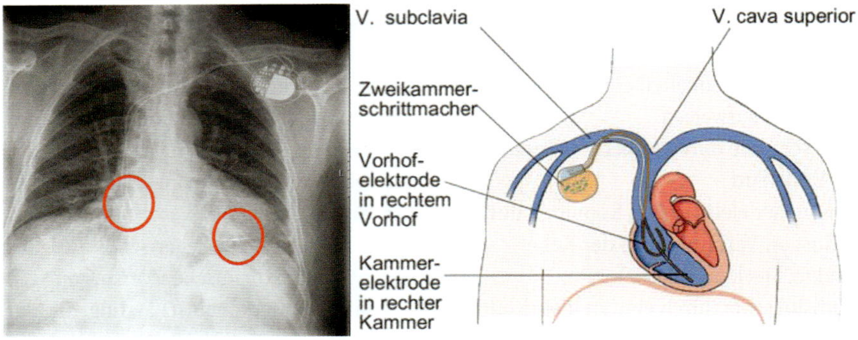

Abb. 10.4 Implantierter Zweikammerschrittmacher mit einer Elektrode im rechten Vorhof und einer Elektrode im rechten Ventrikel. Schematische Darstellung und Echtaufnahme [P106/L190]

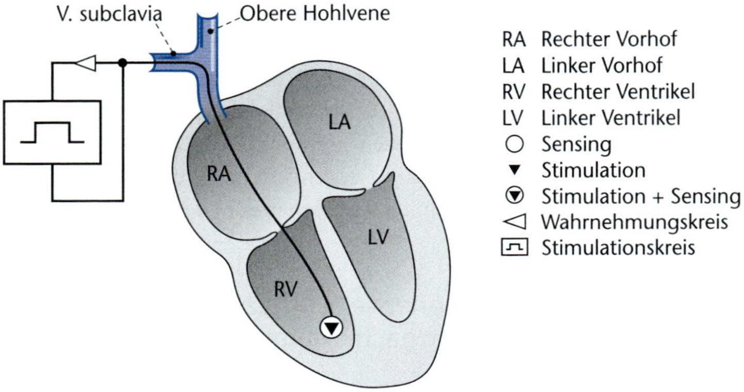

Abb. 10.5 Funktionsschema eines Einkammerschrittmachers [L106]

Einkammersystem

Die Indikation für das Einkammersystem als interne permanente Stimulation ist das klassische Vorhofflimmern mit zu langsamer Überleitung **(Bradyarrhythmie).**

Vom Schrittmacheraggregat aus wird die Schrittmachersonde über die **V. subclavia** und die obere Hohlvene unter Passieren des rechten Vorhofs und der Trikuspidalklappe in den rechten Ventrikel eingeführt und dort verankert (➤ Abb. 10.5).

Der SM verfügt hierbei über drei wichtige Funktionen:

- **Stimulation (Pacing):** Überleitung eines elektrischen Impulses über die Sonde in den rechten Ventrikel mit Auslösung einer Depolarisation (Schrittmacherimpuls)
- **Wahrnehmung (Sensing):** Erkennen von ventrikulären Aktionspotenzialen durch programmierbare Empfindlichkeit
- **Unterdrückung (Inhibition):** Unterdrückung von Schrittmacherimpulsen durch Erkennen von eigenen ventrikulären Aktionspotenzialen, sog. Bedarfsstimulation

MERKE

Alle Schrittmachersysteme verfügen über die zwei wichtigsten Hauptfunktionen: **Stimulierung (Pacing)** und **Wahrnehmung (Sensing).**

Bei korrekter Stimulation folgt dem Schrittmacherimpuls (gerade, senkrechte Linien) im EKG unmittelbar ein breiter Kammerkomplex. Dieser breite deformierte QRS-Komplex sieht **immer** linksschenkelblockartig aus, da die Schrittmachersonde vom rechten Ventrikel aus stimuliert. Der Ventrikel depolarisiert also durch die Stimulation der Schrittmachersonde von rechts nach links über die weitaus langsamere Reizleitung der Muskelzellen und nicht über die normale Reizleitung. Dies ist der Grund für die QRS-Morphologie eines Linksschenkelblocks. Durch den Schrittmacher werden also regelmäßige rechtsventrikuläre Extra-

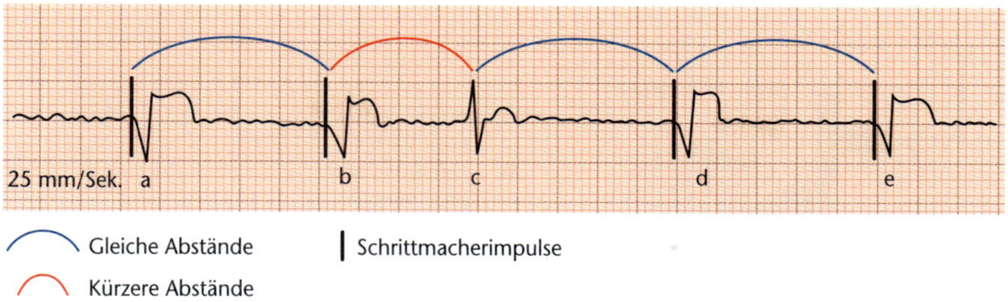

Abb. 10.6 Regelrechte Funktion (VVI-Modus) bei Vorhofflimmern:
a), b) Schrittmacherfunktion mit regelrechter ventrikulärer Reizbeantwortung
c) Ungestörte Überleitung; Schrittmacheraktion inhibiert
d), e) Wiedereinsetzen von Schrittmacheraktionen wegen fehlender rechtzeitiger normaler Überleitung
Die Abstände ab, cd und de sind gleich lang. Der Abstand bc ist kürzer als ab, cd und de. [L106]

bzw. Ersatzsystolen ausgelöst, die in der Frequenz und Stromstärke der abgegebenen Impulse individuell programmierbar sind.

Die Stimulation erfolgt nur bei Bedarf **(Bedarfsschrittmacherfunktion = Demand Pacemaker),** wenn keine ventrikulären Eigenaktionen durch das Gerät registriert werden. Solange die Herzfrequenz der Eigenaktionen der Programmierung entspricht, werden keine Impulse abgegeben bzw. diese unterdrückt (➤ Abb. 10.6).

MERKE

Die charakteristischen Zeichen der Schrittmacher-Impulse im EKG sind die sog. Spikes mit danach folgendem Vorhof- und/oder Kammerkomplex. Wichtigstes Erkennungsmerkmal dieser Spikes ist das Aussehen der Linien: strichförmig und senkrecht.

Erkennungsmerkmale Schrittmacherspikes:

- Vertikale Spikes von kurzer Dauer, normalerweise 2 ms.
- Die Spikes sind nicht immer eindeutig in allen EKG-Ableitungen zu sehen.
- Die Amplitude ist abhängig von der Position und Art der EKG-Ableitung.
- Eine bipolare EKG-Ableitung (Einthoven, Nehb) produziert kleinere Spikes als eine unipolare EKG-Ableitung (Goldberger, Wilson).
- Epikardial platzierte Elektroden zeigen im EKG kleinere Spikes als endokardial platzierte Elektroden.

ACHTUNG

Nicht immer können in allen EKG-Ableitungen Schrittmacherspikes identifiziert werden bzw. sind deutlich zu sehen. Ein einfacher Rhythmusstreifen zur Beurteilung reicht nicht aus! Die Anfertigung eines 12-Kanal-EKGs zur Beurteilung ist obligat.

Zweikammersystem

Das Zweikammersystem mit Platzierung einer Schrittmachersonde im rechten Vorhof und einer Schrittmachersonde im rechten Ventrikel wird bei HRST wie dem AV-Block 3. Grades implantiert (➤ Abb. 10.7). Bei dieser HRST werden Vorhofaktionen nicht in die Ventrikel übergeleitet. Das Zweikammersystem verfügt zur Behebung dieser schweren HRST über eine zusätzliche Funktion, die das Zweikammersystem vom Einkammersystem unterscheidet: die **Triggerung.** Wird eine durch den Sinusknoten normal erregte Vorhoferregung nicht in den Ventrikel weitergeleitet, so „triggert" der Zweikammerschrittmacher über die **Ventrikelsonde** eine **Ventrikeldepolarisation.** Der Schrittmacher ist also so programmiert, dass er eine fehlende Ventrikeleigenaktion in der vorgegebenen AV-Zeit registriert und dann stimuliert. Eine weitere Indikation für einen Zweikammerschrittmacher (DDD) ist grundsätzlich das (sowohl paroxysmale als auch permanente) Sick-Sinus-Syndrom.

Vier Funktionen kann das Zweikammersystem also über beide Sonden ausüben: **Stimulation, Sensing, Inhibition** und die **Triggerung.** Diese Funktionen können sowohl im Vorhof als auch im Ventrikel übernommen werden und machen das Zweikammersystem zu einem besonderen Schrittmacher.

Der Zweikammerschrittmacher ermöglicht eine **bedarfsgerechte Frequenz** der Ventrikelstimulation. Bei z. B. körperlicher Belastung und steigender Sinusknotenfrequenz bei normaler Vorhofaktion erfolgt die Ventrikelstimulation durch Triggerung mit der gleichen Frequenz. Bei Absinken der Vorhoffrequenz

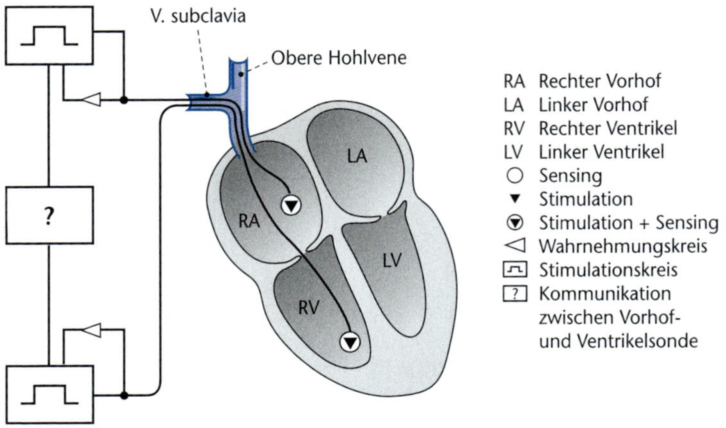

Abb. 10.7 Funktionsschema eines Zweikammerschrittmachers [L106]

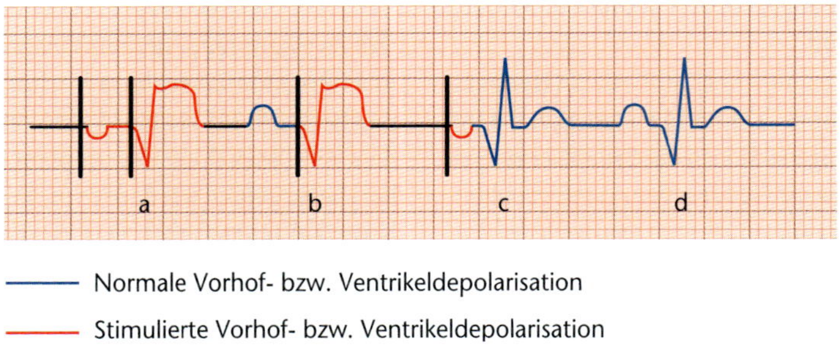

Abb. 10.8 Regelrechte Funktion (DDD-Modus) bei temporärem AV-Block
a) Die Vorhofsonde erkennt keine rechtzeitige Vorhofaktion → Stimulation des Vorhofs. Die Ventrikelsonde erkennt keine rechtzeitige Überleitung → Stimulation des Ventrikels.
b) Die Vorhofsonde erkennt eine rechtzeitige normale P-Welle → Inhibition der Vorhofstimulation. Die Ventrikelsonde erkennt keine rechtzeitige Überleitung → Stimulation des Ventrikels (vom Vorhof getriggert).
c) Die Vorhofsonde erkennt keine rechtzeitige Vorhofaktion → Stimulation des Vorhofs. Die Ventrikelsonde erkennt eine rechtzeitige Überleitung → Inhibition der Ventrikelstimulation.
d) Die Vorhofsonde erkennt eine rechtzeitige normale P-Welle → Inhibition der Vorhofstimulation. Die Ventrikelsonde erkennt eine rechtzeitige Überleitung → Inhibition der Ventrikelstimulation. [L106]

unter einen vorgegebenen Wert wird der Vorhof dagegen mit programmierter Frequenz stimuliert.

Typischerweise sieht man während der Vorhofstimulation kleine Schrittmacherspikes gefolgt von einer P-Welle.

Die P-Welle sieht aufgrund der Platzierung der Schrittmachersonde im Vorhof normal aus. Der durch die zweite, im Ventrikel platzierte Sonde stimulierte Rhythmus sieht deformiert und verbreitert aus (linksschenkelblockartig) (➤ Abb. 10.8).

Einen ventrikulären Rhythmus durch Schrittmacherstimulation kann man in den meisten Fällen gut in der EKG-Ableitung V_6 von einem Linksschenkelblock unterscheiden:

- Bei einem Linksschenkelblock ist der QRS-Komplex positiv.
- Bei einem Schrittmacher-getriggerten Rhythmus ist der QRS-Komplex hauptsächlich unterhalb der isoelektrischen Linie (negativ) aufgrund der oberflächlich orientierten Stimulation von der Ventrikelspitze hin zur Herzbasis und in entgegengesetzter „Blickrichtung" der Elektrode V_6, die den linken und inferioren Anteil des Myokards betrachtet (QRS-Hauptvektor).

Biventrikuläre Stimulation: kardiale Resynchronisationstherapie

Bei Personen mit einer schweren Herzinsuffizienz wurden in den letzten Jahren vermehrt sog. **biventrikuläre Schrittmachergeräte** implantiert. Diese Therapieform der **kardialen Resynchronisation (CRT)** verbessert durch eine simultane Stimulation über zwei Sonden im Apex des rechten Ventrikels und der seitlichen Wand des linken Ventrikels die Koordination der linksventrikulären Kontraktion und damit spürbar die Herzleistung bei stark eingeschränkter LV-Funktion. Diese besondere Form der Schrittmachertherapie wird bei mit Linksschenkelblock und verzögerter Erregung des linken Ventrikels eingesetzt. Die Implantation erfolgt unter Lokalanästhesie in der linken Brustmuskulatur.

Analog zum Schrittmacher werden über die V. subclavia Sonden in folgenden Abschnitten platziert:

- Rechter Vorhof zur Triggerung des Sinusrhythmus
- Rechter Ventrikel
- Koronarsinus, bevorzugt an einer posterolateralen Vene

Durch diese besondere Stimulationsform wird eine Resynchronisation an der verzögert kontrahierenden seitlichen (lateralen) Wand des linken Ventrikels erreicht. Dadurch wird der Kontraktionsablauf auf atrioventrikulärer, inter- und intraventrikulärer Ebene verbessert mit daraus resultierender deutlicher Steigerung von Ventrikelfunktion und Sauerstoffaufnahme. Zusammengefasst kann man sagen, dass die vorher asynchrone Pumpfunktion der Ventrikel nun durch eine zeitgleiche Erregung der linken und rechten Ventrikel synchron abläuft.

MERKE

Ziele der kardialen Resynchronisationstherapie sind:

- Optimierung der atrioventrikulären Überleitung
- Verbesserung der systolischen Funktion (Output) des Herzens durch verbesserten Kontraktionsablauf der Ventrikel

Für die **CRT-Therapie** kommen folgende Patientinnen und Patienten infrage:

- Schwere Herzinsuffizienz mit einer schlechten LV-Pumpfunktion (EF ≤ 35 %) und entsprechenden Beschwerden trotz medikamentöser Einstellung
- Sinusrhythmus und Linksschenkelblock mit einer QRS-Dauer von ≥ 150 ms

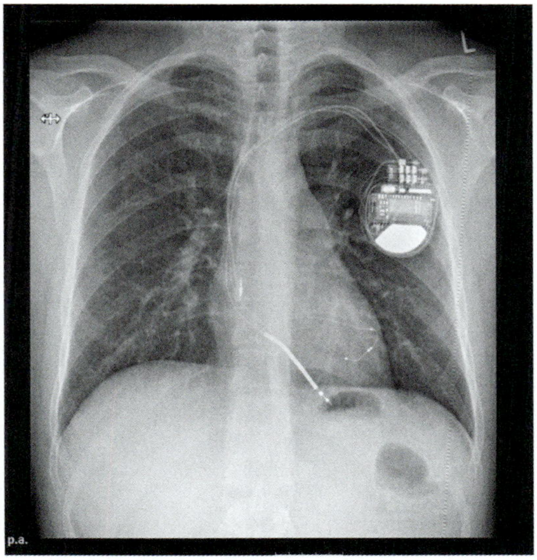

Abb. 10.9 Röntgenaufnahme CRT-D-System [P106]

Bei Menschen mit eingeschränkter linksventrikulärer Funktion nach Herzinfarkt werden auch spezielle **ICD-Systeme** (s. u.) mit der zusätzlichen Möglichkeit einer biventrikulären Stimulation implantiert. Diese Systeme werden als **CRT-D (D = Defibrillator)** bezeichnet (➤ Abb. 10.9). Durch die Kombination von ICD und CRT kann die Mortalitätsrate bei dieser Patientengruppe deutlich verringert werden.

EKG-Merkmale bei Trägern eines CRT-Geräts

Die EGK-Merkmale bei einer effektiven kardialen Resynchronisationstherapie hängen von der QRS-Morphologie bei einem Sinusrhythmus ab, aber auch von der **Position der Ventrikelsonden.** Der QRS-Komplex kann eine schmale Linksschenkelblock- oder eine Rechtsschenkelblock-Morphologie haben. Meist liegt die QRS-Dauer bei der biventrikulären Stimulation bei 160 ms. Bei effektiver Stimulation sind im EKG zwei kurz aufeinander folgende komplexe Stimulationsartefakte zu sehen (➤ Abb. 10.10). Bei Personen ohne Vorhofsonde kann man in der Regel ein Vorhofflimmern oder -flattern im EKG identifizieren.

10

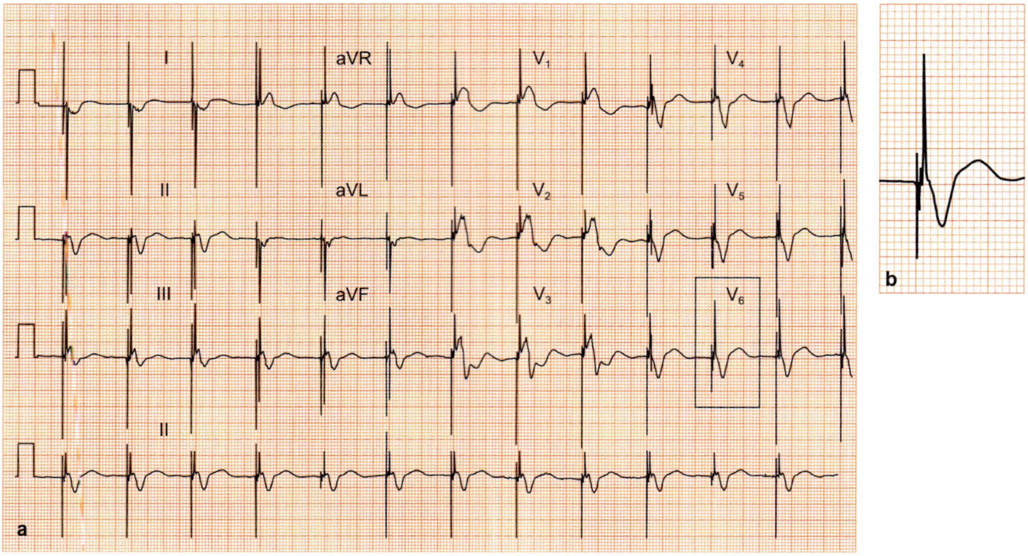

Abb. 10.10 Biventrikuläre Stimulation [L231]

Defibrillation bei Trägern von Herzschrittmachern

Wenn bei Menschen mit implantierten Schrittmachersystemen und lebensbedrohlichen Rhythmusstörungen wie z. B. Kammerflimmern eine Defibrillation oder Kardioversion notwendig ist, muss darauf geachtet werden, dass die Defibrillationselektroden (Klebepads) mindestens mit einem Abstand von 8 cm vom Schrittmacheraggregat aufgeklebt werden. Durch diese Maßnahme wird sichergestellt, dass sich der implantierte Schrittmacher nicht im Stromfluss der Defibrillationselektroden befindet. Kein Problem stellen Schrittmacheraggregate dar, die unterhalb der **linken Klavikula** implantiert worden sind. Hier kann die Standardelektrodenposition Sternum–Apex angewendet werden. Bei Betroffenen mit Implantation des Geräts unterhalb der **rechten Klavikula** sollte nach Möglichkeit **die anterior-posteriore Klebetechnik** angewendet werden.

ACHTUNG

Defibrillationselektroden (Patches) mit mindestens 8 cm Sicherheitsabstand zum Schrittmacheraggregat aufkleben! Falls im Notfall der Sicherheitsabstand nicht eingehalten werden kann (z. B. SM-Position unklar) sollte dies dennoch nicht die lebensrettende Defibrillation verzögern. Die Gefahr eines dann defekten SM muss in Kauf genommen werden („Im Zweifel für das Leben").

Schrittmacherkodierung und Funktionsarten

Die verschiedenen Schrittmachersysteme werden nach internationaler Übereinkunft durch den sog. **NBG-Code** (NBG-Code = NASPE/BPEG Generic Pacemaker Code) klassifiziert und sind entsprechend einheitlich kodiert. Diese einheitliche Kodierung gibt Auskunft über den Ort der Stimulation, den Ort der Wahrnehmung, die Betriebsart, die Frequenzadaption und die Art der Stimulierbarkeit. Hierbei handelt es sich um eine fünfstellige Buchstabenkodierung in drei zur Verfügung stehenden Positionen. In der Regel werden nur die ersten 3–4 Buchstaben-Codes benutzt.

In der ➤ Tab. 10.1 ist die Bedeutung der internationalen Kodierung mit den gebräuchlichsten Funktionen dargestellt. Die Stimulationsarten, die am häufigsten eingesetzt werden, sind bei Einkammersystemen der **VVI-Modus (Ventrikeldemand-Schrittmacher)** und bei den Zweikammersystemen der **DDD-Modus (atrioventrikuläre Stimulation).** Moderne Schrittmacher können heutzutage in nahezu allen möglichen Parametern individuell angepasst und programmiert werden. Eine besondere Schrittmacherprogrammierung ist der sog. **„Mode Switch".** Hierbei wechselt der Schrittmacher bei z. B. plötzlich auftretenden Herzrhythmusstörungen völlig selbstständig in einen besser geeigneten Modus.

Tab. 10.1 Internationale Kodierung von Schrittmachern und Sonden nach dem NBG-Code (NBG-Code = North American Society of Pacing and Electrophysiology [NASPE]/British Pacing and Electrophysiology Group [BPEG] Generic Pacemaker Code)

Ort der Stimulation (= Pacing)	Ort der Wahrnehmung (= Sensing)	Betriebsart	Zusatzfunktion (Rate Response)	Multifokale Stimulation
0 = Keine	0 = Keine	0 = Keine	0 = Keine	0 = Keine
A = Atrium (Vorhof)	A = Atrium (Vorhof)	T = Getriggert		A = Atrium (Vorhof)
V = Ventrikel (Kammer)	V = Ventrikel (Kammer)	I = Inhibiert		V = Ventrikel (Kammer)
D „Double" = A + V	D „Double" = A + V	D = I + T	R = Ja	D „Double" = A + V
S „Single" = A + V	S „Single" = A + V			

MERKE

Häufig eingesetzte Schrittmacherprogrammierungen

- **AAI-Modus:** Stimulation des rechten Vorhofs, Detektion im Vorhof, Inhibition des SM bei Vorhofeigenaktionen.
- **VVI-Modus:** Stimulation des rechten Ventrikels, Detektion im Ventrikel, Inhibierung SM-Funktion bei Eigenaktionen oder ventrikulären Extrasystolen.
- **DDD-Modus:** Vorhof und Kammer werden anhand eines programmierten AV-Intervalls nacheinander stimuliert, Inhibierung des atrialen Impulses bei Vorhofeigenaktion, getriggerte ventrikuläre Stimulierung, Eigenaktionen werden auf Vorhof- und Ventrikelebene erkannt.

MERKE

Merkmale verschiedener Schrittmacherarten

AAI-Modus:
- Im EKG Schrittmacher Spike vor jeder P-Welle
- P-Welle hat normales Aussehen (Morphologie)

VVI-Modus:
- Schrittmacherspikes vor jedem QRS-Komplex
- QRS-Komplex sieht wie Linksschenkelblock aus
- QRS-Komplex und T-Welle sind diskordant (entgegengesetzt)
- Im EKG weite, überwiegend negative QS- oder rS-Komplexe mit geringer R-Wellen-Progression (Zunahme der R-Zacken-Höhe) in den EKG-Ableitungen V_1 bis V_6
- QS-Komplexe in den EKG-Ableitungen II, III und aVF
- Hohe R-Wellen in den EKG-Ableitungen I und aVL
- Üblicherweise Herzachsenabweichung nach links

DDD-Modus:
- Wie AAI-Modus und VVI-Modus
- Zusätzlich Schrittmacherspikes vor P-Wellen, vor QRS-Komplexen oder beidem

Implantierbarer Kardioverter-Defibrillator (ICD)

Bei Hochrisikopatientinnen und -patienten mit der Gefahr eines plötzlichen Herztods durch Herzrhythmusstörungen oder Menschen, die eine maligne Rhythmusstörung wie z. B. Kammerflimmern überlebt haben, wird in den letzten Jahren zunehmend ein **Kardioverter-Defibrillator (ICD)** implantiert. 1980 wurde einem Menschen in den USA erstmalig ein ICD implantiert, der damals gerade einmal 250 g wog. Konzipiert wurde er von Mieczyslaw Mirkowski.

Kardioverter-Defibrillatoren ähneln gewöhnlichen Herzschrittmachern und werden in der Brustregion (Pectoralisregion) implantiert. ICD-Systeme nutzen ein elektrisch aktives Aggregatgehäuse *(„hot can")* mit grundsätzlich zwei Konfigurationsmöglichkeiten: einer Single-Coil-Sonde mit Schockvektor von rechtsventrikulär zum ICD-Gehäuse (unipolar) oder einer Dual-Coil-Sonde mit einem Defibrillationsfeld zwischen dem rechten Ventrikel, der V. cava superior und dem Gehäuse (Triad-Konfiguration). Weitere Variationen der Grundtypen sind möglich und betreffen die Polarität (Schockkonfiguration) und die anatomische Platzierung. ICDs können bei bradykarden Herzrhythmusstörungen als **Bedarfsschrittmacher** arbeiten, aber auch bei einer Herzinsuffizienz **biventrikulär stimulieren.** Die Besonderheit besteht in der möglichen Abgabe eines Defibrillationsschocks bei lebensbedrohlichen tachykarden Herzrhythmusstörungen. Es gibt zunehmend Evidenz dafür, dass die Implantation eines ICDs nach einem ausgedehnten Myokardinfarkt und daraus resultierender Herzinsuffizienz mit einer höheren Überlebensrate einhergeht.

Heutige Kardioverter-Defibrillatoren können Kammerflimmern (VF) oder eine schnelle ventrikuläre Tachykardie (VT) erkennen bzw. wahrnehmen und zur Beendigung Defibrillationsschocks mit z. B. einer Energie von 30 Joule abgeben. Beim Vorliegen einer ventrikulären Tachykardie führen sie zunächst ein sog. **antitachykardes Pacing** (ATP/Überstimulation) durch. Eine Defibrillation wird nur erzeugt, wenn die Tachykardie unter dem ATP akzeleriert oder in Kammerflimmern degeneriert. Das antitachykarde Pacing ähnelt **Overdrive-Verfahren,** z. B. in der transkutanen Stimulation, und wird durch das Gerät wenige Sekunden nach Auftreten von bedrohlichen tachykarden Arrhythmien durchgeführt. Führt ein ATP nicht zum Erfolg, wird nach erneuter Beurteilung des Herzrhythmus ein Schock mit maximaler Energie von 42 Joule abgegeben (nach ca. 4–6 ATP-Versuchen), um die lebensbedrohliche Tachykardie zu beenden. Abhängig von Energie und Schockimpedanz beträgt die initiale Spannung des Schocks ca. 500–800 Volt. Die Konversionsrate mittels ICD ist nicht nur abhängig von der Impulsstärke. Auch **intrinsische** und **extrinsische** Faktoren spielen hierbei eine Rolle.

Zu den intrinsischen Faktoren gehören gerätespezifische Eigenschaften:

- Typ, Anzahl, Größe, Material, Lokalisation der Defibrillationselektroden im bzw. am Herzen
- Defibrillationskonfiguration
- Morphologie und Polarität der abgegebenen Defibrillationsschocks

Zu den extrinsischen Faktoren gehören:

- Alter und Geschlecht
- Herzgröße, Körpergewicht
- Ursächliche Herzerkrankung
- Ejektionsfraktion (EF) der linken Kammer
- NYHA-Klassifikation
- Elektrolytstatus, autonomer Status
- Dauermedikation bzw. Begleitmedikation
- Zeitintervall (Flimmerbeginn und erster Schock)

Oft ist es nicht mehr notwendig, einen ICD zu implantieren, da sich die kardiale Pumpfunktion bei fast 50 % aller potenziell durch einen plötzlichen Herztod (PHT) gefährdeten Personen bessert. Ausschlaggebend ist hier oftmals eine kontrollierte Medikation mit Besserung der Symptomatik innerhalb weniger Monate. Damit reduziert sich auch das Risiko des PHT.

MERKE

Eine Schockenergie mittels ICD von 20 Joule führt bei ≥ 99 % der Betroffenen zu einer Konversionswahrscheinlichkeit von nahezu 100 %. Bei Geräten mit einer maximalen Schockenergie von 30 Joule wird dadurch die geforderte Sicherheitsmarge von 10 Joule eingehalten.

Praxistipp

Unterschied Defibrillation und Kardioversion:

- Defibrillation: nicht synchronisierte Schockabgabe mit hoher Energie bei z. B. Herz-Kreislauf-Stillstand und Kammerflimmern
- Kardioversion: synchronisierte Schockabgabe etwa 20 ms nach der R-Zacke (R-Zacken-getriggert) mit initial niedrigerer Energie als bei der „Defibrillation" zur Beendigung einer Vorhofrhythmusstörung oder bei instabiler ventrikulärer Tachykardie

Bei der geplanten elektrischen Kardioversion z. B. in der Notaufnahme ist es wichtig, dass die Pflegekraft auf dem entsprechenden Gerät die Synchronisationstaste drückt, damit die Schockabgabe R-Zacken-getriggert erfolgt. Damit ist sichergestellt, dass die Schockabgabe zeitlich mit dem QRS-Komplex abgestimmt ist und eine Schockabgabe während des relativ refraktären Anteils des kardialen Zyklus vermieden wird (**Gefahr von Kammerflimmern**). Es gibt auch Geräte, die während der Schockabgabe automatisch synchronisieren. Bei der Geräteeinweisung ist auf die gerätespezifischen Unterschiede zu achten!

Kardioverter-Defibrillatoren ähneln im Röntgenbild gewöhnlichen Herzschrittmachern, sind aber etwas größer, da sie größere Batterien für die Abgabe von Schocks benötigen (➤ Abb. 10.11). Akustische Signale melden z. B. einen zu niedrigen Batteriezustand oder Sondenfehlfunktionen.

Teilweise verfügen Kardioverter-Defibrillatoren oder CRTs auch über die Möglichkeit, akustische Warnsignale abzugeben, wenn sich etwa Flüssigkeit in den Lungen sammelt und ein Lungenödem droht.

Typische Indikationen für die Implantation eines Kardioverter-Defibrillators sind in ➤ Tab. 10.2 aufgelistet.

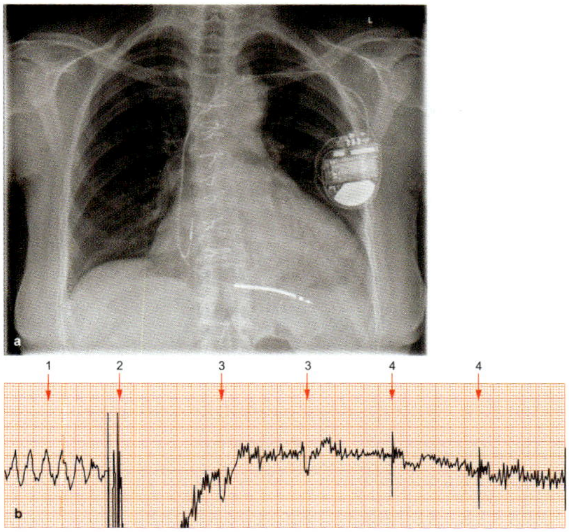

Abb. 10.11 a) Röntgenaufnahme eines Zweikammer-ICD [P106]. b) Erfolgreiche Kardioversion durch implantierbaren Kardioverter-Defibrillator (ICD) bei Kammerflimmern (1) gefolgt von Kardioversion durch ICD (2), eigene QRS-Komplexe (3), schrittmacherstimulierte Kammerantwort (4) [L231]

Tab. 10.2 Indikationen für eine ICD-Implantation

„Primäre" Prävention	• Abgelaufener Myokardinfarkt > 4 Wochen, EF < 35 % (Symptome nicht schlechter als NYHA-Klassifikation III), anhaltende VT im Langzeit-EKG und auslösbare VT in der Elektrophysiologie • Abgelaufener Myokardinfarkt > 4 Wochen, EF < 30 % (Symptome nicht schlechter als NYHA-Klassifikation III) und QRS-Komplexe < 120 ms • Familiäres Risikoprofil mit plötzlichem Herztod oder hypertropher Kardiomyopathie, Long-QT-Syndrom, Short-QT-Syndrom, Brugada-Syndrom, ARVCM) • Zustand nach OP bei angeborenem Herzfehler
„Sekundäre" Prävention	• Überlebter Herz-Kreislauf-Stillstand nach VF oder VT • Synkope oder hämodynamische Instabilität durch plötzlich auftretende und anhaltende VT • Anhaltende VT mit EF < 35 % (Symptome nicht schlechter als NYHA-Klassifikation III)

EF: Ejektionsfraktion, VT: ventrikuläre Tachykardie, ARVCM: arrhythmogene rechtsventrikuläre Kardiomyopathie, VF: Kammerflimmern

MERKE

Antitachykardes Pacing

Beim antitachykarden Pacing wird eine bestehende Tachykardie quasi „überfahren". Die Frequenz des Schrittmachers wird über die Tachykardiefrequenz des Patienten bzw. der Patientin erhöht, damit der Schrittmacher die Führung übernehmen kann.

Ein weiteres ICD-System ohne transvenös implantierte Elektroden ist der **subkutan implantierbare Kardioverter-Defibrillator (S-ICD).** Dieses Gerät wird unter die Haut implantiert und funktioniert ohne transvenöse Elektroden. Über einen Draht direkt unter der Haut werden lebensbedrohliche Herzrhythmusstörungen wahrgenommen und durch eine Defibrillation beendet. Der Vorteil dabei ist die Reduzierung von nicht notwendigen Schockimpulsen und die Reduzierung von Komplikationen wie z. B. Infektionen.

MERKE

Die wesentlichen Funktionen eines Kardioverter-Defibrillators sind die Wahrnehmung von „schnellen" Herzaktionen und eine Beendigung von lebensbedrohlichen Herzrhythmusstörungen durch Schockabgabe.

Notfälle bei ICD-Trägern

Device-assoziierte Komplikationen:

- Sondenperforation: Implantierte Sonde bohrt sich durch das Herzmuskelgewebe in umliegende Strukturen (z. B. Herzbeutel, Lunge etc.).
- Infektion Schrittmacher oder Defibrillator: auch nach Jahren möglich, Schmerzen im Bereich der Schrittmachertasche bei Abszess, lokale Symptome einer Infektion (z. B. lokale Überwärmung, Rötung, Schwellung), ggf. Perforation möglich (➤ Abb. 10.12).

Nicht Device-assoziierte Komplikationen:

- Inadäquate Schockabgabe ICD aufgrund fälschlich als ventrikuläre Tachyarrhythmie interpretierter HRST bei etwa einem Drittel (25–35 % der Betroffenen), am häufigsten bei supraventrikulärer Tachykardie (SVT), z. B. atrioventrikuläre Reentrytachykardie (AVRT), atriale Tachykardien, Sinustachykardien oder tachykard übergeleitetes Vorhofflimmern (VHF)

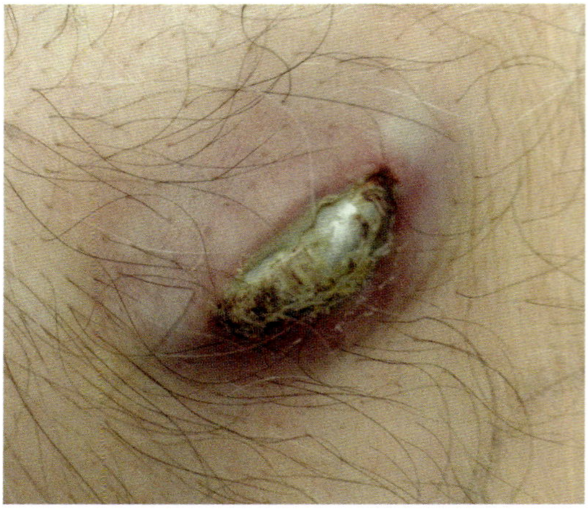

Abb. 10.12 Perforation eines ICD-Aggregats mit Austritt aus der Haut [P106]

- Phantomschock („Ghostshock"): Subjektiv bemerkte Schockabgabe bei ca. 10–25 % aller ICD-Patientinnen und -Patienten ohne Hinweis in der Device-Abfrage innerhalb eines Jahres, wenig bekannte Ursachen (teilweise traumatisch erlebte Schockabgaben oder psychosomatische oder psychiatrische Grunderkrankungen als Ursache)
- Elektrischer Sturm: Wiederholtes adäquates antitachykardes Pacing (ATP) oder Schockabgabe bei Kammerflimmern (VF) oder ventrikulärer Tachykardie (VT) in einem kurzen Abstand (mehr als drei Therapien innerhalb 24 h). Mögliche Auslöser sind dekompensierte Herzinsuffizienz, Elektrolytentgleisungen, Nichteinnahme verordneter Dauermedikation, proarrhythmische Medikamentenwirkungen, Progress zugrunde liegender Erkrankung → Akuttherapie: in erster Linie Senkung Sympathikotonus mit β-Rezeptorblockern wie z. B. Metoprolol 5 mg langsam i. v. (1–2 mg/Min.)
- Fehlende Schockabgabe bei langsamer ventrikulärer Tachykardie
- Ineffektive Schockabgabe

10

10.1.2 Defibrillatorweste

Seit 2005 ist als (ambulantes) Hilfsmittel durch die gesetzliche Krankenversicherung (GKV) eine sog. Defibrillatorweste (WCD: Wearable Cardioverter Defibrillator) bei Menschen mit erhöhtem Risiko für einen plötzlichen Herztod (PHT) zugelassen. Die Indikation für ein WCD-System besteht bei Betroffenen ohne permanentes Risiko für einen PHT sowie Personen, bei denen eine ICD-Implantation nicht möglich ist. Auch als überbrückende Maßnahme ist das WCD-System bei Betroffenen mit Arrhythmierisiko eine Alternative. Eine klare Indikationsstellung besteht in medizinisch herausfordernden Überbrückungsphasen, z. B.

- bei hochgradig eingeschränkter linksventrikulärer Ejektionsfraktion (LVEF) ≤ 35 %,
- bei akuter bzw. aktiver Myokarditis,
- bei Z. n. akutem Myokardinfarkt < 40 Tage,
- bei Postpartumkardiomyopathie,
- bei fortgeschrittener KHK während der Wartezeit auf eine geplante Herztransplantation,
- bei ICD-/CRT-D-Infektion mit vorübergehender Explantation.

Die Defibrillatorweste besteht aus einer Stoffweste mit am Rückenteil eingenähten großflächigen Metallelektroden, einem Elektrodengürtel mit vier Mess-Sonden zur permanenten EKG-Aufzeichnung und einer länglichen Elektrode. Zusätzlich wird mit Schulterriemen oder einem Hüftgürtel ein Monitor (ca. 650 g) mit Touchscreen getragen. Der Monitor beinhaltet eine starke Batterie, einen Kondensator zur Schockabgabe und ein elektronisches Schaltkreissystem für EKG-Aufzeichnungen. Die EKG-Aufzeichnungen können durch ein Signal an eine weltweite Aufzeichnungszentrale versendet werden. Zusätzlich ist am Monitor noch ein kleiner Bildschirm zur EKG-Darstellung integriert.

Das aktuell einzige WCD-Modell ist die Life Vest® der Firma Zoll (Pittsburgh, PA, USA; ➢ Abb. 10.13, ➢ Abb. 10.14).

Funktionsweise:

- Vibrationsalarm über 5 Sek. nach Erkennen einer defibrillationspflichtigen Herzrhythmusstörung.
- Nach Ablauf des Vibrationsalarms ertönt ein Sirenenalarm mit einer Schallstärke von 81 dB (1 m Abstand) mit Zunahme während der Dauer der Behandlungssequenz auf 95 dB.
- Zur Überprüfung des Bewusstseins: akustische Aufforderung, die Reaktionstaste zu drücken.
- Eine Bestätigung verhindert die Schockabgabe.
- Bei unterbleibender Bestätigung durch die Patientin oder den Patienten (Gerät geht von Bewusstlosigkeit aus): Entleerung von blauem Elektrodengel.

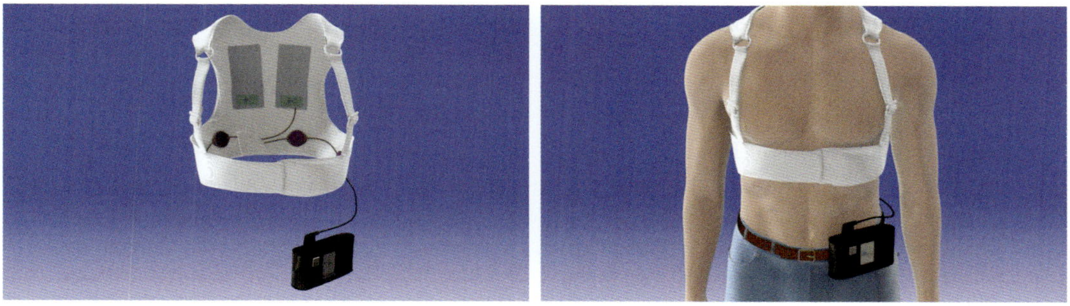

Abb. 10.13 WCD (LifeVest®-System der Firma Zoll CMS GmbH) [V672]

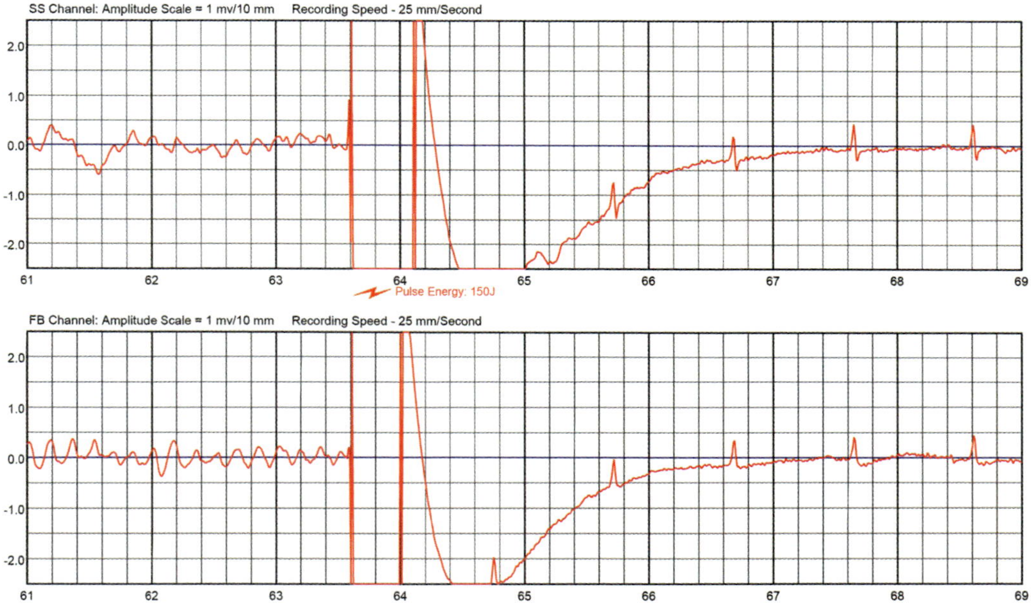

Abb. 10.14 LiveVest®-Defibrillatorauslösung bei Kammerflimmern mit 150 Joule (Zoll CMS GmbH, Köln) [V672]

- Umstehende werden akustisch aufgefordert, nicht einzugreifen.
- Schockabgabe durch biphasische Impulsform mit einer Energie von 75–150 Joule bei VF frühestens nach 25 Sek., bei VT nach 60 Sek.
- Bei erneuter Analyse können bei Indikation bis zu fünf Schockabgaben erfolgen.
- Gongalarme in drei unterschiedlichen Schallstärken (50, 57 und 61 dB) weisen auf technische Probleme hin – mit Hinweis „Fehlermeldung" im LCD-Touchscreen-Bildschirm.

MERKE

Umgang bei möglichen Notfällen von Personen mit Defibrillatorweste in der Notaufnahme:

- Eine blau verfärbte Weste ist ein Indiz für das Auslösen der LifeVest®.
- Entfernung der LifeVest® bei Indikation ist möglich, ein kontinuierliches Monitoring ist notwendig, ggf. die Platzierung von Defi-Patches.
- Wenn möglich und mitgebracht, das Ladegerät zur Übertragung gespeicherter EKGs an das LifeVest®-Network sichern.
- Bei Asystolie keine Intervention durch LifeVest® → CPR nach Leitlinie einleiten, ggf. SM-Stimulation.

10.1.3 Externe Schrittmachertherapie: nichtinvasive Stimulation

Die externe Schrittmachertherapie bzw. **transkutane-Schrittmacherstimulation** als nichtinvasive Methode findet in der Akutmedizin Anwendung und hat im Vergleich zur invasiven transvenösen Stimulation einige Vorteile, z. B. die schnelle Etablierung bei kritisch kranken Personen sowie die einfache Bedienung bzw. Handhabung.

Prä- und innerklinisch ist die transkutane Schrittmacherstimulation eine relativ einfache Maßnahme, um vorübergehende lebensbedrohliche Rhythmus- oder Leitungsstörungen durch z. B. einen Myokardinfarkt oder Drogenintoxikationen zu behandeln. Die transkutane Schrittmachertherapie kann mit einem Minimum an Training auch durch geschultes Pflegepersonal bis zur weiteren definitiven ärztlichen Therapie durchgeführt werden.

Faustschlagstimulation (Percussion Pacing)

Bei einer ausgeprägten Bradykardie mit akuter Lebensgefahr (Instabilitätskriterien) kann eine **Faustschlagstimulation (Percussion Pacing)** als **überbrückende** Maßnahme erwogen werden, falls eine Schrittmachertherapie nicht unverzüglich verfügbar ist (➤ Abb. 10.15). Diese einfache Maßnahme soll hierbei zu einem verbesserten kardialen Auswurf führen und wurde erstmals 1920 erwähnt. Bei einem ventrikulären Stillstand mit nur sichtbaren P-Wellen (P-Wellen-Asystolie) soll die Erfolgswahrscheinlichkeit noch höher sein. Die durch die Faustschlagstimulation produzierte Energie variiert laut Literatur von 0,04 bis ca. 5 Joule.

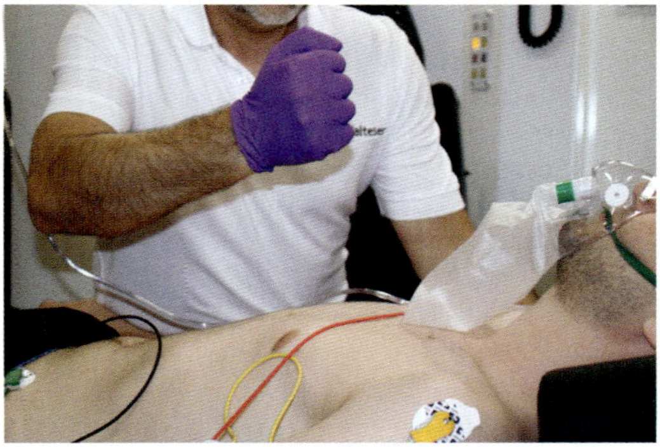

Abb. 10.15 Durchführung einer Faustschlagstimulation (Percussion Pacing) [O1097]

Folgende praktische Vorgehensweise zur Durchführung einer Faustschlagstimulation wird beschrieben:

- Heben der Hand mit ca. 10 cm Abstand zum Brustkorb des Patienten bzw. der Patientin
- Wiederholtes, festes, aber dosiertes Schlagen mit der unteren Faustseite in die Herzgegend → linkslateral (linksseitig) vom unteren Sternumende
- Mit einer Frequenz von 50–70 Schlägen/Min. stimulieren

Weitere in der Literatur zu findende alternative überbrückende Techniken anstelle der kardiopulmonalen Reanimation (CPR) sind die Hustenreanimation (Cough CPR) und der präkordiale Faustschlag (Precordial Thumb).

In einer großen Übersichtsarbeit von Ryan Dee et al. wurden zu allen drei genannten alternativen Methoden vorhandene Daten aus Studien ausgewertet. Die Forscher stellten keinen wirklichen Nutzen fest. Keine der drei aufgeführten Methoden kann die Prognose bei Herz-Kreislauf-Stillstand im Vergleich zur klassischen Reanimation verbessern. **Die klassische kardiopulmonale Reanimation soll priorisiert werden und darf durch andere Techniken nicht verzögert werden.**

Nur in speziellen Situationen (stationäre, überwachte Umgebungen) kann laut Forscherteam beim Einsetzen einer potenziell tödlichen Arrhythmie eine Hustenreanimation (bei wachen Personen) oder eine Faustschlagstimulation versucht werden.

Transkutane externe Schrittmachertherapie

Bei der transkutanen externen Schrittmachertherapie (➤ Kap. 10.3) wird mithilfe von Klebeelektroden (Fast Patches) und einer EKG-Defibrillator-Einheit elektrisch stimuliert. Die in der Notfallmedizin eingesetzten Geräte haben in der Regel eine integrierte Schrittmacheroption und sollten dem prä- und innerklinischen Personal zur Verfügung stehen (➤ Abb. 10.16).

Über die Klebeelektroden werden Stromimpulse unterschiedlicher Stromstärke (z. B. 0–150 mA) mit einer festgelegten Frequenz von z. B. 70/Min. abgegeben. Diese Stromimpulse führen bei erfolgreicher

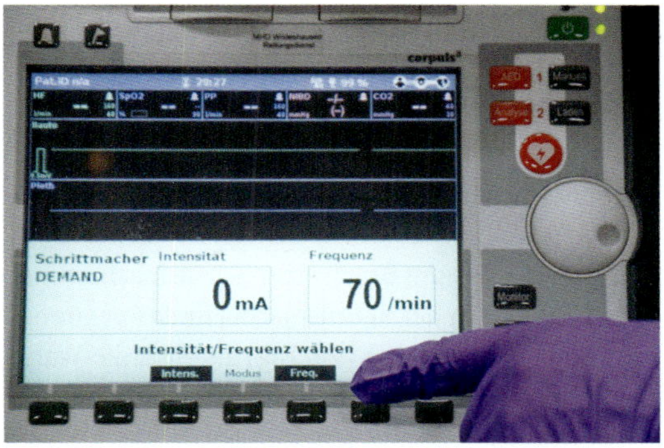

Abb. 10.16 Corpuls³ mit Schrittmacherfunktion [O1097]

Stimulation am Myokard zu einer Depolarisation mit anschließender Kontraktion der Muskulatur und dadurch zu einem verbesserten kardialen Auswurf.

Die klassische Indikation für die transthorakale Stimulation in der Notfallmedizin als überbrückende Maßnahme sind Personen mit einer **bradykarden Herzrhythmusstörung** und **Instabilitätszeichen** (➤ Kap. 3.4.1) ohne ausreichendes Ansprechen auf eine medikamentöse Therapie mit z. B. Atropin.

Betriebsarten

Es stehen verschiedene Betriebsarten zur Verfügung. In der Regel sind dies der **„Fix-"** und der **„Demand-Modus"**. Die meisten Geräte verfügen heutzutage über beide Betriebsarten. Der Demand-Modus als Bedarfsschrittmacherform ist dabei die häufiger gewählte und sicherere Form der transkutanen Stimulation.

- **Fix-Modus:** Der Schrittmacher stimuliert starrfrequent mit einer durch den Anwender vorgegebenen Frequenz. Dabei werden herzeigene Aktionen nicht beachtet.
- **Demand-Modus:** Eigene QRS-Komplexe der Betroffenen werden erkannt und Schrittmacherstimuli nur bei Bedarf (Demand = Bedarf) abgegeben. Wenn die herzeigene Frequenz unter die vorgegebene Stimulationsfrequenz fällt, stimuliert der Schrittmacher. Er arbeitet mit einer automatischen R-Zacken-Erkennung. Dadurch wird verhindert, dass ein Schrittmacherimpuls in die aufsteigende T-Welle einfällt und ggf. Kammerflimmern auslöst (R-auf-T-Phänomen). Aus Sicherheitsgründen starten die meisten Schrittmacher im Demand-Modus. Bei zu vielen erkennbaren Bewegungsartefakten auf dem EKG-Monitor kann es zu einer **Unterdrückung (Inhibierung)** des Schrittmachers kommen. Daher sollten Bewegungsartefakte möglichst vermieden werden.
- Um eine einwandfreie Funktion zu gewährleisten, sollte vor Inbetriebnahme des Schrittmachers eine zusätzliche EKG-Ableitung (Extremitätenableitung) etabliert werden. Die meisten Geräte lassen auch erst mit einer EKG-Ableitung die Schrittmacherstimulation zu.
- **Overdrive Pacing:** An einigen Geräten wie z. B. dem Corpuls³ ist eine weitere Form der transthorakalen Stimulation eingebaut. Diese Sonderform ist das „antitachykarde Pacing" (Overdrive Pacing, Ramp Down Pacing). Hier wird die Stimulationsfrequenz des Herzschrittmachers über die Eigenfrequenz der betroffenen Person eingestellt. Die tachykarde Herzfrequenz wird also „überfahren" und passt sich dann der Stimulationsfrequenz des Schrittmachers an. Die Herzfrequenz kann dann schrittweise nach unten reguliert werden. Moderne implantierte Schrittmacher oder Kardioverter-Defibrillatoren (s. o.) verfügen auch über die Möglichkeit, dieses Verfahren anzuwenden.
- Folgende tachykarde Rhythmusstörungen sind eine Indikation für ein Overdrive-Verfahren und sollte nur durch Expertinnen und Experten durchgeführt werden:
  - Supraventrikuläre Tachykardie
  - Ventrikuläre Tachykardie
  - Vorhofflattern mit schneller Überleitung

ACHTUNG

Bei erhaltenen Herzeigenaktionen den Schrittmacher nie im Fix-Modus betreiben! Es besteht die Gefahr, dass Schrittmacherimpulse in die vulnerable Phase fallen (Spike-auf-T-Phänomen). Dies kann dann im schlimmsten Fall Kammerflimmern auslösen.

Praxistipp

Kommt es im Demand-Modus durch anhaltende Bewegungsartefakte zu einer Schrittmacherinhibierung, sollte man in eine starrfrequente Stimulation (Fix-Modus) umschalten. Manche Herzschrittmacher wechseln auch selbstständig in den Fix-Modus, wenn die Verbindung zum Gerät durch die normale Standard-EKG-Ableitung unterbrochen wird.

MERKE
Die maximale Stimulationsfrequenz z. B. beim Corpuls[3] liegt bei 300/Min.

10.2 Schrittmacher- und ICD-Fehlfunktionen

Störungen bei permanenten Schrittmachersystemen sind selten, da die Bauteile (z. B. die Verbindungen zwischen Schrittmachersonden und Schrittmacher) viel sicherer geworden sind. Biventrikuläre Schrittmachersysteme führen beispielsweise beim Ausfall nicht zu auffälligen Veränderungen in der Herzfrequenz oder zu anderen lebensbedrohlichen Rhythmusstörungen.

Kardioverter-Defibrillatoren können aufgrund ihrer eigentlich relativ einfachen Funktionsweise gelegentlich Fehlinterpretationen aufweisen und inadäquate Schocks abgeben, was zu einer Alarmierung des Rettungsdienstes führen kann.

Mittels **ABCDE-Herangehensweise** (➤ Kap. 4.1.2) muss bei der Entkleidung und körperlichen Untersuchung auf ein Vorhandensein eines implantierten Geräts an den üblichen Stellen (Pectoralisregion) geachtet werden. Es sollte versucht werden, die Art des Geräts (ICD oder Schrittmacher?) zu ermitteln. Die Betroffenen führen in der Regel auch einen entsprechenden Ausweis mit sich.

Bei einem implantierten Schrittmacher ist es interessant und wichtig, herauszufinden, ob der Grund der Implantation eine bradykarde Rhythmusstörung oder eine Therapie bei Herzinsuffizienz ist.

Bei Betroffenen mit einem Kardioverter-Defibrillator sollte man zunächst via EKG-Beurteilung und strukturierter Anamnese feststellen, ob die Schockabgabe(n) indiziert bzw. adäquat oder inadäquat war(en).

10.2.1 Fehlfunktionen bei Ein- und Zweikammerschrittmachern

Fehlfunktionen können bei Einkammer- und Zweikammerschrittmachern auftreten. Ein möglicher Defekt kann z. B. posttraumatisch nach einem Sturz auftreten und kann zum Bruch einer Schrittmachersonde führen. Fehler in der Schrittmacherfunktion können sowohl die **Stimulation (Pacing)** als auch die **Wahrnehmung (Sensing)** betreffen und können im EKG erkannt werden. Ein Defekt durch z. B. einen Bruch der Sonde kann durch permanenten oder vorübergehenden Verlust von Schrittmacherspikes auffallen. Ein wichtiger Stimulationsdefekt, der erkannt werden sollte, ist der **„Exit Block"** oder auch **Capture-Verlust** (*capture* = einfangen). Im EKG erkennt man bei diesem Fehler Schrittmacherspikes ohne Stimulationseffekt, d. h. nach der Schrittmacherstimulation erfolgt keine Reizantwort. Die Stimulation ist also ineffektiv (➤ Abb. 10.17).

Folgende **Ursachen** können verantwortlich für einen Stimulationsdefekt (Capture-Verlust) sein:

- Geringe Stromstärke des Impulses
- Schlechter Kontakt der Sonde zum Myokard
- Kabelbruch
- Zustand nach externer Defibrillation
- Batterieerschöpfung
- Akuter Myokardinfarkt
- Elektrolytverschiebungen, besonders Hyperkaliämie
- Metabolische Ursachen (Azidose, Hypothyreose, Hypoxie)

Ein weiterer möglicher Defekt ist der **Sensing-Defekt.** Im EKG erkennt man vorzeitige Schrittmacheraktionen nach ventrikulärer Eigenaktion. Die ventrikuläre Eigenaktion (c) wird als Signal zur Inhibition nicht wahrgenommen und die Schrittmacheraktion (d) erfolgt in der programmierten Stimulationszeit (➤ Abb. 10.18). Eine mögliche Ursache kann z. B.

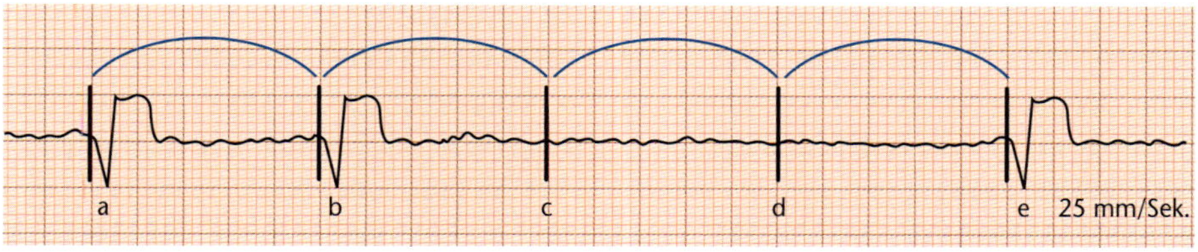

Abb. 10.17 Fehlfunktion „Exit Block" (VVI-Modus) bei Vorhofflimmern: a), b), c) Schrittmacherimpulse mit regelrechter Reizbeantwortung; d), e) Schrittmacherimpulse ohne Reizbeantwortung (Exit Block). [L106]

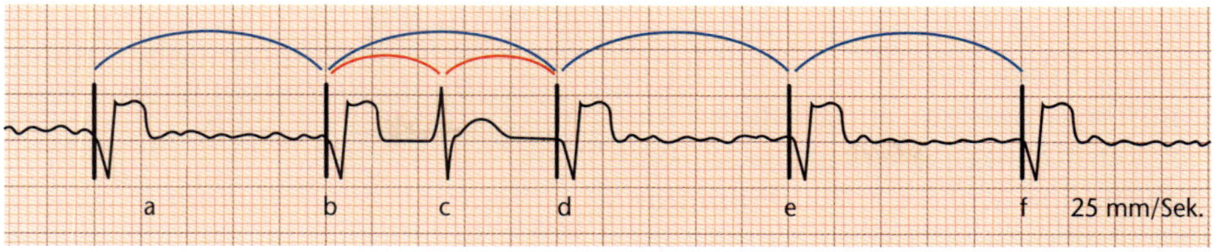

Abb. 10.18 Fehlfunktion Sensing-Defekt des VVI-Modus bei Vorhofflimmern: a), b), e), f) regelrechte Schrittmacheraktion mit regelrechter Reizantwort; c) normale Überleitung, die nicht wahrgenommen wird (Sensing-Defekt); d) pathologische Schrittmacheraktion wegen Sensing-Defekt [L106]

eine zu hoch programmierte Sensing-Schwelle sein. In ➤ Tab. 10.3 sind alle wichtigen Fehlfunktionen mit ihren Unterteilungen und möglichen Ursachen zusammengefasst.

Um Fehlfunktionen im EKG zu erkennen, sollte man systematisch nach folgender Vorgehensweise handeln:

1. **Suche nach Stimulationsdefekt:**
   - Schrittmacherspikes ohne Reizantwort mit fehlender nachfolgender P-Welle **oder**
   - Schrittmacherspikes ohne Reizantwort mit fehlendem nachfolgenden Kammerkomplex

Tab. 10.3 Mögliche Schrittmacherfehlfunktionen und Ursachen

Schrittmacher-fehlfunktion	Ursachen
Sensing-Defekt (gestörte Wahrnehmung)	• Undersensing: – Sondendefekte – Fehlprogrammierung der Empfindlichkeitsschwelle • Oversensing: unerwünschte Wahrnehmung von kardialen oder extrakardialen Ereignissen
Stimulationsdefekt (gestörte Stimulation)	• Unterschwellige Impulse • Temporäre Reizschwellenerhöhungen • Batterieerschöpfung • Sondenfehlfunktion • Geringe Stromstärke des Impulses • Schlechter Kontakt der Sonde zum Myokard • Kabelbruch • Zustand nach externer Defibrillation • Akuter Myokardinfarkt • Elektrolytverschiebungen, besonders die Hyperkaliämie • Metabolische Ursachen (Azidose, Hypothyreose, Hypoxie)

2. **Suche nach Sensing-Defekt:**
   - **Undersensing:** Schrittmacherspikes unmittelbar nach einer normalen P-Welle bzw. nach einer normal übergeleiteten Kammeraktion oder ventrikulären Extrasystolen (VES)
   - **Oversensing:** unterbliebene Stimulation bei unerwünschter Wahrnehmung von kardialen oder extrakardialen Ereignissen

10.2.2 Fehlfunktionen bei Kardioverter-Defibrillatoren

Kardioverter-Defibrillatoren sind komplexe Geräte. Das Erkennen von Herzrhythmusstörungen ist bei ihnen aber relativ einfach.

Da sie zu schnelle Herzaktionen wahrnehmen können, ist es möglich, dass gelegentlich Arrhythmien oder andere elektrische Signale fehlinterpretiert werden. Hierbei kann es zur Abgabe von unerwünschten, sog. **inadäquaten Schockabgaben** kommen, die für wache Patientinnen und Patienten sehr unangenehm sein können. Durch die Auflage eines **Magneten** direkt über dem Gehäuse können solche unerwünschten Schocks bei ICD-Dysfunktion beendet werden (➤ Kap. 10.2.3). Die zusätzliche Schrittmacherfunktion des Kardioverter-Defibrillators bleibt dabei erhalten.

Mögliche **Ursachen** für Fehlfunktionen bei ICD sind:
- Gerätedefekt
- Batterieerschöpfung
- Fehlinterpretation von Herzrhythmusstörungen oder anderen Signalen

Bei Verdacht auf eine Fehlfunktion sollte bei fehlender kardiologischer Abteilung ggf. telefonisch ein Expertenrat eingeholt werden oder zur weiteren professionellen Versorgung die Verlegung in ein kardiologisches Fachzentrum erfolgen. Im **ICD-Ausweis** sind alle wichtigen Informationen inklusive der Erreichbarkeit der implantierenden Klinik zu finden. Ist innerklinisch z. B. in der Notaufnahme eine Person mit möglicher ICD-Fehlfunktion zu versorgen, erfolgt zunächst wie gewohnt eine Untersuchung und Versorgung nach dem **ABCDE-Schema.** (➤ Kap. 4.1.2) Eine frühzeitige 12-Kanal-EKG-Interpretation ist obligat, um mögliche Arrhythmien erkennen zu können. Eine weiterführende Elektrotherapie (Kardioversion/Defibrillation) bei einer ICD-Fehlfunktion kann notwendig sein, deshalb sollte bei wachen Personen auch an eine Analgosedierung gedacht werden.

Erleidet ein Patientin oder ein Patient mit einem Kardioverter-Defibrillator einen Herz-Kreislauf-Stillstand, der durch eine ICD-Dysfunktion nicht beendet wird, soll die kardiopulmonale Reanimation wie üblich nach Leitlinie durchgeführt werden. Das Risiko von unerwünschten Schockabgaben durch Kardioverter-Defibrillatoren während der Reanimation und eine Übertragung an die Helfenden ist sehr gering, v. a. wenn Einmalhandschuhe getragen werden. Ein über dem ICD platzierter Magnet kann die Defibrillatorfunktion bei Fehlfunktion ausschalten und kann einen zusätzlichen Schutz vor unerwünschten Schockabgaben bieten.

Bei **ausbleibenden Schocks** durch den Kardioverter-Defibrillator trotz lebensbedrohlicher Herzrhythmusstörungen mit Instabilitätszeichen kann eine externe Kardioversion oder **Defibrillation** wie gewohnt durchgeführt werden. Bei der Positionierung der Klebeelektroden ist darauf zu achten, dass analog zum Herzschrittmacher ein ausreichender Sicherheitsabstand von ca. 8 cm eingehalten wird. Eine „anterior-posteriore"-Klebeposition ist zu bevorzugen, da sich bei der klassischen „anterior-lateralen" Position die Energie bei Schockabgabe entlang der Sonde des Kardioverter-Defibrillators bündeln könnte. Obwohl moderne Geräte mit ausreichenden Schutzvorrichtungen ausgestattet sind, kann der Strom an der Sonde entlangfließen und Verbrennungen verursachen, wo die Elektrodenspitze mit dem Myokard in Kontakt kommt.

Die initialen Energiestufen sind zur Geräteschonung bei einer **Kardioversion** niedriger zu wählen. Im biphasischen Modus würde dies bedeuten, mit z. B. einer initialen Energie von 100 Joule zu starten und auf 150 Joule und 200 Joule zu steigern. Wenn möglich und medizinisch vertretbar, sollte zur Vermeidung einer Überhitzung zwischen den Kardioversionen eine Pause von 2 Min. eingehalten werden.

10

ACHTUNG

Durch direktes Aufkleben von Defibrillationselektroden auf das ICD-Aggregat besteht die Gefahr einer Gerätebeschädigung oder Softwarestörung.

MERKE

Bei der Elektrotherapie von ICD-Trägern sind zusammenfassend folgende Regeln zu beachten:

- Klebeelektroden (Defi-Patches) mit ausreichendem Sicherheitsabstand (ca. 8 cm) vom ICD-Aggregat anbringen.
- Anterior-posteriore Positionierung der Klebeelektroden bevorzugen, andere Positionierung vermeiden.
- Initiale Energie bei Kardioversion etwas geringer als üblich wählen, wenn möglich Pausen von 2 Min. nach jeder durchgeführten Kardioversion.
- Bei erfolgter externer Defibrillation ist immer eine anschließende Kontrolle des Kardioverter-Defibrillators durch Spezialisten notwendig.

Praxistipp

Positionierung Klebelektroden (Defi-Patches): „Anterior-posterior" bei Schrittmacher- oder ICD-Trägern zur Elektrotherapie:

- Landmarke **Defi-Patch 1** (anterior): direkt über „Herz" anbringen in gleicher Position wie die EKG-Elektrode V_4 unterhalb der linken Brustwarze
- Landmarke **Defi-Patch 2** (posterior): neben der Wirbelsäule knapp unter dem linken Schulterblatt → direkt „hinter der vorderen Elektrode"

10.2.3 Magnetauflage bei Schrittmacher- oder ICD-Fehlfunktion

Ein Schrittmachermagnet sollte für die Akutversorgung von Notfallpatienten z. B. in der Notfallambulanz vorgehalten werden, um Schrittmacher- und ICD-Fehlfunktionen beenden zu können. Durch die Einwirkung des Magnetfelds werden Programmierungen dieser Geräte beeinflusst.

In wenigen Fällen ist das Auflegen eines Magneten zur Beendigung von Fehlfunktionen wie z. B. von „Oversensing" bei Schrittmacherträgern (➤ Kap. 10.2.1) oder von unerwünschten Schockabgaben bei ICD-Trägerinnen (➤ Kap. 10.2.2) notwendig. Dabei erfolgt die Auflage auf das zuvor unter der Haut identifizierte Schrittmacher- oder ICD-Aggregat.

Magnetauflage bei Herzschrittmacherfehlfunktion

Durch eine Magnetauflage wechselt der implantierte Herzschrittmacher zumeist in eine starrfrequente Stimulation (Fix-Modus) (➤ Kap. 10.1.3).

Ein weiteres Problem, das durch eine Magnetauflage behoben werden kann, ist eine **ineffektive Stimulation (Oversensing)** des Schrittmachers. Hier bewirkt die Magnetauflage eine Steigerung der Stimulationsenergie, was aber zugleich einen höheren Batterieverbrauch bedeutet.

ACHTUNG

Gefahr von Kammerflimmern oder Kammertachykardie

Durch die Magnetauflage und den dadurch ausgelösten Wechsel in eine festfrequente Stimulation (DOO) kann ein **„Spike-auf-T-Phänomen"** auftreten, wodurch lebensbedrohliche Arrhythmien wie Kammerflimmern oder ventrikuläre Tachykardien ausgelöst werden können!

Folgende Schrittmacherfehlfunktionen können durch eine Magnetauflage behandelt werden:

- **Exit Block:** Schrittmacherspike ohne Stimulationseffekt
- **Undersensing:** Schrittmacherstimulation unabhängig von Herzfrequenz, hohe Gefahr von Kammerflimmern
- **Oversensing:** unterbleibende Stimulation, obwohl stimuliert werden müsste. Magnetauflage → Steigerung Stimulationsenergie

ACHTUNG

Keine Magnetauflage bei Batterieerschöpfung! Es droht sonst ein Geräteausfall.

Bei Zwischenfällen sollten Akutinterventionen wie eine Magnetauflage durch erfahrenes (kardiologisches) Personal, wenn möglich in einer Klinik mit Schrittmacherambulanz, erfolgen.

Magnetauflage bei ICD-Fehlfunktion

Eine Magnetauflage bei Trägern eines Kardioverter-Defibrillators führt zum Abschalten der „antitachykarden" Funktionen. Inadäquate Schocks oder auch nicht indizierte Schocks im Rahmen einer Dysfunktion werden dadurch gestoppt und eine Defibrillation bei z. B. Kammerflimmern wird dann durch das Gerät nicht mehr durchgeführt. Die antibradykarde Schrittmacherfunktion des Kardioverter-Defibrillators bleibt dabei aber erhalten. Sobald der Magnet von der Haut entfernt wird, funktioniert der Schockmodus wieder. Bei einigen Kardioverter-Defibrillatoren ist die Magnetreaktion aber auch deaktiviert.

ACHTUNG

Durch eine Magnetauflage bei ICD-Trägern mit Fehlfunktion wird die „antitachykarde" Funktion abgestellt. Interne Schockabgaben bei z. B. Kammerflimmern werden durch den Kardioverter-Defibrillator nicht mehr durchgeführt!

10.3 Transkutane Schrittmachertherapie in der Notfallmedizin

Eine nichtinvasive Schrittmachertherapie in der Notfallmedizin ist bei kritisch kranken Personen mit **anhaltender bedrohlicher Bradykardie** eine lebensrettende Maßnahme, die nach entsprechender Schulung schnell und einfach durchgeführt werden kann. In der ERC-Leitlinie wird auch ganz eindeutig darauf hingewiesen, sofort mit der Schrittmachertherapie zu beginnen, wenn z. B. die Gabe von Atropin keinen Erfolg gezeigt hat oder sich die Bradykardie als anhaltend instabil erweist.

MERKE

Je schlimmer (instabiler), desto Strom!

Man sollte keine Angst vor der Elektrotherapie haben. Durch ein strukturiertes Vorgehen und der Verwendung eines „roten Fadens" kann eine erfolgreiche Schrittmachertherapie durchgeführt werden.

10.3.1 Vor- und Nachteile

Folgende **Vorteile** hat die notfallmedizinische transkutane Schrittmachertherapie im Vergleich zur transvenösen Stimulation (klinisches Setting):

- Schnelle Etablierung möglich
- Leicht durchzuführende Maßnahme mit nur minimal erforderlichem Training

- Kann überbrückend von Pflegekräften oder ärztlichem Personal bis zur weiteren definitiven klinischen Versorgung in der kardiologischen Fachabteilung durchgeführt werden

Ein wesentlicher **Nachteil** der transkutanen Stimulation ist der Schmerz durch die Kontraktion der Thoraxmuskulatur bei wachen Personen. Dieser v. a. bei erfolgreicher Stimulation zu erwartende „Schmerz" ist aber durch eine Analgesie bzw. Analgosedierung gut zu bekämpfen.

10.3.2 Indikationen

Eine klare Indikation zur transkutanen Schrittmachertherapie während der notfallmedizinischen Versorgung besteht bei Instabilitätszeichen (➤ Kap. 3.4.1) oder bedrohlichen Symptomen, die während der Untersuchung nach dem ABCDE-Schema (➤ Kap. 4.1.2) festgestellt werden und nach erfolgloser medikamentöser Therapie als Überbrückungsmaßnahme eine transthorakale Stimulation erfordern.

10.3.3 Vorgehensweise bei bedrohlicher Bradykardie

Eine strukturierte Vorgehensweise hilft, Personen mit einer symptomatischen und lebensbedrohlichen Bradykardie in der Notfallmedizin sicher und effizient zu behandeln (➤ Kap. 11.1.4).

Vorgehensweise transkutane Schrittmacherstimulation (modifiziert, angelehnt an ERC-Leitlinie 2021):

- ABCDE-Herangehensweise und Etablierung eines kontinuierlichen Monitorings: AF, HF, S_pO_2, RR, (nicht)invasive CO_2-Messung und **kontinuierliche 6-Kanal-EKG-Ableitung** inklusive 12-Kanal-Ausdruck zur Interpretation und Dokumentation der Rhythmusstörung.
- Ggf. überbrückende Maßnahmen durchführen:
  - Atropin 0,5 mg i. v., Steigerung bis maximal 3 mg möglich
  - Adrenalin 2–10 µg/Min. i. v., wenn Atropin-Gabe keinen Effekt zeigt
- Klebeelektroden rechtspektoral-apikal aufkleben, stark behaarte Körperflächen zuvor rasieren:
  - **Landmarke Klebepatch 1:** direkt unterhalb des Schlüsselbeins, oberhalb des rechten Pektoralismuskels
  - **Landmarke Klebepatch 2:** mittlere Axillarlinie auf die Position der V_6-EKG-Elektrode, weit genug seitlich kleben, weibliches Brustgewebe vermeiden
  - Alternative Position der Patches, z. B. bei Thoraxtrauma, ICD oder Schrittmacher: anterior-posterior → anterioren Patch links neben Sternum in V_2- und V_3-EKG-Elektrodenposition, posterioren Patch zwischen unterem Anteil linkes Schulterblatt und Wirbelsäule (➤ Abb. 10.19)
- Am entsprechenden Gerät die Schrittmacherfunktion anwählen und Demand-Stimulationsmodus einstellen → Die meisten Geräte starten aus Sicherheitsgründen immer im Demand-Modus.
- Bewegungsartefakte vermeiden, da sonst der Schrittmacher im Demand-Modus unterdrückt (inhibiert) werden kann.
- Adäquate Stimulationsfrequenz auswählen: Bei Erwachsenen liegt diese normalerweise bei 60–70/Min.

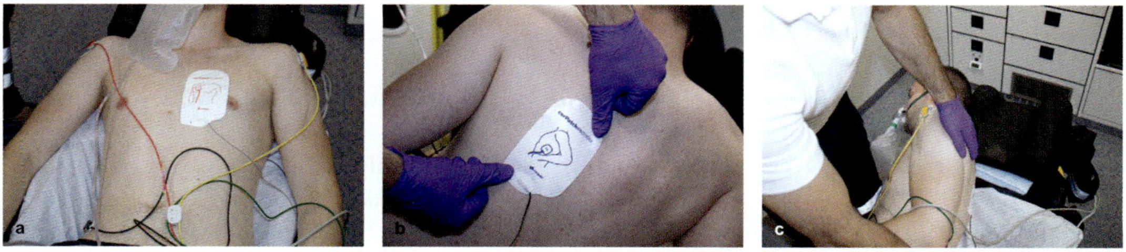

Abb. 10.19 Korrekte Platzierung der „Defi-Patches" zur transkutanen Schrittmachertherapie in anterior-posteriorer Position [O1097]

- Stimulationsintensität: niedrigste mögliche Stromstärke wählen und unter Beobachtung des Patienten/der Patientin und des Monitors schnell (!) stufenweise in 5 mA-Schritten steigern:
  - Im EKG erscheinen Schrittmacherspikes.
  - Durch die Erhöhung der Stromstärke kommt es zur impulssynchronen Kontraktion der Thoraxmuskulatur → Analgesie bzw. Analgosedierung erwägen!
  - Bei Peri-Arrest oder instabilen Personen folgende Vorgehensweise der Stimulationsintensität und Frequenz favorisieren: Start mit hoher Intensität und Frequenz → Intensität 80 mA, Frequenz 80/Min.
- Stromstärke so lange erhöhen, bis jedem Schrittmacherspike ein breiter QRS-Komplex und eine T-Welle als Reizantwort folgt (1-zu-1-Ankopplung, Übernahme, „Capture"):
  - Erfolg meist bei einer Stromstärke von 50–100 mA.
  - Bei fehlender elektrischer Reizantwort mit maximaler Stromstärke (üblicherweise bei 120–130 mA) Elektrodenposition wechseln oder andere Ursachen wie z. B. eine erhebliche Myokardschädigung oder Hyperkaliämie in Betracht ziehen.
  - Bei fehlender Verbesserung der Hämodynamik (fehlender Puls, keine gute S_pO_2-Kurve oder CO_2-Anstieg) trotz elektrischer Reizantwort Schrittmacher ausschalten und ggf. Katecholamine (Adrenalin, Inotropika) erwägen oder an Erhöhung der Schrittmacherfrequenz zur Beeinflussung HZV denken.
- Bei erfolgreicher Stimulation (palpabler Karotis- oder Femoralispuls) Stromstärke um 15 mA erhöhen als Sicherheitsüberschuss.
- Nach erfolgreicher Stimulation ABCDE-Neubewertung (Re-Assessment) durchführen.

Praxistipp

- ICD-Träger: Magnet auflegen (sonst Gefahr der VT-Erkennung)!
- Das Tasten des Karotispulses zur Erfolgskontrolle kann durch thorakales Muskelzittern fehlerbehaftet sein.
- Pulsoxymetrie zur Erfolgskontrolle: gegebenenfalls an den Zehen anbringen, an den Fingern bei SM-Stimulation oft viele Bewegungsartefakte.
- Merkhilfe 80/80 zur SM-Therapie bei instabilen Patientinnen und Patienten (z. B. bewusstlos, Peri-Arrest): Intensität 80 mA, Frequenz 80/Min.

In der Literatur findet man noch andere Vorgehensweisen, die v. a. die Stromstärke zu Beginn der Schrittmachertherapie und die Erfolgskontrolle betreffen. Eine primäre Einstellung der Stromstärke wird z. B. mit 70 mA empfohlen und bei Erfolg ein Sicherheitsüberschuss von 5–10 mA.

Bei bradykardem Herz-Kreislauf-Stillstand oder Bewusstlosigkeit empfehlen Doukky et al. einen Beginn mit der maximalen Stromstärke (200 mA), um eine schnellstmögliche erfolgreiche Stimulation bei 1-zu-1-Ankopplung (Ventricular Capture) zu erreichen. Danach soll schrittweise die Stromstärke gesenkt werden, bis es zu einem Verlust der Stimulationsschwelle kommt. Die niedrigste Stromstärke, bei der noch eine erfolgreiche Stimulation vorhanden war (1-zu-1-Ankopplung), soll dann schnell bis zu dem Level gesteigert werden, bei dem noch eine 1-zu-1-Ankopplung stattgefunden hat, und dann mit einem Sicherheitsüberschuss von 5–10 mA gesteigert werden. Diese Art der Vorgehensweise ist durch den sog. **Wedensky-Effekt** möglich (anhaltende Erregbarkeit nach maximaler Stimulation).

MERKE

Eine erfolgreiche Stimulation (Erreichen der Stimulationsschwelle) wird angezeigt durch dazugehörige EKG-Veränderungen (auf Spike folgt breiter QRS-Komplex) und eine im ABCDE-Re-Assessment nachgewiesene verbesserte Hämodynamik. Dies können palpable zentrale und periphere Pulse oder ein S_pO_2-Anstieg mit guter Pulskurve und $etCO_2$-Anstieg bei Einsatz von Kapnografie/-metrie sein. Wenn möglich, ist auch eine invasive Blutdruckmessung hilfreich.

ACHTUNG

Die meisten EKG-Geräte mit Schrittmacherfunktion verfügen über den Demand-Modus als bevorzugte Stimulationsmethode. Bei spontanen eigenen QRS-Komplexen durch den Patienten oder die Patientin selbst wird der Schrittmacher unterdrückt (inhibiert).
Wenn auf dem Monitor zahlreiche Bewegungsartefakte registriert werden, kann dies auch die Schrittmacherstimulation inhibieren. Deshalb ist es wichtig, verursachende Bewegungsartefakte zu vermeiden. Ist dies nicht möglich, sollte in eine starrfrequente Stimulation (Fixed-Modus) gewechselt werden.

10

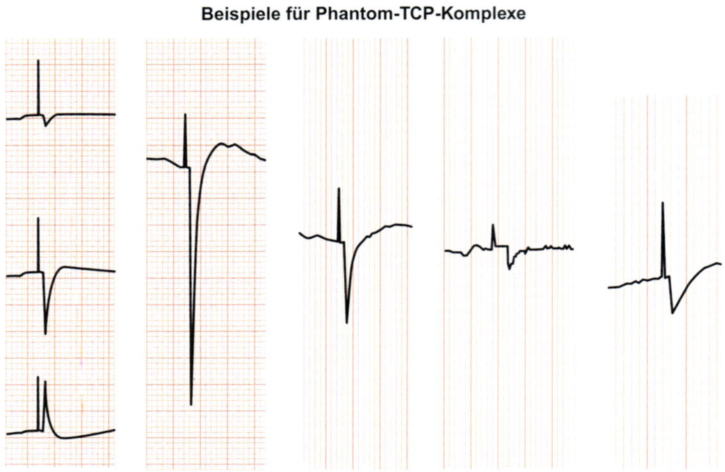

Abb. 10.20 Beispiele für Phantom-QRS-Komplexe bei Schrittmacherstimulation [L143]

Phantom-QRS-Komplexe – False Capture

Im Rahmen der transkutanen SM-Therapie kann es zu sog. Phantom-QRS-Komplexen (Schrittmacherartefakte, False Capture) kommen, die dann fälschlicherweise als 1-zu-1-Ankopplung (Capture) fehlinterpretiert werden (➤ Abb. 10.20). Durch die elektrische Stimulation verursachte Muskelkontraktionen am Unterarm können dann noch zusätzlich bei Tasten des Radialispulses als „echter" Puls fehlinterpretiert werden.

Das kann dazu führen, dass eine erfolgreiche SM-Stimulation mit Auswurf angenommen wird. Zur Erinnerung: Eine erfolgreiche SM-Stimulation führt zu breiten und bizarren Kammerkomplexen (ventrikuläre Depolarisation) und nicht zu „spitzen" Kammerkomplexen.

Um eine erfolgreiche SM-Stimulation sicherzustellen, eignet sich folgende Vorgehensweise:

- Auf guten Hautkontakt der Patches achten, ein schlechter Hautkontakt ist der häufigste Grund, zusammen mit einer insuffizienten Stromstärke (mA), für eine fehlerhafte SM-Stimulation → ggf. an anteriore/posteriore Klebeposition denken („Sandwich-Methode", Verringerung transthorakaler Widerstand).
- Auf große und breite T-Wellen als Zeichen für eine 1-zu-1-Ankopplung achten.
- Nicht nur auf tastbare Pulse als Hinweis einer Verbesserung der Hämodynamik achten, sondern auch auf eine gute S_pO_2-Kurve oder CO_2-Anstieg und Verbesserung der Klinik achten! Wenn vorhanden, kann auch ein Ultraschall (transthorakale Echokardiografie) hilfreich sein (sichtbare mechanische Ankopplung).
- Während der Erhöhung der Stromstärke kontinuierlich Rhythmusstreifen mitlaufen lassen, um Phantomkomplexe von einer „echten" 1-zu-1-Ankopplung zu unterscheiden.

Besonderheit P-Wellen-Asystolie und Schrittmachertherapie

Ein ventrikulärer Stillstand oder auch die sog. **P-Wellen-Asystolie** stellt im Rahmen der Reanimation eine Besonderheit dar (➤ Abb. 10.21). Hierbei handelt es sich um einen AV-Block 3. Grades ohne Kammerersatzrhythmus. Im EKG sind also P-Wellen als Hinweis für Vorhofaktivität ohne Kammerkomplexe zu sehen. Die P-Wellen-Asystolie geht mit einem Kreislaufstillstand einher und stellt die einzige Indikation für eine sofortige SM-Therapie dar. Sind also P-Wellen sicher zu sehen, dann sollte **unter laufender Reanimation** eine transthorakale SM-Therapie versucht werden. Hierbei wird sofort mit hoher Intensität gestartet und bei Erfolg im Verlauf angepasst.

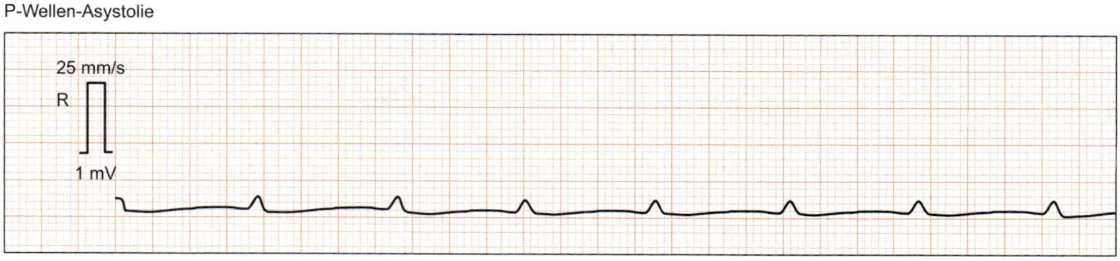

Abb. 10.21 P-Wellen-Asystolie [P426/L143]

Wiederholungsfragen

1. Was ist die Hauptindikation zur Implantation eines Schrittmachers?
2. Welche verschiedenen Schrittmachersysteme gibt es?
3. Wie sieht ein typischer Schrittmacherspike im EKG aus?
4. Was sind deutliche Hinweise einer erfolgreichen externen Schrittmacherstimulation?
5. Was ist bei der Defibrillation im Umgang mit den Klebepatches bei Herzschrittmacher- oder ICD-Trägern zu beachten?
6. Welche zwei Hauptformen bradykarder Rhythmusstörungen sind Indikationen zur Implantation eines Schrittmachers?
7. Zählen Sie klassische pathologische Rhythmusstörungen mit Schrittmacherindikation auf.
8. Beschreiben Sie das Aussehen des QRS-Komplexes als Ergebnis einer internen Schrittmacherstimulation in Vorhof und Kammer.
9. Was sind sog. Phantom-QRS-Komplexe?
10. Beschreiben Sie die Auswirkungen der Magnetauflage bei Schrittmacher- oder ICD-Trägern.

LITERATUR

Aehlert B. ECGs made easy. 6th ed. München: Elsevier, 2018.

Butter C, Eckardt L, Israel CW, et al. Kommentar zu den neuen ESC-Leitlinien zur Schrittmacher- und kardialen Resynchronisationstherapie. Kardiologie 2022; 16: 383–390.

Chan TC, Brady WJ, Harrigan RA et al. (eds.). ECG in emergency medicine and acute care. Philadelphia, PA: Elsevier, 2005.

Dee R, Smith M, Rajendran K, et al. The effect of alternative methods of cardiopulmonary resuscitation – Cough CPR, percussion pacing or precordial thump – on outcomes following cardiac arrest. A systematic review. Resuscitation. 2021; 162: 73–81.

Deutsche Gesellschaft für Anästhesiologie und Intensivmedizin e.V. (DGAI) et al. S3-Leitlinie: Lagerungstherapie und Frühmobilisation von kritisch Erkrankten auf Intensivstationen. Version 3.1, 2023. AWMF Registriernummer 001/015. https://register.awmf.org/de/leitlinien/detail/001-015 (letzter Zugriff: 20.01.2025).

Deutsche Gesellschaft für Internistische Intensivmedizin und Notfallmedizin e.V. (DGIIN) et al. S1-Leitlinie Intensivpflegerische Versorgung von Patient:innen mit [infarktbedingtem] kardiogenen Schock, Version V1.0, 2022, AWMF Registernummer 113–002. https://www.awmf.org/leitlinien/detail/II/113-002.html (letzter Zugriff: 20.01.2025).

Deutscher Berufsverband Rettungsdienst e.V. (DBRD). Musteralgorithmen zur Umsetzung des Pyramidenprozesses im Rahmen des NotSanG, Update 2023, Version 8.0, S. 33. Lübeck: DBRD, 2023. www.dbrd.de/images/algorithmen/DBRGAlgo23_Web.pdf (letzter Zugriff: 20.01.2025).

Doukky R, Bargout R, Kelly RF, Calvin JE. Using transcutaneous cardiac pacing to best advantage: How to ensure successful capture and avoid complications. J Crit Illn. 2003; 18(5): 219–225.

European Society of Cardiology (ESC). 2013 ESC guidelines on cardiac pacing and cardiac resynchronization therapy. The task force on cardiac pacing and resynchronization therapy of the European Society of Cardiology (ESC). Developed in collaboration with the European Heart Rhythm Association (EHRA). Europace. 2013; 15(8): 1070–1118.

European Society of Cardiology (ESC). ESC Pocket Guidelines, European Society Cardiology, Deutsche Gesellschaft für Kardiologie, Schrittmacher- und kardiale Resynchronisationstherapie, Version 2021. https://leitlinien.dgk.org/files/01_2021_pocket_leitlinien_herzschrittmacher.pdf (letzter Zugriff: 20.01.2025).

Flake F, Runggaldier K. Arbeitstechniken im Rettungsdienst. 4. A. München: Elsevier, 2023.

Frimmel M. Klinische Notfälle griffbereit. Internistische Akutsituationen auf einen Blick. 4. A. Stuttgart: Schattauer, 2018.

Fröhlig G, Carlsson J, Jung J, et al. Herzschrittmacher- und Defibrillator-Therapie. 3. A. Stuttgart: Thieme, 2020.

German Resuscitation Council/Deutscher Rat für Wiederbelebung. Reanimation 2021. Leitlinien Kompakt (ERC-Leitlinien 2021), Kapitel Erweiterte lebensrettende Maßnahmen für Erwachsene (S. 46–65). www.grc-org.de/downloads/Leitlinien kompakt_final_02.06.2021.pdf (letzter Zugriff: 20.01.2025).

Glikson M, Nielsen JC, Kronborg MB et al., ESC Scientific Document Group. 2021 ESC Guidelines on cardiac pacing and cardiac resynchronization therapy: Developed by the Task Force on cardiac pacing and cardiac resynchronization therapy of the European Society of Cardiology (ESC) With the special contribution of the European Heart Rhythm Association (EHRA), Eur Heart J. 2021; 42(35): 3427–3520.

Graf M, Stiller P, Karch M. Passagerer Herzschrittmacher-Schritt für Schritt, Kardiologie up2date 2018; 14: 209–215.

Grusnick H-M. EKG-Interpretation in der Notfallmedizin – ein handlungsorientierter EKG-Kurs, 1. A. Lübeck, 2019.

Hampton JR. The ECG in practice. 6th ed. London, Oxford, Philadelphia, New York: Churchill Livingstone/Elsevier, 2013.

Israel CW, Bänsch D, Breithardt O et al. Kommentar zu den neuen ESC-Leitlinien zur Schrittmacher- und kardialen Resynchronisationstherapie. Kardiologe. 2015; 9: 35–45.

Kiening M, Ohly A. EKG endlich verständlich. Kurzlehrbuch. 4. A. München: Elsevier, 2022.

Kühn P, Lang C, Wiesbauer F. EKG lesen, verstehen, beherrschen. Band II: Rhythmusdiagnose. Wien: facultas, 2016.

Luxem J, Runggaldier K, Karutz H, Flake F (Hrsg.). Notfallsanitäter heute. 7. A. München: Elsevier, 2020.

Schlitt A, Guha M, Noutsias M, et al. Patienten mit einer tragbaren Defibrillatorweste („wearable cardioverter-defibrillator", WCD) – Verschreibung, Wirkweise und Nachsorge. Herz. 2019; 44(5): 379–389.

Schmidt J. Herzstillstand: Drei Mythen zur Reanimation. CME (Berl). 2021; 18(4): 20–21.

Schnelle R. EKG in der Notfallmedizin: Grundlagen, Auswertung, Therapie. Edewecht: Stumpf + Kossendey, 2017.

Self M, Tainter CR. Overdrive Pacing. 2023 Feb 5. In: StatPearls [Internet]. Treasure Island (FL): StatPearls Publishing; 2023 Jan.

Splitter R, Hoffmann BA. Schockierende Einsätze – Notfälle mit ICD und Defibrillatorwesten. Elsevier Emergency. 2020; 2: 20–26.

Trappe H-J, Gummert J. Aktuelle Schrittmacher- und Defibrillatortherapie. Dtsch Arztebl Int. 2011; 108(21): 372–380.

Wesley K. Huszar's ECG and 12-Lead-Interpretation. 5th ed. Elsevier, 2016.

Winkhardt M. Das Herzkatheterlabor. 3. A. Heidelberg: Springer, 2017.

Internetquellen (letzter Zugriff: 20.01.2025)

Boston Scientific (2021). Verwendung eines Magneten zur vorübergehenden Inhibierung der S-ICD-Therapie. www.bostonscientific.com/content/dam/bostonscientific/quality/education-resources/german/DE_ACL_Magnet Use with BSC CIED_20210421.pdf.

Bouthillet T. (2021). Transcutaneous pacing (TP): The problem of false capture. EMS 12-lead. www.ems12lead.com/post/transcutaneous-pacing-tcp-the-problem-of-false-capture.

Bouthillet T. (2021). Revisting transcutaneous pacing. EMS 12-Lead. www.ems12lead.com/post/revisiting-transcutaneous-cardiac-pacing.

Burns E, Butler R (2024). Pacemaker rhythms – normal patterns. Life in the Fastlane. https://litfl.com/pacemaker-rhythms-normal-patterns/.

Online (o. J.). www.grundkurs-ekg.de/startseite_dateien/specials.htm.

ExCard Research (o. J.). Kardiale Resynchronisationstherapie. www.fokus-ekg.de/inhalt-von-a-z/schrittmacher-therapie/crt/.

Fandler M (2018). Pacing! Schrittmachertherapie im Notfall. https://nerdfallmedizin.blog/2018/09/29/pacing-schrittmachertherapie-im-notfall/.

Klein HU (2017). Die tragbare Defibrillatorweste. Wozu dient sie? Wie funktioniert sie? https://lifevest.zoll.com/-/media/lifevest-zoll-com/medical-professionals/aktuelles/defi-weste_herz-heute_2-2017.ashx.

Medtronic (o. J.). Handbuchbibliothek – Bedienungsanleitungen und Produkthandbücher für medizinisches Fachpersonal. http://manuals.medtronic.com/manuals/main/de_DE/manual/index.

Nickson C (2020). Transcutaneous pacing. Life in the Fastlane. https://litfl.com/transcutaneous-pacing/.

KAPITEL

11 Medikamente

Frank Flake

11.1 Notfallmedikamente

Bei den im Bereich von Herzrhythmusstörungen (HRST) eingesetzten (Notfall-)Medikamenten handelt es sich um **Antiarrhythmika.** Ziel ist die erfolgreiche Behandlung von HRST, die z. B. häufig im Rahmen eines akuten Myokardinfarkts (AMI) oder auch anderer pathologischer Prozesse auftreten können. In der Notfallmedizin wird versucht, mittels Antiarrhythmika weiteren Schaden wie z. B. ein Kammerflimmern mit nachfolgender Reanimation abzuwenden. Eine endgültige Therapie ist nur selten möglich. Ebenfalls macht es nicht immer Sinn, HRST medikamentös zu behandeln. Vielfach ist auch eine elektrische Therapie z. B. durch Kardioversion (➤ Kap. 10) die besser geeignete Alternative.

In den letzten Jahren ist der Einsatz von Antiarrhythmika deutlich eingeschränkt worden und zurückgegangen. Grund hierfür sind groß angelegte Studien wie die SWORD- oder CAST-Studie, die teilweise eine höhere Sterblichkeit als ohne solche Medikamente nachwiesen. Vor allem die Antiarrhythmika der Klasse I nach Vaughan und Williams (➤ Kap. 11.1.1) sind davon betroffen.

ACHTUNG

Gefahr durch Antiarrhythmika

Jedes intravenös applizierte Antiarrhythmikum birgt auch die Gefahr, HRST auszulösen. Aus diesem Grund gilt immer eine strenge Indikationsstellung. Diese Medikamente gehören nur in die Hand von erfahrenen Kolleginnen und Kollegen. Sie sollten nur unter EKG-Kontrolle appliziert werden. Ihr Einsatz ist gerechtfertigt bei:

- Gefahr des plötzlichen Herztodes durch die HRST,
- hämodynamischen Störungen: Bewusstseinsstörungen, Schwindel, Synkopen etc.

MERKE

Spezielle Terminologie

Bei der Wirkweise von Antiarrhythmika wird nicht selten eine „spezielle Terminologie" verwendet, die zu kennen sich lohnt. Die positiven Eigenschaften innervieren den Sympathikus, die negativen innervieren den Parasympathikus. Letztere setzen v. a. im Vorhof am Sinus- und AV-Knoten an. Eingesetzt werden Medikamente, die sowohl positiv als auch negativierend wirken können.

- **Chronotrop** = Schlagfrequenz des Herzens beeinflussend (positiv und negativ)
- **Dromotrop** = Erregungsleitung des Herzens beeinflussend (positiv und negativ)
- **Inotrop** = Kontraktionskraft des Herzens beeinflussend (positiv)
- **Lusitrop** = Erschlaffung des Herzens (Relaxation) beeinflussend (positiv)
- **Bathmotrop** = Erregbarkeit beeinflussend (positiv und negativ)

Tab. 11.1 Substanzklassen und Namensendungen

Endung	Substanzklasse
-olol	β-Blocker
-dipin	Kalziumantagonisten, Antihypertonika
-zosin	α_1-Blocker, Antihypertonika
-nitrat	Nitrate
-afil	PDE-Hemmer
-pril	ACE-Hemmer
-statin	CSE-Hemmer
-gatran	Einige Antikoagulanzien

PDE = Phosphodiesterase; ACE = Angiotensin-Converting-Enzym, CE = Cholesterinsyntheseenzym

Einige Wirkstoffe von Antiarrhythmika und Medikamenten im Speziellen kann man anhand ihrer Namensendungen zuordnen. Dafür gibt es aber keine „gesetzliche Grundlage". Nicht selten werden die Namen auch willkürlich gewählt. ➤ Tab. 11.1 gibt einen Überblick über klassische Endungen.

11.1.1 Einteilung nach Vaughan und Williams

Antiarrhythmika werden entsprechend ihren elektrophysiologischen Eigenschaften nach Vaughan und Williams in vier Klassen eingeteilt. Diese Einteilung ist nicht unumstritten, weil einige Medikamente in mehreren Klassen stehen könnten.

Beispielsweise besitzt Amiodaron als bei der Reanimation verwendetes Medikament Eigenschaften aller Klassen und einige Medikamente lassen sich gar keiner Klasse zuordnen. Nicht alle werden in der Notfallmedizin angewendet. Ausführlich beschrieben werden hier nur die gebräuchlichsten.

Klasse I: Natriumkanalblocker

Antiarrhythmika der Klasse I hemmen den schnellen Natriumeinstrom des Aktionspotenzials im Myokard. Dies geschieht durch direkte Blockade der spannungsabhängigen Natriumkanäle. Das Membranpotenzial stabilisiert sich und die Erregungsleitung verschlechtert sich.

Die Natriumkanalblocker werden in drei weitere Untergruppen unterteilt.

Klasse IA

Wirkstoffe Ajmalin, Chinidin, Disopyramid, Prajmalin, Procainamid.

Handelsnamen Gilurytmal®, Cordichin® (Chinidin und Verapamil), Neo Gilurytmal®, Procainamid®.

Indikationen Ventrikuläre und supraventrikuläre Arrhythmien und Tachykardien, ventrikuläre Extrasystolen.

Wirkung Wie bereits beschrieben, wird durch Hemmung des schnellen Natriumeinstroms die Erregbarkeit der Zelle herabgesetzt. Die Kanäle bleiben gegenüber einer erneuten Erregung verlängert unempfindlich. Die Repolarisation der Zelle wird durch Hemmung des Kaliumausstroms verlängert.

Klasse IB

Wirkstoffe Lidocain, Mexiletin, Phenytoin, Tocainid.

Handelsnamen Xylocain®, Mexitil® (nur über internationale Apotheke), Phenhydan.

Indikationen Ventrikuläre Arrhythmien.

Wirkung Die Antiarrhythmika der Klasse IB weisen v. a. eine kürzere Refraktärzeit der Natriumkanäle im Vergleich zur Klasse IA auf. Steigt die Herzfrequenz, steigt auch die Wirksamkeit des Medikaments.

Klasse IC

Wirkstoffe Flecainid, Propafenon.

Handelsnamen Tambocor®, Rytmonorm®.

Indikationen Supraventrikuläre und ventrikuläre Tachykardien.

Wirkung Die Wirkung der Klasse IC ähnelt der Klasse IA. Hier finden sich mitunter auch die gleichen oder ähnlichen Medikamente. Durch Hemmung des schnellen Natriumeinstroms nimmt die Refraktärzeit der Natriumkanäle zu. Allerdings bleibt das Aktionspotenzial unverändert, da der Kaliumausstrom nicht beeinträchtigt wird.

Klasse II: Betablocker

Wirkstoff Acebutolol, Atenolol, Bisoprolol, Metoprolol, Nebivolol, Propranolol.

Handelsnamen Prent®, Concor®, Beloc®, Lopresor®, Metohexal®, Nebilet®, Obsidan®, Dociton®.

Indikationen Arterielle Hypertonie, ventrikuläre Arrhythmien, Herzinsuffizienz.

Wirkung Betablocker senken die Herzfrequenz über die Blockade der β_1-Adrenorezeptoren am Herzmuskel. Sie wirken somit negativ chronotrop. Ebenso haben sie Einfluss auf die myokardiale Erregbarkeit und vermindern diese. Sie sind also ebenso negativ bathmotrop. Auch die AV-Überleitungsgeschwindigkeit wird verlangsamt (negativ dromotrop).

Klasse III: Kaliumkanalblocker

Wirkstoffe Amiodaron, Dronedaron, Sotalol.

Handelsnamen Cordarex®, Cornaron®, Multaq®, Sotalex®, Corvert®.

Indikationen Ventrikuläre Tachykardien, Vorhofflattern, Vorhofflimmern.

Wirkung Verlangsamung (Hemmung) der Repolarisation und dadurch Verlängerung des Aktionspotenzials durch die Blockade von Kaliumkanälen.

Klasse IV: Kalziumantagonisten

Wirkstoffe Diltiazem, Gallopamil, Verapamil.

Handelsnamen Dilzem®, Isoptin®, Veramex®.

Indikationen Supraventrikuläre Tachykardien, Angina pectoris, Hypertonie.

Wirkung Sie verzögern die AV-Überleitung und senken die Herzfrequenz über die Blockierung von Kalziumkanälen. Der Kalziumeinstrom am Sinus- und AV-Knoten wird gehemmt. Die Wirkung ist somit negativ chronotrop und dromotrop. Auf das Myokard wirken sie ebenfalls negativ inotrop.

11.1.2 Nicht klassifizierbare Antiarrhythmika

Neben den Antiarrhythmika in der Einteilung nach Vaughan und Williams gibt es weitere, die dort nicht zuordenbar sind, aber im Notfall eine Rolle spielen. Hierzu zählen:

- Adenosin (➤ Kap. 11.1.3)
- Adrenalin (➤ Kap. 11.1.3)
- Amiodaron (➤ Kap. 11.1.3)
- Atropin (Parasympatholytikum) (➤ Kap. 11.1.3)
- Digoxin/Digitoxin (Digitalisglykoside): Digitalisglykoside haben eine positiv inotrope sowie eine negativ dromotrope Wirkung. Dies geschieht über die Hemmung der myokardialen Natrium-Kalium-ATPase. Sie sorgen für eine Verringerung der Herzfrequenz und werden zumeist zur Behandlung der Herzinsuffizienz, supraventrikulärer Tachykardien und bei Vorhofflimmern eingesetzt.
- Magnesium (➤ Kap. 11.1.3)
- Noradrenalin (➤ Kap. 11.1.3)
- Orciprenalin (➤ Kap. 11.1.3)

Ebenfalls in diesen Bereich gehören die Wirkstoffe Ivabradin (Procoralan®) und Vernakalant (Brinavess®). Allerdings spielen sie notfallmedizinisch keine Rolle.

11.1.3 Notfallmedikamente

Adenosin (Adrekar®)

Indikationen

- Symptomatische paroxysmale AV-junktionale Tachykardien
- AV-Knoten-Reentry-Tachykardien (AVNRT)
- AV-Reentry-Tachykardien (AVRT)

Kontraindikationen

- AV-Block Grad II und III, Sick-Sinus-Syndrom, Vorhofflimmern/-flattern, obstruktive Lungenerkrankungen (z. B. Asthma bronchiale), verlängertes QT-Intervall, Wolff-Parkinson-White(WPW)-Syndrom (Delta-Welle im Ruhe-EKG)

- Ggf. dekompensierte Herzinsuffizienz, instabile Angina pectoris, Schlafapnoe, schwere Hypertonie, Links-rechts-Shunt

Dosierung

Unter fortlaufender EKG-Kontrolle:

- Initial: 3 mg Adenosin sehr schnell (über 2 Sek.) i. v. als Bolus injizieren
- Bei Nichterfolg: 6 mg Adenosin i. v., dritte Dosis 9 mg Adenosin i. v., vierte Dosis 12 mg Adenosin i. v.
- Kinder: 0,1 mg/kg KG sehr schnell i. v. (max. 6 mg), bei Nichterfolg schrittweise Erhöhung um 0,1 mg/kg KG (max. 12 mg)

Nebenwirkungen

- Flush, Dyspnoe, Bronchospasmus, Hyperventilation, retrosternale Schmerzen, Übelkeit, Schwindel, Schwitzen, Benommenheit
- Bradykardie, Asystolie, RR ↓ → Dauer aller Nebenwirkungen aufgrund der geringen Halbwertszeit weniger als 1 Min.
- Supraventrikuläre Extrasystolen, ventrikuläre Extrasystolen, Sinusbradykardie, Vorhofflimmern, AV-Blöcke, Kammerflimmern

Tipps

- Applikation nur unter EKG-Kontrolle und in Reanimationsbereitschaft (➤ Abb. 11.1)
- Antidot: 200 mg Theophyllin
- Bei den oben genannten Dosierungen handelt es sich um die Angaben des Herstellers. Der europäische Reanimationsrat (ERC) empfiehlt in seinen aktuellen Leitlinien (2021) eine initiale Adenosin-Dosis von 6 mg als schnellen i. v. Bolus zur Behandlung regelmäßiger Schmalkomplex-Tachykardien. Bei ausbleibender Wirkung sollte die Dosis eskalierend auf 12 mg erhöht werden. Sollte auch diese zweite Gabe ohne Erfolg bleiben, empfiehlt der ERC die wiederholte Gabe eines schnellen i. v. Bolus von weiteren 18 mg Adenosin. Auf diese Weise können 90–95 % aller supraventrikulären Tachykardien erfolgreich therapiert werden.

Praxistipp

Patientenaufklärung Adrekar-Injektion:
Der zu pflegende Mensch muss vor Injektion über den Effekt von Adenosin aufgeklärt werden. Eine einfühlsame Betreuung ist unabdingbar, da der kurze Kreislaufstillstand von den Betroffenen in der Regel bemerkt wird.

Adrenalin (Suprarenin®)

Siehe auch ➤ Kap. 5.1.4.

Indikationen

- Herz-Kreislauf-Stillstand (kardiopulmonale Reanimation)
- Anaphylaktischer Schock
- Schwere anaphylaktische Reaktionen (Stadium III und IV)
- Nicht primäre Therapie beim septischen Schock
- Zusatz zur Lokalanästhesie (Gefäßverengung)

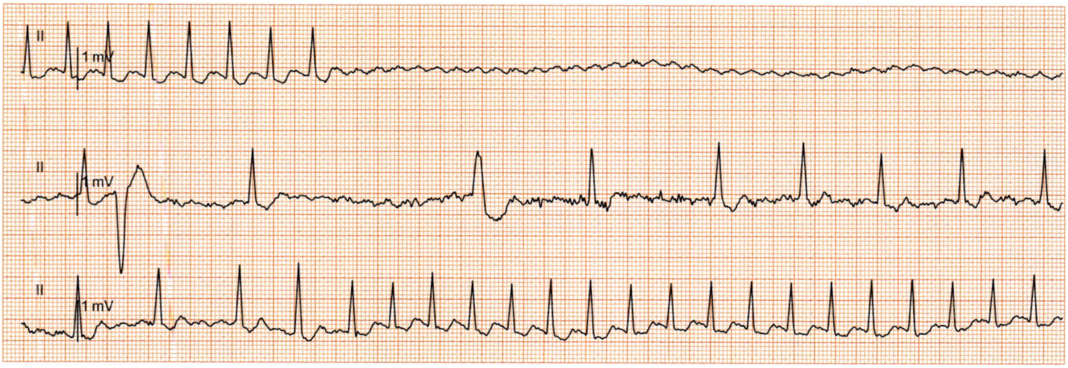

Abb. 11.1 Bei der Gabe von Adenosin kommt es zu einem kurzen Stillstand des Reizleitungssystems. Die Erregungsleitung wird sozusagen „neu gestartet". Dieses Ereignis ist unbedingt ohne Intervention abzuwarten, da es nur wenige Sekunden anhält. Die Abbildung zeigt ein EKG mit einem Vorhofflattern und der reflektorischen Pause nach Adenosingabe. [L231]

Kontraindikationen

- Bei Reanimation keine
- Obstruktive Kardiomyopathie, Aortenstenose

Dosierung

- Reanimation: initial 0,01 mg/kg KG Adrenalin bei Kindern (Erwachsene 1 mg als Bolus) i. v.
- Anaphylaktischer Schock: initial 0,1 mg Adrenalin i. v. (evtl. Wiederholung), 0,5 mg i. m.
- Schock: per Perfusor 10 mg Adrenalin auf 50 ml NaCl 0,9 %, mit 1–10 ml/h (je nach RR), ggf. höhere Dosierung (geringere Verdünnung im Perfusor)
- Eine obere Dosisgrenze existiert bei korrekter Indikation nicht.

Nebenwirkungen

- Tachykarde HRST, ventrikuläre Extrasystolen, Kammerflimmern, Frequenzanstieg
- Angina pectoris
- BZ- und RR-Anstieg
- Tremor, Zittern, Schwindel, Krampfanfall
- Kaliumabfall
- Mydriasis
- Kopfschmerzen
- Hypersalivation
- Übelkeit, Erbrechen
- Halluzinationen, psychotische Zustände

Tipps

- Bei AV-Blockierung/Bradykardie Mittel der ersten Wahl

Ajmalin (Gilurytmal®)

Indikationen

- Symptomatische und behandlungsbedürftige HRST mit gesteigerter Herzfrequenz (Tachykardie) im Vorhof (supraventrikulär) wie z. B.:
  - AV-junktionale Tachykardien
  - Supraventrikuläre Tachykardien bei WPW-Syndrom
  - Paroxysmales Vorhofflimmern (anfallsweise HRST)
- Ventrikuläre Tachykardie

Kontraindikationen

- AV-Block Grad II und III, Bradykardie, intraventrikuläre Erregungsleitungsstörungen (EF < 35 %), schwere Herzinsuffizienz, erhebliche Verbreiterung des QRS-Komplexes bzw. Verlängerung der QT-Zeit, hypertrophe Kardiomyopathie
- Gegebenenfalls AV-Block Grad I, Sick-Sinus-Syndrom, inkompletter Schenkelblock, Hypotonie (RR_{syst} < 90 mmHg)
- Schwangerschaft und Stillzeit

❚❚ Praxistipp

Medikamente in Schwangerschaft und Stillzeit:
Auf der Homepage www.embryotox.de finden sich über 400 Präparate inklusive ihres Gefährdungspotenzials in Schwangerschaft und Stillzeit. Die Webseite ist eine vom Bundesministerium für Gesundheit geförderte Seite der Charité Berlin. Nachschlagen lohnt sich, wenn man bzgl. einer Gabe unsicher ist. ❚❚

Dosierung

- Initial: 1 mg/kg KG Ajmalin langsam unter EKG-Kontrolle i. v. (max. 10 mg/Min.) → bei vorgeschädigtem Herzen nur 2,5 mg/Min.
- Perfusor: 5 Amp. Ajmalin à 50 mg auf 50 ml NaCl 0,9 %, mit 0,5–1 mg/kg KG/h
- Therapie nur bis zum Wirkungseintritt, max. 300 mg/12 h, anschließend Perfusor mit reduzierter Dosis (12–24 mg/h)

Nebenwirkungen

- Herzinsuffizienz
- Bradykardie, Asystolie, AV-Block
- Proarrhythmische Effekte, Kammerflimmern
- Flush, Wärmegefühl
- Übelkeit, Erbrechen, Durchfall, Obstipation, Cholestase
- Agranulozytose, Thrombozytopenie

Tipps

- Nicht mit Furosemid mischen → Ausflockung.
- Ajmalin erhöht die Schrittmacherreizschwelle.

Amiodaron (Cordarex®)

Indikationen

- Therapierefraktäre ventrikuläre Tachykardie
- Bedrohliche, therapierefraktäre supraventrikuläre Tachykardien (Vorhofflimmern und -flattern, AV-Knoten-Reentry-Tachykardie)
- WPW-Syndrom, therapierefraktäres Kammerflimmern
- Reanimation bei defibrillierbaren Rhythmen

Kontraindikationen

- Bradykardie (< 55/Min.), AV-Block Grad II und III, Sinusknotensyndrom, QT-Verlängerung
- Hypotonie
- Schilddrüsenerkrankung
- Lungenerkrankung
- Jodallergie
- Schwangerschaft, Stillzeit
- Gleichzeitige Einnahme von MAO-Hemmern
- Hypokaliämie

Dosierung

- Intravenös 5 mg/kg KG über 20–120 Min. als Kurzinfusion. 2 Amp. = 300 mg in 250 ml Glukose 5 % (1,2 mg/ml). Beispiel bei 60 kg mit 125–750 ml/h
- Anschließend Aufsättigung 10–20 mg/kg KG/d = 600 mg/d. Beispiel bei 60 kg = 4 Amp. à 150 mg in 500 ml Glukose 5 % mit 20 ml/h in 24 h über insgesamt 6 d.
- 300 mg i. v. im Bolus nach der dritten Defibrillation bei Kammerflimmern
- 150 mg i. v. als Repetitionsdosis nach der fünften Defibrillation

Nebenwirkungen

- ZNS: Kopfschmerzen, Schlafstörungen, Alpträume, Tremor, Ataxie, periphere Neuropathie, Muskelschwäche, Hornhautablagerungen, Optikusneuritis
- Haut: Photosensibilisierung, Hyperpigmentierung, Erythema nodosum, Sonnenbrandneigung
- Gastrointestinaltrakt: cholestatische Hepatose, Übelkeit, Erbrechen, Völlegefühl, Obstipation, Transaminasen ↑
- Hypo- und Hyperthyreose
- Herz-Kreislauf: Arrhythmien (über Verlängerung der QT-Zeit), Hypotonie
- Lunge: Lungenfibrose, Pleuritis, Bronchiolitis obliterans

Tipps

- Auflösung nur in Glukose 5 % möglich!
- Venenreizung → vorsichtige i. v. Applikation, wenn möglich zentralvenös

Atropin

Siehe auch ➢ Kap. 5.1.4.

Indikationen

- Narkoseprämedikation
- Kurzzeittherapie von akut aufgetretenen bradykarden HRST
- Antidot gegen Parasympathomimetika

Kontraindikationen

- Keine bei lebensbedrohlichen Situationen
- Akutes Glaukom
- Prostatahypertrophie
- Mechanische Stenosen des Magen-Darm-Trakts
- Tachyarrhythmie
- Megakolon
- Paralytischer Ileus
- Myasthenia gravis
- Allergie oder bekannte Unverträglichkeit

Dosierung

- Initial: 1–2 Amp. = 0,5–1 mg i. v., evtl. Wiederholung bis 3 mg (bei AV-Block Grad III ggf. höhere Dosis).

- Intoxikation mit Alkylphosphaten: initial 2–4 mg Atropin i. v., alle 3–5 Min. wiederholen, bis Rückgang der Bronchialsekretion. 5 Min. nach erster Atropingabe 1 Amp. Obidoxim à 0,25 g i. v.

Nebenwirkungen

- Kardial: supraventrikuläre und ventrikuläre Tachykardien, selten Kammerflimmern
- Extrakardial: Gefäßerweiterung, Hemmung von Speichel- und Magensaftsekretion, Magenmotilität, Spasmolyse, Harnblasenatonie, Bronchospasmolyse, Hemmung der bronchialen Sekretion, Mydriasis, Augeninnendruck ↑, zentralnervöse Erregung

Tipps

- Initial paradoxe Bradykardie für 1–2 Min. möglich
- 0,04 mg/kg KG i. v. blockieren die Vagusaktivität am Herzen vollständig (bei 75 kg KG ≤ 3 mg i. v.)
- Im letzten Schwangerschaftsdrittel und bei der Geburt Bradykardie und Tachykardie beim Fetus bzw. Neugeborenen
- Selten „Atropinfieber“ (Temperatur > 41 °C) → Kühlung durch nasse Tücher und Föhngebläse
- Atropin nur unter Monitorkontrolle und nie zusammen mit Adrenalin oder Noradrenalin verabreichen!

Esmolol (Brevibloc®)

Indikationen

- Supraventrikuläre Tachykardien (außer bei Präexzitationssyndromen) und wenn eine schnelle Kontrolle einer erhöhten Kammerfrequenz bei Patientinnen und Patienten mit Vorhofflimmern oder Vorhofflattern perioperativ, postoperativ oder unter anderen Bedingungen erwünscht ist und eine kurzdauernde Kontrolle der Kammerfrequenz mit einer kurzwirksamen Substanz angebracht ist
- Bei Tachykardie und Hypertonie in der perioperativen Phase und bei nicht kompensatorischer Sinustachykardie, wenn nach dem Urteil des behandelnden Arztes eine besondere Behandlungsnotwendigkeit besteht

Kontraindikationen

- Herzinsuffizienz
- AV-Block Grad II und III
- SA-Block, Sinusknotensyndrom, Bradykardie
- Schwere Nieren- und Leberinsuffizienz
- Obstruktive Atemwegserkrankungen
- Periphere Durchblutungsstörungen
- Phäochromozytom
- Bei Kindern und Jugendlichen bis zu 18 Jahren
- Chronische Erkrankungen

Dosierung

- Intravenös initial 0,5 mg/kg KG in 1 Min., danach 50 µg/kg KG/Min. für 4 Min.
- Bei Erfolglosigkeit erneut Initialdosis und 100 µg/kg KG/Min., Steigerung alle 4 Min. um 50 µg/kg KG/Min. und jeweils erneut Initialdosis
- Maximale Erhaltungsdosis 200 µg/kg KG/Min.

Nebenwirkungen

- Psychische Störungen (z. B. Depression), Somnolenz, motorische Störungen
- Raynaud-Symptome an Armen und Beinen
- Bradykardie evtl. mit Schwindel
- Metabolische Nebenwirkungen: bei insulinbehandelten Diabetikern Gefahr ausgeprägter Hypoglykämien
- Ausgeprägte Hypotonie, bei Dosierungen > 200 µg/kg KG/Min.
- Tachykardie

Tipps

- Bei intraarterieller Gabe Thrombosierung, bei paravenöser Gabe Nekrosen möglich
- Lösung ist inkompatibel zu Natriumhydrogencarbonat, Furosemid, Diazepam, Thiopental

Flecainid (Tambocor®)

Indikationen

- Supraventrikuläre Tachykardien
- Ventrikuläre Tachykardien
- Paroxysmale Tachykardien

Kontraindikationen

- Myokardinfarkt (außer bei lebensbedrohenden ventrikulären HRST)
- Kardiogener Schock
- Bradykardie
- SA-Blockierungen
- AV-Block II. oder III. Grades
- Schenkelblock
- Sinusknotensyndrom
- Permanentes Vorhofflimmern
- Gleichzeitige Anwendung von Antiarrhythmika der Klasse I
- Brugada-Syndrom

Dosierung

- Langsame Injektion (über mind. 5 Min.) von 1 mg/kg KG Flecainid unter EKG-Kontrolle

Nebenwirkungen

- Atemnot
- Übelkeit, Erbrechen
- Schwindel
- Sehstörungen
- Kopfschmerzen
- Parästhesien
- Synkope bis zum Krampfanfall
- Schwitzen, Zittern
- Hautausschlag

Tipps

- Gleichzeitige Anwendung mit Cimetidin oder Phenytoin vermeiden
- Strenge Indikationsstellung bei intravenöser Gabe. Möglichst nur unter Monitoringkontrolle.

Lidocain (Xylocain®)

Indikationen

- Lokale und regionale Nervenblockade
- Behandlung ventrikulärer Tachykardien *(off-label use)*

Kontraindikationen

- Bekannte Unverträglichkeit von Lokalanästhetika
- Sinusknotendysfunktion
- AV-Block Grad II und III
- Akute Herzinsuffizienz
- Erhöhte Krampfbereitschaft

Dosierung

- Initial 1 mg/kg KG i. v., Erwachsene 100 mg als Bolus
- Perfusor: 1 Spezial-Amp. à 5 ml = 1000 mg auf 50 ml NaCl 0,9 %, mit 2–4 mg/Min.
- Schädel-Hirn-Trauma: 1,5 mg/kg KG i. v., 2 Min. vor Narkoseeinleitung (für diese Anwendung vom Hersteller nicht zugelassen, in den USA Standard)
- Bei schwerer Herzinsuffizienz, Schock oder Leberinsuffizienz: Dosisreduktion um 50 %, maximal 6 g/d

Nebenwirkungen

- Herzinsuffizienz, ventrikuläre Extrasystolen, Kammerflimmern, Sinusarrest, AV-Blockierung
- Tremor, Verwirrtheit, Krampfanfall, Koma

Tipps

- Auch in der Schwangerschaft anwendbar
- Nicht vor Defibrillation einsetzen (Lidocain wirkt hemmend)
- Kombination mit Antiarrhythmika der Klasse IA, II, III, IV möglich
- Automatie von Ersatzrhythmen wird durch Lidocain stark unterdrückt, daher kein Lidocain bei AV-Block mit ventrikulären Ersatzrhythmen!

Magnesiumsulfat (Magnesium-Sandoz®)

Indikationen

- Präeklampsie, Eklampsie
- Hypomagnesiämie
- Torsade-de-pointes-Tachykardie (➤ Kap. 5.2.2)
- Asthma bronchiale

Kontraindikationen

- Ausgeprägte Bradykardie, AV-Block
- Myasthenia gravis
- Neigung zu Infektsteinen (Kalzium-Magnesium-Ammoniumphosphatsteine)
- Schwere Nierenfunktionsstörungen, Anurie, Exsikkose

Dosierung

- Hypomagnesiämie/Torsade de pointes: 1–2 g Magnesiumsulfat i. v.
- Präeklampsie und Eklampsie: Initialdosis: 4 g i. v. über 5–15 Min.; Erhaltungsdosis: 1 g/h über 24 h als Dauerinfusion

Nebenwirkungen

- Sehr häufig: Flush
- Häufig: Übelkeit oder Erbrechen, Muskelschwäche, fehlende oder reduzierte Sehnenreflexe, Atemdepression, Reaktionen an der Einstichstelle (Schmerzen, Brennen, Schwellung, Entzündung)
- Gelegentlich: Durst, Kopfschmerzen; Hypotonie, Palpitationen, Tachykardie; Schwindel, Schläfrigkeit oder Verwirrtheit, Juckreiz oder Kribbeln
- Außerdem möglich: Hautausschlag, Hyperkaliämie, verlängerte Blutungszeit sowie Sehstörungen

Tipps

- Magnesium ist ein physiologischer Kalziumantagonist.

Metoprolol (Beloc®)

Indikationen

- Koronare Herzkrankheit (KHK)
- Zustand nach Myokardinfarkt
- Hypertonie
- Absolute Arrhythmie mit schneller Überleitung
- Vorhoftachykardie
- Sinustachykardie bei Hyperthyreose
- Digitalisintoxikation mit Vorhoftachykardie

Kontraindikationen

- Absolute KI: Schwere Herzinsuffizienz, Sinusknoten-Syndrom, SA-Block, AV-Block Grad II und III, Schock, Bradykardie
- Relative KI: Asthma bronchiale, obstruktive Bronchitis, bronchiale Hyperreagibilität, AV-Block Grad I (bis PQ-Zeit < 0,23 Sek.), Phäochromozytom (vorher α-Blocker geben)

Dosierung

- Intravenöse Applikation bei tachykarden HRST: 1–2 Amp. = 5–10 mg langsam i. v. (1 mg/Min.). Nach 5–10 Min. Wiederholung möglich, maximale Dosis 20 mg täglich.
- Postoperative Hypertonie: 2 × 1 Tbl. à 50 mg täglich; KHK: 1–2 Tbl. à 50 mg täglich; tachykarde Arrhythmien: 1–2 × 1 Tbl. à 100 mg täglich

Nebenwirkungen

- Auch bei β_1-Selektivität Bronchialobstruktion möglich
- Hypotonie
- Müdigkeit
- Albträume
- Depression (wegen Lipophilie sind diese zentralnervösen Nebenwirkungen möglich)

Tipps

- Anwendung in der Schwangerschaft nach strenger Risiko-Nutzen-Abwägung erlaubt
- Nicht i. v. applizieren bei gleichzeitiger Therapie mit Kalziumantagonisten
- Vorsicht bei Kombination mit Antiarrhythmika mit starker Leitungsblockierung (Klasse IA, Klasse III).

Mexiletin (Mexitil®)

Indikationen

- Ventrikuläre Tachykardie
- Torsade de pointes
- Long-QT-Syndrom

Kontraindikationen

- Ventrikuläre Tachyarrhythmie
- Vorhofflimmern und -flattern
- Myokardinfarkt
- AV-Block 3. Grades
- Herzinsuffizienz
- Hypotonie

Dosierung

- Intravenöse Applikation: ½ - 1 Ampulle = 125–250 mg Mexitil® langsam unter EKG Kontrolle i. v.
- Weiterbehandlung 125–250 mg per Infusion und über 1 h infundieren.
- Erhaltungsdosis über 125–250 mg per Infusion über 4 h infundieren.

Nebenwirkungen

- Schwindel
- Sehstörungen
- Kopfschmerzen
- Thorakale Beschwerden
- Hypotonie
- Tachykardie
- Tremor
- Übelkeit
- Thrombozytopenie

Tipps

- Mexiletin ist in Deutschland nicht lieferbar und nur über eine Auslandsapotheke zu beziehen.
- Die Wirksamkeit von Mexiletin alleine ist eingeschränkt, deshalb Einsatz in Kombination mit anderen Antiarrhythmika.

Noradrenalin (Arterenol®)

Indikationen

- Schock durch Vasodilatation (z. B. septischer Schock, neurogener Schock)
- Erniedrigter peripherer Widerstand (z. B. bei Histaminausschüttung im Rahmen eines anaphylaktischen Schocks)
- Antidot bei Überdosierung von Vasodilatatoren
- Therapieresistente Hypotonie
- Orthostatische Dysregulation

Kontraindikationen

- Tachykardien
- Hypertonie
- Phäochromozytom
- Engwinkelglaukom
- Prostataadenom
- Asthmatiker mit Sulfit-Überempfindlichkeit
- Cor pulmonale
- Koronar- und Herzmuskelerkrankungen

Dosierung

- Initial: ⅓ Amp. = 0,3 mg i. v. (hierzu eine Amp. auf 10 ml NaCl 0,9 % verdünnen), dann 3–8 ml injizieren
- Perfusor: 0,05–0,3 µg/kg KG/Min., Verdünnung: 5 Amp. mit NaCl 0,9 % auf 50 ml verdünnen (100 µg/ml). Bei 70-kg-Patienten 3,5–21 µg/Min. = 0,21–1,26 mg/h = 2,1–12,6 ml/Std.

Nebenwirkungen

- Angstgefühl
- Zittern
- Hautblässe
- Herzklopfen
- Pektanginöse Beschwerden
- Hyperglykämie
- Zu starker RR-Anstieg
- Ventrikuläre HRST bis zum Kammerflimmern
- Allergische Reaktionen

Tipps

- Wegen der starken vasokonstriktorischen Wirkung darf Noradrenalin nur über einen zentralen Venenkatheter gegeben werden.
- Kombination mit Dopamin und Dobutamin möglich.
- Intravenös nur kurzfristig bei sonst nicht behebbarer Schocksymptomatik.
- Bei paravenöser Injektion sind Nekrosen möglich → mit NaCl 0,9 % umspritzen.

- Bei kardiogenem Schock: Verbesserung der Koronarperfusion.
- Antidot: α-Rezeptorenblocker, z. B. 5–10 mg Dihydralazin über 5 Min. i. v.

Orciprenalin (Alupent®)

Indikationen

- Kurzzeittherapie bei akuten Zuständen bei Asthma bronchiale und bronchopulmonalen Erkrankungen mit asthmatischer Komponente

Kontraindikationen

- Obstruktive Kardiomyopathie
- Asystolie
- Phäochromozytom
- Schwere Hyperthyreose
- Schwangerschaft (besonders im 1. Trimenon)
- Stillzeit – strenge Indikationsstellung

Dosierung

- Intravenös 1 Amp. à 0,5 mg mit 9 ml NaCl 0,9 % (1:10 Verdünnung), davon 5–10 ml = 0,25–0,5 mg
- Perfusor: 1 Amp. = 5 mg (10 ml) mit 40 ml NaCl 0,9 %, davon 10–30 µg/Min. = 6–18 ml/h Dosis nach erzielter Frequenz

Nebenwirkungen

- RR ↓
- Tachykardie
- Ventrikuläre Extrasystolen
- Kammerflimmern
- Kopfschmerzen
- Tremor
- Übelkeit
- Allergische Hautreaktionen
- Psychosyndrom

Tipps

- Bei Asthma bronchiale besser β_2-Sympathomimetikum einsetzen
- Bei Bradykardie, AV-Blockierungen ist Adrenalin Medikament der ersten Wahl
- In Ausnahmefällen Einsatz zur Überbrückung des Intervalls bis zur elektrischen Schrittmachertherapie (Sinusbradykardie, bradykarde Erregungsleitungsstörungen, z. B. AV-Block Grad II und III)
- Antidot bei Intoxikation mit Betablockern
- Schlecht steuerbares Medikament wegen langer Wirkdauer
- Anfallsauslösung bei Menschen mit Asthma
- Antidot: Betablocker, z. B. Esmolol

Procainamid

Indikationen

- Ventrikuläre Tachykardien (vor allem therapieresistente Formen)
- Supraventrikuläre Tachykardien (vor allem therapieresistente Formen)
- Tachyarrhythmien

Kontraindikationen

- Herzinsuffizienz
- Bradykardien
- Hypotonie
- Asthma bronchiale
- Sick-Sinus-Syndrom und weitere Störungen im Sinus- und AV-Knoten
- Schwangerschaft und Stillzeit
- Myasthenia gravis

Dosierung

- 2–3 g p. o.

Nebenwirkungen

- Kopfschmerzen
- Schwindel
- Übelkeit
- Erbrechen
- Hypotonie
- Nesselsucht
- Fieber
- Agranulozytose
- Kann bei Dauertherapie zum Lupus erythematodes führen

Tipps

- In Deutschland nicht lieferbar, nur über Auslandsapotheke zu beziehen
- Einsatz v. a. als Reserve Antiarrhythmikum bei Wirkungslosigkeit anderer Medikamente

Propafenon (Rytmonorm®)

Indikationen

- Tachykarde supraventrikuläre HRST, wie z. B. AV-junktionale Tachykardien, supraventrikuläre Tachykardien bei WPW-Syndrom oder paroxysmales Vorhofflimmern
- Schwerwiegende symptomatische ventrikuläre tachykarde HRST, wenn diese lebensbedrohend sind

Kontraindikationen

- Überempfindlichkeit gegen Propafenon
- Brugada-Syndrom (➤ Kap. 8.2.2)
- Manifeste Herzinsuffizienz, kardiogener Schock
- Schwere symptomatische Bradykardie
- Innerhalb der ersten 3 Monate nach Myokardinfarkt oder bei eingeschränkter Herzleistung (linksventrikuläres Auswurfvolumen < 35 %), außer bei lebensbedrohenden ventrikulären HRST
- Reizleitungsstörungen (wie z. B. SA- bzw. AV-Block Grad II und III, Schenkelblock)
- Sinusknotensyndrom
- Ausgeprägte Hypotonie
- Manifeste Störungen des Elektrolythaushalts (z. B. Kaliumstoffwechselstörungen)
- Schwere obstruktive Atemwegserkrankung
- Myasthenia gravis

Dosierung

- Einzelgabe: 1 mg/kg KG i. v.

Nebenwirkungen

- Thrombozytopenie, Agranulozytose, Leukopenie, Granulozytopenie
- Angst, Schlafstörungen, Alpträume, Verwirrung
- Schwindel, Benommenheitsgefühl, Kopfschmerzen, Geschmacksstörungen, Synkope, Ataxie, Parästhesien, Konvulsionen, extrapyramidale Symptome, Unruhe
- Sehstörungen
- Vertigo
- Überleitungsstörungen, Palpitationen, Sinusbradykardie, Bradykardie, Tachykardie, Vorhofflattern, ventrikuläre Tachykardie
- Kammerflimmern, Herzversagen
- Hypotonie, orthostatische Hypotonie
- Dyspnoe
- Bauchschmerzen, Erbrechen, Übelkeit, Durchfall, Verstopfung, Mundtrockenheit, Blähungen, Flatulenz
- Leberzellschäden, Cholestase, Hepatitis, Gelbsucht
- Urtikaria, Pruritus, Hautausschlag, Erythem
- Brustschmerzen, Asthenie, Müdigkeit, Pyrexie

Tipps

- Keine Bedeutung mehr bei ventrikulären Tachykardien

Sotalol (Sotalex®)

Indikationen

- Paroxysmale supraventrikuläre Tachykardie
- Vorhofflimmern, -flattern
- Ventrikuläre Extrasystolen
- Kammertachykardie
- Präexzitationssyndrom

Kontraindikationen

- AV-Block Grad II und III
- QT-Verlängerung
- Bradykardie
- Kardiogener Schock
- Obstruktive Lungenerkrankung
- Allergie gegen Sotalol und Sulfonamide
- Hypertensive Krise
- Cor pulmonale, Myokardinfarkt
- Metabolische Azidose

Dosierung

- Intravenös 20 mg = ½ Amp. über 5 Min., Wiederholung nach 20 Min. 20 mg = ½ Amp. mit 1 mg/Min. Maximal bis zu 1,5 mg/kg KG (2,5 Amp. bei 70 kg) unter Monitorkontrolle!
- Perfusor: 2 Amp. = 80 mg auf 50 ml NaCl 0,9 % z. B. mit 6 ml/h

Nebenwirkungen

- Bradykardie
- Geringe Herzinsuffizienz
- AV-Block
- Tachyarrhythmie
- Bronchialobstruktion
- Blutdruckabfall
- ZNS: Depression, Müdigkeit, Halluzinationen; Psoriasis, GIT-Störungen, anaphylaktische Reaktion

Tipps

- Gute Wirksamkeit bei ventrikulären und supraventrikulären HRST, aber relativ wenige Nebenwirkungen!
- Lange Halbwertszeit (abhängig von der Nierenfunktion), daher schlechte Steuerbarkeit bei evtl. erforderlichem Wechsel auf ein anderes Antiarrhythmikum
- Dosisreduktion bei Niereninsuffizienz
- Bei Überdosierung oder Intoxikation Elimination durch Hämodialyse
- Nicht bei Long-QT-Syndrom einsetzen
- Torsade-de-pointes-Tachykardien, v. a. bei Hypokaliämie oder Überdosierung möglich
- Bei Überdosierung auftretende ventrikuläre HRST sprechen auf Lidocain gut an
- Gabe in der Schwangerschaft unter strenger Indikation möglich

Verapamil (Isoptin®)

Indikationen

- Paroxysmale supraventrikuläre Tachykardie
- Vorhoftachykardie mit wechselnder schneller Überleitung
- Absolute Arrhythmie mit schneller Überleitung
- Supraventrikuläre Extrasystolen
- Arterielle Hypertonie
- Koronare Herzkrankheit
- Prinzmetal-Angina
- Antagonisierung der tachykarden Wirkung von β-Sympathomimetika bei medikamentöser Wehenhemmung und Theophyllin-Therapie

Kontraindikationen

- Schwere Herzinsuffizienz
- Schock
- Sinusknotensyndrom
- SA-Block
- AV-Block Grad II und III
- Vorhofflimmern/-flattern bei WPW-Syndrom
- Akuter Myokardinfarkt

Dosierung

- Intravenös 5 mg Verapamil langsam über 2–3 Min. i. v., Wiederholung nach 15 Min. möglich
- Perfusor: 2 Amp. à 20 ml = 100 mg auf 50 ml NaCl 0,9 % mit 4–10 mg/h = 2–5 ml/Std.; maximale Dosierung 10 mg/h = 5 ml/h; maximale Tagesdosis 100 mg!
- Kinder:
  - Neugeborene: 0,75–1 mg Verapamil i. v.
  - Säuglinge: 0,75–2 mg Verapamil i. v.
  - 1–5 Jahre: 2–3 mg Verapamil i. v.
  - 6–14 Jahre: 2,5–5 mg Verapamil i. v.

Nebenwirkungen

- AV-Block
- Bradykardie
- Herzinsuffizienz
- Blutdruckabfall
- Obstipation
- Allergie
- Herzklopfen
- Flush

Tipps

- Aufgrund der Nebenwirkungen Verapamil nur unter laufender EKG-Kontrolle injizieren
- Keine i. v. Kombination mit Betablockern
- Nicht in der frühen Schwangerschaft anwenden

- Geringe Wirkung bei Sinustachykardien
- Keine Mischung mit alkoholischen Lösungen → Ausfällung
- Bei Überdosierung 10–20 ml Kalzium 10 % i. v., bei Bradykardie Atropin oder Orciprenalin, evtl. temporäre Schrittmachertherapie

11.1.4 Therapiekonzepte

Die Therapie von HRST kann unterschiedlich erfolgen und stützt sich nicht allein auf die Gabe von Medikamenten. Die Behandlung kann in fünf Kategorien unterteilt werden:

- Beseitigung und/oder Korrektur der Auslöser, z. B. Hypoxie, Medikamente etc.
- Elektrotherapie, z. B. Kardioversion, Schrittmacher
- Manuelle Maßnahmen, z. B. vagale Manöver, Faustschlagstimulation
- Medikamentöse Behandlung
- Keine unmittelbare Behandlung

Grundsätzlich sollte man Personen mit EKG-Auffälligkeiten nur dann medikamentös behandeln, wenn eine vitale Bedrohung vorliegt. Um dies zu beurteilen, eignen sich z. B. die Instabilitätskriterien des ERC (European Resuscitation Council) (➤ Kap. 3.4.1).

Allgemeine Therapie von Herzrhythmusstörungen

- Patienten/Patientin beruhigen
- Lagerung: Oberkörper hoch lagern, bei Bewusstlosigkeit stabile Seitenlage
- Supportive O_2-Gabe bis ggf. max. Flow (Ziel-S_pO_2 94–98 %)
- RR und Puls engmaschig kontrollieren, auf sich entwickelnden kardiogenen Schock achten
- EKG (12-Kanal) und Pulsoxymeter anlegen
- Venösen Zugang legen, offen halten mit Vollelektrolytlösung

Therapie von tachykarden Herzrhythmusstörungen

- Tachykarde Herzrhythmusstörungen ➤ Kap. 5.2, Therapie ➤ Kap. 5.2.3
- Breitkomplextachykardie ➤ Abb. 11.2
- Schmalkomplextachykardie ➤ Abb. 11.3
- ERC-Therapiealgorithmus ➤ Abb. 11.4

Therapie von bradykarden Herzrhythmusstörungen

- Bradykarde Herzrhythmusstörungen ➤ Kap. 5.1, Therapie ➤ Kap. 5.1.4
- ERC-Algorithmus ➤ Abb. 11.5
- Sinusbradykardie ➤ Abb. 11.6
- AV-Block Typ Mobitz II ➤ Abb. 11.7
- Totaler AV-Block Grad III ➤ Abb. 11.8

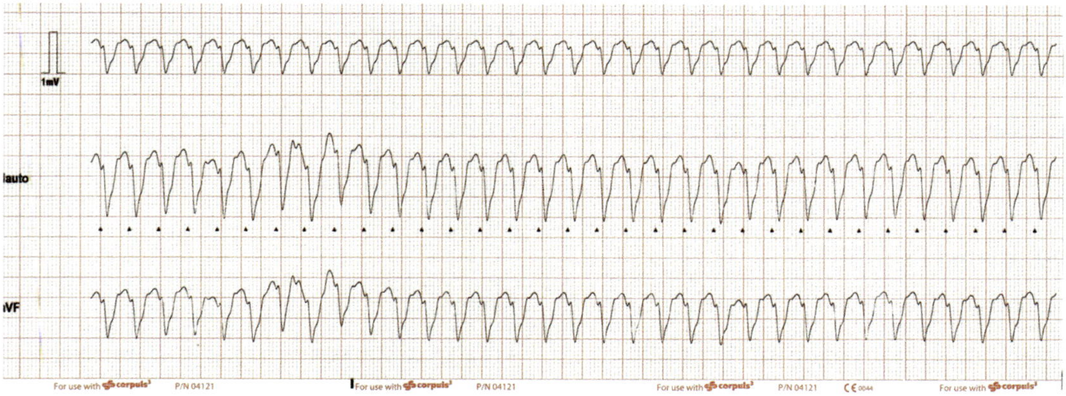

Abb. 11.2 Breitkomplex-Tachykardie [O1090]

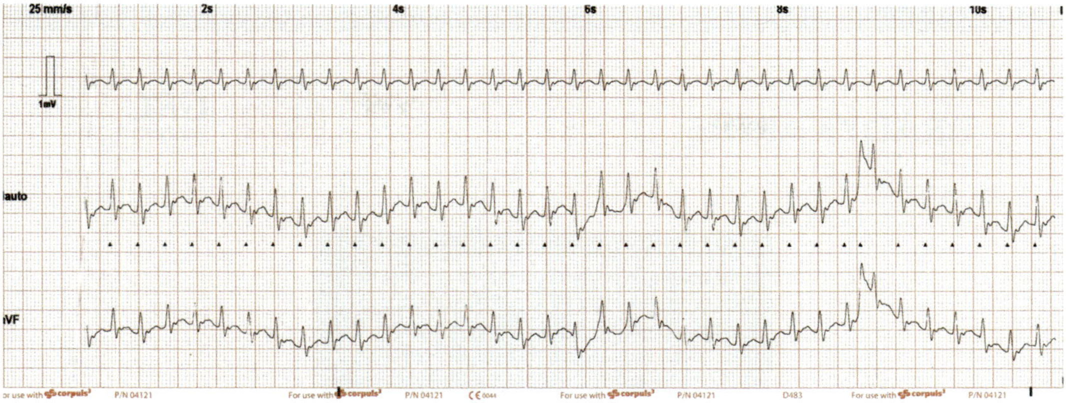

Abb. 11.3 Schmalkomplex-Tachykardie [O1090]

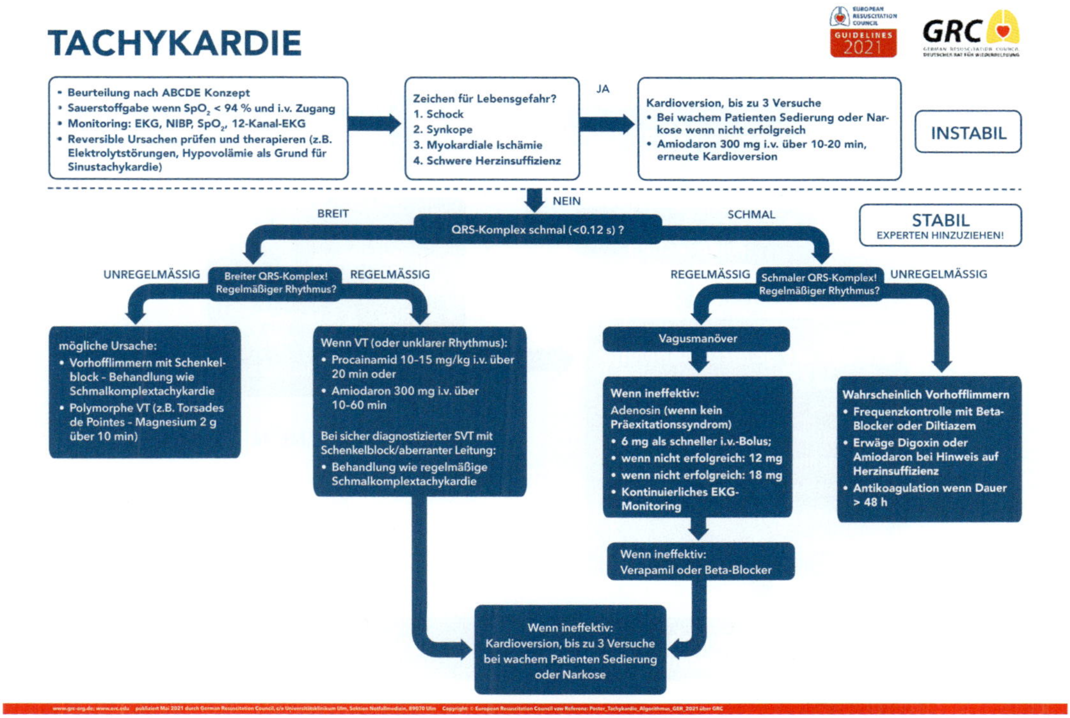

Abb. 11.4 ERC-Algorithmus Tachykardie mit Puls [F781-035] © German Resuscitation Council (GRC) und Austrian Resuscitation Council (ARC) 2021

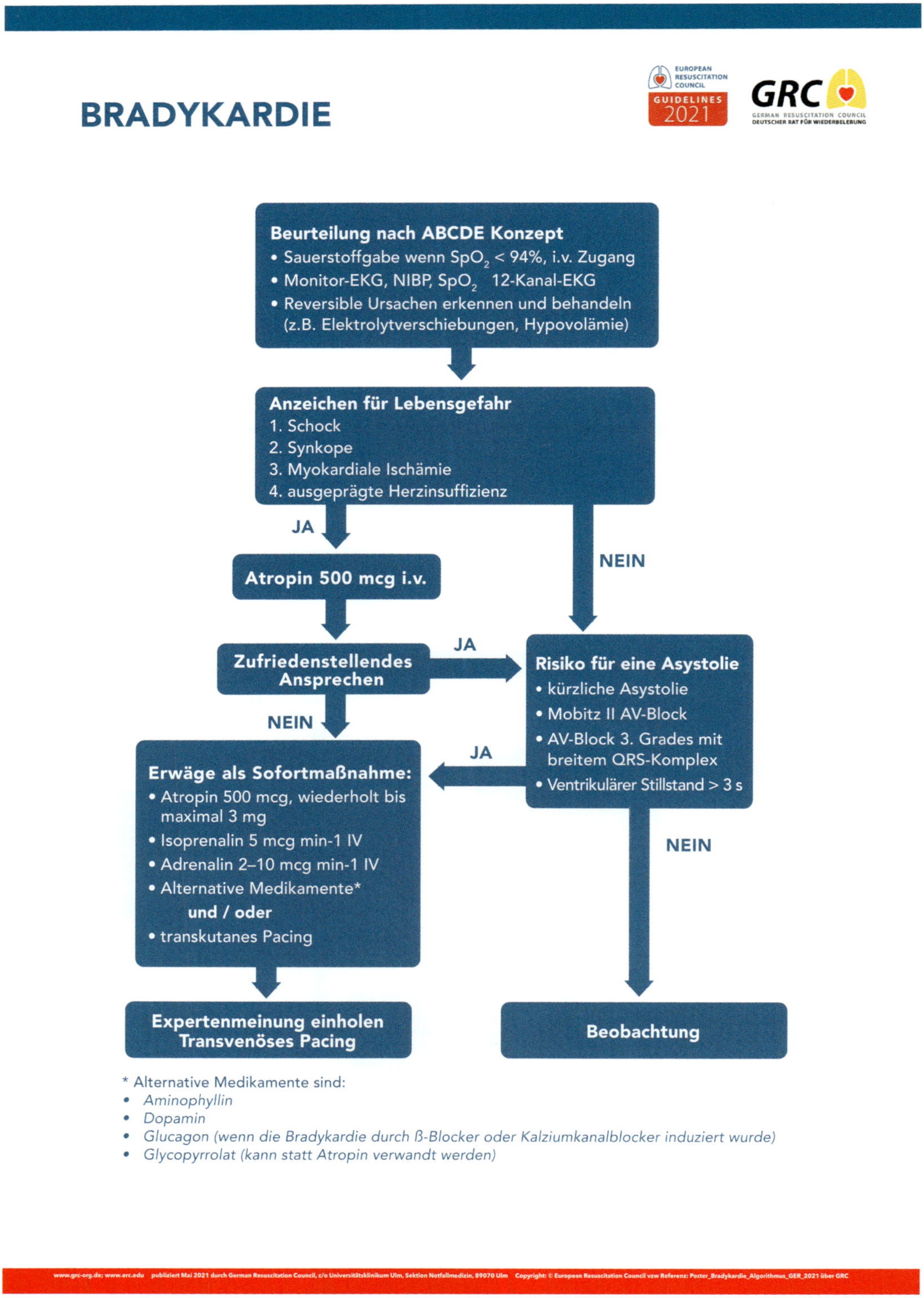

Abb. 11.5 ERC-Algorithmus Bradykardie [F781-035] © German Resuscitation Council (GRC) und Austrian Resuscitation Council (ARC) 2021

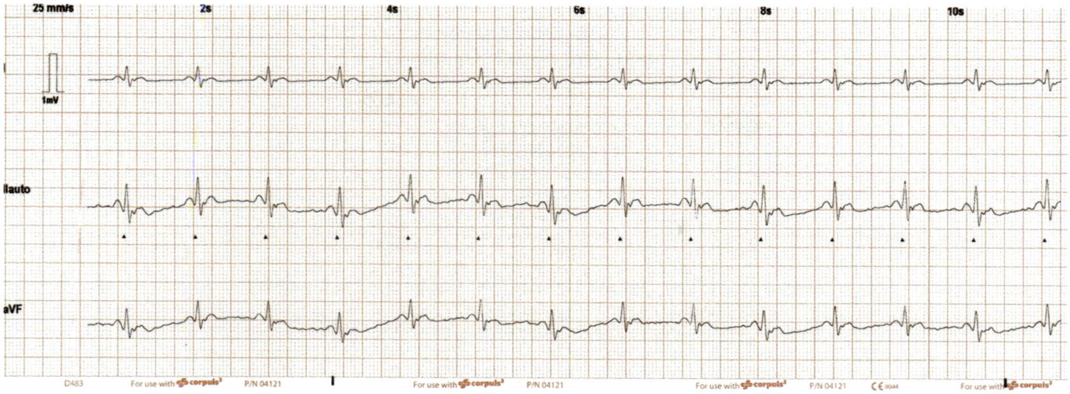

Abb. 11.6 Sinusbradykardie [O1090]

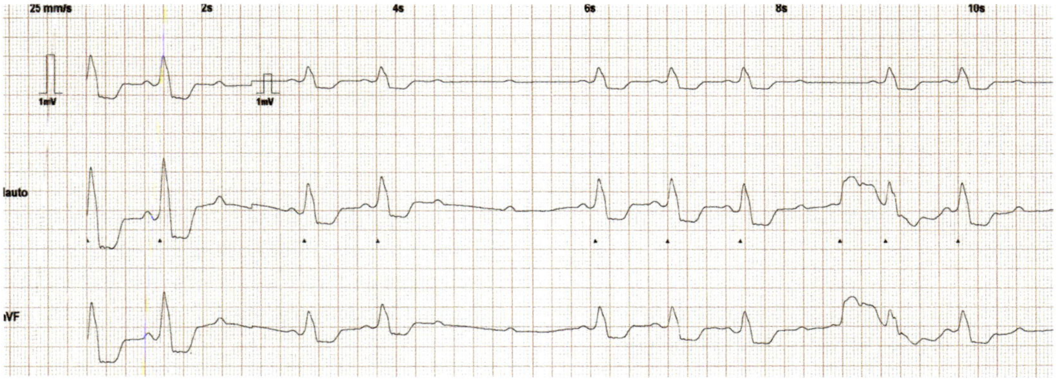

Abb. 11.7 AV-Block Typ Mobitz II [O1090]

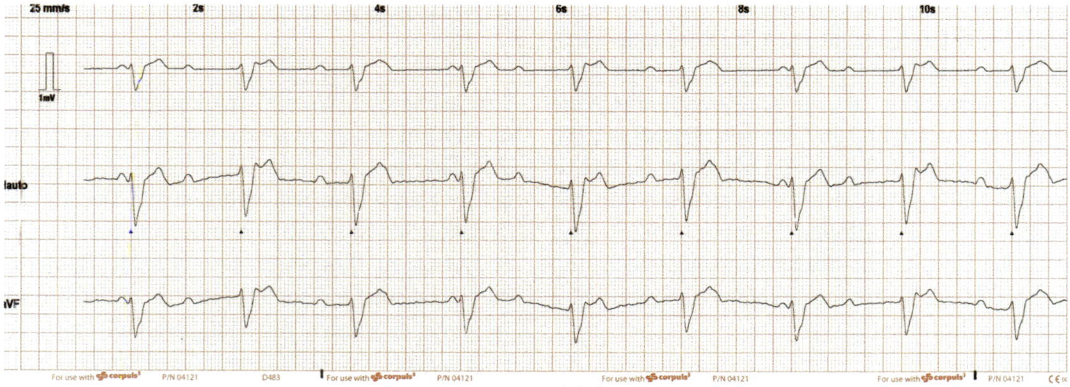

Abb. 11.8 Totaler AV-Block Grad III mit breitem Kammerkomplex [O1090]

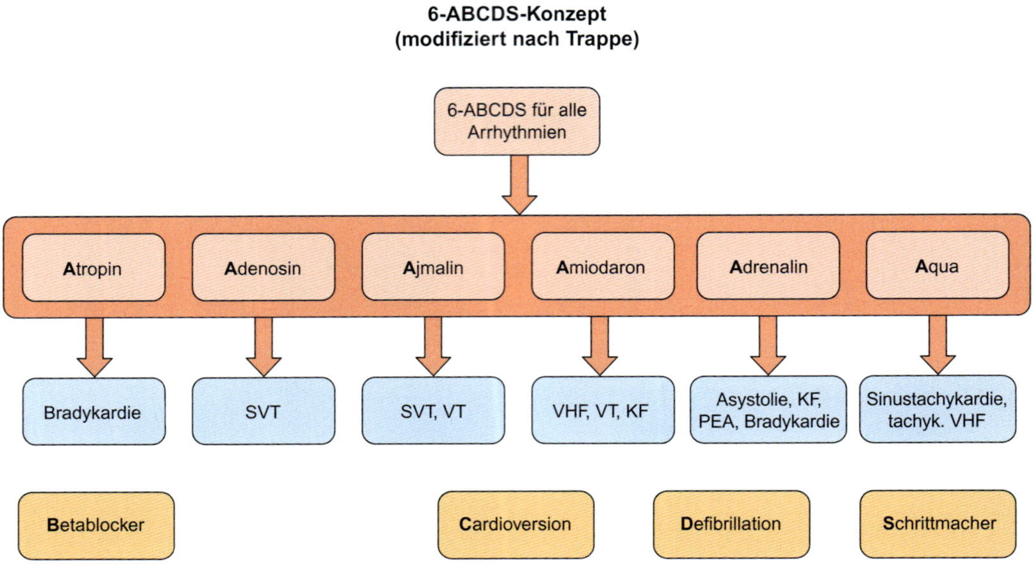

Abb. 11.9 Das ABCDS- und 6A-Konzept, modifiziert nach Trappe [L143]

Das ABCDS- und 6A-Konzept (nach Trappe)

Eine weitere einfache und effektive Art der Behandlung von HRST in der Notfallmedizin ist das ABCDS- und 6A-Konzept, modifiziert nach Trappe (➤ Abb. 11.9). Grundlage bilden wie bei allen Therapien eine sorgfältige Anamnese und Untersuchung sowie die Analyse des 12-Kanal-EKGs. Das modifizierte **ABCDS-Konzept** nach Trappe gliedert sich in die Behandlung mit Antiarrhythmika (A) + Aqua (A), Betablockern (B), die Kardioversion (C), die Defibrillation (D) und die Schrittmachertherapie (S).

Hieran schließt sich das **6A-Konzept** an. Ziel ist es, die Zahl der Antiarrhythmika zu begrenzen und mit nur sechs Wirkstoffen die meisten brady- und tachykarden HRST im Bereich der Notfallmedizin zu behandeln. Als Medikamente kommen hierbei infrage (➤ Kap. 10.1.3):

- Adenosin
- Adrenalin
- Ajmalin
- Amiodaron
- Atropin
- Aqua

Aqua ist kein Medikament, dient aber in diesem Fall mitunter als Trägerlösung für entsprechende Mischungen und wird aus diesem Grund in der modifizierten Version aufgeführt.

11.2 Dauermedikation und der Einfluss auf das EKG

Sehr häufig sind (Wechsel-)Wirkungen von Medikamenten mit Einflüssen auf das EKG. Nicht selten fehlt aber dann der notwendige Rückschluss der Probleme auf die eingenommenen Medikamente. Der Abfrage der aktuellen Medikation kommt somit eine große Bedeutung zu. Dies betrifft auch viele Medikamente, die nicht kardial wirken sollen oder für diesen Bereich verschrieben wurden. Am häufigsten findet man:

- Verlängerte QT-Zeit (Long-QT-Syndrom)
- Verlängerte PQ-Zeit
- Torsade de pointes
- Sinustachykardie
- Vergrößerte oder verbreiterte QRS-Komplexe
- Rechtsverschiebungen der elektrischen Herzachse
- Bradykardien (v. a. bei Betablockern und Kalziumantagonisten)

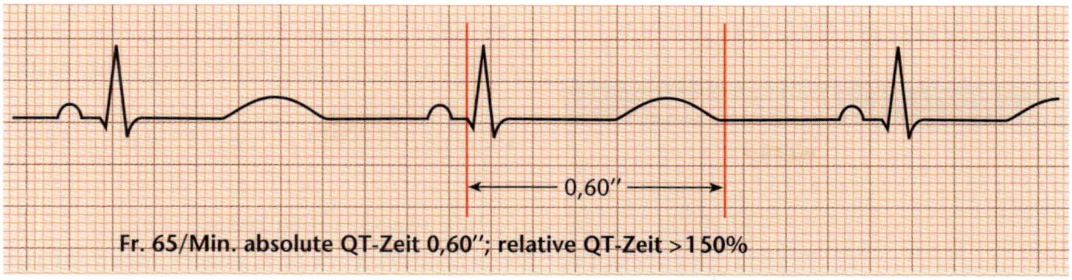

Abb. 11.10 QT-Zeit-Verlängerung bei Hypokalzämie mit abnormem QT-Intervall von 0,44 Sek. [L106]

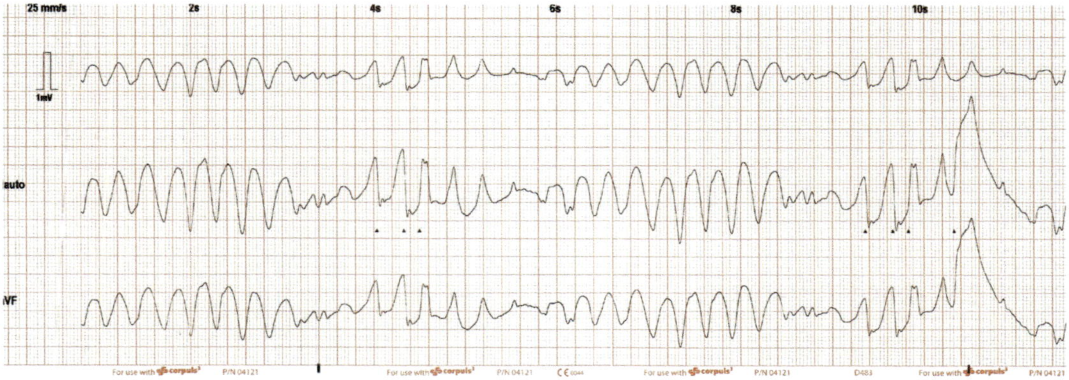

Abb. 11.11 Torsade de pointes [O1090]

Praxistipp

Symptome von Wechselwirkungen

Patienten sprechen häufig von Herzrasen, Herzklopfen, wiederholtem Herzstolpern, Schwindel und Ohnmacht ohne erkennbaren Grund. Denken Sie bei der Anamnese immer an die Frage nach Medikamenten und hier v. a. nach kürzlich neu hinzugekommenen.

QT-Verlängerungen (Long QT) und Torsade-de-pointes-Tachykardien

Sehr oft kommen dabei das Long QT, also eine Verlängerung der QT-Zeit (> Abb. 11.10), als auch Torsade-de-pointes-Episoden (> Abb. 11.11) vor. Entsprechend lang ist die Liste der Medikamente (derzeit über 200), die diese Probleme allein oder in Kombination mit anderen verursachen. Infrage kommen Medikamente aus den Gruppen der Antiarrhythmika, Antibiotika, Antidepressiva, Antihistaminika, Neuroleptika und einige mehr. Alle diese Medikamente sorgen durch Verschiebungen im Elektrolythaushalt (v. a. Kalium, Magnesium und Kalzium) für eine Verlängerung der QT-Zeit und damit für eine Erhöhung der Gefahr von HRST.

Die Inzidenz einer Repolarisationsverlängerung bei einer Monotherapie mit kardialen Medikamenten ist allerdings gering und liegt bei weniger als 1:100.000.

(Trizyklische) Antidepressiva

Auch bei trizyklischen Antidepressiva ist das Reizleitungssystem von den Nebenwirkungen betroffen (s. auch > Kap. 9.2.2). Zu den am häufigsten verschriebenen trizyklischen Antidepressiva gehören z. B. Amitriptylin, Doxepin, Opipramol, Trimipramin oder Clomipramin.

An EKG-Veränderungen zeigen sich meist:

- Abflachung der T-Welle
- Überleitungs- und Repolarisationsstörungen
- QT-Zeit-Verlängerungen (Repolarisationsstörung)
- Frequenzabnahme

11

Tab. 11.2 Häufig verwendete Antibiotika und Antimykotika

Antibiotika	Antimykotika
• Amoxicillin • Ampicillin • Benzylpenicillin • Ceflacor • Chloramphenicol • Ciprofloxacin • Doxycyclin • Erythromycin • Levofloxacin • Neomycin • Clarithromycin • Pyrazinamid • Rifampicin • Sulfadiazin • Vancomycin	• Amphotericin B • Anidulafungin • Caspofungin • Fluconazol • Flucytosin • Isavuconazonium • Itraconazol • Micafungin • Posaconazol • Terbinafin • Voriconazol

Antimikrobielle Substanzen

Hierbei handelt es sich um Medikamente, die bei Infektionskrankheiten eingesetzt werden. Dies können beispielsweise Antibiotika oder auch Antimykotika sein (➤ Tab. 11.2). Auch Desinfektionsmittel zählen dazu, spielen aber in diesem Kontext keine Rolle. An möglichen EKG-Veränderungen zeigt sich v. a. eine **QT-Zeit-Verlängerung.**

Aus diesem Grund ist Vorsicht geboten bei gleichzeitiger Einnahme von Substanzen, welche die QT-Zeit verlängern können, v. a. bei bekannten HRST.

Antiarrhythmika

Auch Antiarrhythmika führen zu typischen EKG-Veränderungen. Diese können sowohl bei erstmaliger als auch bei dauerhafter Einnahme auftreten. Ebenso können sie im therapeutischen und im toxischen Bereich auftreten.

Nicht immer stellen sie eine **Lebensbedrohung** dar. Aufpassen muss man, wenn diese scheinbar ursächlich für geschilderte Problematiken der Betroffenen verantwortlich sind bzw. sein könnten. Eine klinische bzw. hausärztliche Abklärung ist dann immer sinnvoll.

Die Wirkung und die verschiedenen Ansatzpunkte von Antiarrhythmika lässt sich anhand der Abbildung eines Aktionspotenzials (➤ Abb. 11.12, vgl. ➤ Kap. 3.1.1) gut zusammenfassend beschreiben:

- Antiarrhythmika Klasse I: Hemmung des Natriumkanals
- Antiarrhythmika Klasse II: Betablocker
- Antiarrhythmika Klasse III: Beeinflussung des Kalium(K^+)-Ausflusses
- Antiarrhythmika Klasse IV: Beeinflussung der Kalziumkanäle und AV-Knoten
- Antiarrhythmika Klasse V: unbekannte Wirkweise

Klasse I: Natriumkanalblocker (➤ Kap. 11.1.1)

- Verlangsamung oder kompletter Block des Sinus- und AV-Knotens
- Rechtsschenkelblock
- QT-Zeit-Verlängerung
- QRS-Verbreiterung
- Ventrikuläre Tachykardie bis zum Kammerflimmern

Klasse II: Betablocker (➤ Kap. 11.1.1)

- Im EKG ggf. als Nebenwirkung AV-Blockierungen
- Sinusbradykardie
- Verlangsamung des Sinus- und AV-Knotens und des Purkinje-Systems

Klasse III: Kaliumkanalblocker (➤ Kap. 11.1.1)

- QT-Zeit-Verlängerung
- QRS-Verbreiterung
- Verlangsamung aller Teile des Reizleitungssystems (Sinusknoten, AV-Knoten, His-Bündel, Purkinje-Fasern)
- AV-Blockierung
- Polytope ventrikuläre Extrasystolen
- Torsade de pointes
- Ventrikuläre Tachykardie bis zum Kammerflimmern

Klasse IV: Kalziumantagonisten (➤ Kap. 11.1.1)

- Bradykardie
- AV-Blockierung

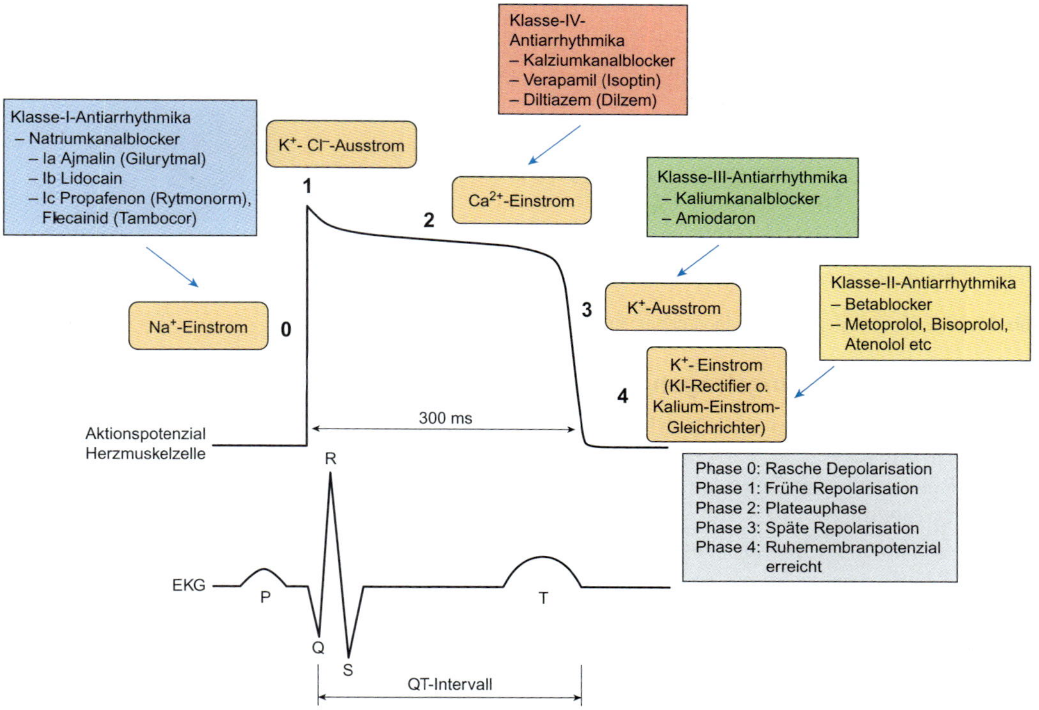

Abb. 11.12 Wirkweise von Antiarrhythmika, dargestellt anhand des Aktionspotenzials [L143]

- Sinuskontenausfall mit AV-Knoten-Ersatzrhythmus
- QRS-Verbreiterung

Digitaliseffekt

Digitalis ist ein sehr stark auf das Reizleitungssystem wirkendes Medikament. Selbst im therapeutischen Bereich führt es zu charakteristischen EKG-Veränderungen. Wird Digitalis überdosiert, können schwerwiegende Probleme auftreten, die sowohl hemmende als auch verstärkende Wirkungen auf das Reizleitungssystem haben können (➤ Tab. 11.3).

Charakteristische **EKG-Veränderungen** bei Einnahme von Digitalis sind (➤ Abb. 11.13):

- Verlängertes PR-Intervall über 0,2 Sek.
- ST-Streckensenkung um 1 mm oder mehr in den meisten Ableitungen
- Flache, invertierte oder biphasische T-Wellen
- Verkürztes QT-Intervall

Tab. 11.3 Effekte bei Überdosierung von Digitalis

Hemmende Auswirkungen	Erregende Wirkungen
• Sinuatrialer Block • Sinusbradykardie • Atrioventrikulärer Block	• Vorhoftachykardie mit oder ohne Blockbild • Nichtparoxysmale junktionale Tachykardie • Supraventrikuläre Extrasystolen • Ventrikuläre Extrasystolen • Ventrikuläre Tachykardie • Kammerflimmern

Es gibt verschiedene Möglichkeiten, den Effekt von Digitalis im EKG zu beschreiben. Hierzu zählen Begriffe wie schaufelnd, schlaff, Hockeyschläger oder Ähnliches. Sehr gut umschrieben wird das Phänomen auch mit „Schnurrbart von Salvador Dali" (➤ Abb. 11.13). Siehe hierzu auch ➤ Kap. 9.2.2.

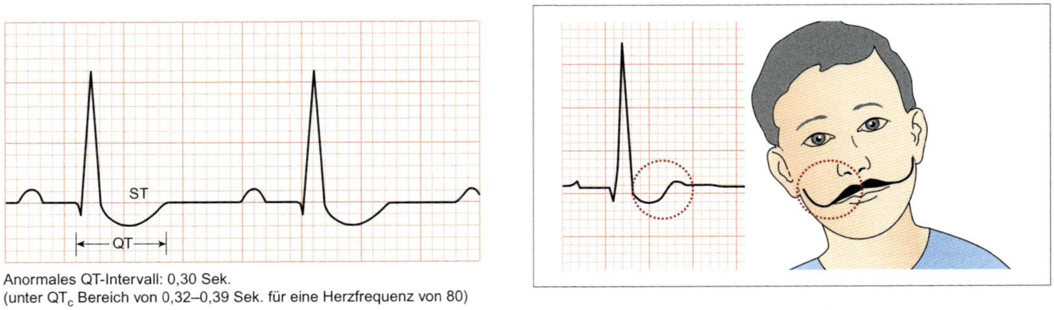

Abb. 11.13 EKG-Veränderungen bei Digitaliseinnahme [L143]

Wiederholungsfragen

1. Umschreiben Sie das Einsatzgebiet von Antiarrhythmika.
2. Welche Gefahren drohen beim Einsatz von Antiarrhythmika?
3. Was bedeuten die Begriffe „positiv dromotrop“ und „negativ chronotrop“?
4. Welches Schema ergibt einen Überblick über einzunehmende Medikamente?
5. Was will man mit einer Antiarrhythmika-Therapie erreichen?
6. Welche grundsätzlichen Maßnahmen sollten bei Patientinnen und Patienten mit Herzrhythmusstörungen durchgeführt werden?
7. Wie unterscheidet man supraventrikuläre von ventrikulären Tachykardien?
8. Wie lauten die fünf möglichen Therapiekonzepte bei Herzrhythmusstörungen?
9. Erläutern Sie das ABCDS- und 6A-Konzept nach Trappe.
10. Zählen Sie die vier Instabilitätskriterien des ERC (2021) auf.

LITERATUR

Aktories K, Flockerzi V, Förstermann U, Hofmann FB (Hrsg.). Allgemeine und spezielle Pharmakologie und Toxikologie. 13. A. München: Elsevier, 2022.,

Bechtold H., Rickes O. Pharmakologie für den Rettungsdienst. 3. A. München: Elsevier, 2021.

Deutscher Berufsverband Rettungsdienst e.V. (DBRD). Musteralgorithmen 2024 zur Umsetzung des Pyramidenprozesses im Rahmen des NotSanG, Update 2024, Lübeck: DBRD, 2024.

Deutscher Berufsverband Rettungsdienst e.V. (DBRD). Medikamentenbuch 2024 zu den Musteralgorithmen, Allgemeine und spezielle Pharmakologie, Lerntexte, Version 3.0. Lübeck: DBRD, 2024.

Flake F, Hoffmann BA. Notfallmedikamente. 2. A. München: Elsevier, 2021.

Flake F, Hoffmann BA. Leitfaden Rettungsdienst. 7. A. München: Elsevier, 2021.

Fleischmann T, Hohenstein C (Hrsg.). FAQ Klinische Notfallmedizin. München: Elsevier, 2016.

Garcia TB. 12-lead ECG: The art of interpretation. 2nd ed. Burlington, MA: Jones & Bartlett Learning, 2015.

Karow T. Allgemeine und spezielle Pharmakologie und Toxikologie 2021. 29. A. Stuttgart: Wissenschaftliche Verlagsgesellschaft, 2020.

Mutschler E, Geisslinger G, Menzel S, Gudermann T. Arzneimittelwirkungen. Lehrbuch der Pharmakologie und Toxikologie. 11. A. Stuttgart: Wissenschaftliche Verlagsgesellschaft, 2019.

ROTE LISTE®. Arzneimittelverzeichnis Deutschland. www.rote-liste.de (letzter Zugriff: 21.01.2025).

Soar J, Böttiger BW, Carli P, et al. European Resuscitation Guidelines (ERC). Erweiterte lebensrettende Maßnahmen für Erwachsene. Kapitel 3 der Leitlinien zur Reanimation 2021. Notfall Rettungsmed. 2021; 24: 406-446.

Trappe HJ. Das Konzept der 5 A. Der Allgemeinarzt. 2011; 33(5): 22-24.

Vaughan WEM. Classification of anti-arrhythmic drugs. In: Sandoe E, Flensted-Jensen, EL, Olesen KH, (eds). Symposium on Cardiac Arrhythmias. AB Astra: Södertälje, Sweden, 1979; 449-472.

Wesley K. Huszar's ECG and 12-Lead-Interpretation. 5th ed. St. Louis, MO: Elsevier, 2016.

Register